高等学校教材
器官-系统整合教材
供基础、临床、预防、口腔医学类等专业用

免疫系统

主　编　张　佩　高　薇

副主编　于　广　单　颖

编　者　（按姓氏笔画排序）

刁　骋　沈阳医学院
于　广　锦州医科大学
王光川　锦州医科大学
王秀珍　锦州医科大学附属第一医院
田　鹤　锦州医科大学
冯　欣　锦州医科大学附属第一医院
任立冰　锦州医科大学附属第一医院
李云霞　锦州医科大学附属第一医院
杨芳莉　沈阳医学院
宋宝辉　牡丹江医学院
张　佩　锦州医科大学
金梅花　锦州医科大学
单　颖　锦州医科大学
官　杰　齐齐哈尔医学院
柳明杰　锦州医科大学
聂　影　牡丹江医学院
徐　佳　沈阳医学院
高　薇　锦州医科大学附属第一医院
程　峰　锦州医科大学
曾瑞霞　锦州医科大学

人民卫生出版社

图书在版编目（CIP）数据

免疫系统/张佩，高薇主编．—北京：人民卫生出版社，2016

ISBN 978-7-117-23792-5

Ⅰ.①免…　Ⅱ.①张…②高…　Ⅲ.①医学-免疫学-医学院校-教材　Ⅳ.①R392

中国版本图书馆 CIP 数据核字(2016)第 300324 号

人卫智网	**www.ipmph.com**	**医学教育、学术、考试、健康，购书智慧智能综合服务平台**
人卫官网	**www.pmph.com**	**人卫官方资讯发布平台**

免疫系统

主　　编：张　佩　高　薇
出版发行：人民卫生出版社(中继线 010-59780011)
地　　址：北京市朝阳区潘家园南里 19 号
邮　　编：100021
E - mail：pmph @ pmph. com
购书热线：010-59787592　010-59787584　010-65264830
印　　刷：北京人卫印刷厂
经　　销：新华书店
开　　本：787×1092　1/16　**印张**：22　**插页**：4
字　　数：563 千字
版　　次：2017 年 2 月第 1 版　2017 年 2 月第 1 版第 1 次印刷
标准书号：ISBN 978-7-117-23792-5/R · 23793
定　　价：75. 00 元
打击盗版举报电话：010-59787491　E -mail：WQ @ pmph. com
（凡属印装质量问题请与本社市场营销中心联系退换）

“器官-系统”整合教材

总编委会名单

出版说明

1992 年，我校在关永琛教授主持下，率先在国内临床医学专业专科层次开展了“以器官-系统为中心”的课程模式改革尝试，编写教材 8 册，培养了 6 届毕业生，取得了阶段性研究成果。1999 年，先后在本科护理、医事法律、医疗保险专业实施“以器官-系统为中心”的课程模式教学，并编写教材《现代医学基础》，共 6 册。2000 年，该项目被正式批准立项为“新世纪高等教育教学改革工程项目”。2004 年，该项目通过了教育部委托的专家组鉴定。鉴定专家组组长、医学教育管理专家金铮教授指出，“‘以器官-系统为中心’的医学基础课程改革的研究与实践，是一项具有深远意义的开创性研究”。该课程模式打破了学科界限，根据人体系统重组课程内容，实现了功能与形态、微观与宏观、正常与异常、生理与病理、治疗与预防保健等多种综合，避免了学科之间的重复和脱节，开创了具有中国特色的医学教育课程新模式。该项改革项目曾两次获得国家级教学成果二等奖。

2007 年，教育部对我校进行本科教学水平评估，“以器官-系统为中心”的医学教育课程模式改革作为我校办学特色得到评估专家的充分肯定。

通过护理等专业 13 年的教学实践，经过充分论证，我们认为，有必要将原来只在基础医学中进行的“以器官-系统为中心”的课程模式改革扩展到临床医学专业，即将基础医学与临床医学以器官-系统模式完全贯通，并于 2012 年在临床医学专业选择两个班进行试点，同时启动编写贯通基础医学和临床医学的整合教材。

学校组织近百位在教学、科研、医疗第一线的中青年专家教授以严谨治学的科学态度参与教材编写工作。历时一年，其间经过 5 次编委会的认真研讨、协调最终成稿。

本套教材共 20 册，主要由《运动系统》《循环系统》《呼吸系统》《消化系统》《血液系统》《神经系统》《内分泌系统》《泌尿系统》《生殖系统》和《免疫系统》等十大系统构成，每个系统均按照人体形态与结构——生理功能——药物作用机制——疾病发生与诊断治疗的结构进行编写。将不适合纳入器官-系统的内容独立成册。

教材编写是一项复杂的系统工程，参与编写的专家付出了极大的努力，不辞辛苦，夜以继日，查阅资料，征求意见，反复修改，不断创新编写思路。参与审稿的学校老一代专家以高度的责任感和无私奉献的敬业精神认真审阅，保证了高质量地完成编写任务。

在本套教材出版的时候，我们要特别感谢教育部、国家卫生和计划生育委员会、人民卫生出版社有限公司等领导的关心和支持；感谢兄弟院校领导及专家的帮助与鼓励；感谢我校各级领导的高度重视和老师们的辛勤付出。尤其值得提出的是关永琛教授、席焕久教授、姜恩魁教授、李红玉教授等在“以器官-系统为中心”的课程模式改革中做出的不可磨灭的贡献。

本套教材是在我国医学教育综合改革，构建“5+3”为主体的临床医学人才培养体系背景下编写的。虽然我们经过20多年的改革探索，积累了一些经验，但进行基础医学与临床医学完全贯通的教材编写仍属探索性工作。因此，本套教材一定存在诸多不足之处，我们恳请同行和专家批评指正。

刘学政

锦州医科大学

前　言

本教材是针对临床医学专业综合改革试点班实施“器官-系统+PBL”综合教学模式而编写的系列改革教材之一。

为了顺应现代医学教育发展趋势，紧密结合我国医药卫生事业发展对医学人才的迫切需要，锦州医科大学在本科五年制临床医学专业综合改革试点班实施“器官-系统+PBL”综合教学模式并编写了系列教材。教材编写的指导思想是遵循医学教育和人才培养规律，以提高人才培养质量为核心，以培养学生的自主学习能力、实践能力、创新能力和岗位胜任力为重点，融入新的教育思想理念，改革人才培养模式，重构课程模式和课程体系，运用新的教学方法，培养出高水平的医学人才。

综合改革试点班医学核心课程模式采取“以器官-系统为中心”的综合性课程模式，即将医学基础与临床主要课程按照“器官-系统”进行整合分类。每个器官系统均按照正常形态结构、系统发生、正常生理功能、疾病的病理形态结构改变、发病机制、疾病的临床症状、疾病诊断与治疗等主要顺序进行横向与纵向整合。

《免疫系统》是新课改模式系列改革教材之一。根据课程整合体系的基本要求，将免疫学的基础知识与免疫性疾病进行整合而形成的一本新型教材。本教材与传统的医学免疫学教材的不同主要体现在：①将原《解剖学》和《组织学》中的有关免疫器官和免疫组织的内容整合到本教材中编写；②将《内科学》中风湿病一章关于器官非特异性自身免疫性疾病整合到本教材中，而器官特异性自身免疫性疾病则整合到相应的器官系统中编写；③用 PBL 案例分析和讨论临床疾病发生、诊断与治疗的分子机制，并在各章适当链接“知识拓展”内容，开阔同学们的视野，鼓励和培养学生的临床思维能力与积极性。所以本教材既保留了传统医学免疫学教材的基本内容，体现“三基”“五性”的编写原则，又在传统教材的基础上有所突破、有所创新，体现以学生为主体的教育教学理念。

全书分为 25 章。从免疫的基本概念入手（第一章），以免疫系统的组成为基础（第二章至第十二章除外第三章，其中第二章为免疫组织与器官；第四章至第八章为免疫分子，分别为抗体、补体、细胞因子、白细胞分化抗原和黏附分子、主要组织相容性复合体及其分子；第九至第十二章为免疫细胞分别为固有免疫细胞、B 淋巴细胞、T 淋巴细胞、抗原提呈细胞），探讨免疫系统的正常生理功能（第十三章至第十七章分别为固有免疫应答、细胞免疫应答、体液免疫应答、免疫耐受和免疫调节），以及因免疫功能紊乱所造成的病理免疫进而导致的免疫性疾病（第十八章至第二十三章为超敏反应、肿瘤免疫、移植免疫、自身免疫和自身免疫病、全身性自身免疫性疾病、免疫缺陷和免疫缺陷病），并应用免疫学理论和技术进行疾病的免疫学诊断和免疫学防治(第二十四章和第二十五章为免疫学检测技术和免疫学防治)。另外,全书共编写19个PBL案例和17个知识拓展内容。

本教材的编写是在锦州医科大学免疫学教研室、解剖学教研室、组织胚胎学教研室和附属第一医院风湿免疫科的全体教师共同努力下完成的,同时也得到了沈阳医学院、牡丹江医学院、齐齐哈尔医学院等兄弟院校有关领导和老师的热情关心和积极参与以及人民卫生出版社领导与编辑们的大力支持,在此一并表示最诚挚的谢意!

由于编者学识水平有限,加之时间仓促,本书虽经多次修改审校,仍可能存在疏漏,敬请同行专家、学生和读者予以批评指正。

张　佩

2016年12月

目录

第一章 绪论

一、免疫系统的组成和基本功能

免疫(immunity)一词源于拉丁文“immunitas”,其原意指免除赋税或徭役,为免疫学借用引申为免除瘟疫,即抵御传染病的能力。

(一)免疫系统的组成

免疫系统(immune system)是机体执行免疫功能的机构,由免疫器官、免疫细胞和免疫分子组成(表 1-1)。

表 1-1 免疫系统的组成

免疫器官	中枢免疫器官	胸腺	骨髓			
	外周免疫器官	淋巴结	脾	黏膜相关淋巴组织		
免疫细胞	固有免疫细胞	吞噬细胞	树突状细胞	NK 细胞	NKT 细胞	γδT 细胞
		嗜酸性粒细胞	嗜碱性粒细胞	肥大细胞	B_1 细胞	
	适应性免疫细胞	T 细胞	B 细胞			
免疫分子	膜型分子	TCR BCR CD 分子	黏附分子	MHC 分子	细胞因子受体	
	分泌型分子	免疫球蛋白	补体	细胞因子		

(二)免疫系统的基本功能

机体的免疫系统除了识别和清除外来入侵的病原生物以抵御传染病外,还可识别和清除体内突变的细胞、衰老死亡的细胞和其他有害的成分以维护自身稳定。因此免疫的基本功能可以概括为三个方面:①免疫防御(immune defense):是机体防御病原微生物和抗原性异物入侵的能力。正常时可阻止病原微生物入侵体内并清除已侵入的病原体及其他有害物质。异常情况下,若功能过低或缺失,可发生免疫缺陷病;若应答过强或持续时间过长,在清除病原体的同时,也可导致机体的组织损伤或功能紊乱而发生超敏反应。②免疫监视(immune surveillance):是机体免疫系统发现和清除体内因基因突变而产生的肿瘤细胞以及衰老、凋亡细胞的能力。此功能低下,可能导致肿瘤的发生和持续性病毒感染。③免疫自身稳定(immune homeostasis):是机体免疫系统维持内环境稳定的功能。通常情况下,免疫系统对自身组织细胞是不产生免疫应答的,此现象称为自身免疫耐受(immunological tolerance)。机体通过自身免疫耐受和免疫调节两种机制维持免疫系统内环境的稳定。若免疫耐受被打破,免疫调节功能紊乱,会导致自身免疫病的发生。

二、免疫应答的种类和特点

免疫系统将入侵体内的病原微生物及机体内突变的细胞和衰老、凋亡细胞视为“异物”,并通过识别将其清除的过程称之为免疫应答(immune response)。根据免疫系统的进化、发育及其效应机制和作用特征,通常将免疫应答分为固有免疫(innate immunity)和适应性免疫(adaptive immunity)两大类。

(一) 固有免疫

固有免疫也称先天性免疫或非特异性免疫(non-specific immunity),是人类在长期种系发育和进化过程中逐渐形成的天然防御功能。由组织屏障、固有免疫细胞和固有免疫分子组成。其中组织屏障包括皮肤黏膜及其附属成分所组成的物理、化学和微生物屏障,是机体阻挡和抗御外来病原体入侵的第一道防线。而当病原体进入血液循环时,体内的血脑屏障或血胎屏障可阻止病原体进入中枢神经系统或胎儿体内,从而使机体重要器官或胎儿得到保护。固有免疫细胞主要包括单核/巨噬细胞、中性粒细胞、树突状细胞、NK 细胞、NKT 细胞、γδT 细胞、B1 细胞、肥大细胞、嗜碱性粒细胞和嗜酸性粒细胞等。固有免疫细胞表达模式识别受体,可识别病原体及其感染细胞或衰老损伤细胞表面的某些特定分子,产生非特异性抗感染及抗肿瘤等免疫保护作用,同时参与适应性免疫应答的启动和效应过程。固有免疫分子包括补体系统、细胞因子以及抗菌肽、溶菌酶和乙型溶素等。固有免疫的特点为经遗传获得,与生俱有,针对病原微生物的入侵即刻发挥作用,其应答模式和强度不因与病原微生物的反复接触而改变,无特异性,无记忆性。

(二) 适应性免疫

适应性免疫也称获得性免疫(acquired immunity)或特异性免疫(specific immunity),是机体在长期与病原微生物等“非己”物质接触过程中产生的针对特定病原微生物的识别与后续效应,最终将其清除体外的防御功能。可诱导适应性免疫应答,并成为其靶分子的“非己”物质称为抗原(antigen)。适应性免疫应答的效应物质主要是淋巴细胞及其产物。具有特异性免疫应答能力的淋巴细胞分为 B 淋巴细胞(B lymphocyte)和 T 淋巴细胞(T lymphocyte)。根据参与成分和功能差异,适应性免疫应答可分为两种类型即体液免疫(humoral immunity)和细胞免疫(cellular immunity)。体液免疫是指由 B 淋巴细胞合成和分泌的抗体(antibody)所介导的免疫应答。抗体存在于血液和黏膜分泌液中,可特异性识别病原微生物的抗原分子,并通过各种效应机制来清除携带抗原分子的病原微生物。体液免疫主要执行抗细胞外微生物感染及中和其毒素的防御功能。细胞免疫是由 T 淋巴细胞所介导的免疫应答。针对细胞内微生物感染,T 淋巴细胞通过直接杀灭或促进吞噬细胞杀灭受感染细胞,从而起到清除细胞内感染微生物存储场所的作用。适应性免疫的特点是后天获得,具有特异性、耐受性和记忆性。

固有免疫和适应性免疫之间相辅相成、密切配合,共同完成宿主免疫防御、免疫监视和免疫自身稳定功能,产生对机体有益的免疫保护作用。固有免疫往往是适应性免疫的先决条件和启动因素,适应性免疫的效应性分子又可大大促进固有免疫应答的发生。

三、病理免疫和免疫性疾病

免疫系统能够区别“自我”和“非己”,对“自我”形成免疫耐受,而对“非己”的抗原产生免疫应答,但其强度必须控制在适当的范围内。因为正常的免疫应答能给机体带来保护性作用,但当免疫应答水平过高或过低，或针对自身的免疫耐受被打破或免疫调节功能紊乱时会出现异常的免疫应答，可导致免疫相关疾病的发生。如免疫系统针对外来抗原做出的免疫应答伴有局部组织的炎症反应，有时甚至造成严重的组织损伤即为超敏反应(hypersensitivity)。在某些情况下免疫系统对自身组织发生免疫反应，损伤自身组织或器官，引起自身免疫病(auto-immune disease)。免疫系统因先天或后天因素造成功能紊乱或功能不全可导致免疫缺陷(immunodeficiency)。如果免疫系统对由自身细胞突变发展而来的肿瘤细胞不能产生免疫应答而是处于耐受状态，则发生肿瘤。免疫系统针对他人或其他动物的组织或器官产生的免疫应答而引起的移植排斥反应，则是器官移植的主要障碍。

四、免疫学应用

将免疫学理论和免疫学技术应用于医学实践，为疾病的诊断和防治提供理论指导和技术方法。

免疫诊断(immunodiagnosis)是应用免疫学的理论、技术和方法诊断各种疾病和测定机体的免疫状态。在医学上，免疫诊断是确定疾病的病因、病变部位以及确定机体免疫状态的重要方法，可用于检查传染性疾病、免疫性疾病、肿瘤和其他临床各科疾病。此外也广泛应用于法医学、人类学及其他生命科学领域的研究中。免疫诊断因具有特异性强、灵敏度高和简便、快速、安全等优越性，可以保证诊断的准确性及有利于作出早期诊断，现今已经成为临床各学科诊断疾病的最重要手段之一。

免疫预防(immunoprophylaxis)是通过接种疫苗预防乃至消灭传染病的一种手段。天花在全球范围内的绝迹就是通过接种牛痘疫苗实现的，这是免疫学对人类的巨大贡献。通过接种疫苗麻疹、脊髓灰质炎、乙型肝炎等传染病也都得到了有效控制。目前免疫预防已经扩大到传染病以外的其他领域，如肿瘤、计划生育等，疫苗的内涵和应用也将进一步拓展。

免疫治疗(immunotherapy)是指利用免疫学原理，针对疾病的发病机制，人为地干预或调整机体的免疫功能，从而治疗免疫相关疾病的一种措施。现今免疫治疗已成为临床治疗疾病的重要手段之一，有些措施已经在肿瘤、移植排斥反应、某些自身免疫病、免疫缺陷病等的治疗中已经取得了突破性的进展。

目前，免疫学正蓬勃向前发展，主要表现在：①免疫学理论体系更加完善，新型免疫学技术和方法及其应用日益广泛；②基础免疫学研究更加广泛和深入，临床免疫学在疾病诊断和防治中的作用也更加明显；③基础免疫学和临床免疫学的结合以及与其他学科的交叉更加紧密，深化了人类对于疾病发生发展机制的认识；④免疫学在推动高新科技产业化中的技术支撑作用和效益日益突出。总之，免疫学在21世纪的生命科学和医学发展中，必将扮演更加重要的角色，也将为人类疾病的诊断、预防和治疗作出更大的贡献。

（张 佩）

第二章

免疫组织和免疫器官

第一节 免疫组织

免疫组织(immune tissue)也称为淋巴组织(lymphoid tissue),以网状组织为支架,网孔内充满大量淋巴细胞和其他的免疫细胞,是免疫应答的场所。免疫组织分为弥散淋巴组织和淋巴小结两种类型。

一、弥散淋巴组织

弥散淋巴组织(diffuse lymphoid tissue)形态不固定,与周围的组织无明显的界限。弥散淋巴组织以T淋巴细胞为主,在组织中除具有一般的毛细血管和毛细淋巴管外,还常见毛细血管后微静脉(postcapillary),因其内皮细胞为柱状,所以也称作高内皮微静脉(high endothelial venule),它是淋巴细胞由血液进入淋巴组织的重要通道(见图2-12)。抗原刺激可使弥散淋巴组织出现淋巴小结。

二、淋巴小结

淋巴小结(lmphoid nodule)又称淋巴滤泡(lymphoid follicle),为直径1~2mm的球形小体,与周围组织分界清晰,含有大量的B淋巴细胞和少量Th细胞、巨噬细胞、滤泡树突状细胞等。淋巴小结的形态和数量随生长发育程度和免疫功能状态不断变化,是体液免疫应答的重要标志。

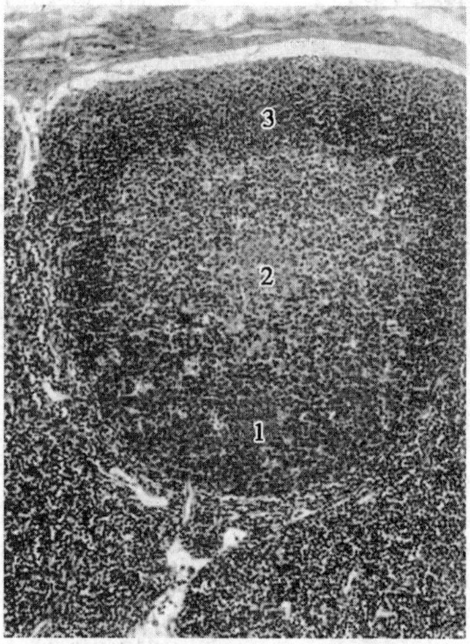

图2-1 淋巴小结光镜图
1. 暗区 2. 明区 3. 小结帽

受抗原刺激的淋巴小结体积增大,出现生发中心(germinal center),称次级淋巴小结(secondary lymphoid nodule)。未受抗原刺激,无生发中心的淋巴小结体积较小,称初级淋巴小结(primary lymphoid nodule)。生发中心由内向外分为暗区(dark zone)和明区(light zone)两部分。暗区位于生发中心的深部,主要由B细胞和Th细胞组成,细胞体积大,嗜碱性强,故染色较深;明区位于生发中心的外侧,除含有B细胞和Th细胞外,还可见较多的网状细胞、巨噬细胞和滤泡树突状细胞(follicular dendritic cell,FDC),细胞分布松散,染色较浅。在生发中心的周围有一层密集的小淋巴细胞,着色较深,形似新月,称为帽(cap)或小结帽(图 2-1/文末彩图 2-1)。

生发中心的形成过程:①初始 B 淋巴细胞识别抗原,与 Th 细胞相互作用,分裂增殖,迁移到初级淋巴小结后发育为幼稚的生发中心母细胞(centroblast),这些细胞紧密聚集,形成暗区。②生发中心母细胞继续增殖,分化为生发中心细胞(centrocyte),这些细胞排列松散,和滤泡树突状细胞共同构成了明区。③一部分 B 细胞不断分化发育形成体积较小的幼浆细胞和记忆性 B 细胞。幼浆细胞迁移至淋巴组织或结缔组织,转化为浆细胞,分泌抗体。不发生分裂的 B 细胞被推向外侧,形成小结帽。

淋巴小结中的滤泡树突状细胞与一般的树突状细胞差别较大。FDC 表面有树枝状的突起,但是它们并非来源于骨髓细胞,细胞表面不表达 MHC-Ⅱ类分子,有丰富的抗体受体,可与抗原-抗体复合物结合。表达与抗原亲和力高的抗体的 B 细胞能与 FDC 表面的抗原-抗体复合物结合,从而增殖分化,不与 FDC 作用的低亲和力的细胞凋亡后被巨噬细胞清除。

淋巴小结分布广泛,按存在形式不同分为孤立淋巴小结(solitary lymphoid nodule)和集合淋巴小结(aggregated lymphoid nodule)。

第二节　免 疫 器 官

免疫器官(immune organ)是以淋巴组织为主要成分的器官,也称作淋巴器官(lymphoid organ)。依据功能的不同,免疫器官分为中枢免疫器官和外周免疫器官(图 2-2)。

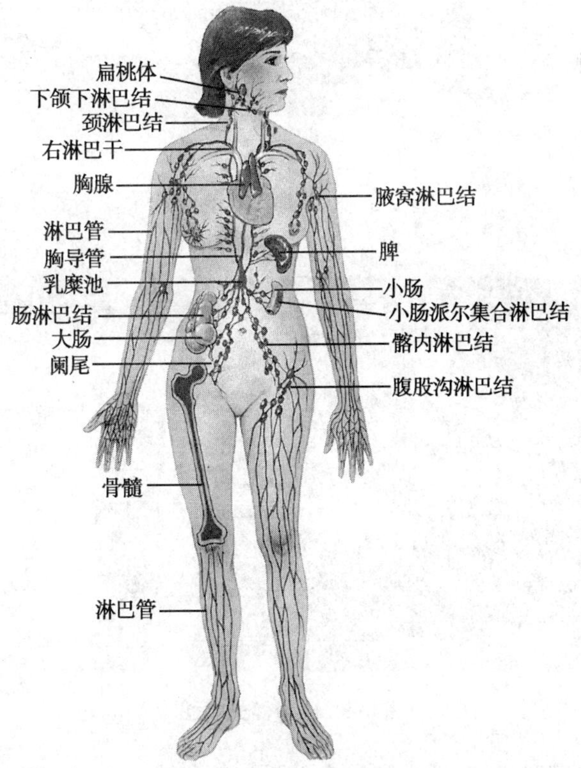

图 2-2　人体的免疫器官和组织

一、中枢免疫器官

中枢免疫器官(central immune organ)又称初级淋巴器官(primary lymphoid organ),包括胸腺和骨髓,它们是培育各种特异性淋巴细胞的“苗圃”。胸腺培育 T 细胞,骨髓培育 B 细胞。中枢免疫器官发生较早,淋巴干细胞的分化与抗原刺激无关。人在出生前数周,中枢免疫器官产生的 T 或 B 细胞即源源不断地输送到外周免疫组织或器官。

(一) 骨髓

骨髓(bone marrow)位于骨髓腔中,分为红骨髓和黄骨髓两种类型,通常说的骨髓指的是红骨髓。胎儿和婴幼儿时期的骨髓都是红骨髓。大约从 5 岁开始,长骨骨干的骨髓腔内出现脂肪组织,并且随年龄的增长而增多,部分红骨髓变为黄骨髓。在成年人体内,只在扁骨、不规则骨和松质骨中有红骨髓。黄骨髓具备造血潜能,当机体需要时可转变为红骨髓,重新恢复造血能力。

1. 骨髓的结构　具有造血功能的红骨髓主要由造血组织和血窦构成(图 2-3/文末彩图 2-3,图 2-4/文末彩图 2-4)。

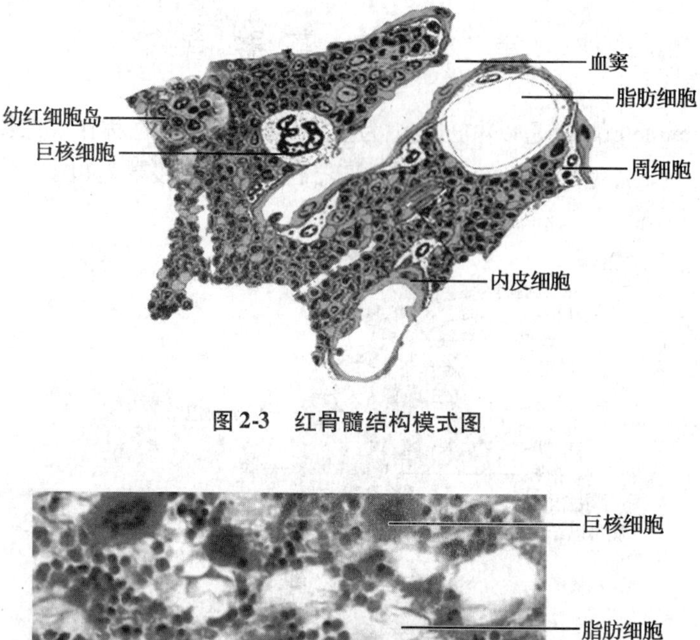

图 2-3　红骨髓结构模式图

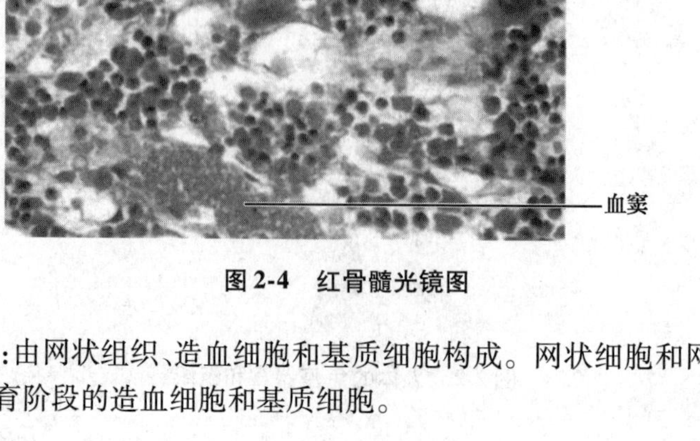

图 2-4　红骨髓光镜图

(1) 造血组织:由网状组织、造血细胞和基质细胞构成。网状细胞和网状纤维构成支架,网孔中充满不同发育阶段的造血细胞和基质细胞。

造血细胞赖以生长发育和成熟的环境称造血诱导微环境(hematopoietic inductive microenvironment)。基质细胞(stromal cell)是造血微环境的核心成分,包括网状细胞、成纤维细胞、巨噬细胞、骨髓基质干细胞和血窦内皮细胞等。基质细胞能分泌多种造血生长因子(hematopoietic growth factors),调节造血细胞的增殖与分化。基质细胞还能合成网状纤维,分泌黏连蛋白等细胞外基质,滞留造血细胞。

(2) 血窦:管腔大,形状不规则,内皮细胞之间间隙较大,基膜不完整,有利于成熟血细胞进入血液。

2. 骨髓的功能

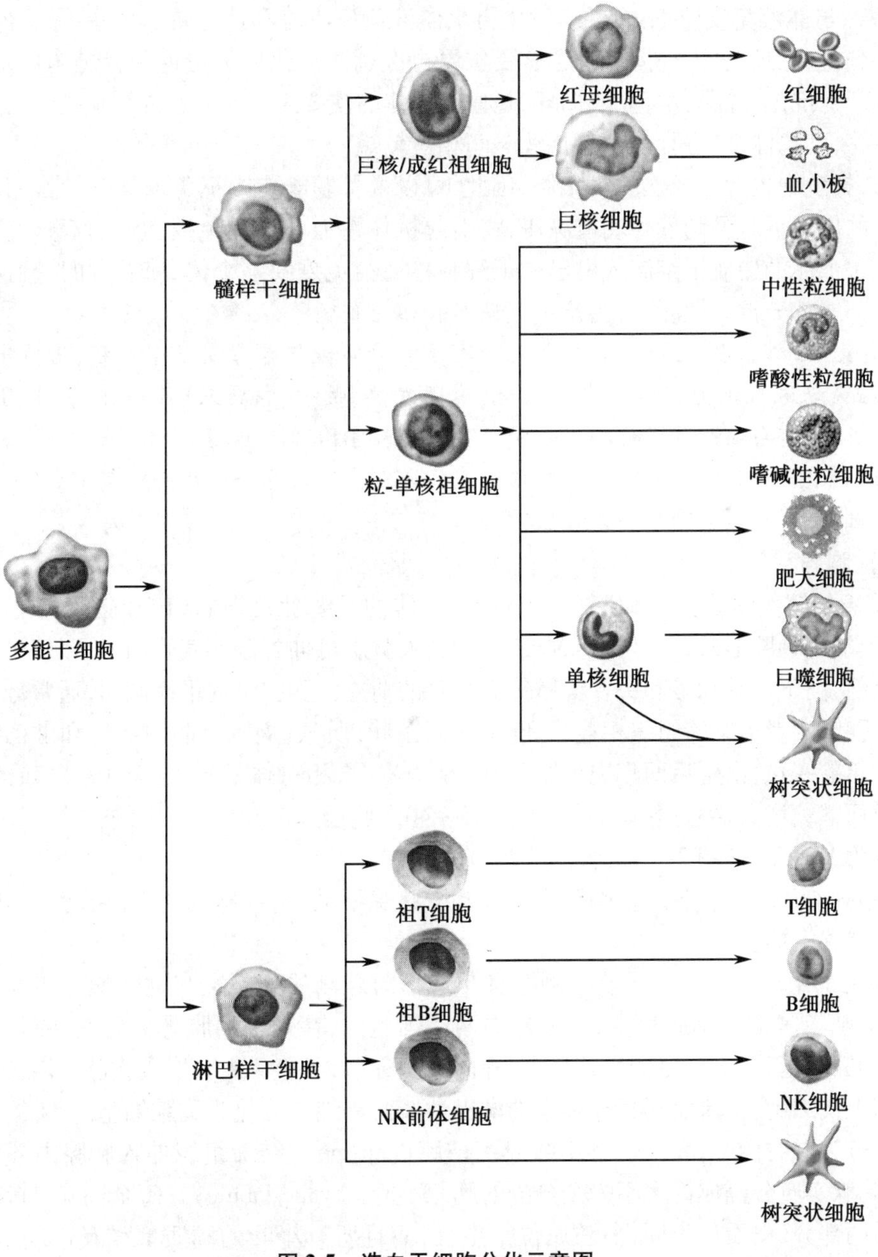

图 2-5 造血干细胞分化示意图

（1）造血（hematopoiesis）：是指血细胞在骨髓中生长分裂及分化的过程。骨髓中的造血干细胞（hematopoietic stem cell）是生成各种血细胞的原始细胞，也称多能干细胞（multipotential stem cell）。

造血干细胞分化为造血祖细胞（红系造血祖细胞、粒-单核细胞系造血祖细胞、巨核细胞系造血祖细胞等），随后各系造血祖细胞在不同集落刺激因子（colony stimulating factor）作用下发育为各种血细胞（图 2-5）。

（2）B 细胞和 NK 细胞分化成熟的场所：在骨髓造血微环境中，祖 B 细胞（pro-B）经历前 B 细胞（pre-B）、幼 B 细胞，最终发育为成熟 B 细胞。淋巴细胞中的自然杀伤细胞（natural killer cells），简称 NK 细胞，也在骨髓中发育成熟。

（3）参与体液免疫应答：骨髓是发生再次体液免疫应答和产生抗体的主要部位。B 细胞在骨髓中分化成熟后进入外周免疫器官受抗原再次刺激活化后又可返回骨髓内增殖，并分化为浆细胞产生抗体，并释放至血液循环，是血清抗体的主要来源。而在外周免疫器官发生的再次免疫应答，其抗体产生速度快，但持续时间相对较短。

此外，骨髓中也含有成熟的 T 细胞，因此，可以说骨髓既有中枢免疫器官的作用亦有外周免疫器官的作用。若骨髓发生功能障碍，将引起机体造血功能和免疫功能的双重障碍。将免疫功能正常个体的造血干细胞或淋巴样干细胞移植给免疫缺陷个体，使后者的造血功能和免疫功能全部或部分得到恢复，可治疗免疫缺陷病和白血病。

PBL：女，72 岁。因双侧卵巢低分化浆液性腺癌实施化疗方案一个疗程，治疗第 14 天出现牙龈出血，渐进性乏力、腹胀、食欲缺乏，现因发热、咳嗽、咳痰入院。入院查体：T 38.8℃。血细胞分析显示：白细胞（WBC）0.8×10^9/L，红细胞（RBC）1.36×10^{12}/L，血红蛋白（Hb）37g/L，血小板（PLT）1×10^9/L。骨髓象细胞稀疏无法计数。痰培养检出白念珠菌。分析与讨论：该患出现贫血、出血和感染的原因是什么？

（二）胸腺

1. 胸腺的解剖学结构　胸腺（thymus）是机体的重要免疫器官，位于胸腔内上纵隔的前部，胸腺上端达胸腔上口，有时可达颈根部，少数人胸腺可伸到颈部气管前方，下端可向下伸入至心包上部，位于主动脉弓和头臂静脉等大血管的前方。胸腺呈扁平椭圆形，通常分为不对称的左、右两叶，两者借结缔组织相连，每叶多呈扁条状，质软，周围有脂肪组织和淋巴结。胸腺有明显的年龄变化，出生后两年内生长较快，至两岁时，相对体积最大，重 10～15g；以后随着年龄增长而继续增大，到青春期最大，重达 25～40g；此后逐渐萎缩、退化，被结缔组织所替代，到老年仅为 15g 左右（图 2-6/文末彩图 2-6）。

胸腺的血管极细，动脉起自胸廓内动脉及甲状腺下动脉，静脉回流至左头臂静脉、胸廓内静脉及甲状腺下静脉。

2. 胸腺的组织学结构　原始咽侧壁有 5 对膨向外侧的囊状突起称咽囊。随着胚胎的发育，第 3 对咽囊腹侧部细胞增生，形成左右两条细胞索，在未来的胸骨柄后方，两条细胞索汇拢，形成胸腺原基，逐渐向尾侧生长扩大，并向内侧迁移，于第 7 周时形成胸腺。内胚层细胞分化为胸腺上皮细胞，由造血器官迁移来的淋巴性造血干细胞分化为胸腺细胞。

胸腺分为左右两叶，表面包有结缔组织被膜（capsule），结缔组织伸入胸腺内部形成小叶间隔，将胸腺实质分隔成许多不完全分隔的胸腺小叶（thymic lobule）。每个胸腺小叶都包括皮质和髓质两部分，皮质位于周边，髓质位于中央，而且所有小叶的髓质都相互连续（图 2-7/文末彩图 2-7，图 2-8/文末彩图 2-8）。胸腺中除了大量的胸腺细胞（thymocyte）外还有一定数量

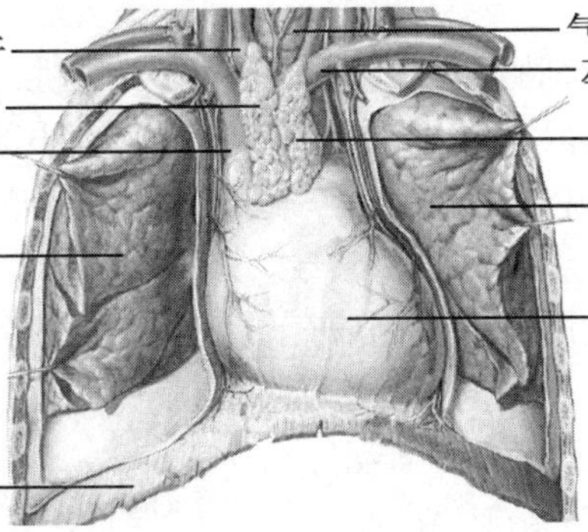

图 2-6　胸腺的位置和形态

的胸腺基质细胞(thymic stromal cells, TSC)。胸腺基质细胞包括胸腺上皮细胞(thymic epithelial cell, TEC)、树突状细胞(dendritic cell, DC)、巨噬细胞(macrophage, M ϕ)、肥大细胞、成纤维细胞等。胸腺基质细胞为 T 细胞的发育提供了独特的微环境。

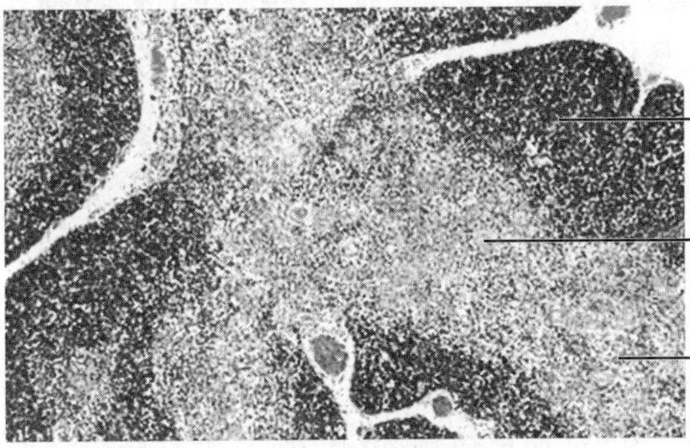

图 2-7　胸腺光镜图(低倍)

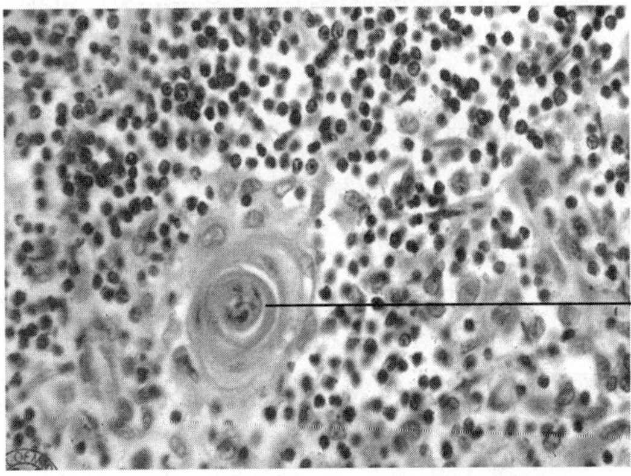

图 2-8　胸腺光镜图(高倍)

(1) 皮质(cortex):以胸腺上皮细胞为支架,支架内含有大量的胸腺细胞和少量的胸腺基质细胞(图 2-9/文末彩图 2-9)。

胸腺细胞即胸腺内处于不同分化发育阶段的 T 细胞,在皮质中数量较多。位于被膜下方及小叶间隔周围浅层皮质中的胸腺细胞较大而幼稚,常见分裂象;而位于皮质深层的胸腺细胞较小且成熟。

来自骨髓的淋巴性造血干细胞经血流进入胸腺后，在胸腺上皮细胞、树突状细胞和巨噬细胞参与下，经历阳性和阴性选择（详见第十一章），最终只有小部分（5%左右）胸腺细胞能发育成熟，成为初始 T 细胞，具有免疫应答潜能。绝大部分的胸腺细胞凋亡后被巨噬细胞吞噬清除。

胸腺上皮细胞又称上皮性网状细胞，分布于被膜下和胸腺细胞之间。包括被膜下上皮细胞和星形上皮细胞两种类型。被膜下上皮细胞单层扁平，将胸腺内的微环境与外界隔开。某些被膜下上皮细胞圆形或卵圆形，胞质丰富，包绕多个胸腺细胞，称为胸腺哺育细胞（thymic nurse cell）（图 2-9/文末彩图 2-9）。星形上皮细胞（stellate epithelial cell）圆形，着色浅，核较大，相邻细胞的突起连接成网架，网孔内充满胸腺细胞和巨噬细胞，主要起支持作用（图 2-9）。胸腺上皮细胞表面表达大量的 MHC 分子，能分泌胸腺素（thymosin）和胸腺生成素（thymopoietin），也是血液-胸腺屏障的重要组成部分。

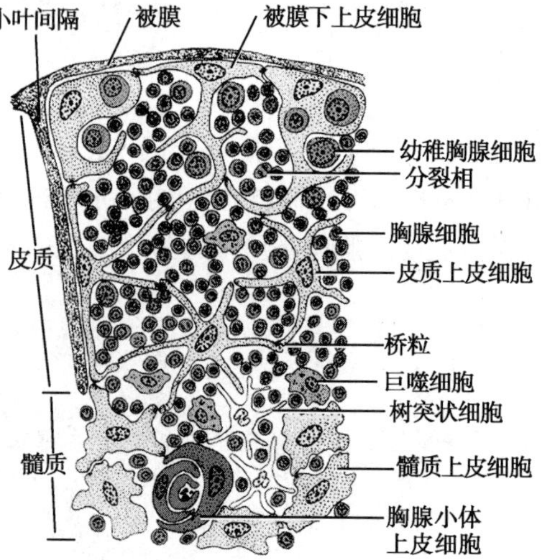

图 2-9 胸腺内细胞分布示意图

（2）髓质（medulla）：着色较浅，含有大量的胸腺上皮细胞和少量的成熟胸腺细胞、巨噬细胞等。髓质中的上皮细胞体积较大，多边形，细胞间以桥粒相连。

胸腺小体（thymic corpuscle）：也称哈索尔小体（Hassal corpuscle），是髓质中的特征性结构，散在分布，由数层扁平的胸腺上皮细胞同心圆状排列而成（图 2-7/文末彩图 2-7，图 2-8/文末彩图 2-8）。在胸腺小体外周的上皮细胞核明显，常处于分裂状态；靠近中心的上皮细胞，细胞核逐渐退化，胞质中角蛋白含量较多；位于小体中心的上皮细胞完全角化，HE 染色下呈强嗜酸性，均质透明状。胸腺小体中还含有巨噬细胞、淋巴细胞和嗜酸性粒细胞等。

胸腺小体的功能至今尚未完全阐明，但缺乏胸腺小体的胸腺不能培育出成熟的 T 细胞。

（3）胸腺的血液供应及血液-胸腺屏障：小动脉经被膜进入胸腺内，沿小叶间隔至皮质和髓质交界处形成微动脉，发出分支进入皮质和髓质。皮质内的血管均为毛细血管，在皮质和髓质交界处汇合为毛细血管后微静脉，一部分为高内皮微静脉，成熟的 T 细胞经高内皮微静脉进入血流。髓质中的毛细血管为有孔型，汇入微静脉后经小叶间隔和被膜离开胸腺。

血液内的大分子物质不能进入胸腺皮质，说明皮质的毛细血管及其周围结构具有屏障作用，称血液-胸腺屏障（blood-thymus barrier）。血液-胸腺屏障由下列结构组成：①连续毛细血管，其内皮细胞间有完整的紧密连接；②内皮细胞周围完整连续的基膜；③血管周隙，含巨噬细胞；④上皮细胞的基膜；⑤连续的胸腺上皮细胞（图 2-10/文末彩图 2-10）。血液内的抗原物质和药物不易透过血液-胸腺屏障，这对维持胸腺内环境的稳定起到重要作用。

3. 胸腺微环境　胸腺微环境（thymic microenvironment）主要由胸腺基质细胞、细胞外基质及局部活性因子组成，是决定 T 细胞分化、增殖和选择性发育的重要条件。胸腺上皮细胞是胸腺微环境最重要的组分，其以两种方式影响胸腺细胞的分化，发育。

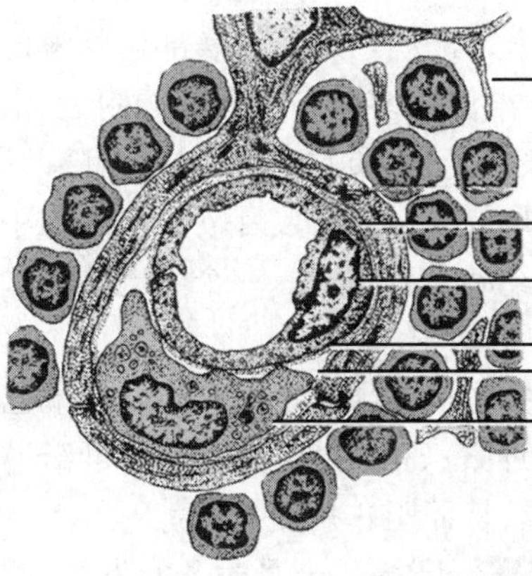

图 2-10　血液-胸腺屏障模式图

(1) 分泌细胞因子和胸腺肽类分子：胸腺上皮细胞可分泌 SCF、IL-1、IL-2、IL-6、IL-7、TNF-α、GM-CSF 和趋化因子等多种细胞因子，这些细胞因子通过与胸腺细胞表面相应受体结合，调节胸腺细胞的发育和细胞间相互作用。胸腺上皮细胞分泌的胸腺肽类分子包括胸腺素（thymosin）、胸腺肽（thymulin）、胸腺生成素（thymopoietin）等，具有促进胸腺细胞增殖、分化和发育等功能。

(2) 细胞-细胞间相互接触：胸腺上皮细胞与胸腺细胞间可通过各自表达的膜分子相互作用，诱导和促进胸腺细胞的分化、发育和成熟。

细胞外基质由多种胶原、网状纤维蛋白、葡萄糖胺聚糖等组成，也是胸腺微环境的重要组成部分。这些细胞外基质成分围绕细胞周围，具有维持胸腺内细胞的正常生理功能、促进上皮细胞与胸腺细胞接触及帮助胸腺细胞由皮质向髓质移行及成熟的作用。

4. 胸腺的功能

(1) T 细胞分化、发育和成熟的场所：胸腺是 T 细胞尤其是 $\alpha\beta^{+}$ T 细胞发育成熟的场所。骨髓来源的前 T 细胞进入胸腺成为胸腺细胞，在胸腺微环境的作用下胸腺细胞由皮质区的未成熟细胞逐渐移行至髓质区，在独特的胸腺微环境作用下，经过选择性发育（阳性选择和阴性选择）过程，90% 以上的胸腺细胞死亡，少部分胸腺细胞获得自身免疫耐受和 MHC 限制性抗原识别能力，并发育成熟为初始 T 细胞（naive T cell）。发育成熟的初始 T 细胞离开胸腺（大部分通过位于皮髓质交界处的毛细血管后微静脉离开胸腺）进入血循环，定位于外周免疫器官。

(2) 免疫调节作用：胸腺基质细胞所产生的多种细胞因子和胸腺肽类分子，不仅能促进胸腺细胞的分化发育，对外周免疫器官和免疫细胞也具有调节作用。

(3) 自身耐受的建立与维持：T 细胞在胸腺发育过程中，自身反应性 T 细胞通过其抗原受体与胸腺基质细胞表面表达的自身抗原肽-MHC 复合物发生高亲和力结合，引发阴性选择，启动细胞程序性死亡，导致自身反应性 T 细胞克隆消除或抑制，形成对自身抗原的中枢耐受。若胸腺基质细胞缺陷，阴性选择机制发生障碍，不能消除或抑制自身反应性 T 细胞克隆，出生后易患自身免疫病。

二、外周免疫器官

外周免疫器官（peripheral immune organ）也称次级淋巴器官（secondary lymphoid organ），包括淋巴结、脾和扁桃体以及皮肤黏膜相关淋巴组织。外周免疫器官虽然在胚胎时期即开始生长，但是发育较中枢免疫器官晚，出生后数月才逐渐发育完善。

在中枢免疫器官发育成熟的初始淋巴细胞随血流或淋巴迁移到外周免疫器官，在此定居，接受抗原刺激后增殖分化为效应细胞，产生特异性免疫应答。无抗原刺激时，外周免疫器官体积较小，受抗原刺激后迅速增大，免疫反应过后又逐渐复原。血液中的淋巴细胞经外周免疫器官进入淋巴系统，完成淋巴细胞再循环。

（一）淋巴结

淋巴结（lymph nodes，LN）数目较多，人约有500～600个，常成群分布，浅表部位的淋巴结常位于隐蔽凹陷处（如肘窝、腋窝、腘窝、腹股沟等），内脏的淋巴结多分布在器官门附近，沿血管排列，如肺门淋巴结。淋巴结大小不一，圆形或椭圆形，表面光滑，质软色灰红，一侧隆凸，另一侧凹陷。位于凸侧的淋巴管称输入淋巴管（afferent lymphatic vessel），数目较多。凹陷中央处为淋巴结门，有输出淋巴管（efferent lymphatic vessel）、神经和血管出入。一个淋巴结的输出淋巴管可成为下一个淋巴结的输入淋巴管。

人体各器官或各部位的淋巴管都汇至一定的淋巴结，称此为该器官或部位的局部淋巴结（regional lymph node），当某器官或部位发生病变时，细菌、毒素、寄生虫或肿瘤细胞可沿淋巴管进入相应的局部淋巴结，该淋巴结阻截和清除此致病因素，从而阻止病变扩散。

1. 淋巴结的结构　淋巴结是结构最完备的外周免疫器官。胚胎2个月时开始发育，间充质细胞侵入淋巴囊，将其分隔形成许多淋巴窦。来自胸腺和骨髓的淋巴细胞迁入淋巴结原基。淋巴小结和生发中心则在出生前后才出现。

淋巴结表面包有薄层结缔组织被膜，数条输入淋巴管穿过被膜进入淋巴结与淋巴窦相通连。被膜和门部的结缔组织向实质中伸入，形成相互连接的小梁（trabecula），构成淋巴结的粗支架，其间有血管走行。淋巴结实质分为皮质和髓质两部分，两者之间没有截然的界限（图2-11/文末彩图2-11）。

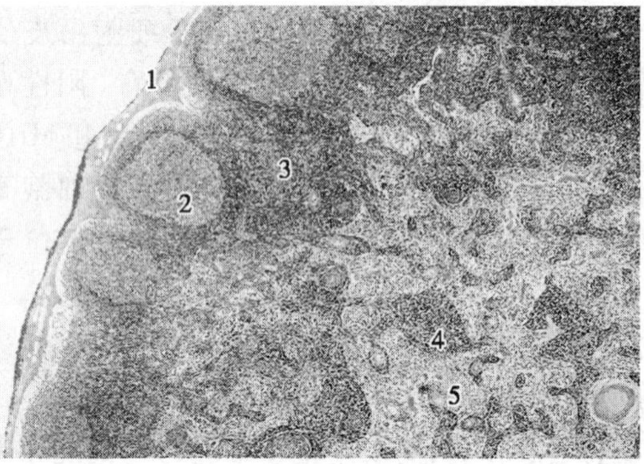

图2-11　淋巴结光镜图

1. 被膜　2. 淋巴小结　3. 副皮质区　4. 髓索　5. 髓窦

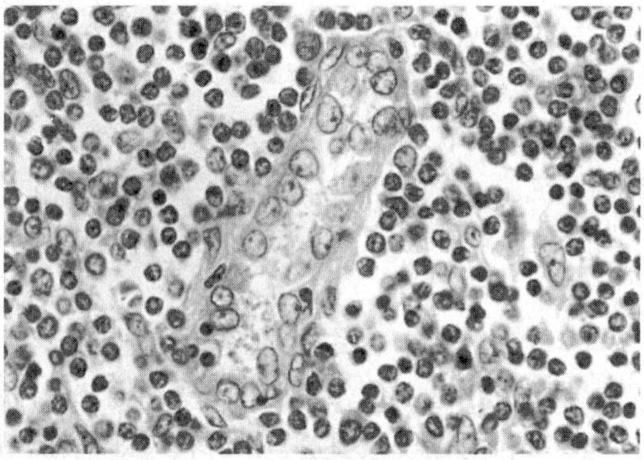

图2-12　高内皮微静脉光镜图

（1）皮质：位于被膜下方，由浅层皮质、副皮质区和皮质淋巴窦构成。

浅层皮质（superfacial cortex）由成排的淋巴小结及小结之间的弥散淋巴组织组成。淋巴小结主要是B细胞定居的场所，分为初级淋巴小结和次级淋巴小结。弥散淋巴组织与深皮质区相连，为T细胞分布区。

副皮质区（paracortex zone）位于浅层皮质与髓质之间，为较大片的弥散淋巴组织，主要由密集的T细胞构成，新生动物切除胸腺后，此区即不发育，故此区也称胸腺依赖区（thymus dependent area）。副皮质区有许多毛细血管后微静脉，是淋巴细胞再循环由血液进入淋巴结的重要通道。毛细血管后微静脉的内皮细胞胞质丰富，常见正在穿越的淋巴细胞，细胞核也比一般的内皮细胞核大，染色浅，核仁明显（图2-12/文末彩图2-12）。

在淋巴结的皮质中除含有B、T细胞外，还含有巨噬细胞和树突状细胞。树突状细胞为抗原提呈细胞(antigen-presenting cell,APC),从皮肤或黏膜迁移而来。树突状细胞转运经过加工处理的抗原,将抗原选择性的提呈给淋巴细胞,使之活化,发生免疫反应。

皮质淋巴窦(cortical sinus):位于被膜下方和小梁周围,分别称为被膜下窦(subcapsular sinus)和小梁周窦(paratrabecular sinus),两者相互通连。被膜下窦为一宽敞的扁囊,包绕整个淋巴结实质,被膜侧有输入淋巴管通入(图2-13/文末彩图2-13)。小梁周窦末端常为盲端,一小部分与髓窦相通连。淋巴窦的窦壁衬有扁平的内皮细胞,内皮外有薄层基质、少量网状纤维和网状细胞。星形的内皮细胞支撑淋巴窦的窦腔,有巨噬细胞附着。淋巴在淋巴窦内流动缓慢,有利于巨噬细胞清除抗原。

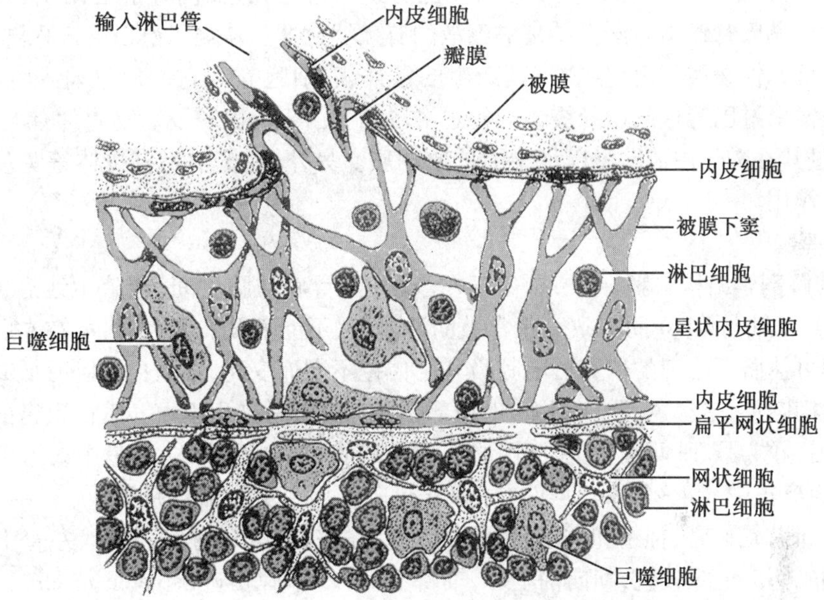

图2-13　被膜下窦模式图

(2) 髓质:位于中央,由髓索(medullary cord)和其间的髓窦(medullary sinus)组成(图2-11)。髓索是淋巴组织构成的相互连接的索条状结构,主要含B细胞、浆细胞、巨噬细胞,细胞成分随免疫状态改变,可见毛细血管后微静脉。髓窦是髓质内的淋巴窦,与皮质淋巴窦的结构相同,但较宽大,窦腔内富含巨噬细胞,有较强的捕捉、清除病原体的作用。髓窦内的淋巴最终经输出淋巴管离开淋巴结。

(3) 淋巴结内的淋巴通路:淋巴液经输入淋巴管进入皮质淋巴窦,一部分经皮质淋巴组织渗入髓窦,一部分经小梁周窦直接进入髓窦,然后汇入输出淋巴管,流出淋巴结。淋巴流经一个淋巴结常需几个小时,流速缓慢,经过淋巴结滤过后,细菌等抗原绝大部分被清除。淋巴组织中产生的抗体和淋巴细胞也不断进入淋巴液。

2. 淋巴结的功能

(1) 淋巴细胞定居场所:淋巴结是成熟T、B淋巴细胞的主要定居部位。T细胞约占淋巴结内淋巴细胞总数的75%,B细胞约占25%。除此之外,淋巴结中还分布着巨噬细胞、树突状细胞等免疫细胞。

(2) 免疫应答的部位:淋巴结是淋巴细胞接受抗原刺激发生适应性免疫应答的主要部位。抗原进入淋巴结后,被巨噬细胞和树突状细胞捕获,摄取并加工处理后提呈给具有相应抗原受体的T淋巴细胞,T细胞增殖分化为致敏T细胞,副皮质区明显扩大,引发细胞免疫反应。而B细胞在识别和结合抗原后,在Th细胞的辅助下,活化增殖,分化为浆细胞,产生相应的抗体,浅层皮质中淋巴小结增多增大,髓索中浆细胞增加。细胞免疫应答和体液免疫应答常同时发生。

(3) 参与淋巴细胞再循环(recirculation of lymphocyte):血液中的淋巴细胞通过HEV离开血液循环进入淋巴结实质,逐渐向髓质移动,最终通过输出淋巴管引流到胸导管或右淋巴管,从而再回到血循环,此过程即为淋巴细胞的再循环。参加再循环的主要是T细胞,约占80%以上,其次为B细胞。T细胞循环一周约18~24小时,B细胞约需30小时。

(4) 过滤作用:淋巴液通过很多输入淋巴管进入淋巴结,而离开淋巴结则通过淋巴结门部的一条输出淋巴管输出。淋巴结是淋巴液的有效滤过器。从输入淋巴管进入淋巴结的淋巴液通常带有抗原性物质(如微生物及其产生的毒素、癌细胞等),它们通过输入淋巴管→淋巴窦→髓窦→输出淋巴管这条途径缓慢的经过淋巴结。由于淋巴窦及髓窦内含有大量的巨噬细胞,可以通过其吞噬作用清除淋巴液中的抗原物质。另外,髓窦中还有抗体等免疫效应分子,亦起到过滤作用。

(二) 脾

1. 脾的解剖学结构 脾(spleen)位于左季肋区,胃底与膈之间,在腋中线后方,与第9~11肋相对,其长轴与第10肋一致。正常被肋弓遮盖,不能扪及。脾大时,可在左肋弓下扪及,巨脾症的脾可达脐下。脾的位置可随呼吸和因体位不同而变化,站立比平卧时低2.5cm。

脾呈扁椭圆形,暗红色、质软而脆,当局部受暴力打击易破裂出血。脾由致密的被膜包裹,可分为前、后两端,膈、脏两面和上、下两缘。前端较宽,朝向前外方,达腋中线。后端钝圆,朝向后内方,距离正中线4~5cm。膈面光滑隆凸,向左后上方贴膈。脏面凹陷,中央处有脾门(splenic hilum),是血管、神经和淋巴管出入之处。在脏面,脾与胃底、左肾、左肾上腺、胰尾和结肠左曲相毗邻。上缘较锐,朝向前上方,前部有2~3个脾切迹(splenic notch),脾大时可作为触诊脾的标志。下缘较钝,朝向后下方(图2-14/文末彩图2-14)。

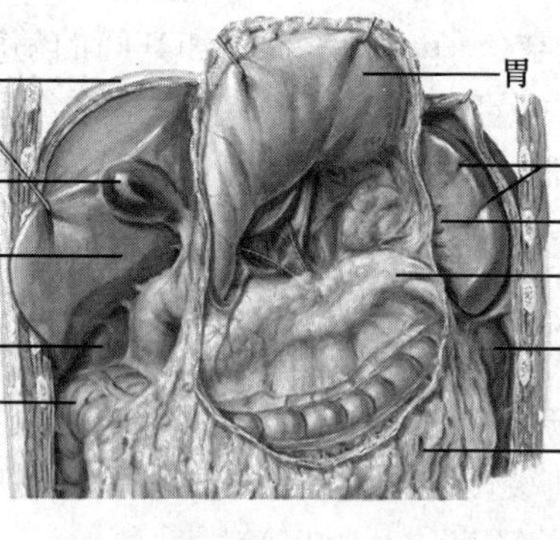

图2-14 脾的位置和形态

脾是腹膜内位器官,由4条韧带与邻近器官相连。脾门与左肾前面之间有脾肾韧带,脾门与胃底之间有胃脾韧带,脾后端与膈之间有膈脾韧带,脾前端与结肠左曲之间有时存在脾结肠韧带。脾切除术时须先切断上述韧带,才能游离脾。

在脾的附近,特别在胃脾韧带和大网膜中常可见到暗红色、大小不等、数目不一的副脾(accessory spleen),出现率为10%~40%。临床上因脾功能亢进而作脾切除术时,应将副脾一并切除。

2. 脾的组织学结构　胚胎发育第5周时，间充质细胞增生形成脾实质的网状组织、脾窦和血管等，迁入的淋巴细胞增殖形成白髓和红髓。胚胎时期，脾是造血器官，自骨髓开始造血后，脾逐渐发育为人体最大的免疫器官。脾无淋巴窦，也不与淋巴管道通连，位于血液循环通路上，含有大量血窦。

脾的实质由白髓(white pulp)和红髓(red pulp)构成。在新鲜脾的切面上，白髓为散在分布的灰白色点状结构，红髓呈深红色，面积较大(图2-15/文末彩图2-15)。

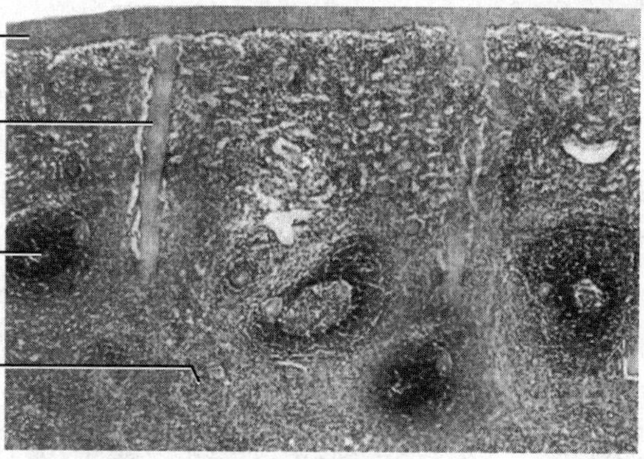

图2-15　脾光镜图

(1) 被膜与小梁：脾的被膜很厚，由致密结缔组织和平滑肌形成，表面覆盖一层间皮。被膜的结缔组织伸入实质形成小梁，小梁形成索状分支，相互连接，构成脾的网架。被膜和小梁内的平滑肌及弹性纤维的收缩可调节脾的血量。

(2) 白髓：相当于淋巴结的皮质，由动脉周围淋巴鞘(periarteriolar lymphoid sheath，PALS)、脾小体(splenic corpuscle)和边缘区(marginal zone)组成(图2-15)。

动脉周围淋巴鞘是中央动脉(central artery)周围的厚层弥散淋巴组织，主要由T细胞和少量树突状细胞及巨噬细胞构成，相当于淋巴结的副皮质区，但是不含高内皮微静脉。

脾小体即淋巴小结，位于动脉周围淋巴鞘的一侧，主要由大量B细胞构成。当抗原刺激引起免疫反应时，脾小体体积变大，形成生发中心，可见明区和暗区，小结帽朝向红髓，产生的幼浆细胞进入脾索。

边缘区是位于白髓和红髓交界的狭窄区域，内含T细胞、B细胞和较多的巨噬细胞。中央动脉的侧支末端在此处膨大形成的小血窦称边缘窦(marginal sinus)，是淋巴细胞由血液进入淋巴组织的重要通道。白髓内的淋巴细胞也可进入边缘窦，参与再循环。

(3) 红髓：位于被膜下方、小梁周围及白髓和边缘区外侧，含大量血细胞，分为脾索(splenic cord)和脾窦(splenic sinus)两部分(图2-15)。

脾索呈不规则的条索状，由富含血细胞的淋巴组织构成，相互连接成网，网孔即为脾血窦。脾索内含有大量的B细胞、浆细胞、巨噬细胞和树突状细胞。脾窦即脾索之间的血窦，宽约12～40μm，形状不规则，相互交织成网。窦壁在纵切面上犹如多孔隙的栅栏，由长杆状的内皮细胞纵向平行排列而成，内皮外有不完整的基膜，周围有网状纤维环绕。栅栏状多缝隙的结构有利于血细胞通过(图2-16/文末彩图2-16)。脾索内的血细胞可变形穿越内皮细胞进入脾窦。脾窦附近有较多的巨噬细胞，其突起常通过内皮细胞间隙深入到窦腔，可吞噬衰老死亡的血细胞。

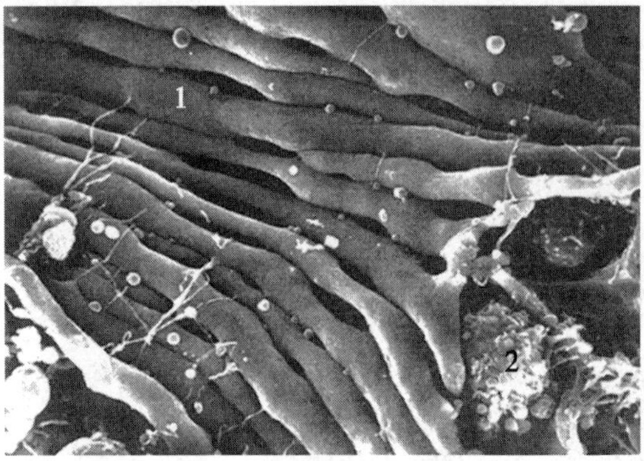

图 2-16 脾血窦扫描电镜图

1. 内皮细胞 2. 巨噬细胞(Fujita T&Tanaka K 图)

3. 脾的血液循环 脾动脉由脾门入脾,分支随小梁走行,称为小梁动脉(trabecular artery)。小梁动脉分支离开小梁进入白髓,称为中央动脉。中央动脉的主干穿出白髓进入脾索后,分成许多互不吻合、形似笔毛的笔毛动脉(penicillar artery)。笔毛动脉末端的毛细血管少数与脾窦直接相连,多数末端扩大成喇叭状开口于脾索。脾窦最终汇合成髓静脉,进入小梁后成为小梁静脉,最后汇合到脾静脉,由脾门出脾。

4. 脾的功能

(1) T 细胞和 B 细胞定居的场所:脾是成熟 T、B 淋巴细胞的定居部位。脾脏中 B 细胞分布的比例比较大,约占脾脏中淋巴细胞的 60%,而 T 细胞约占 40%。除此以外,脾内还分布着 M φ、DC 等免疫细胞。

(2) 产生免疫应答的部位:脾接受抗原刺激产生免疫应答的过程与淋巴结非常相似,所不同的是脾只能对血源性抗原产生免疫应答,而淋巴结则主要对引流淋巴液中的抗原产生免疫应答。脾在接受抗原刺激后,由于 T 细胞、B 细胞的大量增殖,体积亦相应增大。

(3) 滤血:脾索和边缘区是滤血的重要部位。机体大约 90% 的循环血液要经过脾。脾内的 M φ和 DC 均有较强的吞噬作用,能吞噬清除脾窦内循环血液中的细菌等抗原性异物、自身衰老变性的血细胞以及其他异物,从而使血液得到净化。脾功能亢进时,红细胞破坏过多,可导致贫血。

(4) 造血:脾在胚胎时期能产生各种血细胞,出生后则只能产生淋巴细胞,成人脾内储备有少量静止状态的造血干细胞,当严重失血或某些病理情况下可进入活化状态进行造血。

(5) 储血:人脾约可储血 30~40ml,血细胞聚集于脾索及脾血窦内。机体需要时,脾可将储存的血细胞释放入血液中。

(6) 合成生物活性物质:脾可合成并分泌某些重要生物活性物质,如补体成分和细胞因子等。

(三) 扁桃体

扁桃体(tonsil)是机体最常接触抗原引起免疫应答的外周淋巴器官,包括腭扁桃体、咽扁桃体和舌扁桃体,它们与咽黏膜内分散的淋巴组织共同组成咽淋巴环,构成机体的重要防线。小儿的扁桃体较发达。腭扁桃体最大,表面有许多扁桃体隐窝,细菌易在此存留繁殖,成为感染病灶。咽扁桃体和舌扁桃体体积较小,结构和组成与腭扁桃体相似。咽扁桃体无隐窝,舌扁桃体也仅有一个浅隐窝,故较少发生炎症。成年人的咽扁桃体和舌扁桃体多萎缩退化。

1. 腭扁桃体的解剖学结构 腭扁桃体(palatine tonsil)位于口咽两侧腭舌弓与腭咽弓围成的三角形扁桃体窝内。腭扁桃体呈椭圆形,可分为上极、下极、内侧面(游离面)和外侧面(深面)。其上、下极均有黏膜皱襞连接,上端称半月襞(semilunar fold),位于腭舌弓与腭咽弓相交处;下端称三角襞(triangular fold),由腭舌弓向下延伸包绕腭扁桃体前下部。内侧面朝向咽腔,表面覆以黏膜,形成许多扁桃体隐窝。除内侧面外,腭扁桃体的其余部分均包被以结缔组织构成的扁桃体囊。此外，扁桃体窝上份未被腭扁桃体充满的空间称扁桃体上窝(supratonsillar fossa)，异物常易停留于此处(图2-17/文末彩图2-17)。

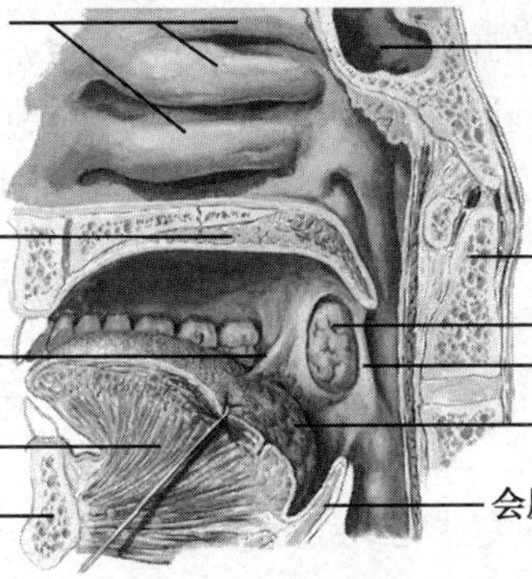

图2-17　腭扁桃体的位置和形态

腭扁桃体的血液供应十分丰富，动脉有5支，均来自颈外动脉的分支：①面动脉扁桃体支，分布于腭扁桃体实质，是主要供血动脉。②腭升动脉，为面动脉的分支。③腭降动脉，为上颌动脉的分支，分布于腭扁桃体上端。④咽升动脉扁桃体支，分布于腭扁桃体的中部。⑤舌背动脉，来自舌动脉，分布于腭扁桃体下端。腭扁桃体的静脉血先流入扁桃体囊外的周围静脉丛，经舌静脉及咽静脉丛汇至颈内静脉。

2. 腭扁桃体的组织学构造　腭扁桃体扁卵圆形，黏膜表面被覆复层扁平上皮。上皮向下凹陷形成数十个扁桃体隐窝，隐窝周围的固有层内有许多次级淋巴小结和弥散淋巴组织。隐窝上皮内含有淋巴细胞、巨噬细胞、浆细胞和朗格汉斯细胞等，故称隐窝浸润上皮。在上皮细胞之间有许多相互通连的孔隙，淋巴细胞就充填在这些孔隙内。抗原物质较易进入上皮间隙。弥散淋巴组织中可见高内皮微静脉，是淋巴细胞进入扁桃体的主要途径(图2-18/文末彩图2-18)。

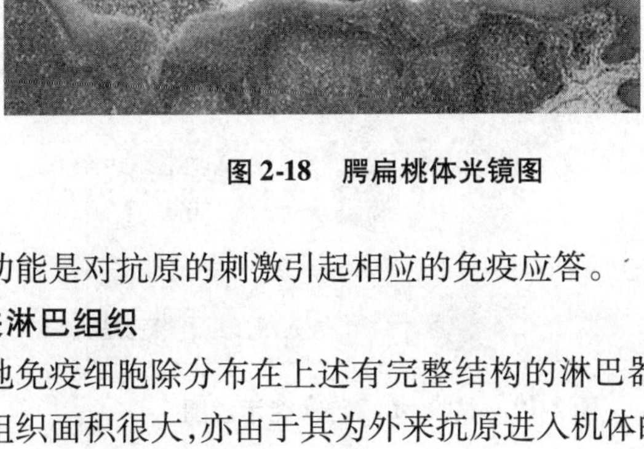

图2-18　腭扁桃体光镜图

扁桃体的主要功能是对抗原的刺激引起相应的免疫应答。

(四) 黏膜相关淋巴组织

淋巴细胞及其他免疫细胞除分布在上述有完整结构的淋巴器官外，还广泛地分布于黏膜组织中。由于黏膜组织面积很大，亦由于其为外来抗原进入机体的主要途径，黏膜相关淋巴组织是机体免疫防御的第一防线，而且是执行局部特异性免疫功能的主要场所。

黏膜相关淋巴组织（mucosal associated lymphoid tissue，MALT）也称黏膜免疫系统（mucosal immune system，MIS）。包括消化道、呼吸道和泌尿生殖道等处黏膜固有层和上皮细胞下散在的淋巴组织，以及含有生发中心的淋巴小结。如小肠集合淋巴小结和阑尾等，是发生免疫应答的主要部位。黏膜是病原体等抗原性异物入侵机体的主要途径，人体黏膜表面积约 $400m^2$，机体近 50% 的淋巴组织分布于黏膜系统，故 MALT 构成了人体重要的防御屏障。

1. MALT 的组成　MALT 主要指肠相关淋巴组织（gut-associated lymphoid tissue，GALT）和支气管相关淋巴组织（bronchial-associated lymphoid tissue，BALT），它们是免疫系统不可分割的重要组成部分，肠道和呼吸道的淋巴组织总量比脾和淋巴结的还多，它们是免疫系统的第一道防线。

（1）肠相关淋巴组织：肠相关淋巴组织是位于肠黏膜下的淋巴组织，由集合淋巴小结、阑尾、孤立淋巴滤泡、上皮内淋巴细胞及固有层中弥散分布的淋巴细胞组成，主要作用是抵御肠道病原微生物感染。GALT 中的集合淋巴小结和上皮内淋巴细胞在摄取肠道抗原及黏膜免疫应答中发挥重要作用。

1）回肠集合淋巴小结（aggregated nodules）又称派氏集合淋巴结（Payer's patches PP），属于小肠黏膜淋巴滤泡组织，是发生黏膜免疫应答的重要部位。派氏集合淋巴结呈拱形结构向肠腔隆起，表面有一层滤泡相关上皮（follicle-associated epithelium，FAE）覆盖。FAE 主要由肠上皮细胞构成，其中散在少量微皱褶细胞（microfold cell，M 细胞）（图 2-19）。M 细胞是一种特化的肠上皮细胞，有较短的微绒毛，容易摄取和运输来自肠道内的抗原物质，如蛋白分子和细菌、病毒、小寄生虫等颗粒物质，M 细胞缺乏 MHC 类分子，不能提呈抗原，但具有抗原转运功能。M 细胞基底层向细胞内凹陷形成口袋结构，内含多种免疫细胞，包括 T 细胞、B 细胞、M ϕ 和 DC。M 细胞通过吸附、胞饮和内吞等方式摄取肠腔内抗原性物质，并以囊泡形式转运给口袋内的 M ϕ和 DC。M ϕ和 DC 识别抗原后进入派氏集合淋巴结，激活 T、B 细胞，从而启动肠道黏膜免疫应答。激活的 T、B 淋巴细胞也可进入肠系膜淋巴结并最终进入血液循环。因此 GALT 也与全身免疫系统密切相关。

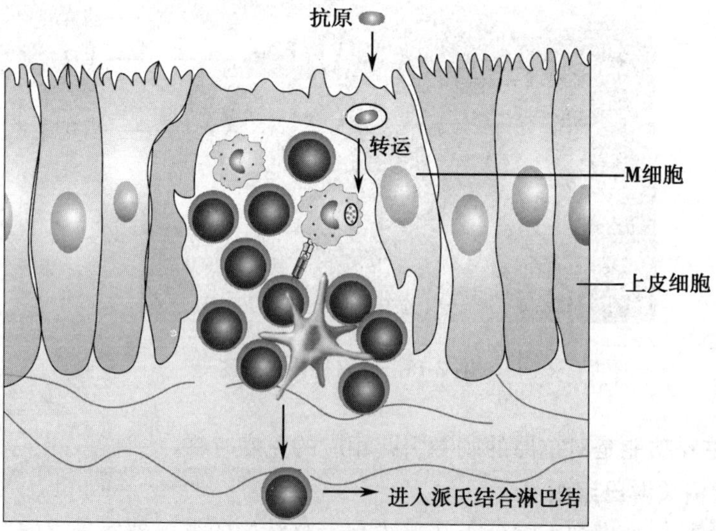

图 2-19　黏膜 M 细胞功能示意图

2）上皮内淋巴细胞（intraepithelial lymphocyte，IEL）位于肠黏膜上皮细胞之间，大多数IEL为T细胞，表达CD3和TCRαβ或TCRγδ。其中约40%表达CD3和TCRαβ，60%表达CD3和TCRγδ。αβT细胞可能是派氏集合淋巴结中的T细胞受抗原刺激后增殖，通过淋巴循环和血液循环迁移至肠上皮，因此其数量多少与抗原刺激有关。而γδT细胞直接从骨髓迁移至肠上皮，并在肠上皮微环境中分化成熟。γδT细胞属于固有免疫细胞，具有较强的细胞毒作用，并能分泌多种细胞因子。因此IEL在免疫监视和细胞介导的黏膜免疫中具有重要作用。

（2）支气管相关淋巴组织：支气管相关淋巴组织（bronchial-associated lymphoid tissue，BALT）主要分布于各肺叶的支气管上皮下，其结构域派氏集合淋巴结相似，滤泡中的淋巴细胞受抗原刺激后增殖形成生发中心，其中主要是B细胞。

2. MALT的功能

（1）黏膜局部免疫应答：MALT在肠道、呼吸道及泌尿生殖道黏膜构成了一道免疫屏障，是行使免疫应答的主要部位，在黏膜局部抗感染免疫中发挥关键作用。

（2）产生分泌型IgA：MALT中的B细胞多为产生分泌型IgA（SIgA）的B细胞，这是因为表达IgA的B细胞可趋向定居在派氏集合淋巴结合肠黏膜固有层淋巴组织；另外与淋巴结和脾相比，派氏集合淋巴结含有更多可产生大量IL-5的Th2细胞，而IL-5可促进B细胞分化并产生IgA。SIgA经黏膜上皮分泌至肠黏膜表面，成为肠道局部黏膜免疫的主要效应分子。在肠黏膜淋巴组织中产生的部分幼浆细胞可经血液循环进入唾液腺、呼吸道黏膜、女性生殖道黏膜和乳腺等部位产生SIgA，发挥相似的免疫作用，使肠道免疫成为全身免疫的一部分。

知识拓展

皮肤相关淋巴组织（skin associated lymphoid tissue，SALT），又称皮肤免疫系统（cutaneous immune system，CIS）。皮肤的表皮层和真皮层均有免疫细胞存在，包括表皮中朗格汉斯细胞（Langerhans cell，LC）和表皮间淋巴细胞以及真皮层的血管周围分布的淋巴细胞，主要为T细胞，此外还分布有巨噬细胞和肥大细胞。Langerhans细胞属于一种未成熟的树突状细胞，具有很强的吞噬抗原的能力。表皮Langerhans细胞几乎形成了连续的网状组织，能有效捕获并处理任何经皮肤侵入的抗原，在促炎症因子的作用下，表皮Langerhans细胞回缩起细胞突触，失去对表皮细胞的黏附作用，继而沿淋巴管归巢迁移至局部淋巴结，进一步发育成熟为并指状树突状细胞并将抗原提呈给T细胞，产生免疫应答。皮肤相关淋巴组织不仅是免疫应答的激发部位，同时也是免疫应答的效应部位，如油漆引发的迟发型超敏反应就是在皮肤组织中发生的免疫反应。

第三节　淋巴细胞归巢和再循环

淋巴细胞归巢（lymphocyte homing）是指血液中淋巴细胞选择性趋向迁移并定居于外周免疫器官的特定区域或特定组织的过程，淋巴细胞表面不同的黏附分子（又称归巢受体，homing receptor）与特定组织HEV表面的黏附分子（又称地址素，addressin）的相互作用决定该细胞的去向（黏膜、皮肤或炎症部位等）。例如产生SIgA的B细胞可定向分布于MALT。

淋巴细胞再循环（lymphocyte recirculation）是指定居在外周免疫器官的成熟淋巴细胞，由输出淋巴管经淋巴干、胸导管或右淋巴导管进入血液循环。在流经淋巴结高内皮的毛细血管后微静脉时,部分淋巴细胞穿越内皮再进入淋巴组织内,重新分布于全身淋巴器官和组织的反复循环过程(图2-20)。参加再循环的淋巴细胞是血液中淋巴细胞总数的50倍左右,大部分位于淋巴器官内,称为淋巴细胞再循环库(lymphocyte recirculation pool)。此外其他器官弥散淋巴组织中的高内皮微静脉的淋巴细胞也参与再循环。

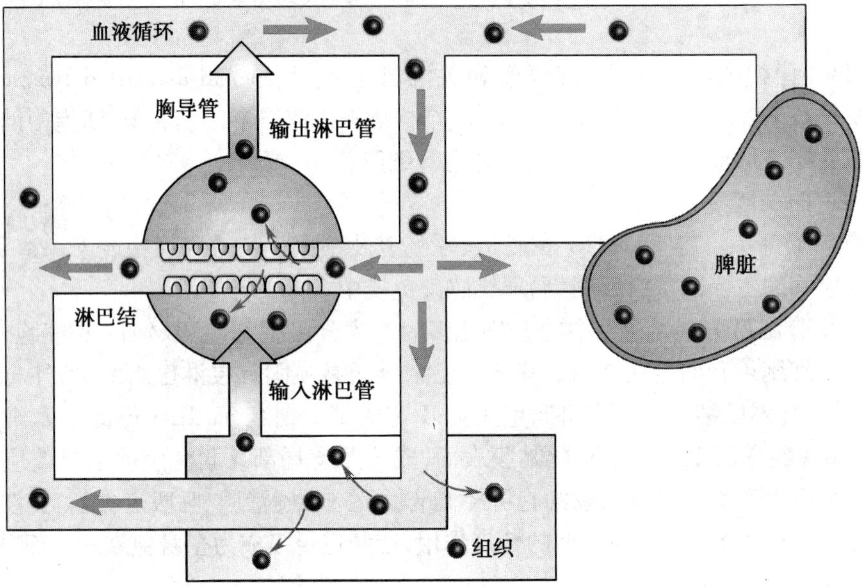

图2-20 淋巴细胞再循环模式图

淋巴细胞再循环对免疫应答具有十分重要的意义。①通过淋巴细胞在体内的不断循环,增加了抗原与淋巴细胞的接触机会,保证更多的带有不同特异性抗原受体的淋巴细胞有机会接触到相应抗原,并产生免疫应答,从而使机体迅速发现抗原并及早清除,维持机体的自身稳定状态。②使体内淋巴细胞在外周免疫器官和组织的分布更趋合理,有利于增强整个机体的免疫功能。③使机体所有免疫器官和组织联系成为一个有机的整体,并将免疫信息传递给全身各处的淋巴细胞和其他免疫细胞,有利于动员各种免疫细胞和效应细胞迁移至病原体、肿瘤或其他抗原性异物所在的部位,从而发挥免疫效应。因此,淋巴细胞再循环是维持机体正常免疫应答并发挥免疫功能的必要条件。

小 结

免疫器官和淋巴组织是免疫系统的重要组成部分。免疫器官可分为中枢免疫器官和外周免疫器官。骨髓和胸腺属于中枢免疫器官,是免疫细胞发生、分化、发育和成熟的场所。其中骨髓是各类血细胞和免疫细胞的来源,同时也是B细胞发育、分化和成熟的场所。而胸腺是T细胞发育、分化和成熟的场所。在中枢免疫器官发育成熟的T细胞、B细胞等免疫细胞随血液循环到达外周免疫器官定居,在此接受抗原刺激产生免疫应答。外周免疫器官包括淋巴结、脾、扁桃体和黏膜相关淋巴组织。成熟免疫细胞通过淋巴细胞再循环游走于全身各部位,以维持机体正常免疫应答并发挥免疫效应。

问题与思考

1. 中枢免疫器官和外周免疫器官在功能上有何不同？
2. 血液中的T、B淋巴细胞通过何种组织结构进入淋巴结？其机制是什么？
3. 黏膜免疫系统的组成及其在免疫应答中的作用如何？

（田鹤　曾瑞霞　张佩）

第三章 抗 原

抗原(antigen,Ag)是指凡能诱导机体免疫系统发生免疫应答,并能与免疫应答产物(特异性淋巴细胞或抗体)结合,发生免疫效应的物质。抗原一般具有两种特性:一是免疫原性(immunogenicity),即抗原能与T、B细胞表面的特异性抗原受体结合,诱导机体产生适应性免疫应答(活化的T/B细胞或抗体)的能力;二是免疫反应性(immunoreactivity),即能与其诱导产生的免疫应答产物(活化的T/B细胞或抗体)特异性结合的能力。同时具有免疫原性和免疫反应性的物质称为免疫原(immunogen),又称完全抗原(complete antigen),即通常所指的抗原,如病原微生物和蛋白质等。只具有免疫反应性而不具有免疫原性的物质称为不完全抗原(incomplete antigen),又称半抗原(hapten),多为简单的小分子物质及药物等。半抗原如与大分子蛋白质或非抗原性的多聚赖氨酸等载体(carrier)结合,可具有免疫原性成为完全抗原。不同抗原刺激机体产生免疫应答的结果不同,诱导机体产生免疫耐受的抗原称为耐受原(tolerogen),诱导机体产生速发型超敏反应的抗原称为变应原(allergen)。

第一节 抗原的异物性与特异性

一、异 物 性

抗原的异物性(foreignness)是指抗原被机体免疫系统识别为“非己”物质的特性,特指外源性抗原。在正常情况下,因为免疫系统在个体发育过程中,对“自己”物质产生免疫耐受,不能识别,而对“非己”物质则能够识别并应答,因此抗原与宿主的亲缘关系越远其免疫原性就越强,如微生物和异种动物血清蛋白等对人是强抗原;反之则免疫原性越弱,如鸭的血清蛋白对鸡是弱抗原,对兔则是强抗原。然而,如果自身组织成分发生改变,也可被机体免疫系统视为异物。因此,抗原的异物性是决定抗原免疫原性的主要条件,也是抗原特异性的物质基础。

二、特 异 性

抗原的特异性(specificity)是指抗原与其受体(T细胞受体和B细胞受体)或免疫应答产物(抗体及致敏淋巴细胞)专一结合的特性。某一特定抗原只能刺激机体产生针对该抗原的活化T淋巴细胞或抗体,且只能与该淋巴细胞或抗体进行特异性结合。抗原物质进入机体,被淋巴细胞受体及抗体所识别和结合的是蛋白质、多糖及其他大分子抗原物质的不同构成部位,即抗原决定基(antigenic determinant),又称表位(epitope),是抗原特异性的物质基础。

（一）抗原决定基

1. 概念 抗原分子中决定抗原特异性的特殊化学基团称为抗原决定基，又称表位。

表位是抗原与T/B细胞抗原受体（TCR/BCR）或抗体特异性结合的最小结构与功能单位。表位通常由5～15个氨基酸残基或5～7个多糖残基或核苷酸组成。一个抗原分子中能与抗体结合的抗原表位总数称为抗原结合价（antigenic valence）。一个半抗原相当于一个抗原表位，只能与BCR或抗体分子的一个结合部位结合。天然抗原一般是大分子，由多种、多个抗原表位组成，是多价抗原，可以结合多种、多个抗体分子。

2. 抗原表位的类别 根据抗原表位中氨基酸的空间结构特点，可将其分为构象表位（conformational epitope）和顺序表位（sequential epitope）。构象表位由空间构象彼此接近但序列上不连续的多肽或多糖组成，又称为非线性表位（non-linear epitope），一般位于抗原分子表面，被BCR识别；顺序表位由序列上相连接的线性排列的氨基酸构成，又称线性表位（linear epitope），多位于抗原分子内部，主要被TCR识别，BCR也可识别（图3-1）。

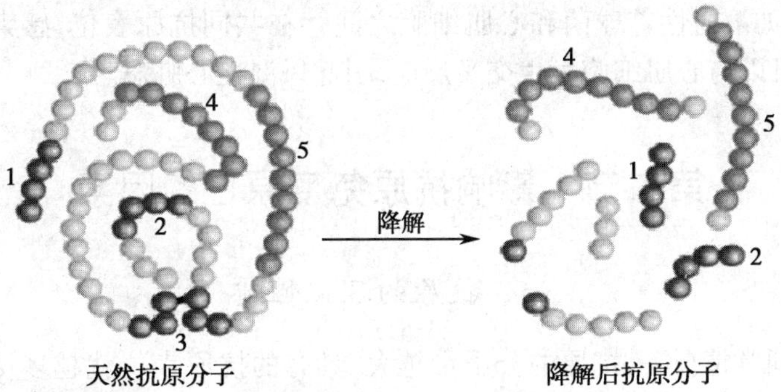

图3-1 线性表位和构象表位

由连续性排列的氨基酸残基组成的短肽所构成的表位为线性表位（如图中E1、2、4、5）；由序列上不连续，但在空间上形成的特定构象为构象表位（如图中E3）

根据TCR和BCR所识别的抗原表位不同，也可将表位分为T细胞表位和B细胞表位。T细胞只识别由APC加工后与MHC分子结合并提呈于APC表面的线性表位，称为T细胞表位。被BCR识别与特异性抗体结合的表位称为B细胞表位，大多是抗原分子表面的构象表位，少数为线性表位，不需要APC加工提呈即可被BCR识别与结合。T细胞表位和B细胞表位的区别见表3-1。

表3-1 T细胞表位与B细胞表位的比较

	T细胞表位	B细胞表位
表位受体	TCR	BCR
MHC分子参与	必需	无需
表位性质	蛋白多肽	天然多糖、多肽
表位类型	线性表位	构象表位；线性表位
表位位置	抗原分子任意部位	抗原分子表面
表位大小	8-17个氨基酸	5-15个氨基酸

（二）半抗原-载体效应

天然抗原往往同时具有T细胞表位和B细胞表位，虽可分别激活T细胞和B细胞，但B细胞的激活有赖于T细胞辅助。而半抗原是小分子化学物质，免疫原性很低，不能单独刺激机体产生抗体，但能与BCR和B细胞分泌的特异性抗体结合。如果将半抗原和蛋白质载体偶联，则可刺激机体发生免疫应答，产生特异性抗体。其中B细胞识别半抗原，而蛋白质载体上的T细胞表位被APC提呈给T细胞使其活化，活化的T细胞辅助激活B细胞。

（三）共同抗原表位与交叉反应

某些抗原分子含有多种抗原表位，不同抗原之间可能含有相同或相似的抗原表位，称为共同抗原表位（common epitope）。含有共同抗原表位的不同抗原称为交叉抗原（cross antigen）。共同抗原如果存在于不同种属的抗原分子之间，又称为异嗜性抗原。当某些抗原诱导机体发生免疫应答时，其应答产物不仅可以和抗原本身特异性结合，还能和其他具有相同或相似表位的抗原反应。抗体或致敏淋巴细胞与具有相同或相似表位不同抗原的反应称为交叉反应（cross-reaction）。如溶血性链球菌和心肌细胞之间存在共同抗原表位，感染后诱导产生的抗体及T淋巴细胞可以与心肌细胞发生交叉反应，引起风湿性心脏病。

第二节 影响抗原免疫原性的因素

一、抗原的理化性质

1. 分子量　通常情况下，抗原的分子量越大，具有的抗原表位就越多，结构就越复杂，免疫原性越强。分子量大于100kD的抗原往往为强抗原，小于10kD多呈现弱免疫原性，低于4kD一般不具备免疫原性。不过也有大分子量物质但结构简单，如明胶分子量可达100kD，其结构为直链氨基酸，容易在体内被降解为小分子物质，所以只具有弱免疫原性。

2. 分子结构　分子量并不是决定免疫原性的唯一条件，分子结构的复杂性也很重要。在蛋白质分子中，如含有大量芳香族氨基酸，尤其是含有酪氨酸，则其免疫原性强。如胰岛素分子量只有5.7kD，但含有复杂的芳香族氨基酸，所以免疫原性很强。而以非芳香族氨基酸为主的蛋白质，其免疫原性则较弱。如以单一氨基酸组成的多聚物，稳定性较差，即使分子量大，免疫原性也比较弱。如明胶分子本来只具有弱免疫原性，但将其偶联2%的酪氨酸后其免疫原性会显著增强。因此，抗原分子的结构越复杂，其免疫原性越强，反之则越弱。

3. 化学组成　抗原的化学组成也决定其免疫原性。天然抗原多是大分子量有机物和蛋白质，免疫原性最强，其次是多糖，脂类和核酸免疫原性最弱。

4. 可降解性　大分子抗原在体内可被加工降解成小分子抗原表位。一种抗原分子可含有多个相同或不同的抗原表位，可存在于抗原分子的表面和内部。而T细胞表位不能被T细胞表面的TCR直接识别，必须先被APC降解并提呈后才能活化T细胞，如果不能被降解就不具备免疫原性。

5. 分子构象　抗原分子中表位的空间构象也会影响抗原的免疫原性。如天然抗原具构象表位，当其发生变性时，构象表位改变，其免疫原性也会相应的减弱或消失。如表3-2所示，针对邻-苯胺酸抗原产生的抗体，只能与邻-苯胺酸反应，而不能与苯胺、间-苯胺酸和对-苯胺酸反应。

表 3-2 抗原表位组成对抗原特异性的影响

抗血清 \ 半抗原	苯胺	邻-苯胺酸	间-苯胺酸	对-苯胺酸
苯胺	+++	-	-	-
邻-苯胺酸	-	+++	-	-
间-苯胺酸	-	-	+++	-
对-苯胺酸	-	-	-	+++

6. 易接近性 抗原分子中表位所包含的氨基酸残基所在的侧链位置不同,也可以影响抗原表位与其识别受体的结合,从而影响抗原的免疫原性及免疫反应性。氨基酸残基在侧链的位置不同,其免疫原性也不同;而残基所在侧链的间距不同也意味着易接近性不同,故免疫原性也不同(图 3-2)。

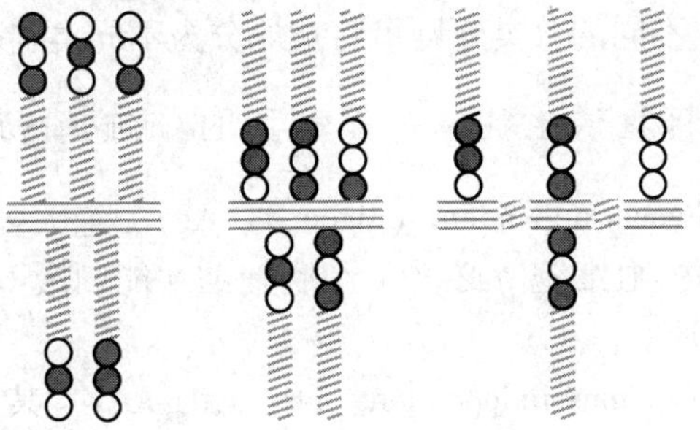

图 3-2 抗原氨基酸残基的位置与间距对免疫原性的影响

抗原氨基酸残基的位置与间距决定了抗原的免疫原性强弱。抗原分子中的酪氨酸和谷氨酸残基位于侧链外侧,故免疫原性强;当氨基酸残基位于侧链内侧时,免疫原性弱或无;当氨基酸残基位于侧链内侧但侧链间距较大时,免疫原性仍旧很强

7. 物理性状 通常情况下多聚体蛋白质抗原比单体的免疫原性更强,颗粒性抗原免疫原性较强,而可溶性抗原免疫原性较弱。当免疫原性较弱的可溶性抗原吸附在颗粒性物质上时,其免疫原性也会相应增强。

二、宿主方面的因素

1. 遗传因素 用人工合成抗原给不同遗传背景的近交系小鼠免疫,有的品系能产生高效价抗体,有的只能产生低效价抗体或不能产生抗体。这说明机体对抗原的应答能力受遗传基因(特别是主要组织相容性复合体,MHC)的影响。MHC 基因的表达分子主要通过结合抗原表位提呈给 TCR 来介导 T 细胞对抗原的识别,发挥其对抗原的免疫应答强弱的影响。在不同遗传背景的近交系小鼠和人群中不同个体之间,MHC 基因呈高度多态性,导致其对抗原表位的结合能力不同,从而使不同个体的 T/B 细胞对相同抗原的免疫应答强弱也不同。

2. 年龄、性别与健康状态 宿主的年龄、性别与健康状态对免疫应答也有影响。青壮年个体通常比幼年和老年个体对抗原的免疫应答强；新生动物或婴儿B细胞发育不成熟，因而对多糖类抗原不应答，故易发生细菌感染。雌性比雄性动物抗体生成率高，但怀孕个体的应答能力受到显著抑制。感染或免疫抑制剂都能干扰和抑制机体对抗原的应答。

三、抗原进入机体的方式

抗原进入机体的剂量、途径、频率、次数及免疫佐剂的应用与否和应用类型等因素都可以显著影响机体免疫应答的强弱。每种抗原进入机体引起免疫应答，都有其最佳剂量及进入途径，而剂量过低或过高可引起免疫耐受。皮内和皮下注射易诱导强免疫应答，肌内注射次之，静脉注射效果较差，口服则易诱导免疫耐受。适当间隔注射可诱导强免疫应答，频繁注射则易诱导耐受。

第三节 抗原的种类

抗原的种类繁多，根据不同的分类原则可将抗原分为不同类别。

一、根据诱生抗体是否需要Th细胞辅助分类

1. 胸腺依赖性抗原（thymus-dependent antigen，TD-Ag） 绝大多数蛋白质抗原如病原微生物、血清蛋白、大分子化合物、血细胞等必需T细胞辅助才能刺激B细胞产生抗体，称为T细胞依赖性抗原，又称TD抗原。

2. 胸腺非依赖性抗原（thymus-independent antigen，TI-Ag） 某些抗原刺激机体产生抗体时不需要T细胞辅助或依赖程度较低，称为非T细胞依赖性抗原，又称TI抗原。TI抗原可分为TI-1抗原和TI-2抗原。TI-1抗原既包含抗原表位，又具有丝裂原结构，可以特异性或非特异性激活多克隆B细胞，如细菌脂多糖等；TI-2抗原往往为多聚体，有重复的B细胞抗原表位，可使BCR交联活化B细胞，如荚膜多糖类、聚合鞭毛素等。TD抗原和TI抗原的区别见表3-3。

表3-3 TD-Ag与TI-Ag的比较

	TD-Ag	TI-Ag
表位组成	B和T细胞表位	B细胞表位
Th细胞辅助	必需	无需
免疫应答类型	体液和细胞免疫	体液免疫
抗体类型	IgM、IgG、IgA	IgM
免疫记忆	有	无
MHC限制性	有	无

二、根据抗原与机体的亲缘关系分类

1. 异种抗原（xenogenic antigen） 指来自于不同种属的抗原，如病原微生物及其产物、植物蛋白、用于治疗的异种动物抗毒素血清及异种器官移植物等，对人而言都是异种抗原。临床上用于治疗的异种动物免疫血清，如马血清抗毒素具有双重性，既可作为特异性抗体在发挥中

和毒素作用的同时，也可刺激机体产生抗马血清抗体，反复使用可引起超敏反应。

2. 同种异型抗原（allogenic antigen） 指同一种属不同个体之间存在的不同抗原，如血型抗原、主要组织相容性抗原（HLA）等。目前已发现 40 多种血型抗原系统，如 ABO 系统和 Rh 系统。HLA 是人体最复杂的同种异型抗原，具有高度多态性，是介导个体间移植排斥反应的最强抗原。

3. 自身抗原（autoantigen） 在正常情况下，机体对自身组织细胞所表达的抗原不会产生免疫应答，即自身耐受。但是在感染、外伤、服用某些药物等影响下，自身组织细胞抗原发生改变或被修饰，或外伤导致免疫隔离部位的隐蔽抗原（如眼晶体蛋白等）被释放等，可诱发针对自身抗原的免疫应答。

4. 异嗜性抗原（heterophilic antigen） 指存在于人、动物、植物及微生物等不同种属之间的共同抗原。因 Forssman 首先发现这种抗原，故又称 Forssman 抗原。而某些微生物与人体组织也有共同抗原成分，当感染这些微生物后，人体产生的抗微生物抗体或致敏淋巴细胞与自身组织可发生交叉反应，如 A 族溶血性链球菌的表面成分与人肾小球基底膜及心肌组织皆有共同抗原，故其感染机体所产生的抗体可与心、肾组织发生交叉反应，引起心肌炎或肾小球肾炎。又如大肠埃希菌 O14 型脂多糖与人结肠黏膜有共同抗原，故感染后可引起溃疡性结肠炎。

5. 独特型抗原（idiotypic antigen） 是一种特殊的自身抗原。TCR、BCR 及抗体的 V 区含有独特空间构型的氨基酸序列，虽然是因为对抗原的免疫应答所出现的产物，但其本身也可以作为抗原引起免疫应答。这些独特的氨基酸序列称为独特型（idiotype，Id）抗原，Id 抗原所诱生的抗体称为抗独特型（AId）抗体。

三、根据抗原是否在抗原提呈细胞内合成分类

1. 内源性抗原（endogenous antigen） 指在抗原提呈细胞内新合成的抗原（如肿瘤细胞内合成的肿瘤抗原及病毒感染细胞内合成的病毒蛋白等）。此类抗原在胞质内被降解成抗原肽，与 MHC Ⅰ类分子结合形成复合物提呈到 APC 表面，供 $CD8^{+}T$ 细胞识别，故其抗原识别受 MHC Ⅰ类分子限制。

2. 外源性抗原（exogenous antigen） 指抗原提呈细胞从细胞外（如细菌蛋白等）通过胞吞、胞饮和受体介导内吞等方式摄入的抗原，在内体溶酶体内被降解为抗原肽后，与 MHC Ⅱ类分子结合形成复合物提呈于 APC 表面，被 $CD4^{+}T$ 细胞识别，其抗原识别受 MHC Ⅱ类分子限制。

四、其他分类

除上面常见的几种分类方法外，还可以根据抗原的产生方式不同，将其分为天然抗原（如细菌、病毒、动物血清等）和人工抗原（如人工制备疫苗）；根据物理性状不同，分为颗粒性抗原和可溶性抗原；根据抗原的化学性质不同，分为蛋白质抗原、多糖抗原及核酸抗原等；根据抗原诱导免疫应答的不同，可分为移植抗原、肿瘤抗原、变应原（allergen）或过敏原及耐受原（tolerogen）等。

第四节 非特异性免疫刺激剂

非特异性免疫刺激剂是指能非特异性激活全部或多数 T/B 淋巴细胞克隆，不受 TCR/BCR

特异性限制的物质。免疫刺激剂可分为超抗原、佐剂和丝裂原等。

一、超 抗 原

普通抗原往往含有多种抗原表位，能够激活机体占T细胞总数万分之一至百万分之一的T细胞克隆。而某些抗原只需要极低浓度就能激活T细胞总数中5%～20%的T细胞克隆，产生极强的免疫应答，称为超抗原（superantigen，SAg）。超抗原不需要常规的细胞内抗原提呈，无MHC限制性，这与其激活T细胞的独特方式有关。普通蛋白质抗原必须先被APC降解为抗原肽（表位），然后结合在APC表面的MHC分子的抗原肽结合槽内，才能被TCR特异性识别结合。超抗原因其不与MHC分子的抗原肽结合槽结合，而是以其一端直接结合TCR的Vβ链外侧，另一端结合MHCⅡ类分子的抗原肽结合槽外侧，以完整蛋白的形式非特异性激活T细胞（图3-3）。

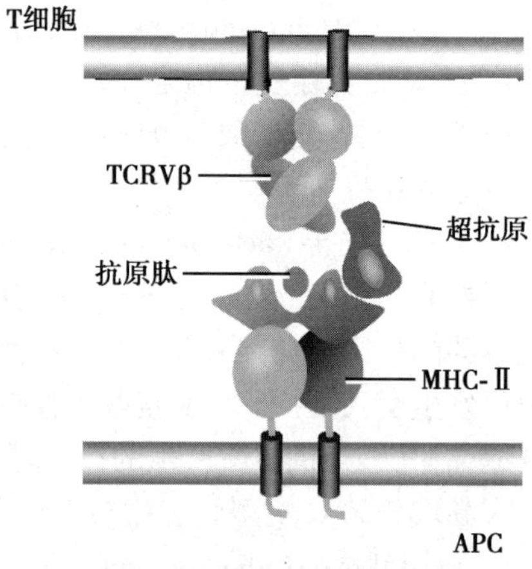

图3-3 超抗原激活T细胞机制示意图
超抗原与TCR和MHC的结合与普通抗原肽不同。其一端与TCR的Vβ链外侧结合，另一端和MHCⅡ类分子抗原肽结合槽外侧结合，故无MHC限制性

超抗原可分为内源性超抗原和外源性超抗原，前者主要是细菌毒素，如金黄色葡萄球菌肠毒素（staphylococcus enterotoxin，SE）、A族链球菌M蛋白、致热外毒素A～C、小肠结肠类耶氏菌膜蛋白等；后者如小鼠乳腺肿瘤病毒蛋白等。HIV感染后的某些体内产物也属于内源性超抗原。超抗原可引起食物中毒、毒性休克综合征等多种疾病。

PBL：女，17岁，因高热、头晕、恶心呕吐一天入院。查体可见：体温38.9℃，血压80/50mmHg，心率140次/分，呼吸32次/分，躯干四肢可见鲜红色扁平疹，未见皮下出血及感染灶。血常规显示：WBC 20.64×10^9/L，中性粒细胞显著增高。血清转氨酶升高，脑脊液检查正常，阴道液检出金黄色葡萄球菌。

提示：该患者诊断为毒性休克综合征。此病以经期妇女常见。患者因金黄色葡萄球菌阴道内感染，细菌大量繁殖，分泌毒性休克综合征毒素1（是一种超抗原），经黏膜吸收入血而发病。分析与讨论：①如何确定超抗原？②为什么病例中患者全身反应这样迅速？肝功能损害的可能机制是什么？

二、佐 剂

佐剂（adjuvant）是指预先或同时与抗原混合注射体内，可增强机体对抗原的免疫应答或改变免疫应答类型的非特异性免疫增强剂。佐剂对弱免疫原及免疫原剂量不足以引起免疫应答时的作用尤为重要。

佐剂的种类很多，主要可分为：①生物性佐剂，包括细胞因子、微生物及其产物，如白细胞介素（IL-2）、卡介苗（BCG）、短小棒状杆菌（CP）、百日咳杆菌及革兰氏阴性菌的脂多糖（LPS）等；②无机化合物，如磷酸铝、氢氧化铝及磷酸钙等；③人工合成物，如胞苷酸（poly I∶C）和双链多聚肌苷酸：尿苷酸（Poly A∶U）等；④有机物如矿物油等；⑤脂质体，可作为多种抗原佐剂，也可作为抗原载体而发挥作用，如免疫刺激复合物（ISCOMs）等。目前动物实验中最常用的佐剂主要是弗氏完全佐剂(Freund complete adjuvant,FCA)和弗氏不完全佐剂(Freund incomplete adjuvant,FIA),前者是由液体石蜡或矿物油加羊毛脂制成,后者是在前者基础上加入灭活的结核分枝杆菌制成。

佐剂促进免疫应答的机制为:①改变抗原的物理性状,延缓抗原降解和排出,延长抗原在体内存留时间;②刺激抗原提呈细胞,增强其对抗原的加工提呈能力;③刺激淋巴细胞的增殖分化,增强和扩大免疫应答。

由于佐剂具有增强机体免疫应答的作用,因此佐剂的应用范围很广。免疫动物时加佐剂可获得高效价抗体;预防接种时加佐剂可增强疫苗的免疫效果;作为免疫增强剂,临床上也常将其用于抗肿瘤和慢性感染的辅助治疗。

三、丝 裂 原

丝裂原(mitogen)也称为有丝分裂原,属于非特异性淋巴细胞多克隆激活剂。丝裂原可通过与淋巴细胞膜表面的丝裂原受体结合,刺激静止淋巴细胞转化为淋巴母细胞进行有丝分裂,从而活化某一淋巴细胞的全部克隆。

T、B 淋巴细胞表面可表达多种丝裂原受体,可被丝裂原刺激而增殖。能活化 T 细胞的丝裂原主要有刀豆蛋白 A(Con-A)和植物血凝素(PHA),与 T 细胞表面相应受体结合后,可引起 T 细胞转化和增殖。能活化 B 细胞的丝裂原有脂多糖(LPS)和葡萄球菌 A 蛋白(SPA)。此外还有美洲商陆(PWM),主要活化 B 细胞,也可刺激 T 细胞增殖。

小 结

抗原(Ag)是指能诱导机体免疫系统发生免疫应答,并能与免疫应答产物(抗体或致敏淋巴细胞)结合,发生免疫效应的物质。抗原具有两种特性:免疫原性和免疫反应性。抗原分子中决定抗原特异性的特殊的化学基团叫抗原表位,按结构可分为顺序表位和构象表位,按识别细胞可分为 T 细胞表位和 B 细胞表位。抗原可分为胸腺依赖性抗原(TD-Ag)和胸腺非依赖性抗原(TI-Ag)。超抗原与 T 细胞结合无 MHC 限制性,直接将 MHC 和 TCR 连接来活化 T 细胞。佐剂可增强机体对抗原的免疫应答强度或改变免疫应答类型。丝裂原可活化某一淋巴细胞的全部克隆。

问题与思考

1. 什么是抗原?完全抗原与半抗原有何不同?
2. 简述 TD-Ag 和 TI-Ag 的概念,两者引起免疫应答有何区别?
3. 何谓异嗜性抗原?举例说明其意义。
4. 何谓隐蔽的自身抗原?隐蔽的自身抗原释放后,可引起哪些相应的临床疾病?
5. 正常情况下机体为什么对自身组织成分不发生免疫应答?

(程 峰)

第四章 免疫球蛋白与抗体

抗体(antibody)是由抗原刺激B淋巴细胞而产生的一类能与相应抗原特异性结合的糖蛋白。主要分布在血清等体液中,发挥体液免疫的功能。具有抗体活性及化学结构与抗体相似的球蛋白统称为免疫球蛋白(immunoglobulin,Ig)。免疫球蛋白可分为分泌型(secreted Ig,sIg)和膜型(membrane Ig,mIg),前者主要存在于血清中,也分布于组织液、外分泌液,具有抗体活性,后者存在于某些细胞膜表面,构成细胞膜的表面受体。

第一节 免疫球蛋白的结构

一、免疫球蛋白的基本结构

Ig分子的基本结构是由两长两短四条多肽链以二硫键连接呈"Y"形的单体。两条长链分子量相对较大,称为重链(heavy chain,H链),两条短链分子量相对较小,称为轻链(light chain,L链)。每条肽链分别由2~5个约110个氨基酸构成的结构域(功能区)组成,结构域的序列虽相似但功能不同。

(一)重链和轻链

1. 重链 两条重链分别由450~550个氨基酸残基组成,相对分子量约为50~70kD,含4~5个链内二硫键。根据H链抗原性差异可将其分为5类,通常以小写希腊字母表示,分别为:μ链、γ链、α链、δ链和ε链。不同的H链与L链组成完整的抗体分子,分别称为IgM、IgG、IgA、IgD和IgE。不同种类的抗体具有不同特征,如链内二硫键的位置和数目、糖基的数量、结构域的数目及铰链区的长短等均有差异。即使同一类抗体,也可根据其铰链区氨基酸组成及重链二硫键的数目、位置不同而将其分为不同的亚类(subclass),如IgG可分为IgG1~IgG4,IgA可分为IgA1和IgA2等。

2. 轻链 两条轻链分别由214个氨基酸残基组成,相对分子量为25kD。轻链有两种,分别是κ链和λ链。可根据轻链不同将抗体分为两型,即κ型和λ型。一个天然抗体分子上的两条轻链的型别一致,但同一类抗体在体内可存在不同型别,不同型别的抗体功能上并无差异(图4-1)。

(二)可变区和恒定区

1. 可变区(variable region,V区) 包括轻链近N端1/2和重链近N端的1/5或1/4,该区域氨基酸组成和排列顺序多变,称为可变区。可变区又可分为高变区(hyper variable region,HVR)和骨架区(framework region,FR)。可变区中VH和VL各有3个区域氨基酸残基显示出更大的变异性,称为高变区;而其他部分的氨基酸组成和排列顺序变化很小,称为骨架区。VL

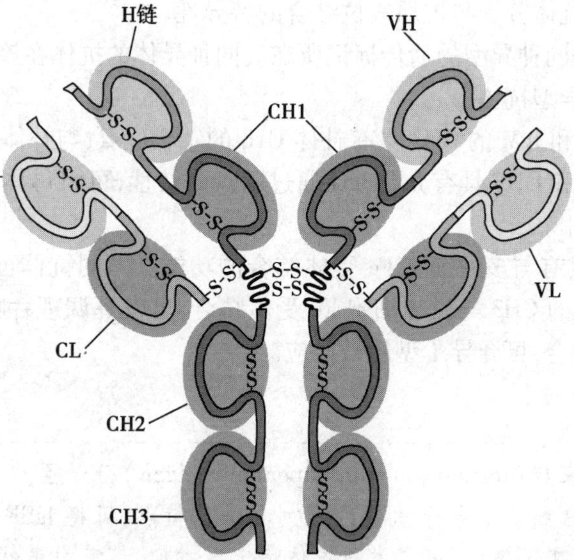

图 4-1　抗体结构示意图

抗体分子由两条重链和两条轻链以二硫键连接成一个单体分子。重链和轻链又可分为可变区和恒定区

的三个高变区分别位于多肽链的第 28～35、49～56、91～98 位氨基酸，VH 的三个高变区位于多肽链的第 29～31、49～58、95～102 位氨基酸，分别称为 VL 和 VH 的 HVR1、HVR2 和 HVR3。

高变区是重链和轻链与抗原表位互补结合的位置，又称为互补决定区（complementarity determining region，CDR）。可变区中的 HVR1、HVR2 和 HVR3 又分别称为 CDR1、CDR2 和 CDR3，一般 CDR3 的变异程度更高。骨架区在 VH 和 VL 各有 4 段，分别称为 FR1、FR2、FR3 和 FR4，对维持 CDR 的空间构象有重要意义。

2. 恒定区（constant region，C 区）　包括 L 链近 C 端的 1/2 和 H 链近 C 端的 3/4 或 4/5，该区域氨基酸组成和排列顺序相对稳定，称为恒定区。同一种属个体针对不同抗原应答所产生的同一类别抗体，其 V 区各异，但 C 区的免疫原性相同。

（三）铰链区

铰链区（hinge region）位于 CH1 和 CH2 之间，由十几个氨基酸残基组成，富含脯氨酸及其他亲水性氨基酸残基，易伸展弯曲，可改变抗体“Y”形两臂之间的距离，有利于两臂的 CDR 区同时结合相同的两个抗原表位。连接两条 H 链的二硫键正位于铰链区内。不同类或亚类的抗体铰链区不尽相同，而 IgM 和 IgE 无铰链区。

二、免疫球蛋白的功能区

H 链和 L 链的链内二硫键将约 110 个氨基酸残基序列折叠成的球形区域称为结构域，又称功能区（domain）。功能区的二级结构是由 3～5 股多肽链折叠形成的两个反向平行的 β 片层经链内二硫键连接成的桶装结构。

免疫球蛋白的功能区在 L 链有一个 CL 和 VL，在 H 链有 VH 和 CH。IgG、IgA 和 IgD 的 CH 包括 CH1、CH2 和 CH3；IgM 和 IgE 则多一个 CH4 功能区。

1. VH 和 VL 是抗体特异性识别和结合抗原的部位。经 β 片层折叠和链内二硫键连接后，VH 和 VL 区中的 6 个 CDR 共同围成凹槽或口袋状空间结构与抗原表位特异性结合。CDR

的结构差异决定了抗体分子与抗原表位结合的特异性。

2. CH 和 CL 是同种异型的遗传标记所在。同种异体的抗体在该区存在着结构差异，这种差异能诱生抗同种异型抗体。

3. IgG 的 CH2 和 IgM 的 CH3 具有补体 C1q 的结合位点，与补体经典途径激活有关。

4. IgG 的 CH2 和 CH3 具有介导 IgG 通过胎盘的特性，可将母体 IgG 主动传递给胎儿，发挥天然被动免疫作用。

5. CH3/CH4 具有与多种细胞 Fc 受体结合的功能。不同抗体可结合不同细胞产生不同的免疫效应，如 IgG 的 CH3 与巨噬细胞 Fc 受体结合，可发挥调理吞噬作用，而 IgE 的 CH4 与肥大细胞 Fc 受体结合，可介导Ⅰ型超敏反应。

知识拓展

免疫球蛋白超家族（immunoglobulin superfamily，IgSF）分子至少含有一个类似 Ig 的功能区，形成 Ig 典型的 β 折叠。基于氨基酸序列和结构特点，可将 IgSF 分子的 Ig 结构域分成三类：第一类与抗体可变区类似，第二类与抗体恒定区类似，第三类虽然空间结构近似恒定区，但氨基酸序列更近似可变区。IgSF 分子分布广泛，有膜性和可溶性两种表达方式，大部分与免疫系统有关。如 TCR、T 细胞辅助受体 CD4 和 CD8、B 细胞辅助受体 CD19、大部分 Ig 的 Fc 受体、协同刺激分子 CD28 和 B7，以及一些细胞因子及其受体。这些分子具有多种生物学活性，如免疫识别、细胞黏附等，在免疫应答中发挥着重要作用。

三、免疫球蛋白的其他成分

（一）连接链

连接链（joining chain，J 链）是由 124 个氨基酸组成的一条富含半胱氨酸的含糖肽链，分子量约 15kD，由浆细胞合成。J 链可将免疫球蛋白单体连接为二聚体或五聚体。2 个单体 IgA 由 J 链连接成二聚体，5 个单体 IgM 通过二硫键与 J 链连接成五聚体。IgG、IgD 和 IgE 为单体分子，无 J 链。

（二）分泌片

分泌片（secretory piece，SP）又称为分泌成分（secretory component，SC）是由黏膜上皮细胞合成与分泌的一种含糖肽链，分子量约为 75kD，是分泌型 IgA 分子上的辅助成分。分泌片以非共价键结合到 IgA 二聚体上，使其成为分泌型 IgA（SIgA）。分泌片具有保护 SIgA 的铰链区免受蛋白酶水解的作用，并能介导 SIgA 二聚体从黏膜下通过黏膜上皮细胞转运到黏膜表面（图 4-2）。

四、免疫球蛋白的水解片段

免疫球蛋白铰链区的亲水性使其容易暴露于液相中而成为蛋白酶的水解位点。木瓜蛋白酶（papain）和胃蛋白酶（pepsin）是最常用的两种蛋白酶，水解免疫球蛋白后所产生的水解片段可用来研究其结构和功能，制备特定的抗体多肽片段。

1. 木瓜蛋白酶水解片段　木瓜蛋白酶可从铰链区的近 N 端（连接两条重链的二硫键以上）将抗体水解成 3 个片段：2 个完全相同的抗原结合片段（fragment of antigen binding，Fab）和 1 个可结晶片段（fragment crystallizable，Fc）。Fab 由一条完整的轻链和重链的 VH 和 CH1 组成，具有单价抗体活性，能与一个抗原表位结合。Fc 由一对 CH2 和 CH3 组成，低温时容易结

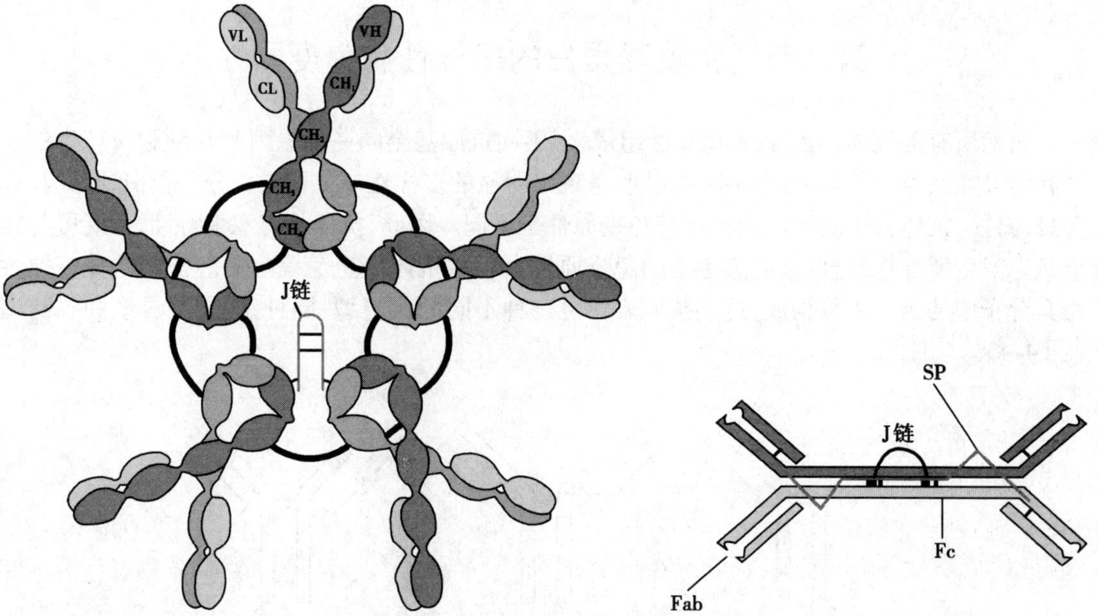

图 4-2 抗体的 J 链和分泌片

IgM 五聚体是由 5 个单体分子通过二硫键和 J 链连成;SIgA 是由 J 链将两个单体分子连接成二聚体。分泌片是一条含糖肽链,覆盖着 SIgA 的铰链区和 Fc 段,保护其免遭蛋白酶的水解

晶。Fc 无抗原结合活性,但可与某些免疫细胞表面 Fc 受体结合发挥其效应。

2. 胃蛋白酶水解片段 胃蛋白酶从铰链区近 C 端(连接两条重链的二硫键以下)将抗体水解为 1 个大分子片段和若干个小分子多肽碎片。大片段仍保留铰链区和二硫键,为 Fab 双体,具有双价抗体活性,能与两个相应的抗原表位结合,称为 $F(ab')_2$。Fc 段被蛋白酶降解为若干个小分子片段,称为 pFc′,不再具有生物学活性(图 4-3)。

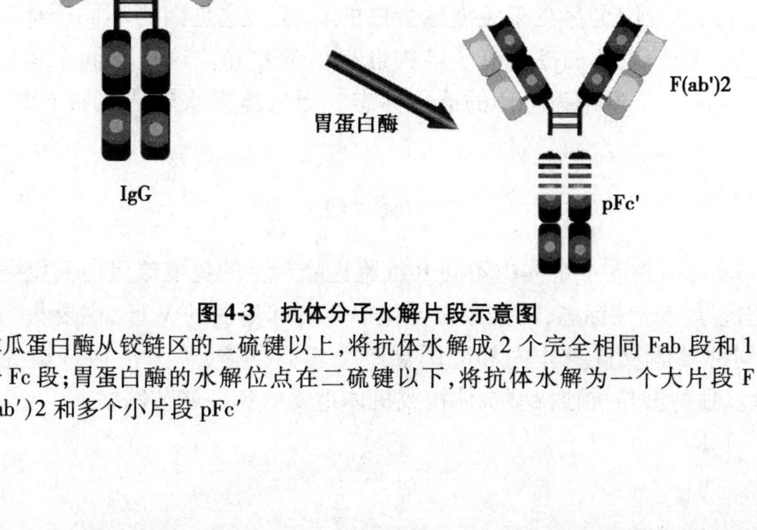

图 4-3 抗体分子水解片段示意图

木瓜蛋白酶从铰链区的二硫键以上,将抗体水解成 2 个完全相同 Fab 段和 1 个 Fc 段;胃蛋白酶的水解位点在二硫键以下,将抗体水解为一个大片段 F(ab′)2 和多个小片段 pFc′

第二节 免疫球蛋白的多样性和免疫原性

虽然所有的抗体都由 V 区和 C 区组成，但不同抗原甚至同一抗原刺激 B 细胞所产生的抗体在特异性及类型等多方面都不尽相同，呈现出明显的多样性。抗体是大分子蛋白，因此具有免疫原性。抗体分子的不同结构区其免疫原性也不同。因此，抗体具有双重特性，即既可与相应抗原发生特异性结合，又因其本身的免疫原性可刺激机体产生免疫应答。抗体的免疫原性由其分子中的抗原表位构成，这些抗原表位呈三种不同的血清型：同种型，同种异型和独特型(图 4-4)。

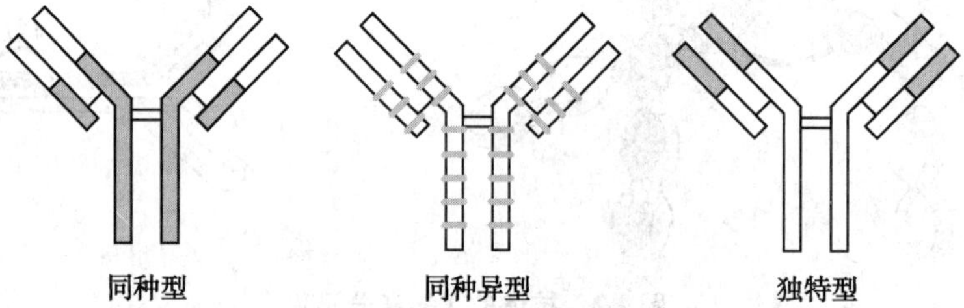

图 4-4 抗体的血清型

同种型指同一种属所有个体 Ab 分子共有的抗原特异性标志，其表位在 Ab 的 C 区；同种异型指同一种属不同个体间 Ab 分子所具有的不同的抗原特异性标志，其表位也在 Ab 的 C 区；独特型指同一个体内不同 B 细胞克隆产生的每个 Ab 分子的抗原特异性标志，其表位位于 Ab 的 V 区

一、同 种 型

同种型(isotype)指同一物种所有个体免疫球蛋白分子共同具有的免疫原性，为种属特异性标志，其抗原表位存在于免疫球蛋白的 C 区。如所有人类 IgG 都具有相同的抗原特异性结构，若以人 IgG 免疫羊，可获得羊抗人 IgG 抗体。这种抗体能与所有人类 IgG 发生特异性结合，但不能结合其他物种的 IgG。

二、同 种 异 型

同种异型(allotype)指同一种属不同个体间免疫球蛋白分子所具有的不同免疫原性，为个体性标志，其抗原表位也存在于免疫球蛋白的 C 区。这是因为不同个体某些基因座位上的等位基因不同，编码表达的抗体分子结构也有细微差异。这种不同个体免疫球蛋白所存在的同种异型抗原表位可作为个体的遗传标志。当机体多次输入同种异型抗体时，可引起超敏反应。

三、独 特 型

独特型(idiotype)指同一个体内不同 B 细胞克隆产生的免疫球蛋白其免疫原性不同，是每个抗体分子的抗原特异性标志，其抗原表位位于免疫球蛋白的 V 区，主要集中在 CDR 区。独特型在异种、同种异体及自身体内都能诱导产生相应抗体，称为抗独特型抗体(anti-idiotype antibody，Aid)。独特型与抗独特型抗体构成机体重要的免疫调节网络。

第三节 免疫球蛋白的生物学功能

免疫球蛋白的功能与其结构密切相关。V 区的功能主要是特异性识别和结合抗原。C 区的功能则包括激活补体、ADCC、与免疫细胞表面 Fc 受体结合调理吞噬作用和介导Ⅰ型超敏反应的作用。

一、特异性结合抗原

识别和特异性结合抗原是免疫球蛋白的主要功能，这种特异性结合是由 V 区的氨基酸序列和空间构型决定的。抗体与抗原的结合是特异性的、可逆性的结合。抗体结合抗原表位的个数称为抗原结合价。抗体单体分子可结合 2 个抗原表位，为 2 价；SIgA 为 4 价；五聚体 IgM 理论上为 10 价，但由于立体空间位阻，一般只能结合 5 个抗原表位，故为 5 价。

抗体与抗原结合可以中和毒素、阻断病原微生物对机体细胞的黏附和感染，但其本身并不能溶解或杀伤带有特异性抗原表位的靶细胞，往往需要补体或吞噬细胞等共同发挥免疫效应来清除病原微生物。

二、激活补体

IgM、IgG1、IgG2 和 IgG3 与相应抗原结合后，抗体的 CH3 或 CH2 区的补体结合位点暴露，使补体 C1q 能够与其结合，从而通过经典途径活化补体。凝聚的 IgA1、IgG4 和 IgE 可以通过旁路途径活化补体。

三、结合 Fc 受体

不同细胞表面具有不同的 Ig 的 Fc 受体。IgG、IgA 和 IgE 可通过其 Fc 段与细胞表面的相应 Fc 受体（FcγR、FcαR、FcεR）结合，发挥不同的生物学效应。

1. 调理作用（opsonization） 指抗体、补体等调理素（opsonin）促进吞噬细胞吞噬细菌等颗粒性抗原的作用。如 IgG 通过 Fab 段与细菌抗原表位结合，以 Fc 段结合巨噬细胞或中性粒细胞表面的 FcγR，将吞噬细胞和细菌桥联从而促进其吞噬。

2. 抗体依赖细胞介导的细胞毒作用（antibody dependent cell-mediated cytotoxicity，ADCC） ADCC 指抗体的 Fab 段与靶细胞特异性结合后，其 Fc 段与杀伤细胞如 NK 细胞、巨噬细胞等的 Fc 受体结合，介导杀伤细胞直接作用于靶细胞。NK 细胞是介导 ADCC 的主要细胞。抗体与靶细胞抗原表位的结合是特异性的，表达 FcR 细胞的杀伤作用是非特异性的。

3. 介导Ⅰ型超敏反应 IgE 为亲细胞抗体，其 Fc 段可与肥大细胞和嗜碱性粒细胞表面的 FcεR 结合，使其致敏。当相同变应原再次进入机体时，可与肥大细胞和嗜碱性粒细胞表面的 IgE 结合并发生交联，促使细胞释放生物活性介质，引起Ⅰ型超敏反应（见第十八章）。

四、通过胎盘和黏膜

在人类，IgG 是唯一能够从母体通过胎盘屏障转运到胎儿体内的抗体。胎儿和新生儿的抗感染免疫能力主要依赖来自母体的 IgG。IgG 借助其 Fc 段选择性地与胎盘微血管壁内皮细胞可逆性结合，主动穿过胎盘进入胎儿血液循环。此外，SIgA 可通过黏膜上皮细胞进入呼吸道及消化道发挥黏膜局部免疫作用。

第四节 各类免疫球蛋白的特性和作用

五类免疫球蛋白的特点和功能各有不同。IgG 和 IgM 是体液免疫应答的主要效应分子；IgA 在黏膜局部免疫中发挥重要作用；IgE 有高度细胞亲和性，是参与Ⅰ型超敏反应的重要成分；IgD 与 B 细胞分化和耐受性形成有关。

一、IgG

IgG 是血清含量最高、半衰期最长的抗体，主要由脾和淋巴结中浆细胞产生，约占血清 Ig 总量的 75% ~85%。IgG 于出生后 3 个月开始合成，3 ~5 岁接近成人水平，40 岁后逐渐减低。

IgG 是唯一能通过胎盘的抗体，在新生儿抗感染免疫中发挥重要作用。IgG 是机体内主要的抗菌、抗病毒、抗毒素抗体，也是机体再次免疫应答的主要抗体。IgG 有 4 个亚类，即 IgG1、IgG2、IgG3、IgG4。IgG1、IgG2、IgG3 与相应抗原结合后可通过经典途径激活补体，但激活补体的能力 IgG3 > IgG1 > IgG2。IgG4 聚合物可通过旁路途径激活补体。IgG 还可通过 Fc 段与 NK 细胞或吞噬细胞结合，从而对细菌等颗粒性抗原发挥调理作用，促进吞噬、介导 ADCC 效应以有效杀伤、破坏靶细胞（表 4-1）。

表 4-1 人 Ig 的理化性质和生物学功能

性质	IgM	IgD	IgG	IgA	IgE
分子量（kD）	950	184	150	160	190
重链	μ 链	δ 链	γ 链	α 链	ε 链
C 区结构域	4	3	3	3	4
辅助成分	J 链	无	无	J 链、SP	无
糖基化修饰率	10%	9%	3%	7%	13%
主要存在形式	五聚体	单体	单体	单体/二聚体	单体
开始合成时间	胚胎后期	随时	生后 3 个月	生后 4 ~6 个月	较晚
占血清总 Ig 的比例	5% ~10%	0.3%	75% ~85%	10% ~15%	0.02%
血清含量（mg/ml）	0.7 ~1.7	0.03	9.5 ~12.5	1.5 ~2.6	0.0003
半衰期（天）	10	3	23	6	2.5
抗原结合价	5	2	2	2，4	2
溶菌作用	+	?	+	+	?
胎盘转运	–	–	+	–	–
结合吞噬细胞	–	–	+	+	–
结合肥大细胞、嗜碱性粒细胞	–	–	–	–	+
结合 SPA	–	–	+	–	–
介导 ADCC	–	–	+	±	–
经典途径补体激活	+	–	+（IgG1、IgG2、IgG3）	–	–
旁路途径补体激活	–	–	+（IgG4）	+	–
其他作用	初次应答早期防御	B 细胞成熟标志	再次应答抗感染	黏膜免疫	Ⅰ型超敏反应及抗寄生虫

二、IgM

IgM 单体以膜结合形式存在于 B 淋巴细胞表面，是 B 细胞抗原受体(BCR)。分泌型 IgM 为五聚体，相对分子量最大，称为巨球蛋白(macroglobulin)。因其不能通过血管壁，主要存在于血液中，占血清 Ig 总量的 5% ~10%。IgM 是个体发育过程中最早合成和分泌的抗体，在胚胎末期即可产生。IgM 也是体液免疫应答中最早产生的抗体，在早期免疫防御中有重要作用。其半衰期短，故血清中特异性 IgM 含量增高提示有近期感染，有助于临床早期诊断。IgM 五聚体含有 5 个 Fc 段，激活补体能力比 IgG 更强。IgM 不能通过胎盘，故脐带血或新生儿血清中 IgM 水平升高表明胎儿有宫内感染。

PBL：患儿，女，胎膜早破 15 小时后出生。自然分娩，产程顺利，出生后面部皮肤发绀，出现缺氧症状。急查脐带血 IgM 显著升高。经吸氧后面色红润，产后 34 小时，无明显原因，新生儿突然心跳呼吸骤停死亡。病理检查可见：双肺呈紫黑色，表面可见出血点，其余未见异常。镜下可见肺泡内大量炎性渗出，局部有粉染羊水沉渣。双肺明显充血，有大量单核巨噬细胞浸润，局部可见有肺气肿。

提示：该患者诊断为宫内感染性肺炎，主要通过羊水或血行传播，羊膜早破为主要原因。分析与讨论：①IgM 的生物学功能有哪些？②为什么脐带血 IgM 水平升高说明有宫内感染？

三、IgA

IgA 有血清型和分泌型两种。血清型为单体，占血清总 Ig 量的 10% ~15%。分泌型 IgA (secretory IgA，SIgA)为二聚体，经黏膜上皮细胞分泌至外分泌液中。SIgA 由 2 个单体经 J 链连接成二聚体，与分泌片经二硫键相连形成完整的分泌型 IgA。SIgA 广泛分布于呼吸道、消化道及泌尿生殖道黏膜表面，通过与相应病原微生物结合阻止其对黏膜上皮细胞的黏附，具有抗菌、抗病毒和中和毒素等多种作用，在黏膜局部抗感染中发挥重要作用。婴儿可从母乳中获得 SIgA，是重要的自然被动免疫。

四、IgD

血清型 IgD 在血清中的浓度极低(约 30μg/ml)，其生物学功能尚不清楚，膜结合型 IgD (mIgD)是 B 细胞成熟的重要标志。未成熟 B 细胞只表达 mIgM，成熟 B 细胞可同时表达 mIgM 和 mIgD，B 细胞活化后其表面 mIgD 逐渐消失。

五、IgE

IgE 是血清中含量最低的抗体，约为 3×10^{-4} mg/ml，但在过敏性疾病和寄生虫感染患者血清中特异性 IgE 含量显著增高。IgE 主要由呼吸道和消化道黏膜固有层的浆细胞产生，对肥大细胞和嗜碱性粒细胞有高亲和力。特异性 IgE 可通过其 Fc 段与肥大细胞和嗜碱性粒细胞表面的 FcεR 结合而致敏，当再次接触相应变应原时可触发Ⅰ型超敏反应。

第五节 人工制备抗体

人工制备抗体可用于抗体分子结构、理化特性及功能的研究，在疾病的诊断、免疫防治中也具有重要的临床意义。人工制备抗体是大量获得抗体的有效途径。根据抗体制备的原理和方法，人工制备抗体可分为多克隆抗体、单克隆抗体和基因工程抗体。

一、多克隆抗体

天然抗原分子往往含有多种特异性不同的抗原表位，用该抗原诱导免疫应答可激活多个 B 淋巴细胞克隆，产生针对多种抗原表位的多种相应抗体，这种由多个 B 细胞克隆产生的多种抗体的混合物即多克隆抗体（polyclonal antibody，pAb）。动物免疫血清即为多克隆抗体，这种抗体虽然来源广泛，制备容易，但因其特异性不高，易产生交叉反应，应用受限。

二、单克隆抗体

由一个 B 细胞克隆产生的、只作用于单一抗原表位的高度特异性抗体称为单克隆抗体（monoclonal antibody，mAb），制备过程见图 4-5。1975 年，Kohler 和 Milstein 利用淋巴细胞杂交瘤技术首次制备了 mAb。其原理是免疫小鼠的 B 细胞具有合成并分泌抗原特异性抗体的能力，但不能体外长期传代，寿命较短；而小鼠骨髓瘤细胞不能分泌抗体，但可

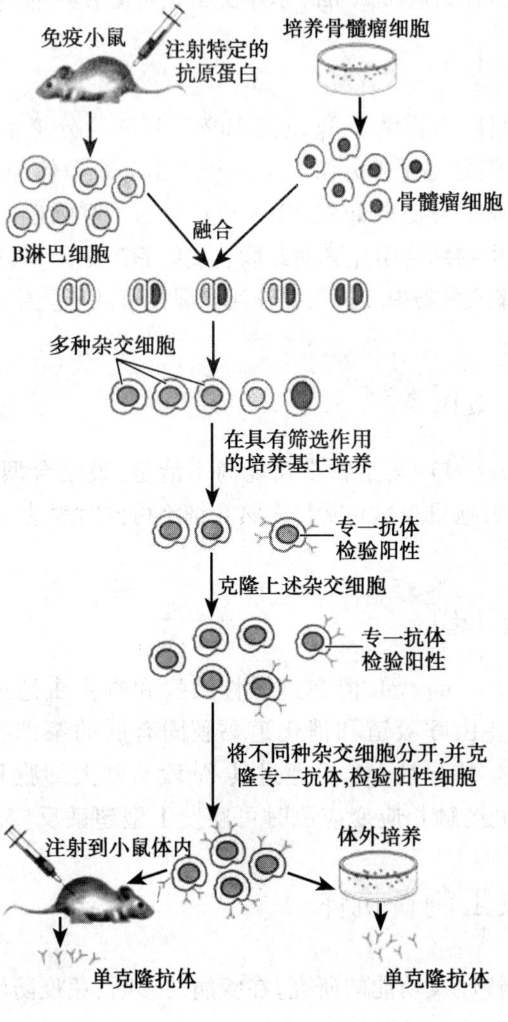

图 4-5 单克隆抗体制备过程示意图

用抗原免疫小鼠，刺激机体产生免疫应答。取小鼠脾细胞（含大量 B 细胞）与小鼠骨髓瘤细胞在聚乙二醇（PEG）作用下进行融合。将细胞加入 HAT 培养基中进行筛选，未融合的细胞死亡，只有融合的杂交瘤细胞才能存活和增殖。这种杂交瘤细胞既有骨髓瘤细胞大量扩增的特性，又有 B 细胞分泌特异性抗体的能力。经筛选后的每一个杂交瘤细胞增殖形成的细胞群是单克隆，所产生的抗体是只能识别一种抗原表位的单克隆抗体

长期传代。以免疫小鼠的B细胞与同系小鼠骨髓瘤细胞融合形成具有亲本细胞特点的杂交瘤(hybridoma)细胞,既有骨髓瘤细胞大量扩增的特性,又有B细胞分泌特异性抗体的能力。一个杂交瘤细胞增殖形成的细胞群是单克隆,所产生的抗体是只能识别一种抗原表位的mAb。mAb的优点是结构均一,特异性强,纯度高,避免了交叉反应,制备成本低;其缺点是mAb的鼠源性,注入人体可诱生人抗鼠抗体,临床应用受限。

三、基因工程抗体

既保持单克隆抗体的均一性、特异性强的优点,又能克服其鼠源性的缺点,是拓展单克隆抗体在人体内应用的主要思路。DNA重组技术的发展,使得这种思路成为可能。通过基因重组技术制备的抗体称为基因工程抗体(genetic engineering antibody)。如人鼠嵌合抗体、人源化抗体、双特异性抗体及小分子抗体等。

知识拓展

基因工程抗体主要包括人鼠嵌合抗体、人源化抗体、完全人源化抗体、小分子抗体、双特异性抗体等。①嵌合抗体(chimeric antibody)是最早制备成功的基因工程抗体。它是由鼠源性抗体的V区基因与人抗体的C区基因拼接为嵌合基因,然后插入载体,转染骨髓瘤组织表达的抗体分子。因其减少了鼠源成分,从而降低了鼠源性抗体引起的不良反应,有助于提高疗效。②人源化抗体是将人抗体的CDR代之以鼠源性单克隆抗体的CDR,由此形成的抗体,鼠源性肽链只占极少,称为人源化抗体。③完全人源化抗体采用基因敲除术将小鼠Ig基因敲除,代之以人Ig基因,然后用Ag免疫小鼠,再经杂交瘤技术即可产生大量完全人源化抗体。④小分子抗体是将Ig的H链和L链的V区基因相连,转染大肠埃希菌表达的抗体分子,又称单链FV(single chain fragment of variable region, SFV)。SFV穿透力强,易于进入局部组织发挥作用。⑤双特异性抗体将识别效应细胞的抗体和识别靶细胞的抗体联结在一起,制成双功能性抗体,称为双特异性抗体。如由识别肿瘤抗原的抗体和识别细胞毒性免疫效应细胞(CTL细胞、NK细胞、LAK细胞)表面分子的抗体(CD3抗体或CD16抗体)制成的双特异性抗体,呈现类似于ADCC的效应,有利于免疫效应细胞发挥抗肿瘤作用。

小 结

抗体是由抗原刺激而产生的一类能与相应抗原特异性结合的、具有免疫功能的糖蛋白,在体液免疫应答中发挥作用。抗体由两条重链和两条轻链以链间二硫键连接而成,分为可变区、恒定区和铰链区。可变区中的高变区是特异性结合抗原表位的位点。抗体的可变区的主要功能是识别和特异性结合抗原,而恒定区则可通过激活补体、结合Fc受体(调理吞噬、ADCC和参与Ⅰ型超敏反应)及穿过胎盘发挥免疫效应。多克隆抗体、单克隆抗体和基因工程抗体是人工制备抗体的主要方法。

问题与思考

1. 简述免疫球蛋白的基本结构及其主要生物学功能。
2. 简述免疫球蛋白分类和分类的依据。

3. 何谓 Ig 的同种型？同种异型和独特型？它们的主要差异是什么？
4. 试比较各类 Ig 的主要生物学功能。
5. 简述免疫球蛋白的生物学活性。

（程　峰）

■ 第五章

补 体 系 统

补体(complement,C)是广泛存在于人体或脊椎动物血清、组织液或细胞膜表面的一组活化后具有酶活性的蛋白质。补体并非单一分子,可与其相关的调节因子和膜蛋白共同组成一个反应系统,即补体系统(complement system)。

一般情况下,血浆中多数补体成分仅在被激活后才具有生物学功能。多种微生物成分、抗原-抗体复合物以及其他外源性或内源性物质可循三条既独立又交叉的途径,通过启动一系列丝氨酸蛋白酶的级联酶解反应而激活补体,所形成的活化产物具有调理吞噬、溶解细胞、介导炎症、调节免疫应答和清除免疫复合物等生物学功能。补体不仅是机体固有免疫防御体系的重要组分,也是抗体发挥免疫效应的重要机制之一,并在不同环节参与适应性免疫应答及其调节。补体缺陷、功能障碍或过度活化与多种疾病的发生和发展过程密切相关。

第一节　补体系统的组成和理化性质

一、补体系统的组成和命名

(一) 补体系统的组成

补体系统包括30余种活性成分,按其生物学功能可以分为三类。

1. 补体固有成分　是存在于血浆及体液中、参与补体活化级联反应的蛋白质,包括:①参与经典途径的C1q、C1r、C1s、C2、C4;②参与旁路途径的B因子、D因子和备解素(properdin,P因子);③参与凝集素途径(MBL途径)的甘露聚糖结合凝集素(MBL)、MBL相关丝氨酸蛋白酶(如MASP-1、MASP-2);④参与补体活化的共同组分C3、C5、C6、C7、C8和C9。

2. 补体调节蛋白(complement regulatory protein)　是以可溶性形式或膜结合形式存在于血浆中和细胞膜表面、通过调节补体激活途径中的关键酶而控制补体活化强度和范围的蛋白分子。包括①血浆可溶性因子,如备解素、H因子、I因子、C1抑制物、C4结合蛋白、S蛋白(Sp/Vn)、Sp40/40等;②细胞膜结合蛋白,如衰变加速因子(DAF)、膜辅助蛋白(MCP,CD46)、同源限制因子(HRF)、膜反应性溶解抑制因子(MIRL,CD59)等。

3. 补体受体(complement receptor,CR)　是存在于不同细胞膜表面、可与补体激活后所形成的活性片段相结合、从而调节补体生物效应的受体分子。目前已发现的补体受体有C1qR、CR1、CR2、CR3、CR4、CR5、H因子受体(HFR)、C3a受体(C3aR)和C5a受体(C5aR)等。

(二) 补体系统的命名

补体系统成员众多且功能复杂,1968年世界卫生组织(WHO)对补体进行了统一的命名,其命名一般遵循如下原则：

1. 参与补体激活经典途径的固有成分按其被发现的先后顺序分别命名为 C1、C2……C9，其中 C1 由 C1q、C1r、C1s 三种亚单位组成。

2. 补体系统的其他成分以英文大写字母表示，如 B 因子、D 因子、P 因子、H 因子。

3. 补体调节成分多以其功能命名，如 C1 抑制物、C4 结合蛋白、衰变加速因子等。

4. 补体活化后的裂解片段以该成分的符号后面附加小写英文字母表示，如 C3a，C3b 等。其中小的裂解片段一般为 a，大片段一般为 b（C2 例外，大片段为 C2a，小片段为 C2b）。

5. 如果某些补体成分或复合物具有酶活性，则在其符号上画一条横线，如 $C\bar{1}$、$C\overline{3bBb}$等；而灭活的补体片段在其符号前加英文字母 i 表示，如 iC3b。

二、补体的合成和理化性质

补体主要由肝细胞和单核/巨噬细胞产生，但其他组织细胞，如角质形成细胞、内皮细胞、肠道上皮细胞和肾小球细胞等亦有合成补体的能力。大部分血浆补体组分由肝细胞分泌；不同组织（尤其炎症灶）中，巨噬细胞是补体主要来源。补体的生物合成具有两个特点：①补体的基因表达存在组织差异，不同细胞各自调节其补体的生物合成，例如家族性 C3 缺乏症患者肝细胞产生的 C3 明显减少，不足正常的 1%，但巨噬细胞产生的 C3 可超过正常水平；②补体生物合成可受多种因素调节，其中既包括局部组织特异的因子，也包括多种全身激素。例如：某些补体组分属于“急性期反应物”（acute phase reactant），机体应激反应中所产生的细胞因子（如 IL-1、IL-6、TNF-α、IFN-γ 等）可调节其生物合成，在组织损伤急性期或炎症状态下，局部的单核-巨噬细胞可大量合成补体，使血清补体水平迅速升高。与其他血浆蛋白相比，补体代谢率极快，血浆补体每天约有一半被更新。在疾病状态下，补体代谢可能发生更为复杂的变化。

补体系统各成分都是糖蛋白，且多数属于 β 球蛋白，少数是 α（C1s、C9、D 因子）或 γ（C1q、C8）球蛋白。补体各成分有不同的肽链结构，并且分子量变动范围很大，最低者仅 25kDa（D 因子），高者达 400kDa（C1q）。在生理情况下，大多数的补体成分以非活化形式存在。血清中补体的总含量相对稳定，占血清球蛋白总量的 5% ~6%，但在某些疾病情况下可有波动。正常血清中各组分的含量相差很大，其中 C3 含量最多，D 因子含量最低。人类胚胎发育早期即可合成补体的各种组分，出生后 3 ~6 个月即可达到成人水平。某些补体固有成分对热不稳定，很容易受各种理化因素影响，例如经 56℃ 温育 30 分钟即可被灭活；在室温下很快失活；在 0 ~10℃ 中活性仅能保持 3 ~4 天；故补体应保存在-20℃ 以下，只有冷冻干燥后才可以较长时间保存。另外，紫外线照射、机械振荡或某种添加剂均可能使补体破坏，所以补体活性检测应尽快进行。

第二节 补体系统的激活

生理情况下，多数补体固有成分均以无活性的酶原形式存在于血清中。补体系统从酶原状态转化成具有酶活性状态的过程称为补体系统的激活。在某些启动因素作用下，补体固有成分按一定顺序以连锁反应的方式被激活，进而发挥生物学作用。前一组分被激活，即具备了裂解下一组分的活性，继发产生大量活化的酶分子，由此形成一系列扩大的连锁反应，最终发挥相应的抗感染和免疫调节等生物学效应。补体活化包括两个阶段：①前端反应，涉及级联反应的启动，裂解补体 C3，至 C5 转化酶形成；②末端通路，从 C5 裂解开始，最终形成膜攻击复合物,产生溶细胞效应。根据起始物及激活顺序的不同,前端反应可分为 3 条既独立又交叉的途径,分别是①经典途径(classical pathway):由抗原-抗体复合物结合 C1q 启动的途径;②MBL 途径(mannose-binding lectin pathway):由甘露糖结合凝集素(mannose-binding lectin,MBL)结合细菌而启动的途径;③旁路途径(alternative pathway):由微生物提供表面,从 C3 开始激活的途径。三者启动机制各异,但具有共同的末端通路(图 5-1)。

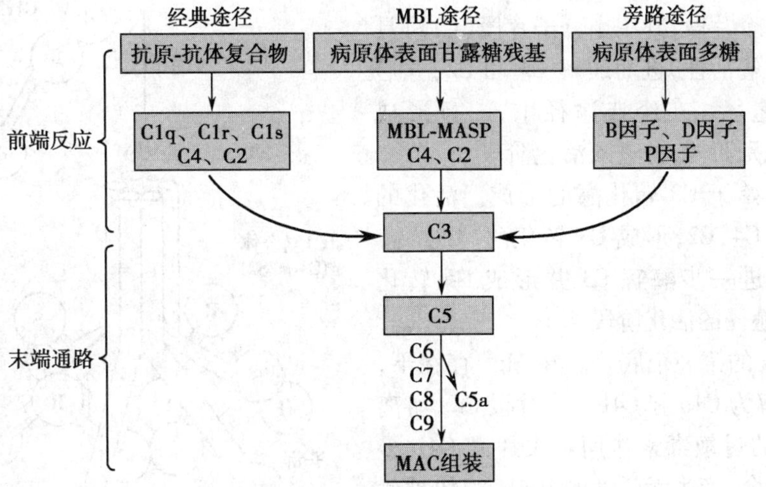

图 5-1　补体三条活化途径示意图

前端反应指活化反应开始至生成 C5 转化酶的过程,三条激活途径各异;末端通路指 C5 激活至攻膜复合物(MAC)形成的过程,为三条途径所共有

一、经典激活途径

经典途径的启动始自补体固有成分 C1 的激活。激活物与 C1q 结合,顺序活化 C1r、C1s、C4、C2、C3,形成 C3 转化酶($C\overline{4b2a}$)与 C5 转化酶($C\overline{4b2a3b}$)(图 5-2)。C1 通常以 $C1q(C1r)_2(C1s)_2$复合大分子形式存在于血浆中。C2 血浆浓度很低,是补体活化级联酶促反应的限速成分。C3 是血浆中浓度最高的补体成分,是三条补体激活途径的共同组分。

1. 激活物　经典途径的激活物主要是抗原与 IgG、IgM 结合形成的免疫复合物(immune complex,IC)。C1q 与 IC 中抗体分子恒定区的补体结合位点结合,此乃经典途径的始动环节。C1q 与 IC 结合的特点为:①Clq 仅能与 IgM 或某些 IgG 亚类(IgG1-3)所形成的 IC 结合;②C1q 分子须同时与 2 个或 2 个以上补体结合位点结合才能被激活。IgG 是单体,故仅当 2 个或 2 个以上 IgG 分子与多价抗原结合(形成 IC),才能提供近距离的结合位点供 C1q 结合。IgM 分子为五聚体,含 5 个 Fc 段,故单个 IgM 分子即可结合 C1q 并有效启动经典途径。换言之,IgM 能比 IgG 更有效地活化补体。人类不同抗体活化 C1q 的能力各异(IgM>IgG3>IgG1>IgG2),IgG4 无激活经典途径的能力。另外,抗体与游离抗原或细胞表面抗原结合后,其 Fc 段发生构象改变,使 C1q 得以与抗体的补体结合点接近,从而触发补体激活。因此,游离或可溶性抗体不能激活补体。另外,C 反应蛋白、细菌脂多糖(LPS)、髓鞘脂和某些病毒蛋白等也可激活经典途径。

2. 激活过程　经典激活途径分为识别和活化两个阶段。识别阶段始于 C1 与抗原抗体复合物结合,抗体重链铰链区发生构型改变,暴露 Fc 段补体结合部位,补体 C1 与之结合并被激活,此即补体激活的启动或识别。

C1 由 1 个 C1q、2 个 C1r 及 2 个 C1s 借 Ca^{2+} 连接而成的大分子复合物。分子量约为 750kDa。其中 C1q 为具有识别作用的亚单位,C1r 和 C1s 为具有催化作用的亚单位(图 5-2)。C1q 与靶细胞或靶分子结合后导致 C1r 激活并裂解为 2 个片段,小片段即激活的 C1r,依次可裂解 C1s 为 2 个片段,其中小分子片段(C1s)具有丝氨酸蛋白酶活性,进而裂解 C4 和 C2,并启动经典激活途径。在经典途径中,一旦形成 C1s,即完成识别阶段,并进入活化阶段。

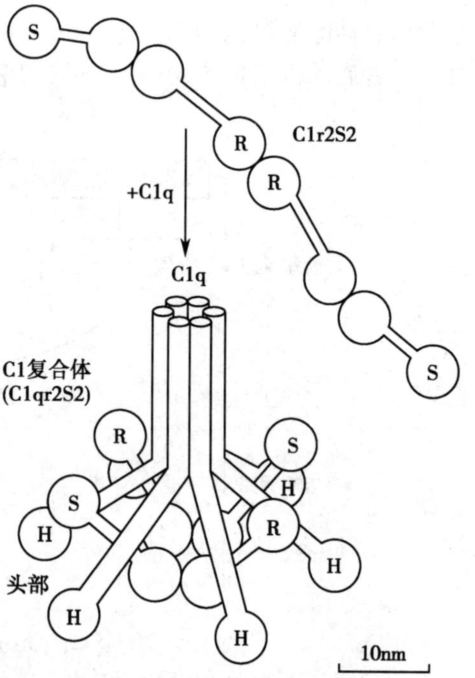

图 5-2 C1 分子(C1q、C1r 和 C1s)的结构示意图

活化阶段始于 C3 转化酶的形成。活化的 C1s 依次裂解 C4,C2,形成 C3 转化酶(C3 convertase),后者进一步酶解 C3 并形成 C5 转化酶,此即经典途径的活化阶段。

C4 是 C1s 的第一个底物。在 Mg^{2+} 存在下,C1s 使 C4 裂解为 C4a 和 C4b。小片段 C4a 游离于液相,有弱的过敏毒素作用。大片段 C4b 多数与水分子结合,产生无活性的 iC4b,很快被代谢掉;少数 C4b 与邻近细胞表面的蛋白质或糖共价结合,使补体活化得以稳定有效地进行。

C2 是 C1s 的第二个底物。C1s 只有在先与 C4 作用之后才能更好地显露出 C1s 作用于 C2 的酶活性部位,从而明显增强对 C2 的裂解作用。在 Mg^{2+} 存在下,C2 与附有 C4b 的细胞表面结合,继而被 C1s 裂解为小片段 C2b(释入液相)和大片段 C2a,C2a 可与 C4b 结合成 $\overline{C4b2a}$ 复合物,即 C3 转化酶,后者使 C3 裂解为小片段 C3a 和大片段 C3b。

C3 裂解是补体活化级联反应中的枢纽性步骤,涉及所有 3 条激活途径。C3a 游离于液相,具有过敏毒素活性,可被羟肽酶 B 灭活。大部分新生的 C3b 与水分子作用,转变为无溶血活性的 C3b 副产物,不再参与补体级联反应。10% 左右 C3b 的一端可与细胞表面或与结合有 $\overline{C4b2a}$ 的 Ig 分子以共价键结合,形成 $\overline{C4b2a3b}$ 复合物,即经典途径 C5 转化酶(C5 convertase),继而裂解 C5,进入补体激活的终末通路(图 5-3);C3b 另一端可与具有 C3b 受体的细胞相结合,C3b 可被 I 因子灭活。C3b 还可进一步被裂解为 C3c、C3dg、C3d 等小片段,其中 C3d 可参与适应性免疫应答。

二、旁路激活途径

旁路激活途径又称替代激活途径,其激活不依赖于抗体,而由微生物或外源异物直接激活 C3,在 B 因子、D 因子和备解素参与下,形成 C3 转化酶和 C5 转化酶,启动级联酶促反应过程。在生物进化的种系发生上,旁路途径是最早出现的补体活化途径,在细菌性感染早期,特异性抗体尚未产生之时,即可发挥重要的抗感染作用,是抵御微生物感染的非特异性防线。

1. 激活物　某些细菌的细胞壁成分如脂多糖,或酵母多糖、肽聚糖、磷壁酸和聚合的 IgA 和 IgG4 等物质均可成为旁路途径"激活物",它们实际上是为补体激活提供保护性环境和接

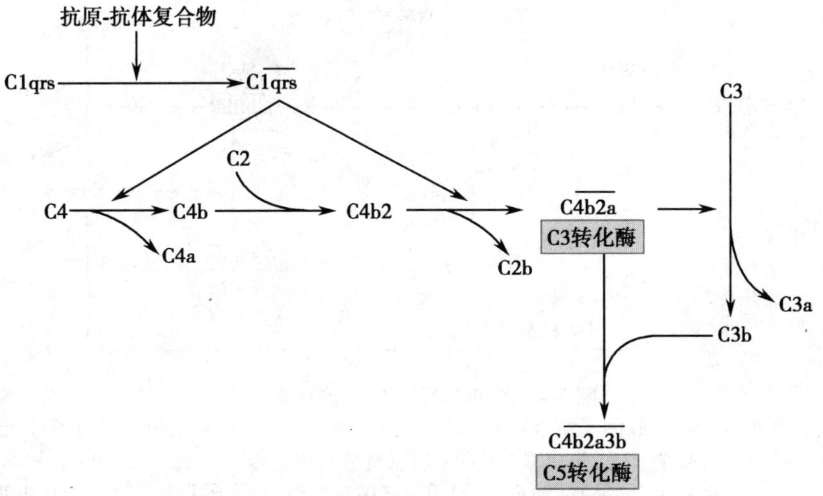

图 5-3 补体激活经典途径的前端反应

C1q 与 IC 结合后被活化，依次激活 C1r 和 C1s；$\overline{C1s}$依次裂解 C4 和 C2，形成 C3 转化酶（$C\overline{4b2a}$）；$C\overline{4b2a}$裂解 C3，形成 C5 转化酶 $C\overline{4b2a3b}$

触的表面。

2. 活化过程　补体活化的旁路途径始动于 C3，参与抗感染的早期防御。在正常生理条件下，C3 与 B 因子、D 因子等相互作用，可发生缓慢而持久的水解，产生低水平 C3b 和 $C\overline{3bBb}$（旁路途径的 C3 转化酶）。绝大多数自发产生的 C3b 在液相中迅速受 H 因子和 I 因子的作用而失活，少数可与附近的膜表面结构共价结合，膜表面结构不同，产生不同的结果：①结合于自身组织细胞表面的 C3b，可被多种调节蛋白降解、灭活；②结合于"激活物"表面的 C3b，在 Mg^{2+} 存在下，可与 B 因子结合，体液中的 D 因子将结合的 B 因子裂解为 Ba 和 Bb。Bb 仍与 C3b 结合，形成 $C\overline{3bBb}$，即旁路途径 C3 转化酶，Ba 游离于液相中。

旁路途径中，备解素（P 因子）与 C3b、Bb 结合可稳定 C3 转化酶，延长其半衰期，防止其被降解。结合于激活物表面的 $C\overline{3bBb}$可裂解更多 C3 分子，部分新生的 C3b 又可与 Bb 形成新的 $C\overline{3bBb}$，由于血浆中有丰富的 C3，又有足够的 B 因子和 Mg^{2+}，因此这一过程一旦被触发，即可产生显著的扩大效应，形成旁路激活的正反馈放大效应（图 5-4）。

部分 C3b 可与 $C\overline{3bBb}$复合物进一步结合为多分子复合物 $C\overline{3bBb3b}$，此即旁路途径 C5 转化酶。其后的终末通路与经典途径完全相同。

三、MBL 激活途径

凝集素途径也称 MBL 途径，是由血浆中甘露糖结合凝集素或纤维胶原素等直接识别微生物的甘露糖残基，依次活化 MBL 相关丝氨酸蛋白酶（MBL-associated serine protease，MASP）、C4、C2、C3，形成与经典途径中相同的 C3 转化酶与 C5 转化酶，其后的反应过程与经典途径相同。

1. 激活物　凝集素途径的激活物是病原体表面的糖结构（如甘露糖、岩藻糖及 N-乙酰葡糖胺等）。含这些末端糖基的糖结构在哺乳动物细胞罕见（因其被唾液酸等所覆盖），但却是细菌、真菌及寄生虫细胞表面的常见成分。借此，MBL 途径得以识别"自身细胞"和"非己病原微生物"。

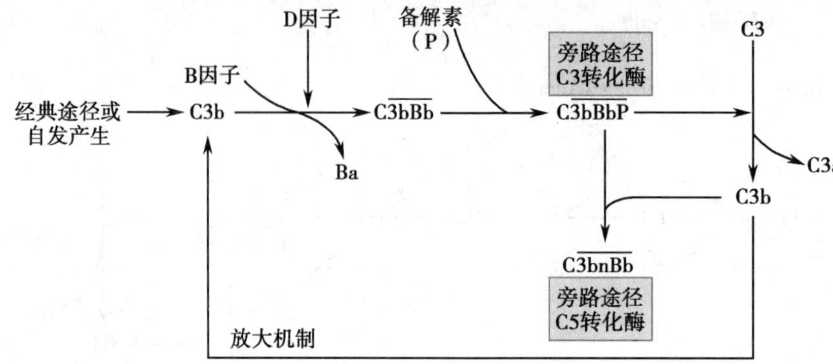

图 5-4　旁路途径及 C3b 的放大效应

颗粒表面的 C3b 与 B 因子结合形成 C3bB，在 D 因子作用下生成 $C3\overline{bBb}$，P 因子与之结合成 $C3\overline{bBbP}$，裂解 C3 后生成 $C3\overline{bBb3b}$，然后裂解 C5 进入末端通路。$C3\overline{bBb}$裂解 C3，新生的 C3b 结合至"激活物"表面，B 因子与之结合并被 D 因子裂解，产生新的$C3\overline{bBb}$，从而形成正反馈放大环路

2. 活化过程　MBL-MASP 或 FCN-MASP 复合物与病原体表面糖结构结合后，MBL 或 FCN 发生构象改变，使与之结合的 MASP1 和 MASP2 被分别激活。与 MBL 相关的 MASP 主要有两类：①MASP1 可直接裂解 C3 产生 C3b，形成旁路途径 C3 转化酶（$C3\overline{bBb}$），在 D 因子和 P 因子参与下加强旁路途径正反馈环；②活化的 MASP2 能以类似于 C1s 的方式依次裂解 C4 和 C2，形成经典途径 C3 转化酶（$C\overline{4b2a}$）。因此，MBL 途径可交叉促进经典途径和旁路途径（图 5-5）。

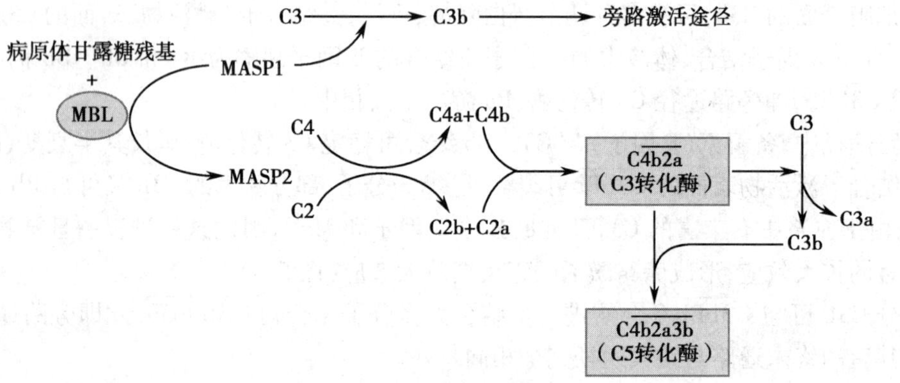

图 5-5　补体激活的凝集素途径

MBL-MASP 或 FCN-MASP 结合于病原体表面糖结构，MBL 或 FCN 构象改变，分别激活 MASP1 和 MASP2；活化 MASP2 依次裂解 C4 和 C2，产生 C3 转化酶，继之裂解 C3 形成 C5 转化酶；活化的 MASP1 直接裂解 C3 产生 C3b，在 D、P 因子参与下，产生 C3 转化酶 $C3\overline{bBb}$或 $C3\overline{bBbP}$，继之裂解 C3 形成 C5 转化酶 $C3\overline{bBb3b}$；最后进入末端通路

四、补体激活的终末共同途径

上述三条途径在激活 C3 这一环节汇合，之后形成 C5 转化酶（$C\overline{4b2a3b}$或 $C3\overline{bBb3b}$）后，进入共同的末端通路（terminal pathway）。三条补体活化途径形成的 C5 转化酶可将 C5 裂解成

小片段 C5a 和两条链的 C5b，此乃补体级联反应中最后的酶促步骤。C5a 游离于液相，是重要的炎症介质，C5b 结合于细胞表面，与 C6 结合为 C5b6；C5b6 自发与 C7 结合成 C5b67 并插入脂质双层膜中，暴露膜结合位点，与附近的细胞膜非特异性结合；然后与 C8 结合为 C5b678，继而与 12～15 个 C9 分子聚合，形成 C5b6789n 巨分子复合物，即攻膜复合物（membrane attack complex，MAC）（图 5-6）。插入细胞膜的 MAC 通过破坏局部磷脂双层而形成"渗漏斑"，或形成穿膜的亲水性孔道，容许水、离子及可溶性小分子等经此孔道自由流动。因胞内胶体渗透压高于胞外，故大量水分内流至胞内，导致胞内渗透压降低、细胞逐渐肿胀并最终溶解破裂（即细胞"溶破"）。

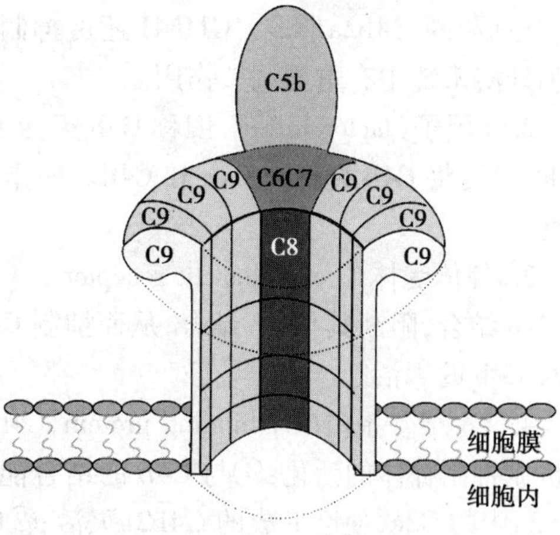

图 5-6 攻膜复合物结构示意图

C5 转化酶裂解 C5，所产生的 C5b 依次与 C6、C7、C8、C9 结合为大分子复合物（即 MAC），形成以 C9 为内壁、直径约 11nm 的穿膜通道

第三节 补体系统的调节

补体系统的激活是一种在生物反馈调节的机制下进行高度有序的级联反应。机体对补体系统活化存在着精细的调控机制，正常情况下，补体三条激活途径及共同末端效应均处于严密调节与控制下，从而限制了其活化的扩大化来维持体内补体水平的平衡。调控作用主要包括：①控制补体活化的启动；②补体活性片段发生自发性衰变；③血浆和细胞膜表面存在多种补体调节蛋白，通过控制酶促反应过程中酶的活性和 MAC 组装等关键步骤而发挥调节作用（图 5-7）。

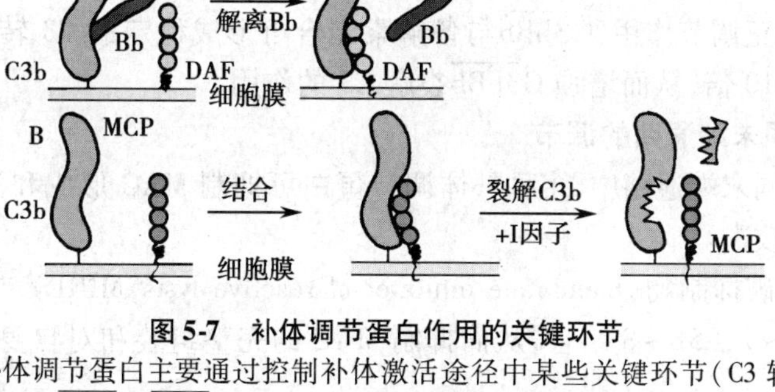

图 5-7 补体调节蛋白作用的关键环节

补体调节蛋白主要通过控制补体激活途径中某些关键环节（C3 转化酶 $C\overline{4b2a}$、$C\overline{3bBb}$以及 MAC 形成和活性）而发挥作用

（一）针对经典途径和 MBL 途径的调节

经典途径和 MBL 途径的 C3 转化酶是 $C\overline{4b2a}$，构成 C3 转化酶的成分 C2a 和 C4b 极易衰变，从而限制了 C3 的裂解及其后的酶促反应。针对 C3 转化酶的调节因子均发挥负调控作用，主要是通过阻断 C3 转化酶形成，或分解已形成的 C3 转化酶，使之灭活。另外，C5 转化酶（$C\overline{4b2a3b}$）也受此机制调控。

1. C1 抑制物（C1 inhibitor，C1INH） C1INH 可抑制 C1r/C1s 活性，使之不能裂解 C4 和

C2,从而阻断 $\overline{C4b2a}$形成。C1INH 还可抑制凝血因子、激肽释放酶及纤溶酶活性,在凝血、激肽和纤溶系统中有重要调节作用。

2. I 因子(factor I,fI) 旧称 C3b 灭活因子,是可溶性调节因子,在 fH,C4bp,CR1,MCP 等辅助下,可将 C4b 裂解为 C4c 和 C4d。该作用既可阻断 $\overline{C4b2a}$形成,又能抑制已形成 $\overline{C4b2a}$的活性。

3. 补体受体 1(complement receptor 1,CR1) CR1 所识别的主要配体是 C3b 和 C4b,CR1 与 C4b 结合,阻断其与 C2 结合,从而抑制 $\overline{C4b2a}$形成。CR1 还是 I 因子的辅因子,能促进 I 因子对 C4b 的灭活。

4. C4 结合蛋白(C4 binding protein,C4bp) C4bp 为可溶性补体调节因子,其通过以下三种机制抑制补体的活化:①与 C4b 的结合能力比 C2 高 27 倍,其与 C2 竞争结合 C4b,可置换 $\overline{C4b2a}$中的 C2a,使已形成的 $\overline{C4b2a}$灭活;②C4bp 与 C4b 结合,可完全抑制 C4b 与 C2 结合,从而阻断 C4b2a 组装;③C4bp 可作为 I 因子的辅因子,促进 I 因子对 C4b 的裂解。

5. 膜辅蛋白(membrane co-factor protein,MCP) MCP 可与 C3b 或 C4b 结合而促进 I 因子对它们的裂解灭活,从而保护宿主自身细胞免遭补体介导的溶解破坏,此种作用又称内源性辅因子活性。

6. 衰变加速因子(decay-accelerating factor,DAF) DAF 与 C2 竞争结合 C4b,从而抑制 $\overline{C4b2a}$形成并促进其分解。这种抑制作用仅限于直接结合于细胞膜上的 C3 转化酶,其无 I 因子辅因子的作用。

(二)针对旁路途径的调节

多种调节蛋白可调控旁路途径 C3 转化酶($\overline{C3bBb}$)或 C5 转化酶($\overline{C3bBb3b}$)形成,或抑制其活性。

1. I 因子 可将 C3b 裂解为 C3f 和 iC3b,后者进一步裂解为 C3dg、C3c 和 C3d。

2. H 因子 其可与 B 因子或 Bb 竞争性结合 C3b,阻断 C3 转化酶形成或使已形成的 C3 转化酶解离;H 因子还是 I 因子的辅因子,使 C3b 易被 I 因子水解失活,从而抑制 C3 转化酶的活性。

此外,P 因子起正调节作用,$\overline{C3bBb}$与备解素结合可形成稳定的 C3 转化酶 $\overline{C3bBbP}$,后者半衰期比 $\overline{C3bBb}$长 10 倍,从而增强 $\overline{C3bBb}$裂解 C3 的作用。

(三)针对共同末端通路的调节

补体活化的共同末端通路中,多种补体调节蛋白可抑制 MAC 形成和活性,从而保护自身正常细胞免遭补体攻击。

1. 膜反应性溶破抑制物(membrane inhibitor of reactive lysis,MIRL) 亦称 CD59,可阻止 C8、C9 分别与 C5b~7、C5b~8 结合,从而抑制 MAC 的完整组装和对自身或同种细胞的溶破作用。

2. 同源限制因子(homologous restriction factor,HRF) 又称 C8 结合蛋白(C8-binding protein,C8bp),能抑制 C9 与 C5b~8 结合及 C9 聚合,从而阻断 MAC 形成及其对靶细胞的溶破作用。

3. S 蛋白(S protein,SP) 亦称玻璃连结蛋白(vitronectin),可与 C5b67 复合物结合,妨碍其插入靶细胞脂质双层膜,从而抑制 MAC 形成。

4. 群集素(clusterin,SP40/40) 群集素可与 C5b~7、C5b~8、C5b~9 结合,抑制 MAC 组装,还可与 S 蛋白协同作用,令膜结合的 MAC 释放而成为可溶性 MAC,使之丧失溶细胞作用。

第四节 补体的生物学功能

补体是机体重要的免疫效应系统之一,在机体防御机制中起重要作用。病原体感染机体后可按以下顺序激活补体系统:①直接激活旁路途径,立即产生抗感染免疫效应;②急性期蛋白产生后,可激活 MBL 途径产生抗感染效应;③特异性抗体产生后,激活经典途径,产生抗感染效应。另外,某些微生物在无抗体存在的情况下可"激活"补体旁路途径和 MBL 途径,成为机体在病原体感染早期的主要防御机制。补体系统通过三条不同的激活途径而最终于细胞膜表面形成 MAC,介导细胞溶破效应。同时,补体活化过程中产生多种活性片段,可介导多种生物学效应。它们通过与细胞膜表面相应受体结合而介导多种生物学功能,在机体抗感染免疫防御、维护内环境稳定等方面发挥重要作用,还可与血中某些酶相互作用而产生一系列生理和病理效应。总之,补体的生物学功能主要包括 MAC 对细胞的溶解作用和活化的补体片段的生物学效应。

(一) MAC 介导的生物学作用

补体活化的共同终末效应是在细胞膜上组装 MAC,介导靶细胞溶解。这种补体依赖的细胞毒作用(complement dependent cytotoxicity,CDC)的机制为:①MAC 插入局部磷脂双层膜后形成穿膜的亲水性孔道,使细胞内外渗透压失衡,最终导致细胞溶破;②细胞膜上形成大量 MAC,其与磷脂结合可引起脂质双层膜全面崩解,此效应是裂解有包膜病毒的重要机制。该效应的意义为:①参与宿主抗细菌(主要是 G^- 细菌)、抗病毒(有包膜病毒如流感病毒,HIV 等反转录病毒)及抗寄生虫等防御机制;②参与机体抗肿瘤免疫效应机制;③某些病理情况下引起宿主自身细胞破坏,导致组织损伤与疾病(如血型不符输血后的溶血反应以及自身免疫病)。

(二) 补体活化片段介导的生物学作用

补体活化过程中产生一系列活性片段,它们通过与表达在不同细胞表面的相应受体结合而介导多种生物功能。

1. 调理作用(opsonization)　血清含调理素,其与细菌及其他颗粒性物质直接结合,通过与吞噬细胞表面相应补体受体结合而促进吞噬细胞对其吞噬,此即调理作用(图 5-8)。补体激活过程中产生的 C3b、C4b 和 iC3b 均是重要的调理素,它们固定于细菌或其他颗粒性物质表面,其与吞噬细胞表面 CR1(C3b/C4bR)、CR3(iC3bR,CD11b/CD18)或 CR4(iC3bR,CD11c/CD18)结合可促进吞噬细胞的吞噬作用。调理吞噬作用可能是机体抵御全身性细菌感染和真菌感染的重要机制之一。

2. 清除免疫复合物　血循环中持续形成少量免疫复合物,在循环抗原稍超过抗体的情况下,所形成的中分子量循环 IC 可沉积于血管壁,通过激活补体而导致炎症反应,并造成周围组织损伤。补体成分可参与清除循环 IC,其机制为:①抑制 IC 形成或溶解已形成的 IC。补体与 Ig 结合可在空间上干扰 Fc 段间的相互作用,从而抑制新的 IC 形成,或使已形成的 IC 易被解离。②循环 IC 可激活补体,再借助 C3b 与表达 CR 的红细胞结合,并通过血流被转运至肝脏和脾脏内,被局部的吞噬细胞所清除。由于红细胞数量巨大,故成为清除 IC 的主要参与者。此外,中性粒细胞、单核细胞也具有此功能。

3. 清除凋亡细胞　机体在生理条件下也会经常产生凋亡细胞,这些细胞表面表达多种自身抗原,若不能及时清除则可能会引发多种自身免疫性疾病。某些补体活化片段(C1q、C3b、

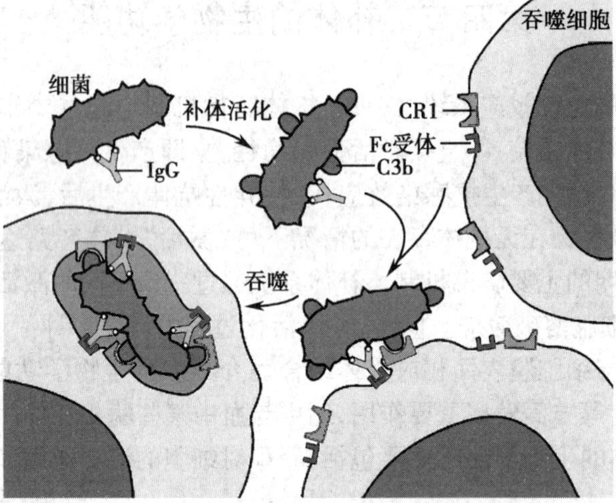

图 5-8 C3b/CR1 的调理作用

病原体被 IgG 或补体 C3b 包被,可分别通过与吞噬细胞表面 FcR 或 CR1 结合而被吞噬

iC3b)可识别或结合凋亡细胞,继而通过与巨噬细胞表面的相应受体相互作用而清除这些细胞。

4. 炎症介质作用　补体活化过程中产生多种具有炎症介质作用的片段,如 C5a、C3a 和 C4a 等。C3a 和 C5a 被称为过敏毒素,可与肥大细胞或嗜碱性粒细胞表面相应受体结合,触发靶细胞脱颗粒,释放组胺、白三烯、前列腺素等生物活性物质,引起血管扩张、毛细血管通透性增高、平滑肌收缩等类似过敏反应的病理变化,从而介导局部炎症反应。C4a 亦有较弱的过敏毒素作用。C5a 还可趋化中性粒细胞,并刺激中性粒细胞产生氧自由基、前列腺素和花生四烯酸等。C2a、C4a 等具有激肽样活性,能增强血管通透性,引起炎性充血,故称其为补体激肽。

5. 免疫调节作用　补体的各种成分可对免疫应答多环节进行调节:①C3、C4b 可网罗固定抗原、使抗原易被 APC 处理与提呈,参与免疫应答的诱导;②C3b 可与 BCR 共受体复合物 CR2/CD19/CD81 结合,同时通过抗原与 BCR 相连,促进 B 细胞活化与增殖;③杀伤细胞结合 C3b 后可增强其杀伤靶细胞的 ADCC 作用。

(三) 补体的病理生理学意义

1. 机体抗感染防御的主要机制　在抗感染防御机制中,补体是固有免疫和适应性免疫间的桥梁。病原微生物入侵机体后,补体旁路途径或 MBL 途径通过识别微生物表面或其糖链组分而触发级联反应,所产生的裂解片段和复合物通过调理吞噬、炎症反应和溶解细菌而发挥抗感染作用。在特异性抗体产生后,可通过经典途径触发 C3 活化,与旁路途径中 C3 正反馈环路协同作用,形成更为有效的抗感染防御机制。

2. 参与适应性免疫应答　补体活化产物、补体调节蛋白及补体受体可通过多种机制参与适应性免疫应答。例如:①补体调节蛋白 CD55、CD46 和 CD59 能介导细胞活化信号,参与 T 细胞活化;②滤泡树突状细胞(FDC)表面的 CR1 和 CR2 可将免疫复合物固定于生发中心,诱导和维持记忆 B 细胞;③感染灶的过敏毒素(C2a、C4a)可招募炎症细胞,促进抗原的清除;④补体可抑制高分子量免疫复合物形成,并促进已沉积的复合物溶解,从而在处理免疫复合物中发挥重要作用。

3. 与血液中其他级联反应系统相互作用 血浆中还存在其他类似于补体系统的酶系统（如凝血系统、激肽系统及纤溶系统），四个系统的活化均依赖多种成分级联的蛋白酶裂解作用，且均借助丝氨酸蛋白酶结构域发挥效应；一个系统的活化成分可对另一系统发挥效应，如C1INH不仅负调节活化的C1r、C1s，也可抑制激肽释放酶、血浆纤溶酶、凝血因子Ⅻ和Ⅺ等。

综上所述，补体的生物学意义远超出单纯的固有免疫防御的范畴，而涉及包括适应性免疫应答在内的广泛生理功能：补体系统既是非特异性免疫防御的一部分、又是特异性体液免疫应答的重要效应机制；补体可调节适应性免疫应答，并与体内其他蛋白系统相互联系。

第五节 补体系统与疾病

正常情况下，补体系统各成分含量相对稳定，可适时、适度地被激活而发挥生物学功能，并受到精密调控。在某些情况下，如补体遗传缺陷、功能障碍或过度活化，均可参与某些疾病的病理过程。

（一）遗传性补体缺损相关的疾病

几乎所有补体成分均可能发生遗传性缺损，其多为常染色体隐性遗传，少数为常染色体显性遗传，个别成分为X性联隐性遗传。遗传性补体缺陷所致疾病约占原发性免疫缺陷病的2%，以参与经典途径补体组分的缺陷较常见。参与前端反应的固有成分（包括C1q、C1r、C1s、MBL、C4、C2、C3、P因子、D因子等）均可能出现遗传性缺陷。如MBL及C3缺乏可导致严重的反复感染，同时由于体内免疫复合物清除障碍而易患相关的自身免疫病。此外，组成膜攻击复合物的补体固有成分也可出现遗传性缺陷：C5、C6、C7、C8和C9成分缺乏的患者不能形成MAC，故不能有效溶解外来微生物。

补体调节蛋白缺陷可导致补体激活异常，并参与某些疾病的发生。例如：C1INH缺陷，可引起遗传性血管性水肿；膜结合补体调节蛋白缺乏，患者红细胞和其他细胞表面C3转化酶及MAC形成失控，导致细胞溶解加剧，可引起阵发性夜间血红蛋白尿（paroxysmal nocturnal hemoglobinuria，PNH）。

（二）补体与感染性疾病

补体在机体抵御致病微生物感染中起重要作用。部分补体成分缺陷可导致严重的细菌感染。某些情况下，病原微生物可借助补体受体入侵细胞，其机制为：①微生物促进补体活化后，微生物与C3b，iC3b，C4b等补体片段结合，通过CR1、CR2而进入细胞，使感染播散；②某些微生物可以补体受体或补体调节蛋白作为其受体而入侵细胞。例如：EB病毒以CR2为受体；麻疹病毒以MCP为受体；柯萨奇病毒和大肠埃希菌以DAF为受体。③微生物感染细胞后，可产生类似MCP，CD59，DAF样的补体调节蛋白，有效抑制补体的活化及溶解效应，从而对抗机体的防御功能。

（三）补体与炎症性疾病

补体激活是炎症反应中重要的早期事件。C3a、C5a和非溶破效应的C5b～7、C5～8、C5b～9等是重要的炎症介质，可激活单核细胞、内皮细胞和血小板，使之释放炎症介质（包括促炎细胞因子）参与炎症反应。另一方面，补体系统通过与凝血系统、激肽系统和纤溶系统间的相互作用，并与TNF-α、PAF、IL-1、IL-6、IL-8等细胞因子彼此协同或制约，在体内形成极为复杂的炎性介质网络，扩大并加剧炎症反应，从而参与多种感染和非感染性炎症疾病的病理生理过程。

补体异常活化相关的疾病包括肾脏疾病（如肾炎）、呼吸系统疾病（如急性呼吸窘迫综合征，acute respiratory distress syndrome，ARDS）、神经系统疾病（如老年性痴呆）、局部缺血再灌注损伤（如心肌梗死）、某些自身免疫病、全身炎症反应、严重创伤和烧伤、血液暴露于异物（如心肺旁路术、血液透析后反应）等。因此，适时恰当地抑制补体功能可能成为治疗某些疾病的有效策略。

PBL 病例：患儿，男，5 岁。2 天前发现肉眼血尿，尿量减少。10 天前患过猩红热。体检：体温 36.2℃，眼睑水肿，腹软，肝脾未触及，双下肢水肿。实验室检查：抗链球菌溶血素试验阳性，尿蛋白 2.9g/d，C3 含量 0.73g/L（正常值 0.80～1.20g/L）。初步诊断为链球菌感染后急性肾小球肾炎。分析与讨论：补体在该病的病理过程中的作用是什么？补体 C3 水平下降的原因是什么？

（四）补体与异种器官移植

猪是异种移植物的首选来源。已发现，猪血管内皮细胞表面表达 Galα1-3Gal 糖基表位，可与人体内天然抗体（IgM）结合而激活补体，导致超急性排斥反应。

小 结

补体系统包括 30 余种可溶性蛋白和膜蛋白，可分为补体固有成分、调节蛋白和补体受体三类，补体系统作为一种重要的固有体液免疫成分，是体内重要的免疫效应和免疫效应放大系统，广泛参与固有免疫和适应性免疫的效应机制。迄今已发现补体激活的经典途径、凝集素途径和旁路途径。在某些激活物作用下，补体固有成分循不同途径被激活，三者具有共同的末端通路，最终形成攻膜复合物，通过溶细胞效应而发挥重要生理和病理作用。另外，补体活化过程中还产生多种具有重要生物学效应的活性片段，参与机体免疫调节和炎症反应。针对补体激活，体内存在极为复杂和严密的调节机制，以维持内环境稳定。补体固有成分或其调节蛋白先天或后天缺陷，均可引起补体功能紊乱，从而导致某些免疫病理过程的发生和发展。

问题与思考

1. 补体激活有哪三条途径？比较三条补体激活途径的主要异同点。
2. 未结合任何抗原的 IgG 分子能否激活补体，为什么？
3. 补体系统激活后可产生哪些具有生物学活性的裂解片段？可引发何种生物学效应？
4. 补体激活是如何调节的？
5. 补体系统相关的疾病有哪些？简述其机制。

（杨芳莉）

第六章

细 胞 因 子

细胞因子(cytokine)是由免疫细胞及组织细胞分泌的可溶性小分子蛋白或糖蛋白,介导淋巴细胞、炎症细胞及造血干细胞间复杂的相互调节,调控免疫应答。细胞因子对免疫效应细胞的发育具有调控作用,有些细胞因子自身也具有直接的免疫功能。在一定条件下,细胞因子也参与多种疾病及炎症的发生,利用细胞因子及其受体为靶点来治疗肿瘤、超敏反应、自身免疫病、免疫缺陷、感染等具有深远的临床意义。

第一节 细胞因子的共同特点

在免疫应答的过程中,一种细胞因子可以由多种细胞产生,常引起级联反应;一种细胞在不同条件下可以合成和分泌多种不同的细胞因子。细胞因子调节免疫细胞的激活、抑制、增殖及分化,也可以调节抗体等其他细胞因子的分泌,从而控制免疫应答的强度及时程。细胞因子与细胞共同构成了复杂但有序的网络结构,维持体内免疫系统的平衡。细胞因子有以下三方面的共同特点:

(一) 基本特征

1. 小分子的可溶性蛋白或糖蛋白(8~30kD)。
2. 微量而高效。细胞因子可以在皮摩尔浓度下即发挥生物学效应。
3. 通过与细胞表面相应受体结合发挥效应。
4. 通过诱导产生,半衰期短,大多情况下近距离发挥效应。

(二) 作用方式(图6-1)

1. 自分泌(autocrine) 细胞分泌的细胞因子作用于细胞本身。例如T细胞产生白介素-2(IL-2)可以刺激T细胞自身生长。

2. 旁分泌(paracrine) 细胞分泌的细胞因子通过扩散作用于临近的靶细胞。例如T细胞产生的IL-2促进周围的B细胞增殖和分化;树突状细胞(DC)分泌的白介素-12(IL-12)可以促进临近T细胞分化。

3. 内分泌(endocrine) 细胞分泌的细胞因子进入血液循环作用于远距离的靶细胞。例如肿瘤坏死因子(TNF)可以通过血液循环作用于远距离的细胞。

(三) 功能特点(图6-2)

1. 多效性(pleiotropy) 一种细胞因子作用于不同的细胞产生不同的生物学效应。例如干扰素-γ(IFN-γ)可以激活巨噬细胞,也可以抑制Th2细胞。

2. 重叠性(redundancy) 两种或两种以上的细胞因子作用于同种细胞产生相同的生物学

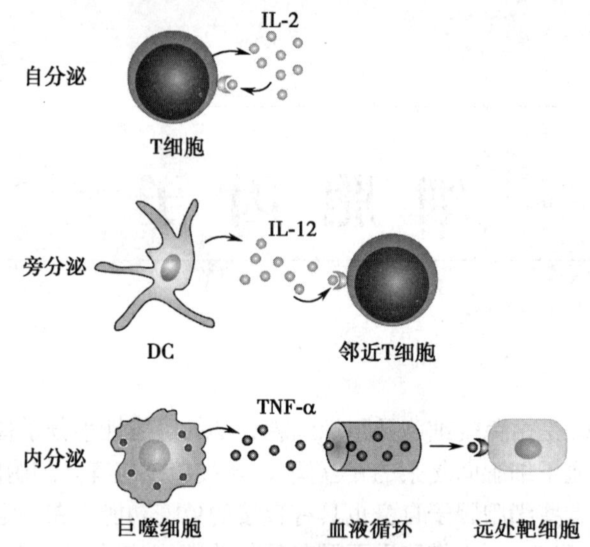

图 6-1 细胞因子的作用方式

效应。例如 IL-2、IL-7 和 IL-15 均可刺激 T 细胞增殖。IL-4 和 IL-6 均可刺激 B 细胞增殖。

3. 协同性(synergy) 一种细胞因子可以增强另一种细胞因子的生物学功能。例如 IL-5 可以增强 IL-4 诱导 B 细胞分泌的抗体类别向 IgE 转换。

4. 拮抗性(antagonism) 一种细胞因子可以抑制另外一种细胞因子的生物学功能。例如 IFN-γ 可以阻断 IL-4 诱导 B 细胞分泌的抗体类别向 IgE 转换。

此外,细胞因子在体内共同存在,相互促进或相互抑制形成十分复杂的细胞因子调节网络(cytokine network)。

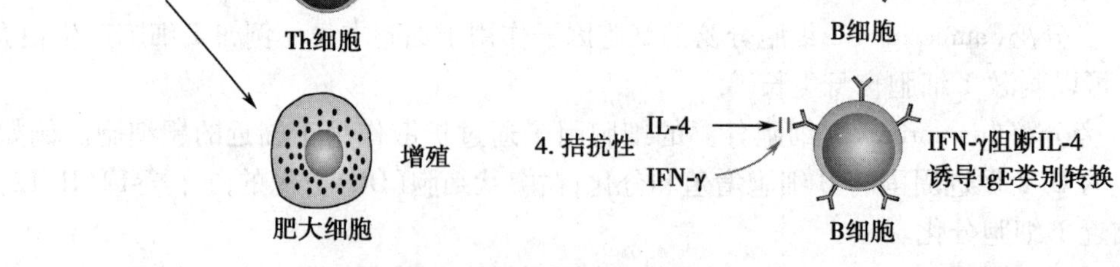

图 6-2 细胞因子的功能特点

第二节 细胞因子的分类

细胞因子种类繁多,目前已发现 200 多种人细胞因子。分类至今尚未完全统一。根据细胞因子结构和主要的功能可分为六大类。

（一）白细胞介素（interleukin，IL）

最初发现是由白细胞产生并在白细胞间发挥调节作用的一组细胞因子，故称为白细胞介素。后来发现多种体细胞也可分泌白细胞介素。白细胞介素按其发现的顺序在简写 IL 后用阿拉伯数字进行命名，如 IL-1、IL-2、IL-3 等，目前发现的白细胞介素为 38 种。白细胞介素的主要分泌细胞包括 Th 细胞、单核-巨噬细胞、内皮细胞等。表 6-1 列举一些白细胞介素的产生细胞及主要功能。

表 6-1 白细胞介素

名称	主要产生细胞	主要功能
IL-1	单核/巨噬细胞 成纤维细胞 血管内皮细胞	促进 T、B 细胞活化、增殖和分化 刺激造血细胞增殖、分化 介导炎症反应
IL-2	活化的 T 细胞	诱导活化的 T 细胞增殖分化和产生细胞因子 促进 B 细胞增殖和产生抗体 增强 NK 细胞杀伤活性，活化单核/巨噬细胞
IL-4	活化 T 细胞 肥大细胞	刺激造血干细胞增殖分化 促进肥大细胞增殖分化
IL-8	单核/巨噬细胞 血管内皮细胞	趋化中性粒细胞、嗜碱性粒细胞和 T 细胞 激活中性粒细胞
IL-10	Th2 细胞 单核/巨噬细胞 B 细胞	促进 B 细胞增殖和产生抗体 抑制 Th1 细胞应答 抑制巨噬细胞抗原提呈作用

（二）集落刺激因子（colony-stimulating factor，CSF）

集落刺激因子是能够刺激造血干细胞和不同发育阶段的造血祖细胞的增殖、分化的一组糖蛋白细胞因子。在进行造血细胞的体外研究中，集落刺激因子可刺激不同的造血干细胞在半固体培养基中形成细胞集落，故此得名。根据其刺激造血干细胞向某一谱系的细胞种类发育，集落刺激因子可以细分为粒细胞-巨噬细胞集落刺激因子（GM-CSF）、巨噬细胞集落刺激因子（M-CSF）、粒细胞集落刺激因子（G-CSF）、干细胞因子（SCF）、红细胞生成素（EPO）、血小板生成素（TPO）等。表 6-2 列举一些集落刺激因子的产生细胞及主要功能。

（三）干扰素（interferon，IFN）

因具有干扰病毒复制功能而得名的细胞因子。根据受体不同，干扰素可分为Ⅰ型和Ⅱ型。Ⅰ型干扰素根据来源和理化性质不同分为 IFN-α、IFN-β，由病毒诱导细胞分泌。IFN-α 主要由单核/巨噬细胞及淋巴细胞产生，IFN-β 主要由成纤维细胞分泌。Ⅱ型干扰素即为 IFN-γ 由活化 T 细胞和 NK 细胞产生。不同的 IFN 生物学活性相似，均参与抗病毒、抗细胞增殖、抗肿瘤和免疫调节等作用。

（四）肿瘤坏死因子（tumor necrosis factor）

因最初被发现可以造成肿瘤组织的出血坏死而得名。TNF 有两种分子形式，一种为 TNF-α，主要有活化的单核/巨噬细胞产生，可以引起肿瘤组织出血坏死；另一种为 TNF-β，又称为淋巴毒素（lymphotoxin，LT），主要由活化的 T 细胞产生，具有肿瘤杀伤和免疫调节作用。TNF 家族包括 30 余种细胞因子，包括 FasL、CD40L、TRAIL（TNF related apoptosis-inducing ligand）

表 6-2 集落刺激因子

名称	主要产生细胞	主要功能
SCF	骨髓基质细胞	刺激干细胞分化成为不同谱系的血细胞 刺激肥大细胞增殖分化
GM-CSF	T 细胞 巨噬细胞 成纤维细胞 内皮细胞	刺激髓样单核细胞增殖分化 促进中性粒细胞、单核/巨噬细胞活化，增强其功能 促进肿瘤细胞生长
M-CSF	成纤维细胞 内皮细胞	刺激单核细胞前体细胞增殖分化 促进单核/巨噬细胞活化
G-CSF	单核/巨噬细胞 成纤维细胞	刺激中性粒细胞前体细胞增殖分化与活化
EPO	内皮细胞 肾间质细胞	刺激红细胞前体细胞分化成熟
TPO	干细胞 肾细胞	刺激血小板前体细胞分化成熟

等，主要参与免疫应答、杀伤靶细胞和诱导细胞凋亡。表 6-3 列举一些肿瘤坏死因子的产生细胞及主要功能。

表 6-3 肿瘤坏死因子

名称	主要产生细胞	主要功能
TNF-α	单核/巨噬细胞 T 细胞 NK 细胞	局部炎症，杀伤或抑制肿瘤 激活内皮细胞
TNF-β(LT)	T 细胞 B 细胞	杀伤靶细胞 参与胚胎发育过程中淋巴样器官的形成 激活巨噬细胞
CD40L	活化 T 细胞 B 细胞 NK 细胞 肥大细胞	B 细胞激活、分化及 Ig 类别转换
FasL	活化 T 细胞	诱导细胞凋亡

（五）生长因子（growth factor，GF）

一类可以促进细胞生长和分化的细胞因子，包括转化生长因子-β（transforming growth factor-β，TGF-β）、表皮细胞生长因子（EGF）、血管内皮细胞生长因子（VEGF）、神经生长因子（NGF）、成纤维细胞生长因子（FGF）、血小板生长因子（PDGF）等。其中 TGF-β 主要由活化的 T 细胞或 B 细胞产生，多数肿瘤细胞也可以产生。TGF-β 抑制免疫活性细胞的增殖、抑制淋巴细胞分化、抑制细胞因子产生，促进成纤维细胞和施万细胞的生长，还可以趋化单核细胞和成纤维细胞。

（六）趋化因子（chemokine）

指对免疫细胞具有趋化作用的细胞因子。趋化因子可以促进淋巴细胞归巢、促进单核粒细胞和中性粒细胞向炎症部位移动，在炎症反应中具有重要的作用。此外，趋化因子还能活化免疫细胞、参与调节血细胞发育、血管生成、细胞凋亡等，并在肿瘤发生、发展及转移以及排斥反应中发挥作用。目前发现的趋化因子超过50种，但几乎所有趋化因子都含有2对或1对保守的半胱氨酸残基（C）形成的分子内二硫键。根据靠近氨基端的半胱氨酸残基的个数及排列特点可以将趋化因子分为四个亚家族，包括C亚家族、CC亚家族、CXC亚家族和CX3C亚家族（图6-3）。

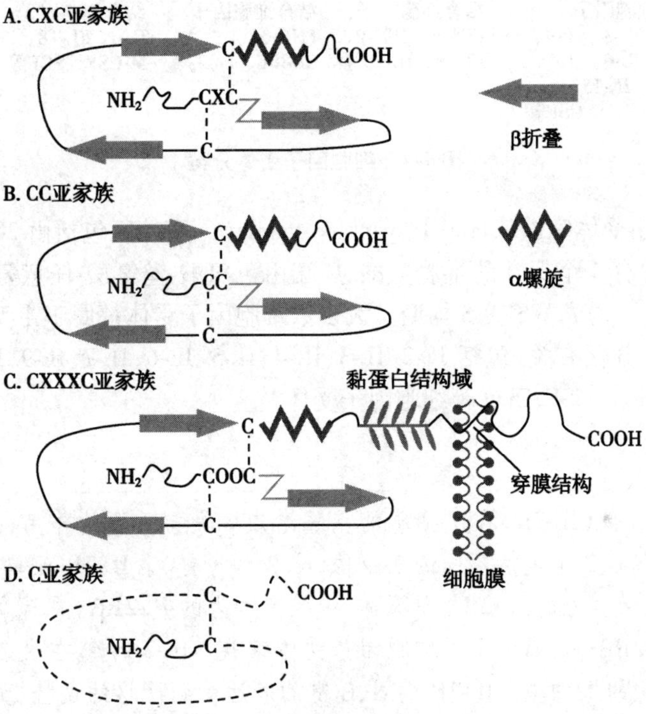

图6-3　趋化因子亚家族结构示意图

第三节　细胞因子受体

细胞因子缺乏特异性，然而却在复杂的免疫应答中保持有序的效应，除了细胞因子的分泌细胞受到了严格的调控以外，另一个重要的原因是细胞因子必须与靶细胞表面受体结合才能发挥生物学效应，而靶细胞表面受体的表达也受到了严格的调控。细胞因子与靶细胞表面受体结合可以启动细胞信号的转导，导致某些特定基因的开放，从而使靶细胞产生生物学效应。

细胞因子受体均为跨膜蛋白，由膜外区、跨膜区和胞质区组成。膜外区识别结合细胞因子，胞质区大多具有酪氨酸激酶活性，可启动受体激活后的信号转导。

（一）细胞因子受体种类

根据细胞因子受体膜外区氨基酸序列的同源性和结构特点，可将细胞因子受体分为五个家族（图6-4）。

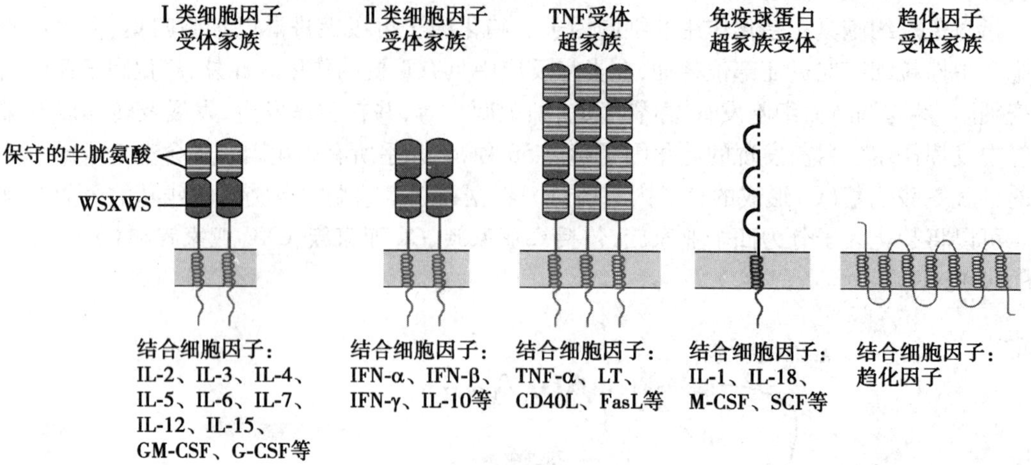

图 6-4 细胞因子受体分类

1. Ⅰ类细胞因子受体家族（class Ⅰ cytokine family） 膜外区包括由200个氨基酸残基构成的同源区，N端含有4个保守的半胱氨酸，C端由色氨酸-丝氨酸-任意氨基酸-色氨酸-丝氨酸（Trp-Ser-X-Trp-Ser）构成WSXWS构型。大多数细胞因子受体都属于Ⅰ型细胞因子受体，功能上与血细胞增殖、分化有关，包括IL-2、IL-3、IL-4、IL-5、IL-6、IL-7、IL-9、IL-11、IL-12、IL-13、IL-15、IL-21、GM-CSF、G-CSF、EPO等细胞因子受体。

知识拓展

因为IL-2及其受体（IL-2R）在T细胞的克隆增殖中具有重要的作用，所以一直是研究的焦点。IL-2的受体包括3个截然不同的亚单位（α、β和γ链）。IL-2R亚单位结合构成3种亲和力不同的受体，低亲和力的IL-2Rα单聚体、中等亲和力的IL-2Rβγ二聚体和高亲和力的IL-2Rαβγ三聚体。IL-2Rβγ均属于Ⅰ类细胞因子受体家族。IL-2Rγ链在大多数淋巴细胞表达，α受体仅表达于活化的T细胞。IL-2R的α、β链的表达受到严格的调控，如当抗原激活$CD4^+$ T和$CD8^+$T细胞时，T细胞表面可表达5×10^3个IL-2R高亲和力的三聚体，是低亲和力受体表达量的10倍。

2. Ⅱ类细胞因子受体（class Ⅱ cytokine family） 又称为干扰素受体家族（interferon receptor family）。分子结构与Ⅰ型细胞因子受体相似，但N端及近膜处分别含有两个保守的半胱氨酸。包括IFN-α、IFN-β、IFN-γ及IL-10的受体等。

3. 肿瘤坏死因子受体超家族（tumor necrosis factor receptor super family，TNFRSF） 此类受体膜外区含有由40个氨基酸组成的富含Cys的结构域，TNFRSF多以同源三聚体发挥作用。TNF受体超家族包括TNF-α、TNF-β、NGF等细胞因子受体及CD40、Fas。

4. 免疫球蛋白超家族受体（Ig super family receptor，IgSFR） 此类受体在结构上和免疫球蛋白的V区或C区相似，包膜外部分均具有一个或数个免疫球蛋白样结构域，包括IL-1、IL-18、M-CSF等细胞因子受体。

5. 趋化因子受体家族（chemokine receptor family） 又称为7个穿膜区受体超家族，属于G-蛋白偶联受体超家族，有7个穿膜区。以趋化因子亚家族名称后加以R（receptor）命名，再按被发现的顺序缀以阿拉伯数字，例如 CXCR1 ~ CXCR5、CCR1 ~ CCR9。

（二）细胞因子受体共有链

大多数细胞因子受体是由两个或两个以上的亚单位组成的异源二聚体或多聚体，其中包括一个（或两个）细胞因子结合亚单位和一个信号传导亚单位。结合亚单位构成低亲和力受体，信号传导亚单位一般不能单独与细胞因子受体结合，但与结合亚单位共同构成高亲和力受体并转导信号。某些细胞因子受体常可共用信号转导亚单位，称为细胞因子受体共有链（common chain c）。如 IL-2、IL-4、IL-7、IL-9、IL-15 和 IL-21 受体中有共同的信号转导亚单位 γ 链（common γ chain）。由于具有受体共有链而共享信号转导通路，所以具有受体共有链的细胞因子具有相似的生物学活性（图 6-5）

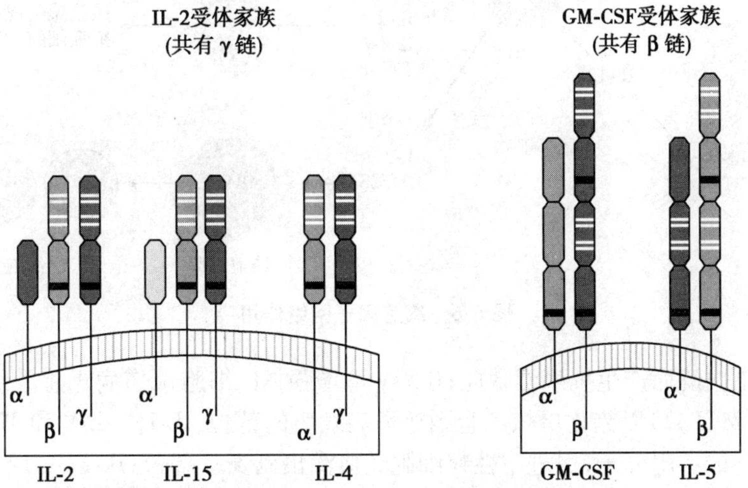

图 6-5 细胞因子受体信号转导亚单位共有链

（三）可溶性细胞因子受体

可溶性细胞因子受体（soluble cytokine receptor，sCKR）是细胞因子受体的一种特殊形式，存在于体液中。其氨基酸序列与膜受体的胞外区同源，但缺少跨膜区和胞质区。可通过膜受体的脱落形成，也可由受体胞内 mRNA 的剪接形成。sCKR 与 CK 的结合阻断了靶细胞膜上受体与 CK 的结合，间接抑制了 CK 对靶细胞的效应。sCKR 是一种重要的免疫调节因子，可以调节免疫应答的强弱。病理条件下也与多种疾病的发生、发展密切相关，例如类风湿性关节炎、肝炎、活动期 SLE、艾滋病患者血液中的 sIL-2R 水平均发生明显改变。

第四节 细胞因子的生物学功能

一般情况下，Th 细胞和巨噬细胞分泌的细胞因子作为免疫应答的关键因子激活整个细胞因子网络（图 6-6）。细胞因子具有广泛的生物学功能，对固有免疫、适应性免疫、炎症及造血都具有调节作用，也可以促进创伤的修复。

（一）调节固有免疫和适应性免疫

1. 调节固有免疫　细胞因子参与固有免疫应答，包括抗病毒感染、抗细菌感染等。例如 IL-1β 和 TNF-α 等可以诱导未成熟的 DC 成熟分化；IFN-γ 可以上调 DC 表面 MHC Ⅰ类和Ⅱ类分子表达；趋化因子可以调节 DC 迁移和归巢；IFN-α 和 IFN-β 可促进病毒感染细胞和临近细

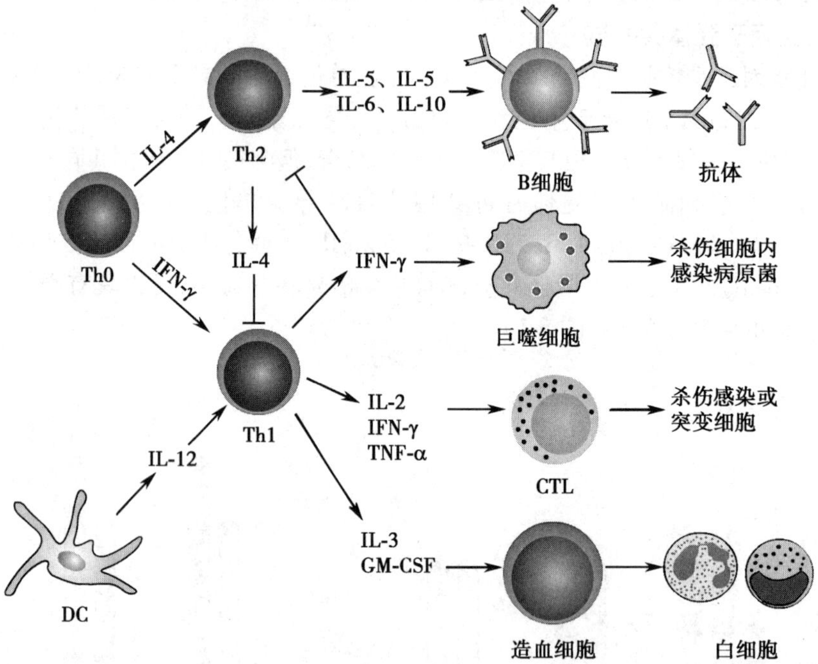

图 6-6 细胞因子网络作用

胞产生抗病毒蛋白酶而产生抗病毒效应;IFN-γ 可增强 NK 细胞杀伤病毒感染细胞活性;单核细胞趋化蛋白(MCP)可以趋化单核细胞到达炎症发生的部位;IL-1β、IL-8 和 TNF-α 可通过上调血管内皮细胞的黏附分子,促进中性粒细胞经血渗出到炎症部位;IL-2、IL-12、IL-15 和 IL-18 可以促进 NK 细胞对肿瘤和病毒感染细胞杀伤作用;IL-2 和 IL-12 可活化 NKT 细胞,增强其细胞毒作用;IL-1、IL-7、IL-12 和 IL-15 等可以激活 γδT 细胞;IL-1、IL-6、TNF 可促进肝脏产生急性期蛋白,增强机体抵御病原微生物的能力。

2. 调节适应性免疫 细胞因子参与并调节适应性免疫应答的识别、激活和效应过程,调控免疫应答的类型。例如 IFN 可诱导抗原提呈细胞表达 MHC 分子,促进抗原提呈;IL-2 和 IL-15 可促进 T 细胞增殖;IL-4、IL-6、IL-13 可促进 B 细胞增殖和分化;趋化因子可以促进 T、B 细胞归巢。

细胞因子还参与免疫类型的调控。例如 IL-12 促进 $CD4^+$T 细胞分化成 Th1 细胞;Th1 细胞产生 IL-2、IFN-γ、TNF-β 参与细胞介导的炎症反应;IL-4 促进 $CD4^+$T 细胞分化成 Th2 细胞,Th2 产生 IL-4、IL-5、IL-6、IL-9、IL-10、IL-13 等参与体液免疫应答和 I 型超敏反应。

(二) 诱导细胞凋亡

有些细胞因子可以直接诱导细胞凋亡。例如 IL-2 可以诱导活化 T 细胞凋亡,从而调节免疫应答强度;TNF-α 可诱导肿瘤细胞和病毒感染细胞发生凋亡;IL-2 和 IFN-γ 可以促使靶细胞表达 Fas 抗原,使靶细胞产生凋亡。

(三) 调节造血作用

细胞因子调节、刺激造血细胞的增殖和分化。例如 IL-3 和 SCF 等可以促进多能干细胞及多种定向的祖细胞增殖、分化;CSF 可作用于骨髓细胞分化为不同谱系的细胞集落。

(四) 促进创伤的修复

细胞因子在组织损伤的修复中具有重要的作用。如 TGF-β 可刺激成纤维细胞和成骨细胞促进损伤组织修复;VEGF 可促进血管和淋巴管的生产;EGF 可促进上皮细胞、成纤维细胞和内皮细胞的增殖,促进皮肤创口的愈合。

第五节 细胞因子与临床

生理状态下,细胞因子的分泌和细胞因子受体的表达受到严格的调控,参与免疫应答,发挥抗感染、抗肿瘤、诱导凋亡的作用。在某些病理条件下,细胞因子及其受体表达异常也参与多种疾病的发生。

(一) 细胞因子与疾病的关系

1. 细胞因子与感染　细菌的感染有可能使细胞因子分泌异常而导致一系列的临床症状。例如许多革兰氏阴性菌,包括大肠埃希菌、肺炎杆菌等细菌细胞壁内毒素可以诱导巨噬细胞过度分泌 IL-1 和 TNF-α 而使血压下降、发烧、腹泻及广泛器官内凝血,导致感染性休克;金黄色葡萄球菌产生的肠毒素和中毒休克综合征毒素、酿脓链球菌致热外毒素作为超抗原可以诱导广泛的 T 细胞克隆,从而导致细胞因子分泌异常,如 TNF 和 IL 分泌的增加,而导致感染性休克。利用 TNF-α 和 IL-1 的抗体、拮抗剂、可溶性受体来减少感染性休克导致的死亡率的研究正在广泛展开。

2. 细胞因子风暴(cytokine storm)　在某些情况下,免疫细胞异常分泌大量的促炎细胞因子(IL-1、IL-6、IL-12、IL-18、TNF-α、IFN、MCP-1 等),使促炎细胞因子和抗炎细胞因子平衡失调,造成全身炎症反应综合征,严重可导致多器官功能障碍综合征。细胞因子风暴可发生在多种疾病,例如急性呼吸窘迫综合征、脓毒血症、SARS、流感、移植物抗宿主病等。

PBL:女孩,13 岁。受凉后出现发热症状,去当地医院就诊按感冒常规治疗,病情不但不减轻,而且逐渐加重。持续发热,转氨酶迅速增高,B 超检查肝脏和脾显著增大。全血细胞减少,骨髓象显示组织细胞显著增生,而红系、粒系和巨核细胞系均减少。血中 IFN-γ、TNF-α、可溶性 CD25 水平显著升高,经抗感染治疗后仍不见好转。分析与讨论:该患病情迅速进展的可能原因是什么?为何单纯应用抗生素治疗没有明显效果?

3. 细胞因子与肿瘤　细胞因子及其受体的表达异常与肿瘤的发生、发展相关。例如心脏黏液瘤细胞、骨髓瘤、浆细胞瘤、子宫颈癌、膀胱癌都分泌大量 IL-6,应用 IL-6 抗体可抑制体外培养的骨髓瘤细胞生长。多种肿瘤细胞通过分泌 TGF-β 和 IL-10 抑制机体免疫监视功能,与肿瘤逃逸有关。

4. 免疫系统相关疾病　细胞因子 IL-2 受体 γ 链先天缺陷会导致 IL-2、IL-4 和 IL-7 的功能障碍,免疫功能受损,导致性联重症联合免疫缺陷病。HIV 感染导致 Th 细胞产生的细胞因子缺陷,会导致免疫功能下降,出现获得性免疫缺陷综合征。

在炎症、自身免疫病、变态反应、休克时常伴有细胞因子水平异常升高。例如风湿性关节炎患者滑膜液中的 IL-1、IL-6 和 IL-8 升高,IL-4 的升高促进 IgE 合成,可能加剧 I 型超敏反应发生。类风湿性关节炎、强直性脊柱炎、银屑病患者体内的 TNF-α 水平升高。急性移植排斥反应是,受者血清及移植物局部 IL-1、IL-2、TNF-α、IFN-γ、IL-6 均升高。

(二) 细胞因子与疾病治疗

现代生物技术研制开发的重组细胞因子、细胞因子抗体和细胞因子受体拮抗蛋白已获得了广泛的临床应用。表 6-4 列举一些已批准上市的重组细胞因子药物。表 6-5 列举一些细胞因子受体、细胞因子受体拮抗剂或抗细胞因子抗体治疗疾病药物。

表 6-4 已批准上市的重组细胞因子药物

细胞因子	适应证
IL-2	癌症、免疫缺陷、疫苗佐剂
IL-11	放、化疗所致血小板减少症
G-CSF	自体骨髓移植、化疗导致的粒细胞减少症、再生障碍性贫血
EPO	慢性肾衰竭导致的贫血、癌症或癌症化疗导致的贫血、失血后贫血
SCF	与 G-CSF 联合应用于外周血干细胞移植
IFN-α	白血病、kaposi 肉瘤、乙型病毒性肝炎、恶性肿瘤、AIDS
IFN-β	多发性硬化症
IFN-γ	慢性肉芽肿、生殖器疣、过敏性皮炎、类风湿关节炎
EGF	外用药治疗烧伤、口腔溃疡
bFGF	外用药治疗烧伤、外周神经炎

表 6-5 细胞因子受体、细胞因子受体拮抗剂或抗细胞因子抗体治疗药物

名称	适应证
可溶性 IL-1R（干粉吸入剂）	哮喘
可溶性 IL-1R（注射剂）	急性髓样白血病
可溶性 IL-4R	哮喘
IL-1R 拮抗剂	类风湿关节炎
TNFⅡ-Fc 融合蛋白	类风湿关节炎、慢性心力衰竭
TNFⅠ-Fc 融合蛋白	休克、类风湿关节炎、多发性硬化症
抗 IL-1β 单抗	Muckle-Wells 综合征
抗 IL-2R 单抗	肾脏移植、移植排斥反应
抗 IL-4 单抗	哮喘
抗 IL-5 单抗	哮喘
抗 IL-6R 单抗	类风湿关节炎
抗 IL-8 单抗	严重银屑病
抗 IL-15 单抗	类风湿关节炎
抗 IL-12/23	银屑病
抗 TNF-α 单抗	克罗恩病（Crohn disease）
IL-2 免疫毒素（DAB389-IL-2）	T 细胞淋巴瘤、1 型糖尿病、严重类风湿关节炎、银屑病、HIV 感染
IL-13 免疫毒素（IL-13-PE38QQR）	肾癌

小　结

细胞因子是由多种细胞分泌的在细胞间发挥相互调控作用的一类小分子可溶性多肽蛋

白，通过自分泌、旁分泌和内分泌的方式结合相应受体影响自身及其他细胞的行为，在免疫、炎症及血细胞发育中发挥重要作用。众多的细胞因子在机体内通过多效性、重叠性、协同性和拮抗性形成十分复杂的细胞因子调节网络，既可调节多种重要生理功能，又可参与许多病理损伤。以细胞因子为靶点的生物制剂在肿瘤、感染、免疫缺陷、自身免疫病、移植免疫等方面具有临床应用价值。

问题与思考

1. 简述细胞因子的共同特点及生物学功能?
2. 细胞因子及受体的分类有哪些?

（柳明杰）

第七章 白细胞分化抗原和黏附分子

第一节 白细胞分化抗原

免疫应答有赖于免疫系统中细胞间的相互作用，包括细胞分泌的细胞因子及其他生物活性介质介导作用和细胞间的直接接触作用。细胞表面表达的功能分子是免疫细胞直接识别、作用的重要分子基础，包括黏附分子、受体、表面抗原等。

一、白细胞分化抗原的概念

（一）白细胞分化抗原的概念

白细胞分化抗原（human leukocyte differentiation antigen，HLDA）主要是指造血干细胞在分化成为不同谱系、各个细胞谱系分化为不同阶段，以及成熟细胞分化过程中，表达或消失的细胞表面分子（表面标志）。白细胞分化抗原是在20世纪80年代研究淋巴细胞和髓样细胞等白细胞表面分子时进行的命名，实际上多种细胞如红细胞、血小板、血管内皮细胞、成纤维细胞、上皮细胞、神经内分泌细胞等都可以表达白细胞分化抗原。

白细胞分化抗原大多为跨膜糖蛋白，包含胞外区、跨膜区和胞质区；有些是以糖基磷脂酰基醇（glycosyl-phosphatidyl inositol，GPI）连接方式锚定在细胞膜上；少数白细胞分化抗原是碳水化合物。

根据白细胞分化抗原的胞膜外区结构特点，可分为不同家族或超家族，例如免疫球蛋白超家族（IgSF）、整合素家族、选择素家族、细胞因子受体家族、C型凝集素超家族、肿瘤坏死因子超家族（TNFSF）等。

（二）分化群的概念

在1982年召开的白细胞分化抗原国际研讨会上，为了对各个实验室通过杂交瘤和单克隆技术提纯的各个白细胞分化抗原的单克隆抗体（monoclonal antibodies，mAbs）进行更好的分类而提出了分化群（cluster of differentiation，CD）的概念。CD即是指某种白细胞分化抗原的一组单克隆抗体，不同的CD分子在后面缀以阿拉伯数字做以编号。许多情况下，CD既可以指单克隆抗体也可以指其相对应的抗原，所以在阅读教科书及文献时应注意区分。经过第九届白细胞抗原国际研讨会命名，目前人类白细胞分化抗原命名至CD363，大致划分为14个组（表7-1）。

表 7-1 人 CD 分组(2010 年)

分组	CD 分子(列举)
T 细胞	CD2、CD3、CD4、CD5、CD8、CD28、CD152(CTLA-4)、CD154(CD40L)、CD278(ICOS)
B 细胞	CD19、CD20、CD21、CD40、CD79a(Igα)、CD79b(Igβ)、CD80(B7-1)、CD86(B7-2)
髓样细胞	CD14、CD35(CR1)、CD64(FcγRⅠ)、CD284(TLR4)
血小板	CD36、CD41(整合素 αⅡb)、CD51(整合素 αv)、CD61(整合素 β3)、CD62P(P 选择素)
NK 细胞	CD16(FcγRⅢ)、CD56(NCAM-1)、CD94、CD158(KIR)、CD161、CD314(NKG2D)、CD335(NKp46)、CD337(NKp30)
非谱系	CD30、CD32(FcγRⅡ)、CD45RA、CD45RO、CD46(MCP)、CD55(DAF)、CD59、CD279(PD-1)、CD281-CD284(TLR1-TLR4)
黏附分子	CD11a-CD11c、CD15α(sLe^{x})、CD18(整合素 β2)、CD29(整合素 β1)、CD49a-CD49f、CD54(ICAM-1)、CD62E(E 选择素)、CD62L(L 选择素)
细胞因子/趋化因子受体	CD25(IL-2Rα)、CD95(Fas)、CD178(FasL)、CD183(CXCR3)、CD184(CXCR4)、CD195(CCR5)
内皮细胞	CD106(VCAM-1)、CD140、CD144(VE 钙黏蛋白)、CD309(VEGFR2)
碳水化合物结构	CD15u、CD60a-CD60c、CD75
树突状细胞	CD83、CD85(ILT/LIR)、CD206(甘露糖受体)、CD274-CD276
干细胞/祖细胞	CD34、CD117(SCF 受体)、CD133、CD243
基质细胞	CD331-CD334(FGFR1-FGFR4)
红细胞	CD233-CD242(多种血型抗原和血型糖蛋白)

二、白细胞分化抗原的功能

白细胞分化抗原按功能主要分为受体、协同刺激分子及黏附分子等,例如 T 细胞特异性识别抗原的受体(TCR)、B 细胞特异性识别抗原的受体(BCR)、固有免疫细胞表面的模式识别受体、细胞因子受体、补体受体、IgFc 受体及 NK 细胞某些受体等;CD40L、CD40、CD80、CD86 等协同刺激分子;淋巴细胞功能相关抗原-1(LFA-1)、细胞间的黏附分子(ICAM)等黏附分子。它们主要参与抗原识别、调理吞噬、ADCC、免疫黏附、促进造血细胞活化、增殖、分化等作用(表 7-2,图 7-1,图 7-2)。

表 7-2 与免疫功能相关的 CD 分子举例

表面分子种类	主要分布细胞	CD 分子及其参与的功能
细胞受体		
T 细胞受体(TCR)复合物及其辅助受体	T 细胞	CD3 参与 TCR 识别抗原后的信号转导,CD4 和 CD8 是 TCR 的共受体,并参与 TCR 信号转导
B 细胞受体(BCR)复合物及其辅助受体	B 细胞	CD97a 和 CD79b 参与 BCR 识别抗原后的信号转导,CD19/CD21/CD81 复合物是 BCR 的共受体,参与信号转导
NK 细胞受体	NK 细胞	CD94、CD158 ~ CD161、CD226、CD314(NKG2D)和 CD335 ~ CD337(NCR1 ~ NCR3)等,调节 NK 细胞杀伤活性,参与信号转导

续表

表面分子种类	主要分布细胞	CD 分子及其参与的功能
补体受体(CR)	吞噬细胞	CD35、CD21、CD11b/CD18、CD11c/CD18(分别为CR1～CR4)参与调理吞噬、活化免疫细胞
IgFc 受体(FcR)	吞噬细胞、DC、NK 细胞、B 细胞、肥大细胞	CD64、CD32 和 CD16 均为 IgGFc 受体;CD89 为 IgAFc 受体;FcεRⅠ和 CD23 均为 IgEFc 受体。参与调理吞噬、ADCC 和超敏反应
细胞因子受体	广泛	IL 受体、CSF 受体、TNF 超家族受体、趋化因子受体等,介导细胞因子刺激后信号转导,参与造血及细胞活化、生长、分化及趋化
模式识别受体(PRR)	吞噬细胞、DC	CD281～CD291(TLR-1～TLR11),参与固有免疫,感应危险信号
死亡受体	广泛	CD121a(TNFRⅠ)、CD95(Fas)等,分别结合 TNF 和 FasL,诱导细胞凋亡
黏附分子		
共刺激分子	T 细胞、B 细胞、APC	T 细胞(CD40L)-B 细胞(CD40),T 细胞(CD28、CTLA4)-APC(CD80、CD86),参与 T 细胞活化和 T-B 细胞间协作
归巢受体和地址素	白细胞、内皮细胞	白细胞(LFA-1 即 CD11a/CD18)-内皮细胞(ICAM-1/CD54),初始 T 细胞(L-选择素)-高内皮微静脉(CD34 等),参与淋巴细胞再循环和炎症

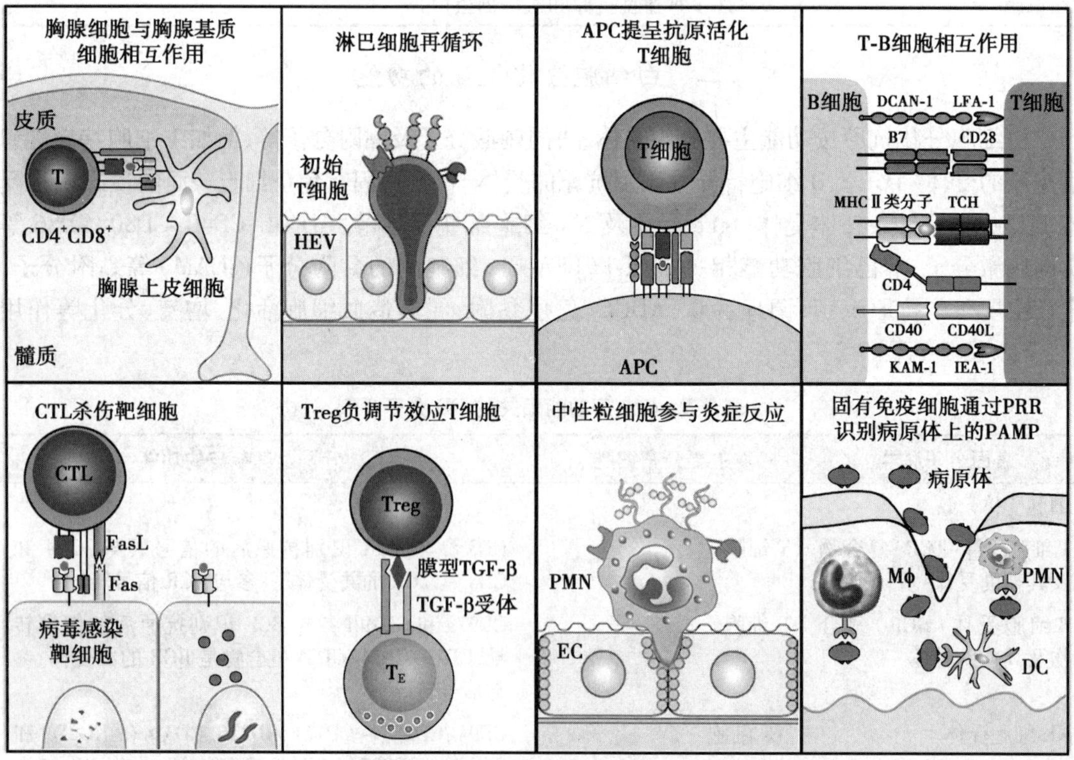

图 7-1 免疫细胞膜分子参与免疫系统中常见细胞间相互作用

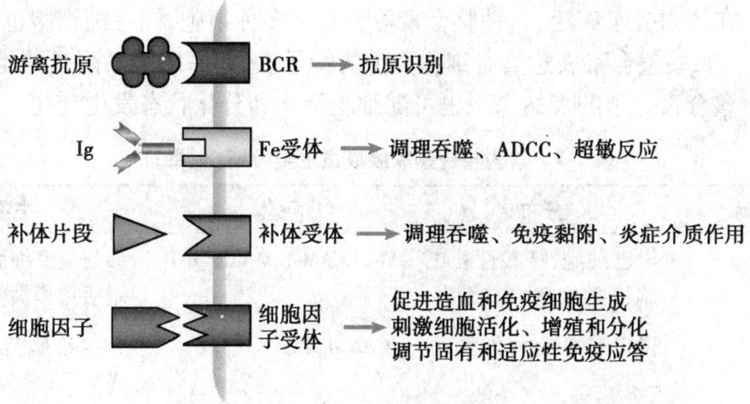

图 7-2 免疫系统中常见可溶性生物活性介质与相应受体的结合

第二节 黏 附 分 子

细胞黏附分子(cell adhesion molecule, CAM)是介导细胞间或细胞与细胞外基质(extra cellularmatrix, ECM)间相互接触和结合的细胞表面分子。黏附分子以受体-配体形式发挥作用,促进细胞的识别、活化、信号转导、增殖、分化、伸展、移动等,在免疫应答、炎症发生、创伤愈合、血栓形成、肿瘤转移等生理及病理过程中发挥重要作用。某些情况下,黏附分子从细胞表面脱落至体液中成为可溶性黏附分子(soluble adhesion molecule)。

一、黏附分子的种类和结构

黏附分子属于白细胞分化抗原,且大部分黏附分子已经有 CD 编号。黏附分子根据结构可分为整合素家族、选择素家族、免疫球蛋白超家族、钙黏素家族、黏蛋白家族等。

(一) 整合素家族

整合素家族(integrin family)主要介导细胞与细胞外基质的黏附,是促进细胞附着形成整体的膜表面分子。整合素家族可以促进细胞外基质向细胞内传递信号,影响细胞的形态、移动、甚至整个细胞周期的发展。

1. 整合素分子的基本结构 整合素家族都由 α、β 两个亚单位(α 链、β 链)以非共价键组成异源二聚体,且由 α、β 两条链共同构成配体识别位点(图 7-3)。

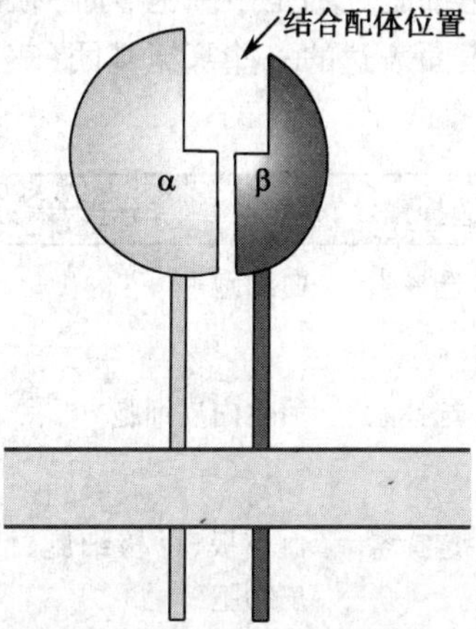

图 7-3 整合素分子的基本结构

2. 整合素家族的组成及功能 整合素家族有 8 种 β 亚单位和至少 18 种 α 亚单位。利用不同的 β 亚单位将整合素家族分为 8 个组(β1 ~ β8 组)。大部分 α 链结合一种 β 链,也可以结合 2 种或 2 种以上的 β 链。同一种 α 链和 β 链组合可以结合多种配体,不同的 α 链和 β 链组合有可能结合同一种配体,例如 α5β1 既可以结合纤连蛋白(fibronectin, FN),也可以结合精氨酸-甘氨酸-天冬氨酸肽(arginine-glycine-asparticacid, RGD)。α4β1 也可以结合 FN,但不能结合 RGD。

整合素分子在体内分布广泛，一种整合素可分布于多种细胞，同一种细胞也往往表达多种整合素(表7-3)。某些整合素表达具有细胞类型的特异性，如白细胞黏附受体组(β2 组)主要分布于白细胞。整合素分子的表达水平也可随细胞活化和分化状态发生变化。

表 7-3 某些整合素家族成员主要特征(列举)

组成	名称	分布	配体	主要功能
$\alpha4\beta1$	VLA-4	淋巴细胞、嗜酸性粒细胞、胸腺细胞、单核细胞	FN、VCAM-1、MAdCAM-1	参与免疫细胞黏附，为 T 细胞活化提供协同刺激信号
$\alpha1\beta2$	LFA-1	淋巴细胞、髓样细胞	ICAM-1,2,3	为 T 细胞活化提供协同刺激信号，参与淋巴细胞再循环和炎症
$\alpha_M\beta_2$	Mac-1(CR3)	髓样细胞、淋巴细胞	iC3b、Fg、ICAM-1	参与免疫细胞黏附、炎症和调理吞噬
$\alpha_{IIb}\beta_3$	gpⅡbⅢa	血小板、内皮细胞、巨核细胞	Fg、FN、vWF、TSP	血小板活化和凝集

注：Fg(fibrinogen)：血纤蛋白原；FN(fibronectin)：纤连蛋白；iC3b：灭活 C3b 片段；ICAM-1(2,3)(intercellular adhesion molecule-1,2,3)：细胞间黏附分子-1(2,3)；LFA-1(lymphocyte function associated antigen-1)：淋巴细胞功能相关抗原 1；MAdCAM-1(mucosal addressin cell adhesion molecule 1)：黏膜地址素细胞黏附分子 1；TSP(thrombospondin)：血小板反应蛋白；VCAM-1(vascular cell adhesion molecule-1)：血管细胞黏附分子-1；VLA(very late antigen)：迟现抗原；vWF(von Willebrand factor)：威勒布兰德因子

(二) 选择素家族

选择素家族(selectin family)促进白细胞与内皮细胞的黏附、炎症发生以及淋巴细胞归巢的细胞表面黏附分子，有 L-选择素、P-选择素和 E-选择素三个成员。

1. 选择素分子的基本结构　选择素均为跨膜分子，家族各成员胞膜外区氨基端结构十分相似，都由 C 型凝结素样(CL)结构域、表皮生长因子(EGF)样结构域和补体调节蛋白(CCP)结构域组成。其中 CL 结构域可以结合某些碳水化合物，是选择素结合配体部位。选择素胞浆区与细胞骨架相连(图 7-4)。

2. 选择素家族的组成及功能　选择素家族中 L-选择素、P-选择素和 E-选择素最初发现的表达细胞分别是白细胞、血小板和血管内皮细胞，故此得名。选择素主要结合白细胞和内皮细胞表面表达的一些寡糖基团(表 7-4)。

表 7-4 选择素的分布、配体和功能

选择素	分布	配体	功能
L-选择素	白细胞	CD34、GlyCAM-1、MAdCAM-1	白细胞与内皮细胞黏附，参与炎症、淋巴细胞归巢
E-选择素	活化内皮细胞	CD15s(sLe^x)、CLA、PSGL-1、ESL-1	白细胞与内皮细胞黏附，参与炎症
P-选择素	血小板、巨核细胞、活化内皮细胞	CD15s(sLe^x)、CD15、PSGL-1	白细胞与内皮细胞黏附，参与炎症

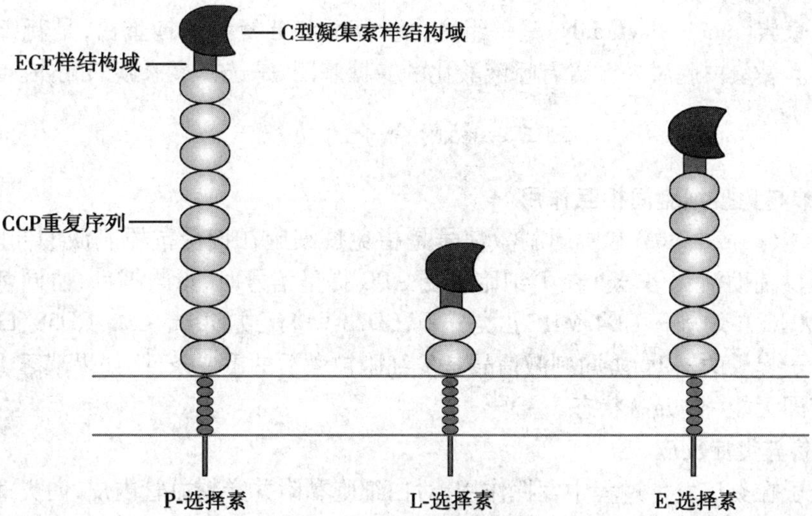

图 7-4 选择素分子结构

(1) L-选择素:L-选择素(CD62L)主要功能是介导淋巴细胞归巢,其配体包括糖基化依赖的细胞黏附分子-1(glycosylation-dependent cell adhesion molecule-1,GlyCAM-1)、MadCAM-1 和 CD34。在白细胞趋化过程中,L-选择素介导白细胞沿血管内皮表面滚动。

(2) E-选择素:E-选择素(CD62E)分布于内皮细胞表面,天然配体是白细胞表达的含有唾液酸和岩藻糖碳水化合物残基的蛋白质,如唾液酸化的路易斯寡糖 x(sialyl-Lewisx,sLex)。在炎症发生早期几个小时内 E-选择素介导白细胞与内皮细胞的黏附,并参与 T 细胞的归巢。E-选择素也可以选择性的募集记忆性 T 细胞到达皮肤。

(3) P-选择素:P-选择素(CD62P)的配体包括 P-选择素糖蛋白配体-1(P-selecting glycoprotein ligand-1,PSGL-1)。当内皮细胞受到组胺、凝血酶和细胞因子如 IFN-γ、TNF-α、IL-1 等的刺激时,P-选择素表达增加。在炎症早期,P-选择素可以介导中性粒细胞在内皮细胞上滚动,并增强白细胞的趋化作用。

(三) 免疫球蛋白超家族

属于免疫球蛋白超家族(immunoglobulin superfamily,IgSF)的黏附分子是 Ca^{2+}-非依赖性跨膜蛋白。该家族成员种类繁多,分布广泛、功能多样,主要参与淋巴细胞对抗原的识别,免疫细胞间的相互作用,并参与细胞的信号转导。属于免疫球蛋白超家族的黏附分子包括淋巴细胞功能相关的抗原(leukocyte function associated antigen,LFA)、细胞间的黏附分子(intercellular adhesion molecule,ICAM)、血管细胞黏附分子(vascular cell adhesion molecule,VCAM)、血小板内皮细胞黏附分子(platelet-endothelial cell adhesion molecule,PECAM)、黏膜地址素细胞黏附分子(mucosal vascular addressin cell adhesion molecule,MAdCAM)等。具体内容将在相应的章节有详细介绍。

(四) 钙黏素家族

钙黏素(cadherin)是一组 Ca^{2+} 依赖性跨膜黏附分子,参与建立和维持细胞间的连接,对维持成熟个体组织结构及其功能的完整性有重要作用。钙黏素包括 E-钙黏素、N-钙黏素、P-钙黏素、R-钙黏素、B-钙黏素等。钙黏素结构上为同源二聚体,其配体为与自身相同的钙黏素分子。钙黏素集中分布于细胞间的连接处。

(五) 黏蛋白家族

黏蛋白家族(mucin-likefamily)是一组富含丝氨酸和苏氨酸的糖蛋白,是新归类的一类细胞黏附分子。黏蛋白胞膜外区含有唾液酸化的寡糖基团,是选择素家族的配体。

二、黏附分子的功能

(一) 参与免疫细胞间相互作用

辅助受体(co-receptor)和协同刺激信号是指免疫细胞在接受抗原刺激的同时,还必须有辅助受体提供辅助活化信号。在T细胞接受APC提呈信号时,参与辅助、协同刺激的黏附分子有:CD8-MHC Ⅰ类分子、CD4-MHC Ⅱ类分子、CD28-CD80或CD86、CD2-CD58、LFA-1-ICAM-1等。黏附分子提供的辅助、协同刺激信号是T细胞被激活的重要条件,如果缺乏T细胞会处于免疫无应答即无能(anergy)状态。

(二) 参与炎症反应

黏附分子在炎症发生过程中发挥作用,对白细胞黏附并穿越血管内皮,向炎症部位渗出尤为重要。在炎症发生的初期,趋化因子诱导免疫细胞向炎症发生的部位移动,并促进内皮细胞表达选择素,选择素可以促进免疫细胞在血管内皮表面滚动,并利用整合素使免疫细胞与血管内皮紧密黏附,最终免疫细胞穿出血管内皮到达炎症发生部位(图7-5)。

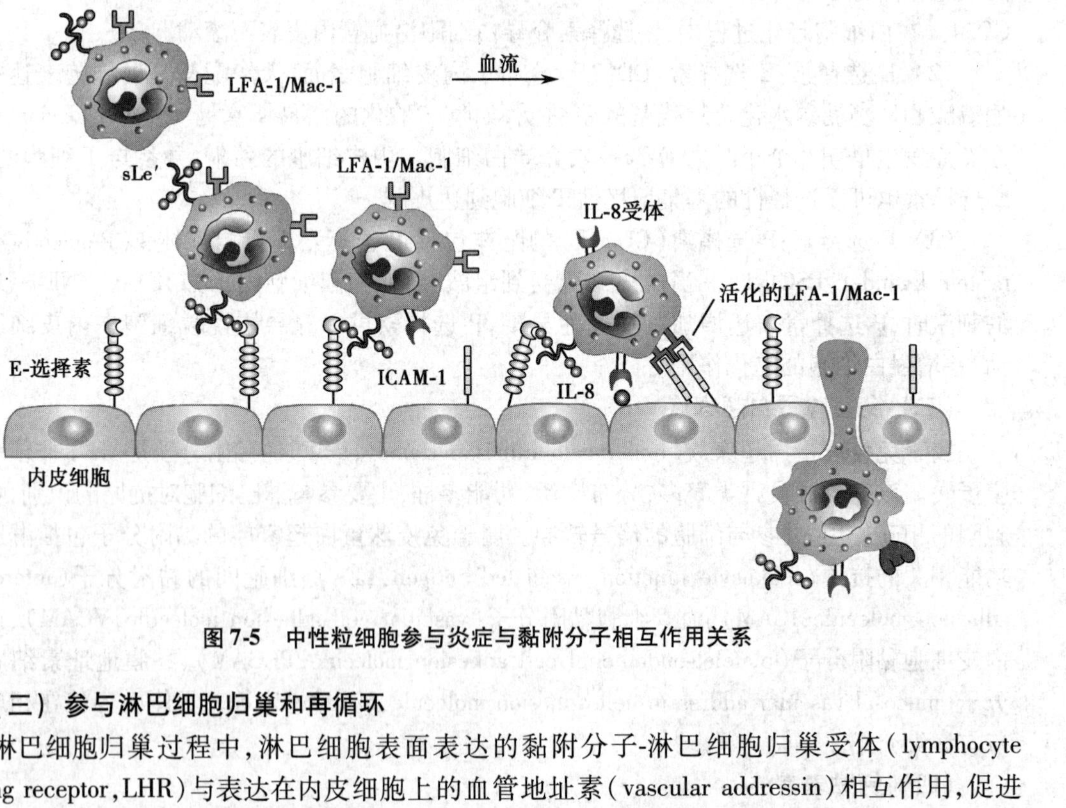

图7-5 中性粒细胞参与炎症与黏附分子相互作用关系

(三) 参与淋巴细胞归巢和再循环

淋巴细胞归巢过程中,淋巴细胞表面表达的黏附分子-淋巴细胞归巢受体(lymphocyte homing receptor,LHR)与表达在内皮细胞上的血管地址素(vascular addressin)相互作用,促进淋巴细胞的定向迁移。在淋巴细胞再循环过程中,初始的T细胞与黏附并穿越高内皮微静脉(HEV)时,黏附分子也发挥重要作用(图7-6)。

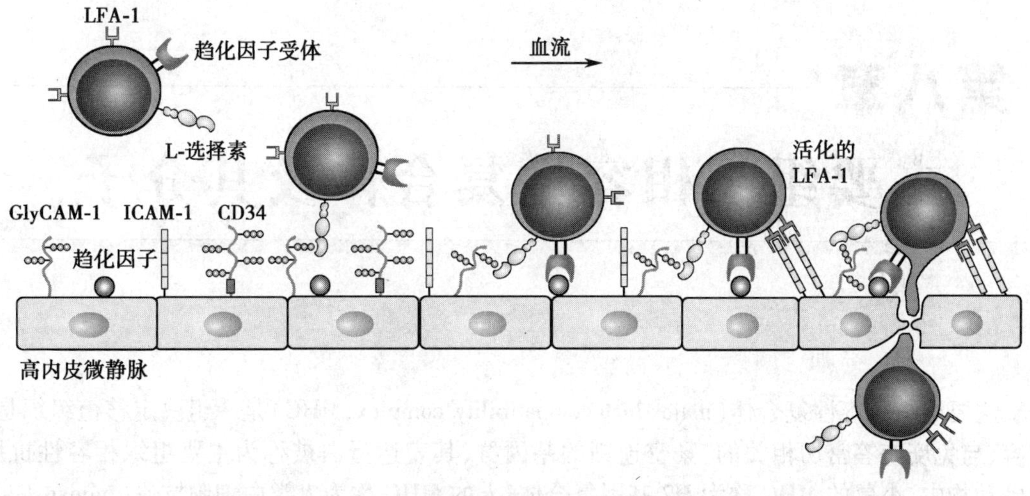

图 7-6　初始 T 细胞进入淋巴结与黏附分子相互作用的关系

第三节　白细胞分化抗原、黏附分子及单克隆抗体的临床应用

白细胞分化抗原、黏附分子及单克隆抗体在临床免疫中已经得到广泛的应用(表 7-5)。

表 7-5　与疾病发病机制、诊断、预防和治疗中相关的膜表面分子及抗体举例

分子	临床应用
CD4	CD4 分子是 HIV 的主要受体,$CD4^+$T 细胞绝对值的减少可以作为 HIV 感染的诊断依据
CD18	CD18 缺陷导致 LFA-1、Mac-1 等整合素功能不全,引起白细胞黏附缺陷症(leukocyte adhesion deficiency,LAD)
CD3、CD25 单克隆抗体	防治移植排斥反应
CD20 单克隆抗体	治疗来源于 B 细胞的非霍奇金淋巴瘤(non-Hodgkin lymphoma,NHL)

小　　结

黏附分子和白细胞分化抗原是重要的免疫细胞表面功能分子。黏附分子根据其结构特征可分为整合素家族、选择素家族、免疫球蛋白超家族、钙黏蛋白家族、黏蛋白家族,广泛参与免疫识别及应答、炎症发生、淋巴细胞归巢等生理及病理过程。白细胞分化抗原多以 CD 命名。白细胞分化抗原及单克隆抗体已在基础及临床医学中广泛应用。

问题与思考

1. 简述白细胞分化抗原、CD 分子及黏附分子的基本概念。
2. 简述黏附分子的分类及组要功能。

(柳明杰)

第八章

主要组织相容性复合体及其分子

主要组织相容性复合体(major histocompatibility complex,MHC)是一组决定移植组织是否相容、与免疫应答密切相关的、紧密连锁的基因群,其表达蛋白被称为主要组织相容性抗原。哺乳动物中,小鼠的 MHC 称为 H2 基因复合体,人的 MHC 称为人类白细胞抗原(human leukocyte antigen,HLA)基因复合体,其编码产物为 HLA 分子。

第一节 MHC 的基因结构和遗传特点

MHC 位于人或动物的某对染色体的特定区域,结构复杂,具有多基因性和多态性。多基因性是指 MHC 是由多个紧密连锁的基因群构成,编码产物具有相同或相似的功能。组成 MHC 的各种基因包括Ⅰ类、Ⅱ类基因和传统的Ⅲ类基因。经典的Ⅰ类、Ⅱ类基因具有丰富的多态性,表达蛋白具有抗原提呈功能,参与 T 细胞的激活和分化;传统的Ⅲ类基因和近年来新确认的多种基因是免疫功能相关基因,不显示或仅显示有限的多态性,其表达蛋白多参与调控固有免疫应答。

一、MHC 的基因结构

人类 MHC 即 HLA 基因复合体,位于第 6 号染色体短臂 6p21.31,全长 3600kb,共有 224 个基因座位,其中 128 个功能性基因,96 个为假基因。

(一) 经典的Ⅰ类、Ⅱ类基因

经典的 HLAⅠ类基因又称作 HLAⅠa 基因,包括 B、C、A 三个基因座位(图 8-1),编码 HLAⅠ类分子异二聚体中的重链(α 链)。轻链由第 15 号染色体上的基因编码,称为 β_2微球蛋白($\beta_2$microglobulin,β_2m)。HLAⅡ类基因较 HLAⅠ类基因靠近着丝点,由 DP、DQ、DR 三个亚区构成,每个亚区包括 A 和 B 两种功能基因座位,分别编码 HLAⅡ类分子异二聚体中的 α 链和 β 链。MHC 基因座位包含多个外显子,分别编码 MHC 分子的胞外区、跨膜区和胞质区(图 8-2)。

(二) 免疫功能相关基因

免疫功能相关基因(immune function-related genes)不显示或仅显示有限的多态性,分布于 HLA 复合体的Ⅰ类和Ⅱ类基因区内及Ⅲ类基因区。免疫功能相关基因表达产物一般不参与抗原肽的识别,但某些参与抗原的加工及提呈过程,或在固有免疫和免疫调节中发挥作用。

1. 非经典的Ⅰ类基因　非经典的Ⅰ类基因称为 HLAⅠb 基因包括 HLA-E、HLA-F、HLA-G 等。

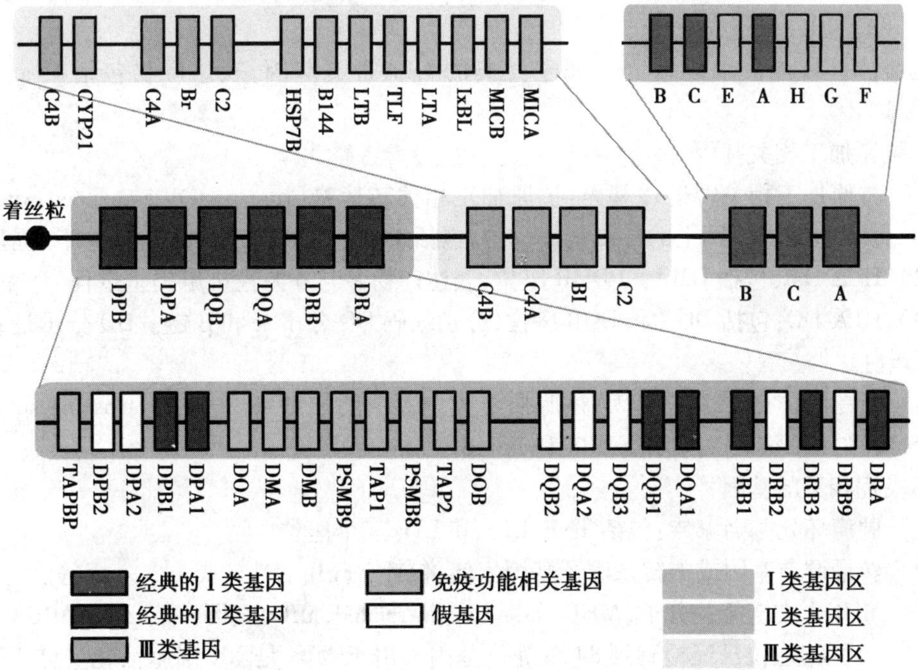

图 8-1　位于人 6 号短臂的 HLA 基因结构示意图

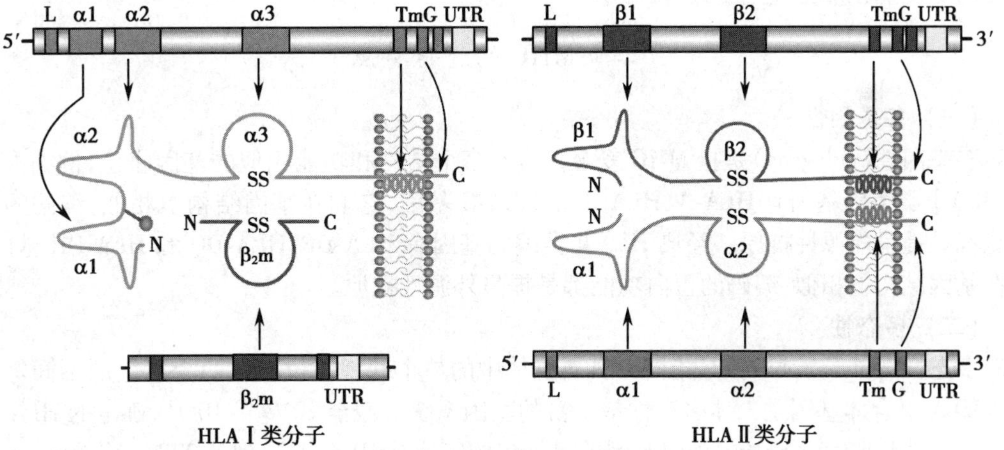

图 8-2　经典的 HLA Ⅰ类、Ⅱ类编码基因及其表达分子关系示意图

（1）HLA-E：HLA-E 分子表达于各种组织细胞，其表达受 IFN-γ 浓度的影响，在羊膜和滋养层细胞表面高表达，一般细胞表面低表达。HLA-E 分子相当保守，当重链和 β_2m 结合后稳定表达于细胞表面。目前为止 HLA-E 已经检出 11 种等位基因。HLA-E 分子抗原结合槽具有高度疏水性，可结合经典的 HLA Ⅰ类分子和 HLA-G 分子的信号肽，抗原提呈过程与 HLA Ⅰ类分子的提呈一致。HLA-E 的受体是 NK 细胞及 CTL 细胞表面的 CD94/NKG2，属于 C 凝集素受体家族。HLA-E 可能参与抑制 NK 及 CTL 细胞的杀伤作用。

（2）HLA-G：HLA-G 基因结构与经典的 HLA-A2 高度同源，目前发现有 23 个等位基因。其表达分子由重链和 β_2m 组成。HLA-G 在母胎界面绒毛外滋养层细胞表达，高表达于胸腺和角膜，在母胎耐受中发挥作用。HLA-G 主要发挥免疫抑制作用，其受体属于杀伤细胞免疫球蛋白样受体（KIR）家族成员。

2. 血清补体成分编码基因　属于经典的 HLA Ⅲ类基因，表达产物包括 C4a、C4b、Bf、C2 等。

3. 抗原加工相关基因

（1）抗原加工相关转运物基因：抗原加工相关转运物（transporters associated with antigen processing，TAP）是内质网上的异二聚体分子，包括 TAP1 和 TAP2，参与内源性抗原提呈过程。

（2）HLA-DM：包括 DMA 和 DMB 座位，表达产物参与外源性抗原提呈过程。

（3）HLA-DO：包括 DOA 和 DOB 座位，分别编码 DO 分子 α 和 β 链。DO 分子是 HLA-DM 的调节蛋白。

（4）蛋白酶体 β 亚单位基因：是胞质溶胶中蛋白酶体 β 亚单位（proteasome subunit beta type，PSMB）的编码基因，包括 PSMB8 和 PSMB9。

4. 炎症相关的基因

（1）肿瘤坏死基因家族：包括 TNF、LTA 和 LTB 三个座位。

（2）转录调节基因或类转录因子基因家族：包括 NFκB 活性的类 IκB 基因等。

（3）MHC Ⅰ类链相关分子（MHC class Ⅰ chain-related，MIC）基因家族：包括 MICA 和 MICB 基因，其中 MICA 座位已经检测到 84 个等位基因。由于 MIC 是 NK 细胞活化受体 NKG2D 的配体，提示 MIC 分子具有重要生物学功能。

（4）热休克蛋白基因家族：包括 HSP70 基因，其产物参与炎症和应激反应，并作为分子伴侣在内源性抗原加工提呈中发挥作用。

二、MHC 的遗传特点

（一）多基因性

多基因性（polygeny）是指 MHC 复合体具有多个结构和功能相似的基因座位，例如人的经典 HLA Ⅰ类编码基因有 HLA-A、HLA-B 和 HLA-C 基因，它们在基因结构上相似，编码的蛋白功能都是提呈内源性抗原。经典 HLA Ⅱ类编码基因有 HLA-DP、HLA-DQ 和 HLA-DR 基因，它们在基因结构上相似，编码的蛋白功能都是提呈外源性抗原。

（二）多态性

多态性（polymorphism）是指同一种属群体中的单个基因座位存在两个以上的不同等位基因。HLA 复合体基因是人体多态性最丰富的基因系统。截至 2012 年 10 月，确定的 HLA 等位基因总数达到 8712 个，其中等位基因数量最多的座位是 HLA-B，达到了 2789 个（表 8-1）。

表 8-1　多态性的 HLA 基因座位及已获得正式命名的等位基因数（2012 年 10 月）

	经典Ⅰ类基因			经典的Ⅱ类基因						免疫功能相关基因				其他*	合计
	A	B	C	DRB1	DRB3	DQA1	DQB1	DPA1	DPB1	E	G	MICA	MICB		
基因数	2132	2798	1672	1196	58	49	179	36	158	11	50	84	40	242	8712

* 包括 DRB4 ~ DRB9、DOA/DOB、DMA/DMB、TAP1/TAP2，以及 C2/C4A/C4B/Bf 等。

（三）共显性

共显性（co-dominant）是指同源染色体上的等位基因均为显性基因。HLA 编码基因的共显性使得经典的Ⅰ类、Ⅱ类基因产物一般可以达到 12 种。（图 8-3）

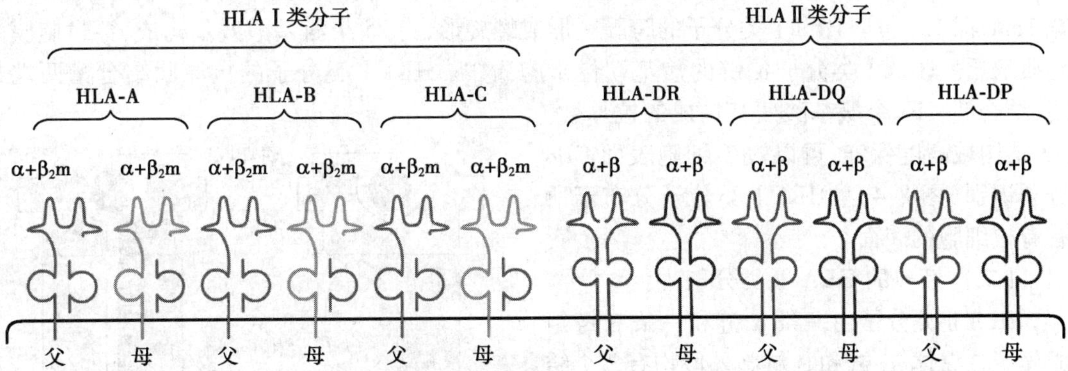

图 8-3　细胞表面共显性表达的 12 种经典的 HLA Ⅰ类、Ⅱ类分子

（四）单体型遗传

单体型（haplotype）是指同一染色体上紧密连锁的 MHC 等位基因的组合。人类每个个体的两个 HLA 单体型分别来自父母，即亲代与子代必然只有一个单体型相同。同胞间两个单体型完全相同的概率为 25%，完全不同概率为 25%，一个单体型相同的概率为 50%。

（五）连锁不平衡

连锁不平衡（linkage disequilibrium）是指两个或两个以上基因座位的等位基因同时出现的一条染色体上的几率高于随机出现的频率。例如北方汉族人群中等位基因 DRB1*0901 和 DQB1*0701 同时出现在一条染色体上的概率应是其出现频率的乘积，即 0.034，然而实际两者同时出现的频率是 11.3%，即实际值是理论值的 3.3 倍。连锁不平衡现象的原因和意义还有待进一步考究。

第二节　HLA 分子结构、分布及与抗原肽的相互作用

一、HLA 分子结构和分布

HLA Ⅰ类分子和 HLA Ⅱ类分子的结构、功能及其在组织中的分布各有特点（表 8-2）。

表 8-2　经典的 HLA 抗原的结构、组织分布和功能特点

HLA 抗原类别	分子结构	肽结合结构域	表达特点	组织分布	功能
Ⅰ类（A、B、C）	α 链 45kD（β_2m12kD）	α1+α2	共显性	所有有核细胞表面	识别和提呈内源性抗原肽，与辅助受体 CD8 结合，对 CTL 的识别起限制作用
Ⅱ类（DP、DQ、DR）	α 链 35kD β 链 28kD	α1+β1	共显性	APC、活化的 T 细胞	识别和提呈外源性抗原肽，与辅助受体 CD4 结合，对 Th 的识别起限制作用

（一）经典的 HLA Ⅰ类分子

HLA Ⅰ类分子由一条 α 链和一条 β_2m 组成，α 链胞外段有 3 个结构域（α1、α2、α3），远膜

端的α1、α2结构域构成了抗原肽结合槽，由两个α螺旋和一个β片层结构构成，长约2.5nm、宽1nm、深1.1nm。HLA Ⅰ类分子的跨膜区形成螺旋形，由25个氨基酸残基构成，穿过胞膜的脂质双层。HLA Ⅰ类分子α链的羧基端位于胞质中。HLA Ⅰ类分子的抗原肽结合槽两端封闭，结合8～10个氨基酸残基构成的抗原肽。

A3结构域高度保守，可以被T细胞表面CD8分子识别(图8-4)。HLA Ⅰ类分子分布于所有有核细胞的表面。

(二) 经典的HLA Ⅱ类分子

HLA Ⅱ类分子由一条α链和一条β链组成异源二聚体，α链和β链胞外段均有2个结构域(α1、α2；β1、β2)，远膜端的α1、β1结构域构成了抗原肽结合槽。HLA Ⅱ类分子的抗原肽结合槽两端开放，一般结合13～17个氨基酸残基的抗原肽，也可结合更长的抗原肽。β2结构域可以被T细胞表面CD4分子识别(图8-4)。HLA Ⅱ类分子主要表达于专职的抗原提呈细胞表面，包括巨噬细胞、树突状细胞、B细胞。胸腺上皮细胞和活化的T细胞等亦可表达HLA Ⅱ类分子。

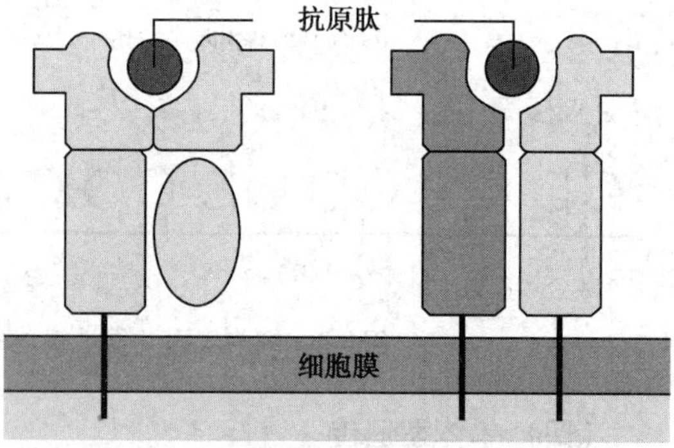

图8-4 HLA的抗原肽结合槽结合抗原肽形成HLA-抗原肽复合物
(左为HLA Ⅰ类分子，右为HLA Ⅱ类分子)

二、HLA分子与抗原肽的相互作用

HLA分子能够结合抗原肽形成MHC-抗原肽复合物供TCR识别。一般情况下HLA Ⅰ类分子提呈内源性抗原肽，HLA Ⅱ类分子提呈外源性抗原肽。在提呈过程中T细胞利用其表面的CD8及CD4分子分别识别提呈细胞表面的HLA Ⅰ类分子、HLA Ⅱ类分子。

HLA分子的抗原肽结合槽与抗原肽互补结合，其中有两个或两个以上与抗原肽结合的关键部位，称为锚定位(anchor position)(图8-5)。该位置上的抗原肽与HLA分子结合的氨基酸残基被称为锚定残基(anchor residue)(图8-6)。

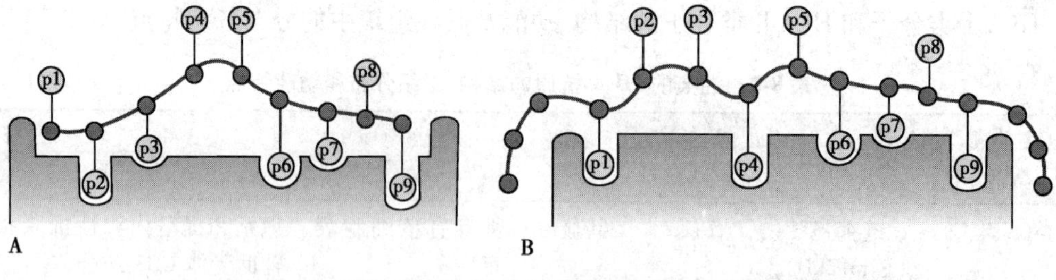

图8-5 抗原肽与HLA Ⅰ、HLA Ⅱ的结合及相应的锚定位

HLA抗原肽结合槽与抗原肽的结合并非高度专一，同一种HLA分子可以结合不同种类的抗原肽，这种性质被称作HLA的包容性，即一种类型的HLA分子可以识别一群带有特定共用基序的肽段。HLA的包容性使有限种类的HLA分子可以提呈形形色色的抗原肽。此外HLA的多态性决定非亲个体间具有不同种类的HLA分子，不同种类的HLA分子可以通过对同一抗原的不同表位的提呈，实现不同HLA分子提呈同一抗原的过程。

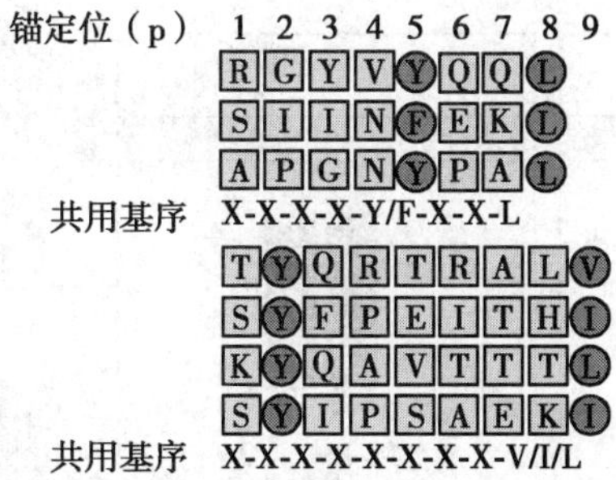

图 8-6　两种不同的 HLA Ⅰ类等位基因分子以不同的锚定位

与抗原肽的锚定残基结合并显示不同的共用基序

知识拓展

实验表明与 MHCⅠ类分子结合的抗原肽都具有一个羧基末端锚定残基，这些锚定残基一般为疏水末端（如亮氨酸、异亮氨酸）。而氨基端的锚定残基多为第二或第三个序列的氨基酸（如图 8-6）。X-ray 晶体分析抗原肽与其 MHCⅠ类分子复合物发现，抗原肽上的锚定残基稳定的被“包埋”在 MHCⅠ类分子的抗原肽结合位点。结合在 MHCⅠ分子上的抗原肽，在锚定残基之间形成了离开 MHCⅠ类分子结合槽的拱形结构，锚定残基之间的氨基酸数量越多，其拱形结构越明显，其越容易与 T 细胞结合以便识别。

第三节　HLA 分子的功能

（一）作为抗原提呈分子参与适应性免疫应答

经典的 MHCⅠ、MHCⅡ类分子通过提呈抗原肽而激活 T 细胞，参与适应性免疫应答。

1. MHC 限制性（MHC restriction）　是指在进行抗原提呈时，T 细胞通过 TCR 识别 MHC 提呈的抗原肽，同时通过 CD4 或 CD8 分子识别自身的 MHC 分子（CD8 识别 MHCⅠ类分子、CD4 分子识别 MHCⅡ类分子），这种双重识别称作 MHC 限制性，是抗原肽信号传递、激活 T 细胞的必要条件（图 8-7）。

2. 参与 T 细胞在胸腺中的发育　未成熟 T 细胞在胸腺内的发育过程中，通过基因重排形成高度多样性的 TCR，由于这种基因重排是随机发生的，会出现不符合规格的 T 细胞。利用阳性选择，不能识别自身 MHC 分子或亲和力过高的 T 细胞会被淘汰。利用阴性选择，能与 MHC-自身抗原高度结合的 T 细胞也会被淘汰。从而实现 MHC 的限制性及自身抗原耐受性。

3. 决定疾病易感性的个体差异　某些人群中的特定疾病发生情况与 HLA 等位基因的种类相关。与 HLA 的基因种类相关的疾病包括某些自身免疫病、病毒感染疾病、补体系统紊乱、过敏反应等。

4. 参与构成种群基因结构的异质性　鉴于 MHC 具有多态性，同一种属的非亲个体可能利用不同的 MHC 分子对同一抗原的不同抗原表位进行提呈，从而激活了不同种类的 T 细胞（TCR 不同）克隆，势必产生不同强度的免疫应答，产生疾病易感性的差异。

（二）作为调节分子参与固有免疫应答

HLA 中的免疫功能相关基因参与固有免疫应答的调控。

1. HLA 的Ⅲ类基因为补体成分编码，参与对病原体的杀伤、炎症反应及调理作用等，与免疫疾病的发生有关。

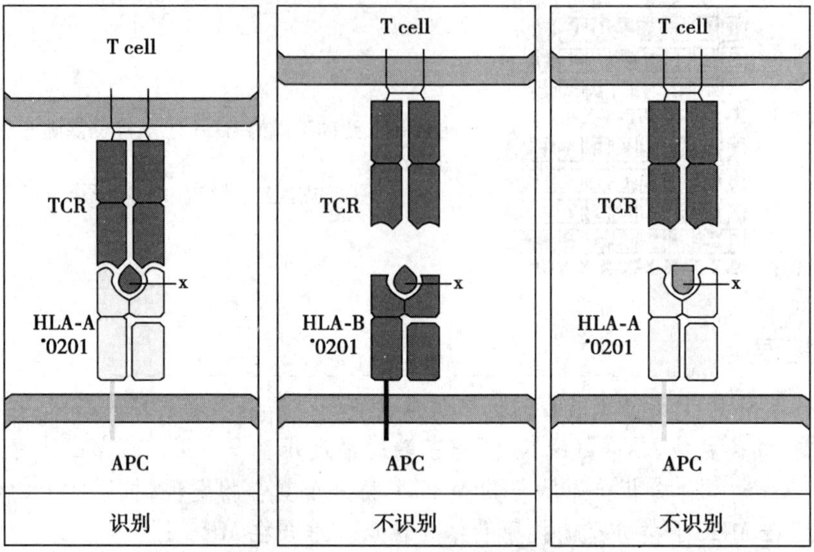

图 8-7 抗原提呈细胞表达 MHC 提呈抗原肽供 T 细胞识别

2. 非经典的 HLA Ⅰ与 MICA 基因产物作为配体，以不同亲和力结合激活性和抑制性受体，调节 NK 细胞和部分杀伤细胞的活性。

3. 炎症相关基因参与启动和调节炎症反应，并在应激反应中发挥作用。

第四节 HLA 与临床医学

（一）HLA 与器官移植

同种异体间的器官移植成功与否，取决于供、受体之间的组织相容性。组织相容性很大程度上取决于 HLA 的差异。利用供受体分别作 HLA 分型和交叉配型（cross-matching）试验，可以一定程度的减少器官移植中排斥反应的发生。经过积累大量的临床实践经验，移植术前进行 HLA 配型已成为寻找适宜供者的主要依据。造血干细胞或脐带血捐赠资料库的建立、PCR 技术的普及、计算机网络化等都大大提高了合适供者的筛选成功率。此外，测定血清中可溶性 HLA 分子的含量也有助于监测移植排斥危象。

（二）HLA 分子的异常表达和临床疾病

1. HLA Ⅰ类分子表达异常　HLA Ⅰ类分子对 $CD8^+$CTL 应答杀伤具有重要作用。恶变细胞表面的 HLA Ⅰ类分子表达往往减弱或缺失，$CD8^+$CTL 因不能发挥有效杀伤作用，而造成肿瘤逃逸。

2. HLA Ⅱ类分子的表达异常　某些情况下，不表达 HLA Ⅱ类分子的细胞诱导性表达 HLA Ⅱ分子，从而可能将自身抗原提呈给免疫细胞，造成自身免疫病。如突眼性甲状腺肿中的甲状腺上皮细胞、胰岛素依赖性糖尿病中的胰岛素 β 细胞、乳糜泻中的肠道细胞、萎缩性胃炎中的胃壁细胞等。HLA Ⅱ类分子异常表达的机制尚不明了，可能和它们促进免疫细胞的过度活化有关。

（三）HLA 和疾病的关联

带有某些特定 HLA 等位基因或单体型的个体易患某一种疾病（阳性关联）或对该疾病有

较强的抵抗力(阴性关联)皆称为 HLA 和疾病关联。这一关联可以通过对患者群和健康人群做 HLA 分型后用统计法加以评判。迄今为止,与 HLA 关联的疾病高达 500 多种(表 8-3)。例如强直性脊柱炎(AS)患者人群中 HLA-B27 抗原阳性率高达 58% ~97%,而健康人群中仅为 1% ~8%,由此确定 HLA-B27 和 AS 属于阳性关联。换言之,带有 B27 阳性个体较阴性个体患 AS 的风险要高 55 ~376 倍。

表 8-3 和 HLA 关联的一些自身免疫病

疾病	HLA 抗原	相对风险率
强直性脊柱炎	B27	55 ~376
急性前葡萄膜炎	B27	10.0
肾小球性肾炎咯血综合征	DR2	15.9
多发性硬化症	DR2	4.8
乳糜泻	DR3	10.8
突眼性甲状腺肿	DR3	3.7
系统性红斑狼疮	DR3	5.8
胰岛素依赖性糖尿病	DR3/DR4	25.0
类风湿性关节炎	DR4	4.2
寻常天疱疹	DR4	14.4
淋巴瘤性甲状腺肿	DR5	3.2

PBL:男,27 岁。因腰骶部疼痛反复发作一年余。病史:一年前无明显诱因出现腰骶部疼痛,以晨起前为甚,起床活动后症状减轻或消失。近六周前上述症状加重,并出现双膝关节肿痛,活动受限,夜间翻身困难,晨僵明显,持续时间大于 1 小时。实验室检查:HLA-B27 阳性,ESR 36mm/h,RF(-)。骶髂关节 CT 片符合骶髂关节炎(Ⅱ级)改变。诊断:强直性脊柱炎。问题与讨论:B27 阳性与强直性脊柱炎的关系? B27 基因(阳性)是否对强直性脊柱炎的早期诊断具有意义?

(四) HLA 与亲子鉴定和法医学

HLA 具有多基因性和多态性,并符合单体型遗传。两个无亲缘关系的个体,所有 HLA 基因型别相同的几率几乎为零,因此 HLA 最能代表个体特异性并伴随个体终身稳定的遗传标志。法医学通过 HLA 基因型或表型检测进行个体识别,同时因其单倍型遗传特征,也是亲子鉴定的重要手段。

小 结

MHC 是一组决定移植组织是否相容并与免疫应答密切相关的紧密连锁的基因群。人类的主要组织相容性抗原称作 HLA。MHC 包括经典的Ⅰ、Ⅱ类基因和免疫相关基因两大类。MHC 复合体具有多基因性、多态性、共显性、单体型遗传和连锁不平衡等遗传特征。经典的Ⅰ、Ⅱ类分子在分子结构、分布及抗原提呈上各有特点,是适应性免疫应答过程中的重要分子。非经典的 MHC 分子主要参与并调节固有免疫应答。HLA 在器官移植、疾病诊断、亲子鉴定等方面都具有重要的临床意义。

问题与思考

1. 比较 HLA Ⅰ类、HLA Ⅱ类分子在结构、组织分布和与抗原肽相互作用等方面的特点。
2. 阐述 MHC 分子在临床上的重要意义。
3. 试述 MHC 复合体的遗传特征。

（柳明杰）

第九章

固有免疫细胞

固有免疫细胞是机体固有免疫(非特异性免疫)的一个重要组成部分,是生物体在长期种系进化过程中形成的一系列免疫效应细胞。主要包括吞噬细胞、树突状细胞、NK 细胞、肥大细胞、嗜碱性粒细胞、嗜酸性粒细胞以及固有样淋巴细胞(NKT 细胞、γδT 细胞、B1 细胞)等。

第一节 吞噬细胞

吞噬细胞(phagocyte)是一类具有吞噬杀伤功能的细胞,主要包括中性粒细胞(neutrophil)和单核吞噬细胞系统(mononuclear phagocyte system,MPS)两类。

一、中性粒细胞

中性粒细胞属于小吞噬细胞,来源于骨髓髓系造血干细胞,是血液中数目最多的白细胞,约占外周血白细胞总数的 50%~70%。其特点是寿命短(约 2~3 天存活期)、更新快(每分钟约产生 1×10^7 个)、数量多。其细胞核呈杆状或 2~5 分叶状;胞质中含两种颗粒:较大的初级颗粒,即溶酶体颗粒,内含髓过氧化物酶、酸性磷酸酶和溶菌酶等;较小的次级颗粒,内含碱性磷酸酶、溶菌酶、防御素、杀菌渗透增强蛋白和乳铁蛋白等。中性粒细胞具有很强的趋化作用和吞噬功能,病原体在局部引发感染时,它们可迅速穿越血管内皮细胞进入感染部位,对入侵的病原体发挥吞噬杀伤和清除作用。中性粒细胞表面表达 IgG Fc 受体和补体受体,也可通过调理作用或 ADCC 作用促进和增强中性粒细胞的吞噬、杀菌作用。

二、单核吞噬细胞系统

单核吞噬细胞系统包括血液中的单核细胞(monocyte,Mon)和各种组织器官中的巨噬细胞(macrophage,MΦ)。单核细胞由骨髓粒-巨噬细胞系造血祖细胞发育分化而成,约占血液中白细胞总数的 3%~8%。体积较淋巴细胞略大,胞质富含溶酶体颗粒,其内含过氧化物酶、酸性磷酸酶和溶菌酶等多种酶类物质。单核细胞在血液中短暂停留,进入组织器官分化为巨噬细胞。成熟单核巨噬细胞高表达 CD14 分子,被认为是较为特异的表面标志,主要用于细胞表型的鉴定。单核/巨噬细胞对玻璃和塑料表面有很强黏附能力,借此在体外培养时可将其与淋巴细胞分离。

巨噬细胞由定居和游走两类细胞组成:定居巨噬细胞广泛分布于全身各处,因所处部位不同其形态和名称各异,如肝脏中的库普弗细胞(Kupffer cell)、中枢神经系统中的小胶质细胞、骨组织中的破骨细胞;游走巨噬细胞广泛分布于结缔组织中,寿命较长,胞质内富含溶酶体颗粒及其相关的酶类物质,具有很强的吞噬、杀菌、清除凋亡细胞等异物的能力。巨噬细胞不仅执行固有免疫的效应功能,也在适应性免疫应答的各阶段发挥作用。巨噬细胞表面表达多种受体,通过识别并结合相应配体参与免疫应答。

(一)模式识别受体(pattern-recognition receptors,PRR)

病原微生物(尤其是原核生物)表面存在一些人体宿主所不存在,但可为许多相关微生物所共享、结构恒定、进化保守的分子结构,称之为病原体相关分子模式(pathogen-associated molecular patterns,PAMPs)。PAMPs 多为多糖、多核苷酸等,如革兰氏阴性菌表面的脂多糖(LPS)、革兰氏阳性菌表面的肽聚糖、来源于病毒的双股 RNA 等。病原体相关分子模式对机体而言是外源性危险信号,而由各种原因导致体内组织细胞损伤或坏死及某些激活的免疫细胞所产生的某些物质,如热休克蛋白(HSP)、高迁移率组蛋白 B1 等则为内源性危险信号。这些物质也能激活免疫细胞产生免疫效应,导致组织细胞损伤,称之为损伤相关的分子模式(damage associated molecular patterns,DAMPs)。

固有免疫细胞表面存在可识别 PAMPs 或 DAMPs 的受体,称之为模式识别受体,是指存在于吞噬细胞和树突状细胞等多种免疫细胞膜表面、胞内器室膜上和血清中的一类能够直接识别病原体及其产物或宿主凋亡细胞和衰老损伤细胞表面某些共有特定分子结构的受体。此类受体较少多样性,主要包括甘露糖受体、清道夫受体和 Toll 样受体。另外,血清中还存在分泌型模式识别受体(secretory PRR,sPRR),主要包括甘露聚糖结合凝集素(MBL)和 C-反应蛋白(C-reactive protein,CRP)等急性期蛋白。

1. 甘露糖受体(mannose receptor,MR) 能与广泛表达于细菌、真菌(如分枝杆菌、克雷伯菌、卡氏肺孢菌、酵母菌等)细胞壁糖蛋白和糖脂分子末端的甘露糖和岩藻糖残基结合,介导吞噬或胞吞作用。

2. 清道夫受体(scavenger receptor,SR) 可识别 G^-菌脂多糖(LPS)、G^+菌磷壁酸、衰老损伤细胞表面乙酰化低密度脂蛋白和作为凋亡细胞重要标志的磷脂酰丝氨酸,从而参与对某些病原体、衰老红细胞和凋亡细胞的清除。

3. Toll 样受体(Toll like receptor, TLR) 人 TLR 家族包括 11 个成员,可分为两类,即表达于细胞膜上的 TLR1、2、4、5、6 和表达于胞内器室如内体/溶酶体膜上的 TLR3、7、8、9。前者主要识别病原微生物表面某些共有特定的分子结构,如 G^+菌的肽聚糖、磷壁酸和 G^-菌的鞭毛蛋白等;后者主要识别胞质中病毒双/单链 RNA(ds/ssRNA)和胞质中细菌或病毒非甲基化 CpGDNA。TLR 介导的信号传导可导致固有免疫细胞活化,产生两方面效应,一是表达和分泌多种促炎症细胞因子,如肿瘤坏死因子(TNF-α)、IL-12、IL-6 等。这些细胞因子可诱导炎症发生,促进抗原提呈,促进 Th 细胞发生 Th1 或 Th2 的格局变化;二是可诱导共刺激分子(co-stimulatory molecule)表达,启动特异性免疫应答产生。表达于巨噬细胞表面的 TLR 主要包括 TLR2 和 TLR4。主要的 PRR 及 PAMP 见表 9-1。

表 9-1 模式识别受体及其识别的病原体相关模式分子

模式识别受体(PRR)	病原体相关模式分子(PAMP)
膜型 PRR	
甘露糖受体(MR)	细菌甘露糖、岩藻糖
清道夫受体(SR)	G^+菌磷壁酸、G^-菌脂多糖(LPS)
TLR2/TLR6 和 TLR2/TLR1	G^+菌肽聚糖(PGN)、磷壁酸(LTA),细菌和支原体的脂蛋白、脂肽,酵母菌的酵母多糖
TLR4 与 CD14(LPS 受体)	G^-菌脂多糖(LPS)、热休克蛋白(HSP)
TLR5	G^-菌的鞭毛蛋白
TLR3(胞内器室膜上)	病毒双链 RNA(dsRNA)
TLR7/TLR8(胞内器室膜上)	病毒或非病毒性单链 RNA(ssRNA)
TLR9(胞内器室膜上)	细菌或病毒非甲基化 CpGDNA
分泌型 PRR	
甘露糖结合凝集素(MBL)	病原体表面的甘露糖、岩藻糖和 N-乙酰葡萄糖胺残基
C 反应蛋白(CRP)	细菌胞壁磷酰胆碱
脂多糖结合蛋白(LBP)	G^-菌脂多糖(LPS)

知识拓展

TLRs 是进化上高度保守的胚系编码的Ⅰ型跨膜蛋白,可分为胞外区、跨膜区和胞内区三部分。胞外区是由富含亮氨酸的重复序列(leucine-rich repeats,LRRs)组成,跨膜区是富含半胱氨酸的结构域,胞内区含有与 Toll 及 IL-1R 同源的 TIR 结构域(Toll/IL-1receptor homologous region,TIR),是起始下游信号转导的核心元件。该结构域与细胞内含有 TIR 结构域的接头蛋白分子的相互作用,募集信号分子,将特异性的刺激信号传递到细胞核,调节基因的表达。TLRs 主要以同源或异源二聚体形式发挥作用,例如,TLR2 与 TLR1 或 TLR6 相互作用形成异源二聚体,其他 TLRs 主要形成同源二聚体。因 TLR 家族成员结构的差异,识别 PAMPs 不同,导致信号传导途径的不同,所以其生物学效应不完全相同。

(二) 调理性受体

巨噬细胞表面参与调理作用的受体主要包括 IgG Fc 受体(FcγR)和补体受体(C3bR/C4bR)。

1. IgG Fc 受体　IgG 抗体通过其 Fab 段与病原体表面抗原表位特异性结合,通过其 Fc 段与巨噬细胞表面 IgG Fc 受体结合,可介导产生促进吞噬的作用。

2. 补体受体　附着于病原体等抗原性物质表面的 C3b、C4b,通过与巨噬细胞表面 C3bR/C4bR 结合,可产生促进巨噬细胞吞噬的作用。

(三) 细胞因子受体

巨噬细胞表达多种与其趋化和活化相关的细胞因子受体,如单核细胞趋化蛋白-1 受体(MCP-1R)和巨噬细胞炎症蛋白-1α/β 受体(MIP-1α/βR)等趋化因子受体,在相应趋化因子作用下,可募集至感染或炎症部位。巨噬细胞表达 IFN-γ、M-CSF、GM-CSF 等细胞因子受体,通过与相应细胞因子结合而活化巨噬细胞,使其吞噬杀菌和分泌功能显著增强,有效发挥抗感染免疫作用。

(四) 其他免疫相关分子

巨噬细胞属专职抗原提呈细胞,细胞表面表达参与提呈抗原和协同刺激 T 细胞活化的分子,包括 MHC Ⅰ/Ⅱ类分子和 B7 分子等。静息的巨噬细胞表达微量 MHC Ⅱ类分子和 B7 分子,摄取病原体活化后此两种分子呈高水平表达,提呈抗原肽给 T 细胞,并提供 T 细胞活化所需的第二信号刺激。此外巨噬细胞还表达激素、神经肽、多糖、糖蛋白、脂蛋白等受体,参与巨噬细胞的识别、吞噬、活化和生物学效应。

第二节 树突状细胞

树突状细胞(dendritic cell,DC)广泛分布于全身组织和脏器,血液中数量较少,约为人外周血单个核细胞的1%,因具有许多分枝状突起而得名。DC 是目前所知的机体内功能最强的专职抗原提呈细胞,可有效地刺激 T 淋巴细胞和 B 淋巴细胞的活化,从而将固有免疫和适应性免疫有机联系起来。未成熟 DC 高表达 IgG Fc 受体、C3b 受体、甘露糖受体和某些 TLR,低表达 MHC Ⅰ/Ⅱ类分子,其摄取、加工处理抗原能力强,而提呈抗原激发免疫应答能力弱。成熟 DC 高表达 MHC Ⅰ/Ⅱ类分子,CD80/86、CD40、ICAM-1 等共刺激分子和 CD1α、CD83 分子,其摄取、加工处理抗原能力弱,而提呈抗原、启动免疫应答能力强。DC 是唯一能诱导初始 T 细胞活化的抗原提呈细胞,是适应性免疫应答的始动者。有关 DC 的详细内容见第十二章。

第三节 自然杀伤细胞

自然杀伤(natural killer,NK)细胞来源于骨髓淋巴系造血干细胞,其分化、发育依赖于骨髓或胸腺微环境,主要分布于骨髓、外周血、肝脏、脾、肺脏和淋巴结。NK 细胞是不同于 T、B 淋巴细胞的第三类淋巴细胞,不表达特异性抗原识别受体。人 NK 细胞特异性表达 CD16、CD56 分子,目前将具有 TCR^-、mIg^-、$CD56^+$、$CD16^+$ 表型的淋巴样细胞鉴定为人 NK 细胞;NK1.1 和 Ly49 是小鼠 NK 细胞表面特征性标志。NK 细胞无需抗原预先致敏,即可直接杀伤肿瘤细胞、病毒或寄生菌感染的靶细胞,并且杀伤作用不受 MHC 限制,故在机体抗肿瘤、早期抗病毒或胞内寄生菌感染的免疫应答中起重要作用。参与 NK 细胞识别的受体包括多种。

一、NK 细胞杀伤活化受体和杀伤抑制受体

NK 细胞表面具有两类功能截然相反的受体:一类受体与靶细胞表面相应配体结合后,可激发 NK 细胞产生杀伤作用,称为杀伤细胞活化受体;另一类受体与靶细胞表面相应配体结合后,可抑制 NK 细胞产生杀伤作用,称为杀伤细胞抑制受体。按照 NK 细胞受体所识别的配体性质不同,又可分为识别 MHC Ⅰ类分子的受体和识别非 MHC Ⅰ类分子的受体。

(一) 识别 MHC Ⅰ类分子的活化或抑制性受体

NK 细胞表达多种以经典/非经典 MHC Ⅰ类分子为配体的受体,包括杀伤细胞活化性受体和杀伤细胞抑制性受体。生理条件下,抑制性受体占主导地位,即抑制性受体识别自身组织细胞表面 MHC Ⅰ类分子后,可启动抑制性信号转导,而使活化性受体的功能受到抑制,表现为

NK 细胞不能杀伤自身正常组织细胞。病理情况下，如某些病毒感染细胞和肿瘤细胞表面 MHC Ⅰ类分子表达下降或缺失，抑制性受体因其无配体结合而丧失负调控作用，此时活化性受体即可发挥作用，导致 NK 细胞活化，对病毒感染靶细胞或肿瘤靶细胞产生杀伤作用。按照分子结构可将识别 MHC Ⅰ类分子的 NK 细胞受体分为以下两类。

1. 杀伤细胞免疫球蛋白样受体（killer immunoglobulin-like receptor，KIR）　KIR 是免疫球蛋白超家族成员，为跨膜糖蛋白，其胞外区含有 2 个或 3 个能与 MHC Ⅰ类分子结合的 Ig 样结构域（domain），据此可将 KIR 分为 KIR2D 和 KIR3D 两个亚类。两个亚类中，胞质区氨基酸序列较长的（longer）称为 KIR2DL 和 KIR3DL，其胞质区含免疫受体酪氨酸抑制基序（ITIM），可转导抑制信号，使 NK 细胞处于非活化状态；胞质区氨基酸序列较短的（shorter）称为 KIR2DS 和 KIR3DS，它们本身不具备信号转导功能，但可通过跨膜区带正电荷的氨基酸，与跨膜区带负电荷氨基酸、胞质区含免疫受体酪氨酸激活基序（ITAM）的 DAP12 同源二聚体分子非共价结合，而获得转导活化信号的功能，使 NK 细胞处于活化状态，表现为杀伤活化效应（图 9-1）。

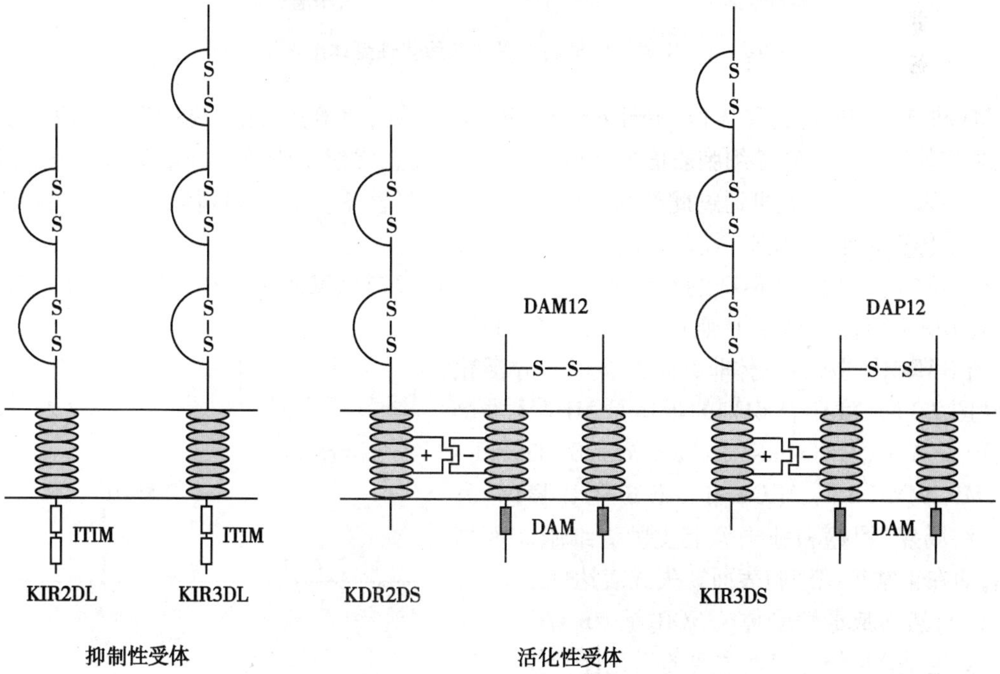

图 9-1　KIR 家族中抑制性受体和活化性受体结构示意图

2. 杀伤细胞凝集素样受体（killer lectin-like receptor，KLR）　KLR 是由 C 型凝集素家族成员 CD94 与不同 C 型凝集素 NKG2 家族成员，通过二硫键结合组成的异二聚体，包括抑制性受体 CD94/NKG2A 异二聚体和活化性受体 CD94/NKG2C 异二聚体。CD94 和 NKG2 胞外区均有能与 MHC Ⅰ类分子结合的结构域；CD94 胞质区短，无信号转导功能；NKG2A 胞质区较长，含 ITIM。NKG2C 胞质区氨基酸序列短小，与 CD94 组成的异二聚体（CD94/NKG2C）本身不具信号转导功能，但能与胞质区含 ITAM 的 DAP12 非共价结合而获得转导活化信号的功能（图 9-2）。

（二）识别非 MHC Ⅰ类分子配体的杀伤活化受体

NK 细胞表面还表达某些能够识别靶细胞表面非 MHC Ⅰ类分子的活化性受体，包括

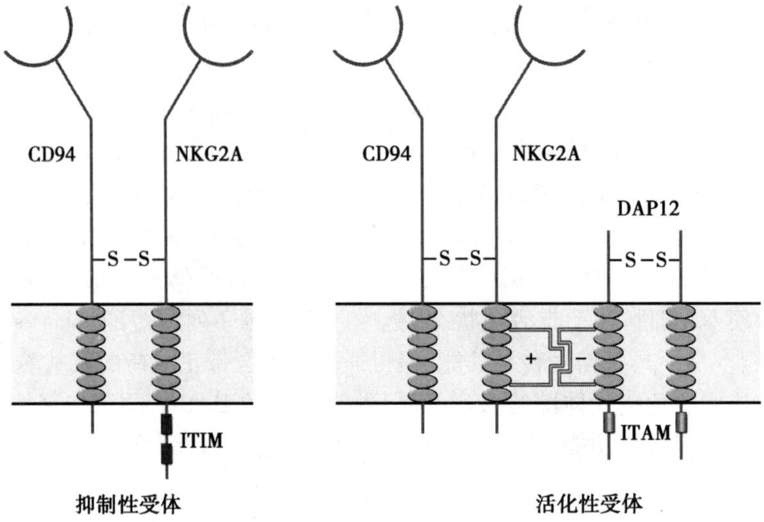

图 9-2 KLR 家族中抑制性受体和活化性受体结构示意图

NKG2D 和自然细胞毒性受体（natural cytotoxicity receptors，NCR）。此类受体识别的配体通常是在某些肿瘤和病毒感染细胞表面异常或高表达、而在正常组织细胞表面缺失或表达低下的膜分子。因此，NK 细胞可通过此类杀伤活化性受体选择性杀伤肿瘤和病毒感染的靶细胞，而不攻击杀伤正常组织细胞。

1. NKG2D 属于 NKG2 的 C 型凝集素家族成员，但与该家族中其他成员的同源性较低，也不与 CD94 结合。NKG2D 通过与胞质区含 ITAM 基序的 DAP-10 同源二聚体非共价结合而转导活化信号（图 9-3）。NKG2D 识别的配体是 MHC Ⅰ类链相关分子 A/B（MHC class Ⅰ chain-related molecules A/B，MICA/MICB）。MICA 和 MICB 在乳腺癌、卵巢癌、结肠癌、胃癌和肺癌等上皮肿瘤细胞表面高表达，而在正常组织细胞表面缺失或表达低下。

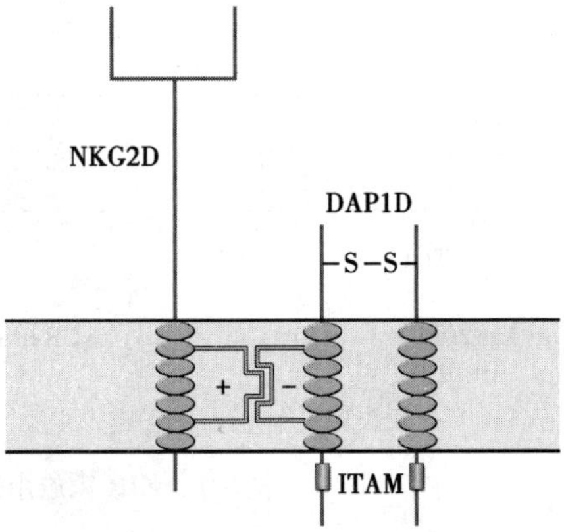

图 9-3 活化性受体 NKG2D 结构示意图

2. 自然细胞毒性受体 NCR 是 NK 细胞特有的标志，也是 NK 细胞表面主要的活化性受体，但其识别的配体目前还不十分清楚。NCR 包括 NKp46、NKp30 和 NKp44。NKp46 和 NKp30 可通过跨膜区带正电荷的氨基酸与跨膜区带负电荷氨基酸、胞质区含 ITAM 基序的 CD3ζζ 同源二聚体非共价结合而转导活化信号。NKp44 可与 DAP-12 非共价结合，通过其带有的 ITAM 基序转导活化信号。NKp44 仅表达于活化的 NK 细胞表面，是活化 NK 细胞的特异性标志。

二、其他调节性受体

NK 细胞活性受其表面多种调节性受体的调控，NK 细胞主要通过表面活化性受体和抑制性受体对“自身”与“非己”进行识别。此外，NK 细胞表面表达 IgG Fc 受体（FcγRⅢ），也可借助 ADCC 作用杀伤靶细胞。NK 细胞还表达多种与其趋化和活化相关的细胞因子受体，可被招募到肿瘤和病毒感染部位，被 IFN-α/β、IL-2、IL-12、IL-15 和 IL-18 等细胞因子激活，增强机体抗感染效应并参与免疫调节。

PBL：1982 年，Grimm 等首先报道外周血单个核细胞（PBMC）中加入 IL-2 体外培养 4～6 天，能诱导出一种非特异性的杀伤细胞，被称为 LAK 细胞（即淋巴因子激活的杀伤细胞），这类细胞可以杀伤多种对 CTL 不敏感的肿瘤细胞，LAK 细胞的前体细胞是 NK 细胞。应用 IL-2 与 LAK 协同治疗对转移性肾细胞癌、黑素瘤、结肠癌和非霍奇金淋巴瘤患者的疗效较显著。分析与讨论：应用 LAK 细胞在进行肿瘤治疗时是否会对机体自身正常细胞有损伤？如果没有，为什么 LAK 细胞能够杀伤肿瘤细胞，而不能杀伤正常组织细胞？

第四节 其他固有免疫细胞

一、肥大细胞和嗜碱性粒细胞

肥大细胞（mast cell）和嗜碱性粒细胞（basophil）均来源于骨髓髓系造血干细胞。嗜碱性粒细胞在骨髓内发育成熟，细胞呈圆形，形态较小。成熟细胞存在于血液中，仅占白细胞总数的 0.2%。肥大细胞形态呈多样性，主要分布于皮肤、呼吸道、胃肠道黏膜下结缔组织和血管壁周围组织中。两者胞质内均含有大量的胞质颗粒，包括组胺、白三烯、前列腺素 D2、肝素及蛋白水解酶等。其表面有模式识别受体（PRR）、过敏毒素 C3a/C5a 受体和高亲和力 IgE Fc 受体。通过与相应配体（如病原微生物或其产物所含的 PAMP、过敏毒素 C3a/C5a 和特异性 IgE）结合而被激活或处于致敏状态。活化的肥大细胞通过脱颗粒可释放或合成一系列炎性介质和促炎细胞因子引发炎症反应，从而在机体抗感染、抗肿瘤和免疫调节中发挥重要作用。变应原与致敏肥大细胞表面特异性 IgE 抗体结合，可通过介导高亲和力 IgE Fc 受体交联而使肥大细胞脱颗粒，引发Ⅰ型超敏反应。

二、嗜酸性粒细胞

嗜酸性粒细胞（eosinophil）来源于骨髓髓系造血干细胞，细胞呈圆形，占血液白细胞总数的 1%～3%，在血液中仅停留 6～8 小时，进入结缔组织可存活 8～12 天。主要分布于呼吸道、消化道和泌尿生殖道黏膜组织中。其胞浆内含粗大的嗜酸性颗粒，颗粒内含有多种酶类，如碱性蛋白、嗜酸性粒细胞阳离子蛋白、嗜酸性粒细胞过氧化物酶、芳基硫酸酯酶、血纤维蛋白溶酶、磷脂酶 D 和组胺酶等。嗜酸性粒细胞膜表面表达补体受体、嗜酸性粒细胞趋化因子（ECF-A）受体及低亲和性 IgE 受体。在超敏反应和某些寄生虫感染时，嗜酸性粒细胞会募集到炎症或感染部位，通过酶类物质的释放介导超敏反应或发挥杀虫效应。

三、固有样淋巴细胞

NKT 细胞、γδT 细胞和 B1 细胞是一类介于适应性免疫细胞和固有免疫细胞之间的固有样淋巴细胞（innate-like lymphocytes，ILLs）。此类细胞存在于某些特殊部位，其抗原识别受体（TCR 或 BCR）为有限多样性，可直接识别某些靶细胞或病原体所共有的特定表面分子，并在未经克隆扩增条件下，通过趋化募集、迅速活化发生应答，产生免疫效应。

（一）NKT 细胞

NKT 细胞（natural killer T cells）为表达 CD56（小鼠 NK1.1）和 TCR-CD3 复合受体的 T 细胞。此类细胞在胸腺或胚肝分化发育，主要分布于骨髓、肝脏和胸腺，在脾、淋巴结和外周血中也有少量存在。NKT 细胞绝大多数为 $CD4^-CD8^-$T 细胞，少数为 $CD4^+CD8^-$T 细胞。NKT 细胞的 TCR 类型有 αβ 和 γδ 两种，多为 TCRαβ 型，TCR 表达密度较低，且缺乏多样性，抗原识别谱窄，可识别 CD1 分子所提呈的磷脂和糖脂类抗原，且不受 MHC 限制。NKT 细胞表面还表达 IL-12 和 IFN-γ 等细胞因子受体，在相应抗原或细胞因子作用下可被激活产生免疫应答。

（二）γδT 细胞

γδT 细胞是 T 细胞中的一个小亚群，其 TCR 由 γ 和 δ 链组成，在胸腺中分化发育，主要分布于肠道、呼吸道及泌尿生殖道等黏膜和皮下组织，在外周血中仅占 $CD3^+$T 细胞的 0.5%～1%。γδT 细胞多数为 $CD4^-CD8^-$T 细胞，少数为 $CD4^-CD8^+$T 细胞。其 TCR 缺乏多样性，γδT 细胞直接识别靶抗原而不识别 MHC-肽复合物，无 MHC 限制性。γδT 细胞所识别的抗原种类有限，主要为感染细胞表达的热休克蛋白；感染细胞表面 CD1 分子提呈的糖脂或磷脂类抗原；某些肿瘤细胞表面的 MICA 和 MICB 分子；某些病毒蛋白或感染细胞表面的病毒蛋白；细菌裂解产物中的磷酸化抗原等。γδT 细胞具有黏膜抗感染、抗肿瘤和免疫调节作用。

（三）B1 细胞

B1 细胞即细胞表面表达 CD5 分子的 B 细胞，属于有自我更新能力的长寿 B 细胞。在个体发育过程中出现较早（胚胎期），其发育与胎肝密切相关，也可由成人骨髓产生。主要分布于胸膜腔、腹膜腔和肠道固有层中。B1 细胞的 BCR 缺乏多样性，可直接识别结合某些病原体或变性自身成分所共有的抗原表位分子，迅速活化产生应答。B1 细胞识别的抗原主要为某些细菌表面共有的多聚糖抗原，如细菌脂多糖、肺炎球菌荚膜多糖、葡聚糖和肠道菌群表面磷酰胆碱等，也可识别某些变性的自身抗原，如变性红细胞、变性 Ig、ssDNA 等。B1 细胞是天然 IgM 抗体的主要来源。B1 细胞在应答的过程中不产生 Ig 类别转换，不发生体细胞突变，无亲和力成熟，B1 细胞也没有免疫记忆，不需要 T 细胞的辅助。B1 细胞在机体早期抗感染免疫和维持自稳中具有重要作用。

小 结

固有免疫细胞是机体抵御病原生物入侵的重要防线，主要包括吞噬细胞、NK 细胞、树突状细胞以及固有样淋巴细胞等。吞噬细胞是机体抗感染免疫的主要效应细胞，表达模式识别等多种受体，在趋化因子作用下，可募集到感染部位，识别并吞噬杀伤病原体，产生抗感染免疫作用。树突状细胞是专职抗原提呈细胞，能诱导初始 T 细胞活化，启动适应性免疫应答。NK 细胞是执行固有免疫和免疫监视作用的效应细胞，在生理条件下对自身正常组织细胞不产生杀伤作用，当肿瘤和病毒感染细胞表面 MHC Ⅰ类分子表达降低或缺失时，NK 细胞通过杀伤活化受体活化，使 NK 细胞发挥杀伤作用。固有样淋巴细胞（NKT 细胞、γδT 细胞、B1 细胞）抗原识别受体缺乏多样性，识别抗原谱较窄，可直接识别结合肿瘤和病毒感染细胞表面某些特定分子或某些病原体表面共有特定成分而被激活，产生抗肿瘤、抗感染免疫作用。

问题与思考

1. 简述模式识别受体及其识别的配体。
2. NK 细胞为什么能够杀伤病毒感染的细胞和某些肿瘤细胞,而不能杀伤正常组织细胞?
3. 简述固有样淋巴细胞的组织分布及主要生物学功能。

（王光川）

第十章

适应性免疫细胞——B 淋巴细胞

B 淋巴细胞(B lymphocyte)简称 B 细胞,由哺乳动物骨髓或禽类法氏囊中的淋巴系造血干细胞分化发育而来。成熟 B 细胞主要定居于外周淋巴器官的淋巴小结内,外周血 B 细胞约占外周淋巴细胞总数的 10% ~20% 。B 细胞不仅能通过产生抗体发挥特异性体液免疫效应,同时也是重要的抗原提呈细胞,并参与免疫调节。

第一节 B 细胞的分化发育

B 细胞是在中枢免疫器官骨髓中发育成熟的。早期 B 细胞增殖分化与骨髓造血微环境密切相关。B 细胞在骨髓中的分化发育过程包括多样性 B 细胞受体(B cell receptor,BCR)的表达和 B 细胞自身免疫耐受的形成。

(一) BCR 的基因结构及其重排

B 细胞特征性的表面标志 BCR 是表达于 B 细胞表面的膜型免疫球蛋白(membrane immunoglobulin,mIg)。B 细胞通过 BCR 识别不同抗原表位而被激活,从而启动体液免疫应答。在 B 细胞的分化发育过程中,数量众多的 BCR 基因片段需要经过基因重排后才具有基因转录功能,以产生数量巨大、能识别特异性抗原的 BCR。

1. BCR 的胚系基因结构 Ig 轻链和重链基因位于不同的染色体上。人重链基因群位于第 14 号染色体长臂,由编码可变区的 V 基因片段(variable gene segment,VH)、D 基因片段(diversity gene segment,DH)和 J 基因片段(joining gene segment,JH)以及编码恒定区的 C 基因片段组成。人轻链基因群分为 κ 基因和 λ 基因,分别位于第 2 号染色体短臂和第 22 号染色体长臂。轻链 V 区基因只有 V、J 基因片段。

编码轻重链的每种基因都拥有多个基因片段,其中编码重链可变区的 VH、DH 和 JH 的基因片段数分别为 45、23 和 6 个;编码 κ 轻链可变区的 Vκ 和 Jκ 基因片段数分别为 40 和 5 个,编码 λ 轻链可变区的 Vλ 和 Jλ 基因片段数分别为 30 和 4 个;重链恒定区 C 基因片段有 9 个;Cκ 基因片段数只有 1 个,Cλ 基因片段数有 4 个(图 10-1)。

人 BCR 重链(H 链)和轻链(L 链)均由可变区基因和恒定区基因片段组成。

其中 H 链可变区基因由 V 基因片段(VH)、D 基因片段(DH)和 J 基因片段(JH)组成;而 L 链可变区基因由 Vκ 和 Jκ 或者 Vλ 和 Jλ 基因片段组成。

2. BCR 的基因重排及其机制 Ig 的胚系基因是以被分隔开的基因片段成簇存在的,首先通过基因重排形成 V-D-J(重链)或 V-J(轻链)连接后,再连接 C 基因片段,以编码完整的 Ig 多肽链,进一步加工、组装成有功能的 BCR。

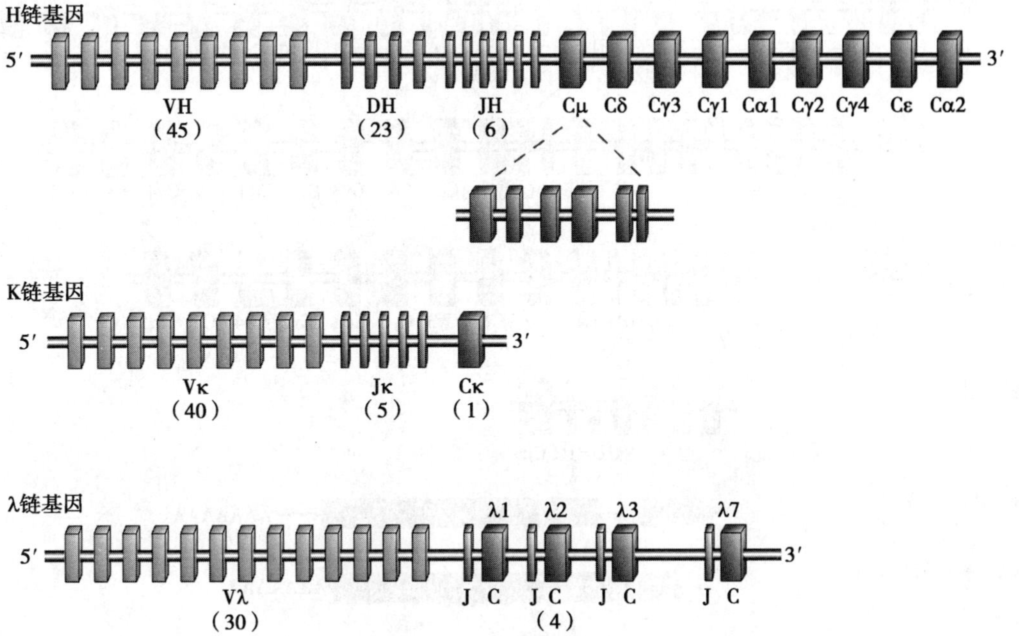

图 10-1　人 BCR 重链和轻链胚系基因结构示意图

可变区基因重排主要是通过重组酶的作用来实现的。重组酶可以从众多的 V(D)J 基因片段中各选择 1 个 V 片段,1 个 D 片段(轻链无 D 片段)和 1 个 J 片段重排在一起,形成 V(D)J 连接(图 10-2),最终表达为有功能的 BCR。Ig 胚系基因重排的发生具有明显的程序化,首先是重链可变区基因重排,随后是轻链重排。

3. 等位基因排斥(allelic exclusion)和同种型排斥(isotype exclusion)　一个 B 细胞克隆只表达一种 BCR,只分泌一种抗体。等位排斥是指 B 细胞中位于一对染色体上的轻链或重链基因,其中只有一条染色体上的基因得到表达,先重排成功的基因抑制了同源染色体上另一等位基因的重排。同种型排斥是指 κ 轻链和 λ 轻链之间的排斥,κ 轻链基因表达成功后将抑制 λ 轻链基因的重排。所以对于遗传上是杂合子的个体来说,保证 B 细胞克隆单一的特异性以及只表达一种 Ig 型的轻链,主要是通过等位基因排斥和同种型排斥的机制来实现的。

(二)抗原识别受体多样性产生的机制

抗原识别受体的多样性产生机制主要包括组合多样性、连接多样性、受体编辑和体细胞高频突变。

1. 组合多样性(combinational diversity)　抗原识别受体的胚系基因以众多的 V、D、J 片段成簇存在,当发生 V、(D)、J 基因片段重排时,只能分别在众多 V、(D)、J 基因片段中各取用 1 个,因而可产生众多 V 区基因片段组合。如人类 Ig 重链 V 区排列组合的种类可达 6000 种之多,Vκ 和 Vλ 的 V、J 基因片段的组合种类分别达 200 种和 120 种。

2. 连接多样性(junctional diversity)　指 Ig 基因片段之间的连接往往有插入、替换或缺失核苷酸的情况,从而产生新的序列。在 IgV 区基因重排过程中,V、(D)、J 基因片段的连接处可以丢失或加入数个核苷酸。如末端脱氧核苷酸转移酶能将数个核苷酸加到 V、D、J 基因片段重排中出现的 DNA 断端,从而显著增加 BCR 和 Ig 的多样性。

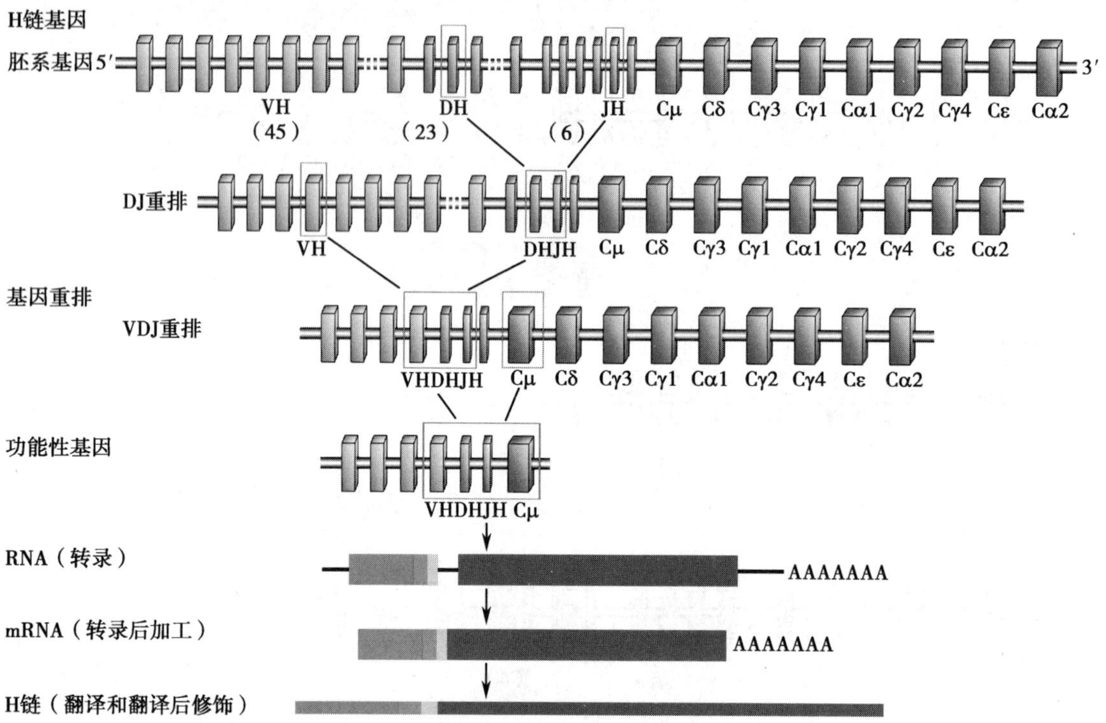

图 10-2 免疫球蛋白重链基因重排和表达示意图

重链胚系基因经过重排先形成 D-J 连接,然后发生 V-DJ 连接,编码功能性 V 区基因

3. 受体编辑(receptor editing) 指一些完成基因重排并成功表达 BCR(mIgM)的 B 细胞识别自身抗原后未被克隆清除,而是发生轻链 VJ 再次重排,合成新的轻链,替代自身反应性轻链,从而使 BCR 获得新的特异性。受体编辑使 BCR 的多样性进一步增加。

4. 体细胞高频突变(somatic hypermutation) 该突变是在已完成 Ig 基因重排的基础上,成熟 B 细胞在外周淋巴器官生发中心接受抗原刺激后发生。体细胞高频突变是发生于 Ig 可变区基因的点突变,它不仅能增加抗体的多样性,而且可导致抗体亲和力成熟。

(三) B 细胞在中枢免疫器官中的分化发育

B 细胞在骨髓中的发育经历了祖 B 细胞(pro-B cell)、前 B 细胞(pre-B cell)、未成熟 B 细胞(immature B cell)和成熟 B 细胞(mature B cell)等几个阶段。

重链基因重排发生在 pro-B,重链可变区基因 D-J 的连接发生在早期 pro-B,V-D-J 连接发生在晚期 pro-B,但此时没有 mIgM 的表达。pro-B 开始表达 Igα/Igβ 异源二聚体,是 B 细胞的重要标记。pre-B 的特征是表达前 B 细胞受体(pre-BCR)(图 10-3),pre-BCR 由 μ 链和替代轻链(包括 Vpre-B 和 λ5)组成,可抑制另一条重链基因的重排,促进 B 细胞的增殖。一旦有功能性轻链的表达,就可与 μ 链结合成完整的 IgM 分子出现在细胞表面,此 B 细胞称为未成熟 B 细胞。当其表面同时表达 mIgM 和 mIgD 时,则称为成熟 B 细胞。

B 细胞在骨髓的分化发育过程不受外来抗原影响,称为 B 细胞分化的抗原非依赖期。B 细胞在骨髓微环境诱导下发育为初始 B 细胞,离开骨髓,定居于外周淋巴器官,在那里接受外来抗原的刺激而活化、增殖,进一步分化成熟为浆细胞和记忆 B 细胞,此过程称为 B 细胞分化的抗原依赖期(图 10-4)。

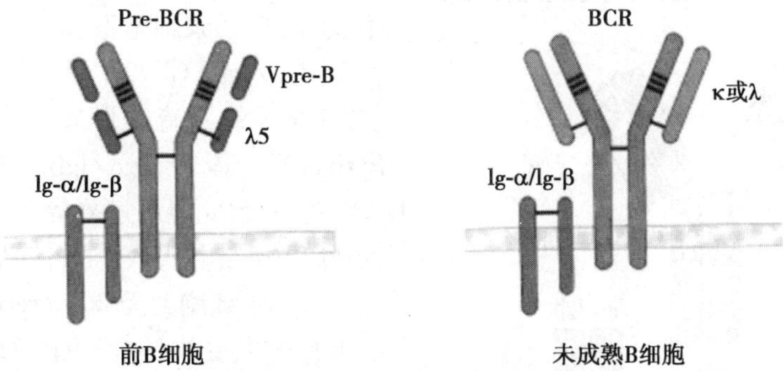

图 10-3　pre-BCR 与 BCR 结构示意图

前 B 细胞表面表达重链和替代轻链（由 Vpre-B 和 λ5 组成），未成熟 B 细胞表面表达完整的重链和轻链

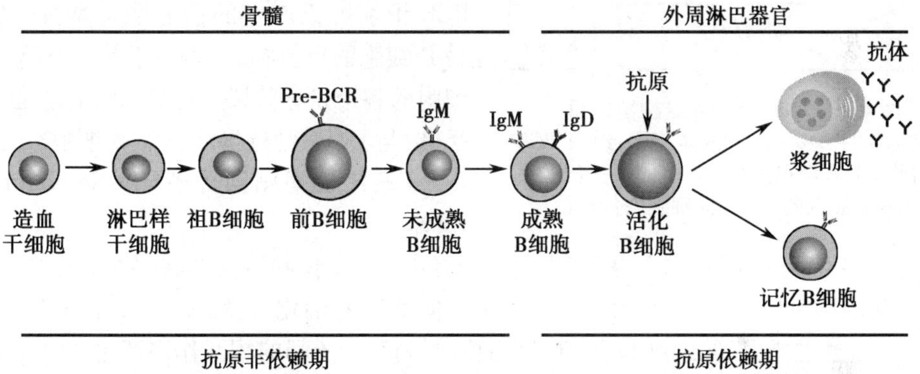

图 10-4　B 细胞的发育阶段

B 细胞在骨髓中的发育不依赖抗原，经历了祖 B 细胞、前 B 细胞、未成熟 B 细胞和成熟 B 细胞等阶段，成熟 B 细胞迁移到外周，在抗原的刺激下进一步分化成浆细胞和记忆 B 细胞

（四）B 细胞中枢免疫耐受的形成

B 细胞中枢免疫耐受形成的主要机制包括克隆清除（clone deletion）、受体编辑（receptor editing）和无能（anergy）。在骨髓中发育的未成熟 B 细胞通过上述的克隆清除、受体编辑和失能等机制形成了对自身抗原的中枢免疫耐受，成熟的 B 细胞到达外周淋巴组织后仅被外来抗原激活，发挥 B 细胞的适应性免疫应答。

第二节　B 细胞的表面分子及其作用

（一）B 细胞抗原受体复合物

B 细胞受体（B cell receptor，BCR）复合物是由膜型免疫球蛋白分子（mIg）和与其相连的 Igα/Igβ（CD72a/CD72b）异二聚体组成，mIg 结合抗原，Igα/Igβ 转导抗原刺激信号（图 10-5）。

1. 膜表面免疫球蛋白（mIg）　mIg 是 B 细胞特异性识别和结合抗原决定基的结构，但由于其胞质区很短，不能直接与细胞内的信号转导分子结合传导抗原刺激信号，还需要其他膜分子的辅助来完成 BCR 结合抗原后信号的传递。不同 B 细胞克隆 mIg 的 V 区序列不同，识别抗

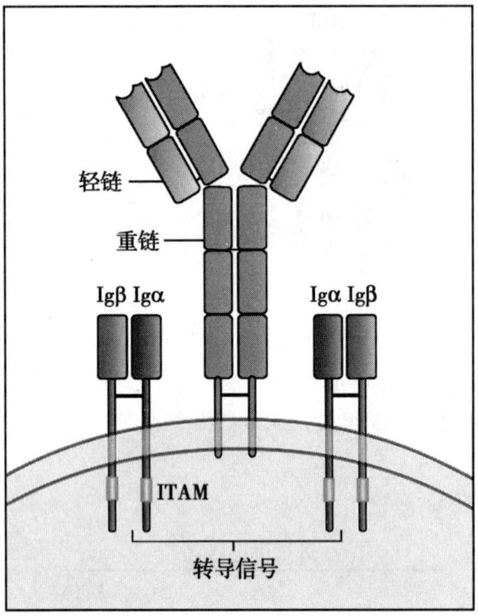

图 10-5 BCR 复合物结构模式图

膜型 IgM 与 Igα/Igβ 二聚体相联,组成 BCR 复合物。IgM 识别抗原后产生的第一信号由 Igα/Igβ 胞质区的 ITAM 向细胞内传递信号

原的特异性亦不同。在抗原刺激下,B 细胞最终分化为浆细胞,浆细胞不表达 mIg。

2. Igα/Igβ(CD72a/CD72b) Igα 和 Igβ 通过胞膜外区的二硫键形成二聚体。Igα/Igβ 与 mIg 组成复合体,因 Igα/Igβ 较长的胞质区含有 ITAM 基序,因此能通过募集下游信号分子,转导抗原与 BCR 结合所产生的信号。

(二) B 细胞共受体(coreceptor)

B 细胞共受体是 CD19、CD21(CR2)和 CD81 三种膜分子组成的复合体。通过补体活化后产生的 C3d 片段与抗原结合,两者再分别与 CD21 和 BCR 结合,使 B 细胞共受体和 BCR 间形成交叉连接,在 CD19 和 CD81 分子的参与下,可使 BCR 识别抗原产生的信号明显增强。CD19 也是 B 细胞的重要标志,表达于前 B 细胞至成熟 B 细胞的各个发育阶段。此外 CD21 也是 EB 病毒受体,与 EB 病毒选择性感染 B 细胞有关。

(三) 协同刺激分子(co-simulatory molecule)

抗原与 B 细胞的 BCR 结合,所产生的信号经由 Igα/Igβ 和共受体转导至细胞内。此即为 B 细胞活化的第一信号,但仅有第一信号不足以使 B 细胞活化,还需要第二信号(协同刺激信号)。第二信号主要由 Th 细胞和 B 细胞表面协同刺激分子间的相互作用产生。

1. CD40 CD40 组成性地表达于成熟 B 细胞,其配体 CD40L 即 CD154,表达于活化 T 细胞。CD40 与 CD40L 的结合是 B 细胞活化的第二信号,对 B 细胞分化成熟和抗体产生起重要作用。CD40 除表达于 B 细胞外,也表达于其他抗原提呈细胞,如树突状细胞和巨噬细胞等。

2. CD80 和 CD86 CD80(B7-1)和 CD86(B7-2)在静息 B 细胞不表达或低表达,在 B 细胞活化后表达增高,它与 T 细胞表面的 CD28 和 CTLA-4 相互作用,前者提供 T 细胞活化的第二信号,后者抑制 T 细胞活化。

3. 黏附分子 在 Th 细胞与 B 细胞之间的相互作用过程中,黏附分子起很大作用。表达于 B 细胞的黏附分子有 ICAM-1、LFA-1 等,这些黏附分子也具有协同刺激作用。

(四) 其他表面分子

1. CD20 表达于除浆细胞外的各发育阶段的 B 细胞,在 B 细胞激活后逐渐丢失。CD20 是 B 细胞特异性标志,是治疗性单抗识别的靶分子。

2. CD22 特异性表达于 B 细胞,其胞内段含有 ITIM,是 B 细胞的抑制性受体,能负调节 B 细胞的共受体。

3. CD32 有 a、b 两个亚型,其中 CD32b 即 FcγRⅡB 亚型能负反馈调节 B 细胞活化及抗体的分泌。

第三节　B 细胞的分类

根据是否表达 CD5 分子，可将 B 细胞分为 $CD5^+$ 的 B1 细胞和 $CD5^-$ 的 B2 细胞两个亚群。B1 细胞主要产生低亲和力的 IgM，参与固有免疫；B2 细胞即通常所指的 B 细胞，是参与适应性体液免疫应答的主要细胞。

（一）B1 细胞

B1 细胞约占 B 细胞总数的 5%～10%，主要定居于腹膜腔、胸膜腔和肠道黏膜固有层中。B1 在个体发育胚胎期即产生，具有自我更新能力。

B1 细胞抗原受体可变区序列相对保守，识别的主要是广泛存在于多种病原体表面的碳水化合物一类的抗原，其活化无需 T 细胞的辅助。活化后很少发生类别转换，所以产生的主要为低亲和力 IgM 型抗体。这种抗体能够与多种不同的抗原表位结合，该现象称为多反应性（polyreactivity）。此外，即使无明显外来抗原刺激，B1 也能自发分泌针对微生物脂多糖和某些自身抗原的 IgM 型抗体，这些抗体称为天然抗体（natural antibody）。B1 细胞一般被归为固有免疫细胞，在免疫应答的早期发挥作用，尤其在腹膜腔等部位能对微生物感染迅速产生抗体，构成了机体免疫的第一道防线。B1 细胞也能产生多种针对自身抗原的抗体，与自身免疫病的发生有关。

（二）B2 细胞

B2 细胞是分泌抗体参与体液免疫应答的主要细胞。B2 细胞在体内出现相对较晚，定位于外周淋巴器官。成熟 B 细胞多处于静止期，在抗原刺激和 Th 细胞的辅助下，B2 细胞发生活化，并经历细胞增殖、体细胞突变、免疫球蛋白类别转换等最终分化为抗体形成细胞，即浆细胞（plasma cell），产生抗体，行使体液免疫功能。初次免疫应答后保留下来的部分高亲和力细胞分化为记忆 B 细胞，当再次感染时记忆 B 细胞可以迅速活化并分化为浆细胞，介导再次免疫应答。此外 B2 细胞还具有抗原提呈和免疫调节功能。

B1 细胞和 B2 细胞在表面特征、免疫应答等多方面存在着明显的不同（表 10-1）。

表 10-1　B1 细胞和 B2 细胞亚群比较

性质	B1 细胞	B2 细胞
CD5 分子表达	+	-
更新方式	自我更新	由骨髓产生
自发产生 Ig	高	低
针对抗原	碳水化合物类	蛋白质类
分泌 Ig 类别	IgM>IgG	IgG>IgM
特异性	多反应性	特异性
体细胞高频突变	低/无	高
免疫记忆	少/无	有

第四节 B 淋巴细胞的功能

B 细胞的主要功能是产生抗体介导体液免疫应答。B 细胞还可提呈可溶性抗原，产生细胞因子参与免疫调节。

（一）产生抗体介导体液免疫应答

B 细胞产生的抗体主要通过下列几种方式介导体液免疫应答。

1. 中和作用（neutralization） 病毒和胞内细菌必须感染细胞才能复制及生长繁殖，并在细胞间传播。这类病原体是借助与靶细胞表面的特异分子（如受体）结合而感染细胞的。某些针对这些病原体的抗体，可阻断病原体与靶细胞的结合，抗体的这种作用称为中和作用。抗体的中和作用主要针对病毒和胞内细菌的感染，在中和细菌外毒素作用中也起重要作用。

2. 调理作用（opsonization） IgG 类抗体与颗粒性抗原结合，其 Fc 段与巨噬细胞或中性粒细胞表面的 Fc 受体结合，促进吞噬细胞对抗原的吞噬作用。IgG（IgG1，2，3）和 IgM 类抗体与相应的抗原结合后，可激活补体，再与补体活化的裂解片断 C3b，形成 C3b-抗原-抗体复合物，此复合物中的 C3b 与吞噬细胞表面 C3bR 结合，也可促进吞噬细胞的吞噬作用。

3. 激活补体 抗原抗体复合物（IgG、IgM）能激活补体的经典途径，产生攻膜复合体发挥溶菌和溶细胞效应。

4. ADCC IgG 类抗体 Fab 段与病毒感染细胞或肿瘤细胞结合，其 Fc 段与具有杀伤功能的细胞，如 NK 细胞、巨噬细胞、中性粒细胞等细胞表面的 FcγR 结合，使其释放细胞毒性物质，从而导致对靶细胞的杀伤。

（二）提呈可溶性抗原

作为专职抗原提呈细胞，巨噬细胞和树突状细胞能高效吞噬颗粒性抗原，但却不能有效摄取可溶性抗原，而活化的 B 细胞则可借助其表面的 BCR 结合可溶性抗原，并通过受体内化使结合的抗原进入胞内，抗原经加工、处理后，以抗原肽-MHC 复合物形式提呈给 T 细胞。因此 B 细胞在可溶性抗原的加工与提呈方面发挥着独特的作用。静息态 B 细胞一般不表达协同刺激分子，但在多种微生物组分（如脂多糖）的诱导下可表达 B7 分子，从而赋予其抗原提呈能力。

（三）免疫调节功能

活化的 B 细胞还可以产生多种细胞因子，参与调节包括 B 细胞在内的多种免疫细胞的功能。最近发现有一群调节性 B 细胞可通过分泌 IL-10、TGF-β 等抑制性细胞因子产生负向免疫调节作用。

PBL：细胞遗传学研究发现 B 细胞淋巴瘤存在有染色体易位，即两个非同源染色体上的部分区域发生互换。而 B 细胞在发育过程中，Ig 位点可变区基因进行重排，B 细胞成熟后受抗原刺激，其可变区发生体细胞高频突变，恒定区经历类别转换重组以产生具有不同效应功能 Ig 分子。分析与讨论：B 细胞中 Ig 位点处于极为活跃的转录状态与 B 细胞淋巴瘤的发生有什么关系？

小 结

BCR 胚系基因以片段形式存在，需经重排才能表达功能性 BCR，重排是 BCR 多样性形成的重要机制。B 细胞在骨髓中的发育经历了祖 B 细胞、前 B 细胞、未成熟 B 细胞和成熟 B 细胞几个阶段，期间的主要事件是功能性BCR的表达和自身免疫耐受的形成。B细胞表面最重要的分子是由mIg和Igα/Igβ构成的BCR复合体，B细胞通过该复合体识别抗原。除BCR外，B细胞还表达多种其他表面分子，它们在B细胞活化和功能执行中起着重要作用。按CD5的表达，B细胞可分为B1细胞和B2细胞，不同亚群B细胞执行不同的功能。我们通常所指的B细胞指的是B2细胞。B细胞最重要的功能是分泌抗体，介导体液免疫应答。此外B细胞还在可溶性抗原提呈中发挥独特作用，并通过分泌细胞因子参与免疫调节。

问题与思考

1. 试述B细胞表达的主要表面膜分子及在B细胞活化过程中的作用。
2. 试述B细胞的分类和功能。
3. 简述BCR基因重排机制及多样性产生的机制。

（单　颖）

第十一章 适应性免疫细胞——T 淋巴细胞

T 淋巴细胞(T lymphocyte)在胸腺(Thymus)内发育成熟,故称 T 细胞。成熟的 T 细胞转移到淋巴结、脾脏等外周免疫器官,接受抗原提呈细胞表面特异性抗原肽及其他信号的刺激,成为效应性 T 细胞,不但介导适应性免疫应答,在胸腺依赖性抗原诱导的体液免疫应答中亦发挥重要的辅助作用,所以 T 细胞在适应性免疫应答中占据核心地位。

第一节 T 淋巴细胞的分化发育

骨髓造血干细胞在骨髓中分化为淋巴系造血干细胞,淋巴系造血干细胞可经血液循环进入胸腺,在胸腺中发育为成熟 T 细胞,再随血液循环定居于外周淋巴器官的胸腺依赖区,接受抗原刺激发生免疫应答。在 T 细胞分化发育的不同阶段,其表面表达有许多重要的分子,这些分子表达的水平与其功能密切相关。

一、T 细胞在胸腺中的发育

在免疫系统中,每个 T 细胞克隆通过其抗原识别受体(TCR)特异性识别相应抗原,所有 T 细胞克隆组成了 T 细胞库,赋予免疫系统可识别周围环境中几乎所有抗原的潜力。因此,T 细胞的发育分化过程也是功能性 TCR 形成的过程。正常机体的成熟 T 细胞既要对多样性的非我抗原发生免疫应答,又要对自身抗原发生免疫耐受。因此 T 细胞在胸腺发育过程中,首先要经历 TCR 基因重排,表达多样性的 TCR,然后经历阳性选择和阴性选择,以形成自身 MHC 限制性及自身免疫耐受(图 11-1)。

(一) T 细胞在胸腺中的发育和 TCR 重排

在胸腺微环境的影响下,T 细胞发育经历淋巴系干细胞、祖 T 细胞(pro-T)、前 T 细胞(pre-T)、未成熟 T 细胞和成熟 T 细胞阶段。不同阶段 T 细胞表达不同的细胞表面分子,作为不同发育阶段的表面标志,同时也一定程度上影响着 T 细胞发育。来自骨髓的淋巴系干细胞从被膜下区、皮质区到髓质区移行,即从 $CD4^-CD8^-$ 双阴性细胞(double negative cell,DN 细胞)、$CD4^+CD8^+$ 双阳性细胞(double positive,DP 细胞)到 $CD4^+CD8^-$ 或 $CD4^-CD8^+$ 单阳性细胞(single positive cell,SP 细胞)的成熟过程。

pre-T 以前的 T 细胞均为 DN 细胞,DN 细胞需要先经历 TCR 基因重排。根据 TCR 组成链的不同,可将 T 细胞分为 αβT 细胞和 γδT 细胞,γδT 细胞重排 γ 和 δ 链基因,αβT 细胞重排 α 和 β 链基因。在胸腺中,αβT 细胞约占 T 细胞总数的 95% ~99%,γδT 约占 1% ~5%,因此大部分的 DN 细胞将向 αβT 细胞发育。TCR 基因群与 BCR 基因群的结构相似,其重排过程也相

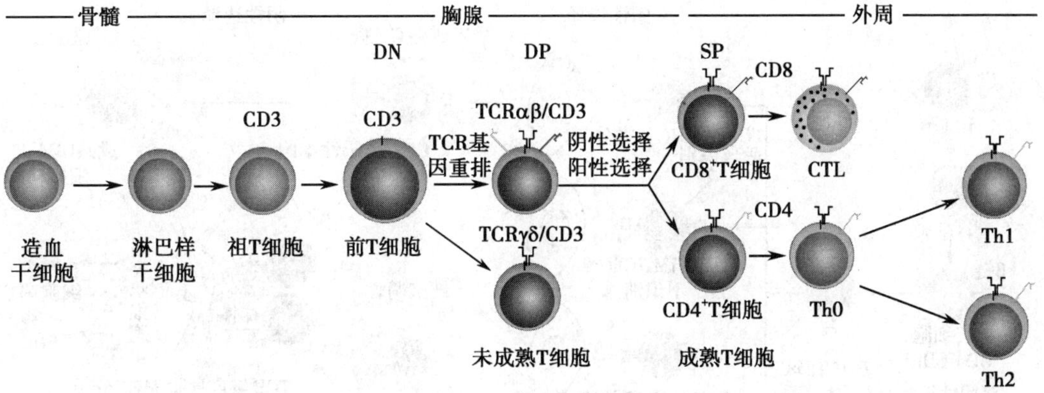

图 11-1　T 细胞的发育

似。在双阴性阶段，αβT 细胞表达的 TCRβ 基因开始进行 Vβ、Dβ、Jβ 基因重排及表达。重排时先从 Dβ、Jβ 基因中各选 1 个片段，重排成 D-J，然后与 Vβ 基因中的 1 个片段重排成 V-D-J，再与 Cβ 重排成完整的 β 链，表达的 β 链与前 T 细胞 α 链（pre-T cell α，pTα）组装成前 TCR（pTα：β），表达于 pre-T 细胞表面。在 IL-7 等细胞因子的诱导下，pre-T 细胞增殖活跃，β 链基因重排受抑制，出现 CD4 和 CD8 分子的表达，即发育为 DP 细胞。DP 细胞重排 α 基因，TCRα 基因群包括 Vα 和 Jα 基因片段。重排时从 Vα 和 Jα 中各选 1 个片段，重排成 V-J，再与 Cα 重排成完整的 α 链，最后与 β 链组装成完整的 TCR，成功表达 TCR 的细胞即是未成熟 T 细胞。未成熟 T 细胞经历阳性选择及阴性选择，最终发育为 SP 成熟的 αβT 细胞。TCR 的多样性形成机制主要是组合多样性和连接多样性，但其 N 序列插入的几率远高于 BCR 和 Ig，故 TCR 的多样性可达 10^{16}，而此阶段 BCR 的多样性只有 10^{11}。

（二）T 细胞发育过程中的阳性选择和阴性选择

1. 阳性选择（positive selection）　指在胸腺皮质中，未成熟 DP 细胞表达的随机多样特异性的 TCR 与胸腺上皮细胞表面的自身抗原肽-自身 MHC Ⅰ或Ⅱ类分子复合物以适当亲和力特异结合，继续分化为 $CD4^+$ 或 $CD8^+$ SP 细胞。在此过程中，若 DP 细胞与胸腺上皮细胞表面 MHC Ⅰ类分子以中等亲和力结合，则 DP 细胞表面 CD8 分子表达水平增高，CD4 分子表达水平降低直至丢失，发育为 $CD8^+$SP 细胞；若 DP 细胞与胸腺上皮细胞表面 MHC Ⅱ类分子以中等亲和力结合，则 DP 细胞表面 CD4 分子表达水平增高，CD8 分子表达水平降低直至丢失，发育为 $CD4^+$SP 细胞；若 DP 以高亲和力与 MHC 分子结合或不能结合，则发生凋亡而被清除，凋亡细胞占 DP 细胞的 95% 以上。阳性选择的结果使 DP 细胞分化为 SP 细胞，并获得自身 MHC 限制性（图 11-2）。

2. 阴性选择（negative selection）　经过阳性选择的 SP 细胞在皮质髓质交界处及髓质区，与胸腺树突状细胞、巨噬细胞等表面的自身抗原肽-MHC 分子复合物相互作用。高亲和力结合的 SP 细胞发生凋亡，少部分分化为调节性 T 细胞；不能结合的 SP 细胞存活成为成熟 T 细胞并进入外周免疫器官。因此阴性选择的意义是保留多样性的抗原特异性 T 细胞，清除自身反应性 T 细胞，以维持 T 细胞的中枢免疫耐受（图 11-2）。

经过阳性和阴性选择的 T 细胞，进入胸腺髓质区，成为能特异性识别抗原肽-MHC Ⅱ类或 MHC Ⅰ类分子复合物、具有自身 MHC 限制性以及自身免疫耐受的成熟 T 细胞。

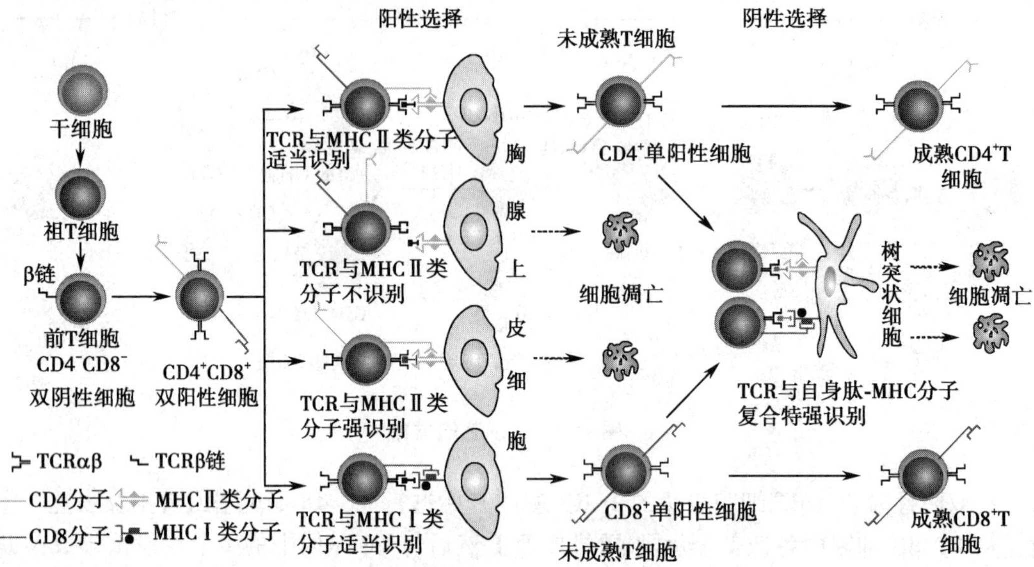

图 11-2　T 细胞的阳性选择和阴性选择

二、T 细胞在外周免疫器官中的增殖分化

经过胸腺发育的成熟 T 细胞，迁出胸腺后，进入外周 T 细胞库。进入外周免疫器官尚未接触抗原的成熟 T 细胞称为初始 T 细胞，主要定居于外周免疫器官的胸腺依赖区。T 细胞的定居与它在胸腺发育中获得相应的淋巴细胞归巢受体有关。T 细胞在外周免疫器官与抗原接触后，最终分化为具有不同功能的效应 T 细胞亚群或记忆 T 细胞。

第二节　T 淋巴细胞的表面膜分子及其作用

T 细胞可表达多种表面膜分子，它们参与 T 细胞识别抗原，活化、增殖、分化，以及效应功能的发挥。

一、TCR-CD3 复合体

1. TCR 的结构和功能　TCR(T-cell receptor)即 T 细胞抗原受体，是 T 细胞表面特异性识别抗原的结构，由二条高度可变的异质肽链通过二硫键链接构成。根据所含肽链的不同，TCR 可分为两类：一类是 TCRαβ，由 α 链和 β 链两条肽链组成；另一类是 TCRγδ，由 γ 链和 δ 链组成。每条肽链包含膜外区、跨膜区和胞质区三部分。膜外区含 1 个可变(V)区和 1 个恒定(C)区。V 区中含有 3 个互补决定区(CDR1、CDR2 和 CDR3)，是 TCR 识别抗原肽-MHC 复合物的结构域。跨膜区具有带正电荷的氨基酸残基，通过盐桥与 CD3 分子的跨膜区连接，形成 TCR-CD3 复合体。构成 TCR 两条肽链的胞质区很短，不具备转导活化信号的功能。

2. CD3 的结构和功能　CD3 分子是由五种不同的膜结合蛋白组成的六聚体，这五种肽链分别命名为 γ、δ、ε、ζ 和 η，均为跨膜蛋白，跨膜区具有带负电荷的氨基酸残基，与 TCR 跨膜区带有正电荷的氨基酸残基形成盐桥(图 11-3)。该六聚体是由三个二聚体组合而成，CD3 分子

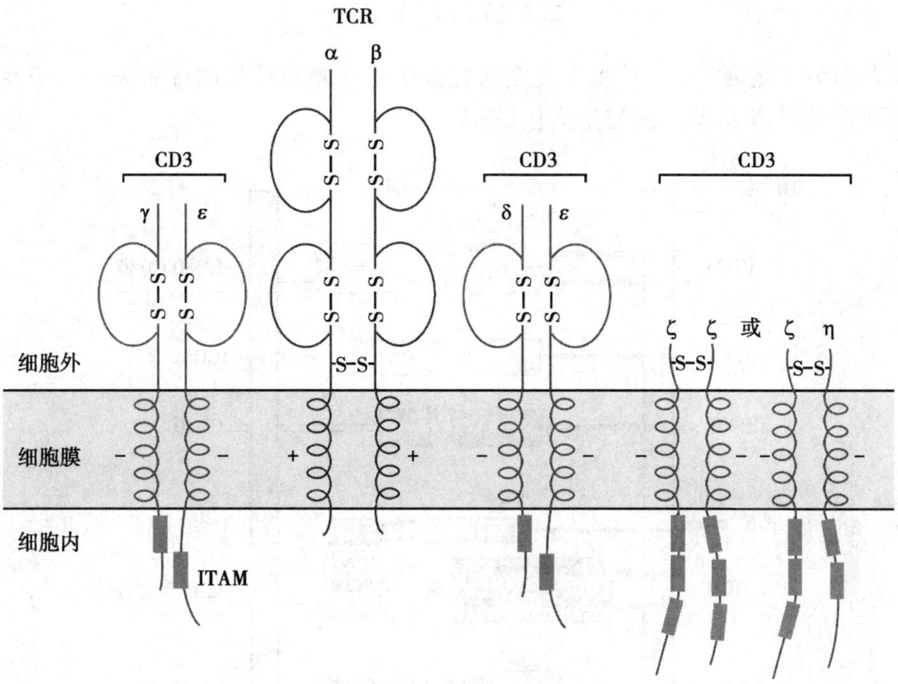

图 11-3　TCR-CD3 复合物结构模式图

多是以 γε、δε 和 ζζ 三种二聚体组合的方式存在，也有少量的 CD3 分子是由 γε、δε 和 ζη 组成。组成 CD3 分子的所有肽链胞内区都有免疫受体酪氨酸活化基序（immunoreceptor tyrosine-based activation motif，ITAM），该基序由 18 个氨基酸残基组成，其中包括两个酪氨酸-X-X-亮氨酸（X 为任意氨基酸）样的保守序列。序列中的酪氨酸残基被细胞内的酪氨酸蛋白激酶磷酸化后，可募集其他含有 SH2 结构域的酪氨酸蛋白激酶（如 ZAP-70），通过一系列信号转导过程激活 T 细胞。ITAM 的磷酸化和与 ZAP-70 的结合是 T 细胞活化信号转导过程早期阶段的重要生化反应之一。因此 TCR 识别抗原所产生的活化信号是由 CD3 分子转导至 T 细胞内。

二、CD4 和 CD8 分子

CD4 和 CD8 的主要功能是辅助 TCR 识别抗原和参与 T 细胞活化信号的转导，因此又称为 TCR 的共受体。CD4 分子和 CD8 分子均为跨膜糖蛋白，膜外部分含有 Ig 样结构域，属于 Ig 超家族的成员。CD4 是单链跨膜蛋白，胞膜外区具有 4 个 Ig 样结构域，其中远膜端的 2 个结构域能够与 MHC Ⅱ类分子 β2 结构域结合。CD8 是由 α 和 β 肽链组成的异二聚体，膜外区各含 1 个 Ig 样结构域，能够与 MHC Ⅰ类分子重链的 α3 结构域结合。

CD4 和 CD8 分子分别与 MHC Ⅱ类和 MHC Ⅰ类分子结合，可增强 T 细胞与 APC 或靶细胞之间的相互作用并辅助 TCR 识别抗原，这也是 $CD4^+$T 细胞和 $CD8^+$T 细胞识别抗原时分别具有自身 MHC Ⅱ类和 MHC Ⅰ类限制性的原因。CD4 和 CD8 的胞质区可结合酪氨酸蛋白激酶 $p56^{lck}$，该酶激活后，可催化 CD3 胞质区 ITAM 中酪氨酸残基的磷酸化，从而产生活化级联反应，活化 T 细胞。

CD4 分子也是 HIV 病毒的特异性受体，它能与 HIV 包膜蛋白 gp120 结合，从而参与介导 HIV 感染 $CD4^+$T 细胞。

三、协同刺激分子

协同刺激分子是为T(或B)细胞完全活化提供协同刺激信号的细胞表面分子及其配体。没有协同刺激信号,T细胞不能发生活化(图11-4)。

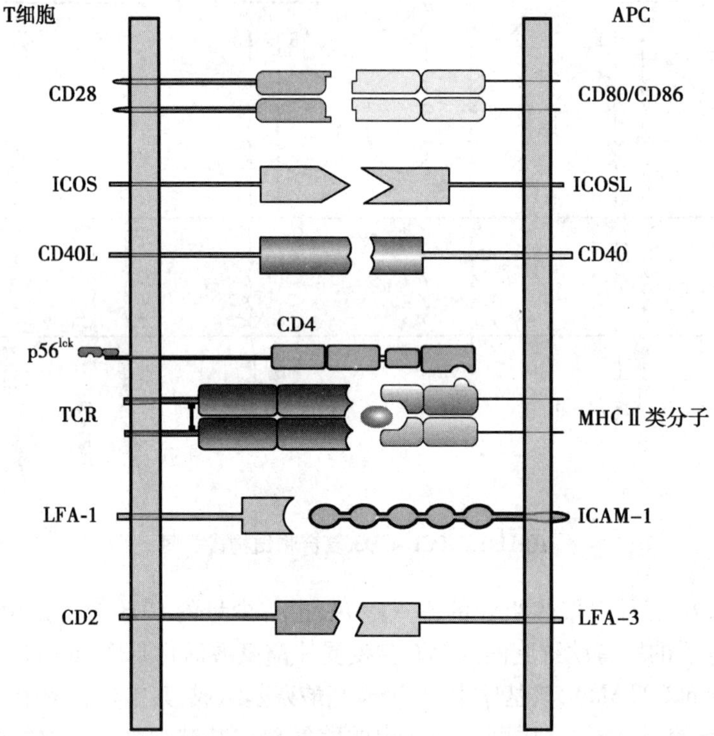

图 11-4 T 细胞与 APC 之间的协同刺激分子

T细胞表面的TCR在识别APC提呈的pMHC时,抗原刺激信号可通过CD3传入细胞内,为T细胞活化的第一信号;APC与T细胞表面协同刺激分子的相互作用为T细胞的活化提供第二信号

1. CD2分子 又称淋巴细胞功能相关抗原-2(lymphocyte function associated antigen-2,LFA-2)或绵羊红细胞受体(E受体),其配体是LFA-3(CD58分子)。CD2表达于95%成熟T细胞、50%~70%胸腺细胞以及部分NK细胞。CD2分子可介导T细胞与抗原提呈细胞间的黏附作用,刺激T细胞非特异性活化,也介导胸腺细胞的发育成熟。

2. CD28和CTLA-4 CD28分子和CTLA-4(cytotoxic lymphocyte antigen-4,即CD152)均是二硫键连接的同质二聚体膜分子,两种分子具有高度同源性,氨基酸序列极其相近,由密切连锁的基因编码。CD28和CTLA-4有共同的配体B7分子。CD28分子主要表达于人外周T细胞,与表达在APC上的B7分子结合,为识别APC提呈的特异性抗原后的初始T细胞提供协同刺激信号,促使T细胞活化和增殖。CTLA-4表达于活化T细胞,同B7分子的亲和力较CD28分子强约20倍,可同大多数甚至全部B7分子结合。由于CTLA-4的胞质区有免疫受体酪氨酸抑制基序(immunoreceptor tyrosine-based inhibitory motif,ITIM),故传递抑制性信号。通常T细胞活化并发挥效应后才表达CTLA-4,所以其作用是下调或终止T细胞活化。

3. CD40L CD40L主要表达在活化T细胞表面,同APC表面的CD40结合,所产生的效应是双向性的。一方面促进 APC 活化，促进 B7 分子表达和细胞因子分泌，另一方面也促进 T 细胞活化。另外 T 细胞表面的 CD40L 与 B 细胞表面的 CD40 结合可促进 B 细胞的增殖、分化、抗体生成和抗体类别转换。

4. LFA-1 和 ICAM-1　T 细胞表面的淋巴细胞功能相关抗原-1（LFA-1）与 APC 表面的细胞间黏附分子-1（intercellular adhesion molecule，ICAM-1）相互结合，介导 T 细胞与 APC 或靶细胞的黏附。T 细胞也可表达 ICAM-1，同 APC、靶细胞或 T 细胞自身表达的 LFA-1 结合。

5. ICOS　ICOS（inducible co-stimulator）表达于活化 T 细胞，配体为 ICOSL。初始 T 细胞的活化主要依赖 CD28 提供协同刺激信号，而 ICOS 则在 CD28 之后起作用，调节活化 T 细胞多种细胞因子的产生，并促进 T 细胞增殖。

四、丝裂原受体及其他表面分子

T 细胞表面可表达多种能结合丝裂原的膜分子，丝裂原可非特异性直接诱导静息 T 细胞活化、增殖和分化。刀豆蛋白 A（concanavalin，ConA）和植物血凝素（phytohemagglutinin，PHA）是最常用的 T 细胞丝裂原。商陆丝裂原（pokeweed mitogen，PWM）除能诱导 T 细胞活化外，还可诱导 B 细胞活化。丝裂原对 T 细胞的活化作用无特异性。

T 细胞活化后还表达许多与效应功能有关的分子，如与活化、增殖和分化密切相关的细胞因子受体（IL-1R、IL-2R、IL-4R、IL-6R、IL-7R、IL-12R、IFN-γR 和趋化因子受体等）及可诱导细胞凋亡的 FasL 等。

第三节　T 细胞分类和功能

按照不同的分类方法，T 细胞可分为若干亚群，各亚群之间相互调节，共同发挥其免疫学功能。

（一）根据所处的活化阶段分类

1. 初始 T 细胞　初始 T 细胞是一类发育成熟后未受到抗原刺激的 T 细胞。在遇到抗原刺激后活化，其中大部分分化成短寿命的效应 T 细胞，另一部分分化成记忆 T 细胞。初始 T 细胞主要表达 CD45RA 分子、L 选择素（CD62L）和 CCR7 分子，使该细胞亚群易于在外周免疫器官内定居。

2. 效应 T 细胞　效应 T 细胞高水平表达 CD45RO 分子，还表达 CD69、CD25、CCR3 和 CCR5 分子。效应 T 细胞是短寿命的，通过分泌细胞因子，如 IFNγ、IL-2、IL-4 和 IL-5 等，发挥特异性效应功能。

3. 记忆 T 细胞　记忆 T 细胞可表达 CD45RA 和 CD45RO 两种分子，但 CD45RO 分子表达水平高。记忆 T 细胞可能由效应 T 细胞分化而来，也可能由初始 T 细胞接受抗原刺激后直接分化而来。记忆 T 细胞是长寿命的，再次受到相同抗原刺激，快速分化成效应 T 细胞，增强特异性免疫应答。

（二）根据 TCR 类型分类

根据 TCR 类型，T 细胞可分为表达 TCRαβ 的 T 细胞和表达 TCRγδ 的 T 细胞，分别简称 αβT 细胞和 γδT 细胞。

1. αβT 细胞　通常所说的 T 细胞都是 αβT 细胞，占脾脏、淋巴结和循环 T 细胞的 95% 以上，是机体免疫系统的主要 T 细胞群体。

2. γδT 细胞 γδT 细胞主要分布于皮肤和黏膜组织，其抗原受体缺乏多样性，识别抗原无 MHC 限制性，主要识别 CD1 分子提呈的多种病原体表达的共同抗原成分，包括糖脂、糖蛋白、磷酸糖和核苷酸衍生物、热休克蛋白等。大多数 γδT 细胞为 $CD4^-CD8^-$，少数可表达 CD8。γδT 细胞具有如下生物学功能：①细胞毒作用。作为 CTL 的一个亚群能杀伤感染细胞、肿瘤细胞等靶细胞，介导黏膜局部细胞性免疫应答。②免疫调节作用。γδT 细胞可释放 IL-2，IL-3，IL-4，IFN-γ，GM-CSF 和 TNF 等细胞因子，辅助 B 细胞分化和黏膜局部特异性抗体的产生，活化单核-巨噬细胞，参与免疫应答的调节。

αβT 细胞与 γδT 细胞的特征及功能的比较列于表 11-1 中。

表 11-1 αβT 细胞与 γδT 细胞的比较

特征		αβT 细胞	γδT 细胞
TCR 多样性		多	少
分布	外周血	60%～70%	5%～15%
	组织	外周淋巴组织	皮肤表皮和黏膜上皮
表型	CD3CD2	100%	100%
	$CD4^+CD8^-$	60%～65%	<1%
	$CD4^-CD8^+$	30%～35%	20%～50%
	$CD4^-CD8^-$	<5%	≥50%
识别抗原		8～17 氨基酸组成肽	HSP、脂类、多糖
提呈抗原		经典 MHC 分子	MHC Ⅰ类样分子
MHC 限制		有	无
辅助细胞		Th 细胞	无
杀伤细胞		CTL	γδT 杀伤活性

（三）根据 CD 分子分类

1. $CD4^+$T 细胞 CD4 分子表达于 60%～65% T 细胞及部分 NKT 细胞，巨噬细胞和树突状细胞亦可表达 CD4，但表达水平较低。$CD4^+$T 细胞识别抗原时受 MHC Ⅱ类分子限制，活化后分化为 Th 细胞，但也有少数 $CD4^+$效应 T 细胞具有细胞毒作用和免疫抑制作用。

2. $CD8^+$T 细胞 CD8 分子表达于 30%～35% T 细胞。$CD8^+$T 细胞识别抗原时受 MHC Ⅰ类分子限制，活化后分化为细胞毒性 T 细胞（CTL），具有细胞毒作用，可特异性杀伤靶细胞。

（四）根据功能特征分类

1. 辅助 T 细胞（helper T cell，Th） Th 均表达 CD4 分子，通常所称的 $CD4^+$T 细胞即指 Th。初始 $CD4^+$T 细胞在抗原刺激下分化为 Th0，Th0 向不同谱系的分化受抗原的性质和细胞因子等因素的调控（图 11-5）。例如，胞内病原体和肿瘤抗原以及 IL-12、IFN-γ 诱导 Th0 向 Th1 分化，其中 IL-12 主要由 APC 产生。普通细菌和可溶性抗原以及 IL-4 诱导 Th0 向 Th2 分化，其中 IL-4 主要由局部环境中 NKT 细胞以及嗜酸性粒细胞和嗜碱性粒细胞等所产生。TGF-β 和 IL-6 诱导 Th0 分化为 Th17。TGF-β 和 IL-2 诱导 Th0 分化为 Treg。IL-21 和 IL-6 诱导 Th0 分化为滤泡辅助 T 细胞（follicular helper T cell，Tfh）。

（1）Th1：Th1 细胞主要分泌 IFN-γ、TNF、IL-2 等 Th1 型细胞因子，它们能促进 Th1 的进一

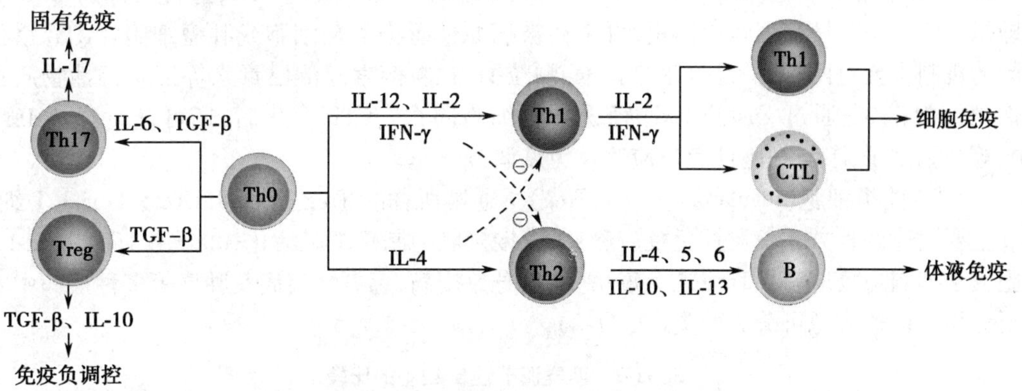

图 11-5　细胞因子对 Th 细胞亚群的调节作用

局部微环境中的细胞因子是调控 Th0、Th1、Th2、Th17 和 Treg 细胞分化的关键因素，它们不仅影响机体免疫应答的类型，同时也影响 Th 细胞亚群之间的平衡

步增殖，进而发挥辅助细胞免疫的效应功能，同时还能抑制 Th2 增殖。

Th1 细胞的主要效应是通过分泌的细胞因子增强细胞介导的抗感染免疫，特别是抗胞内病原体的感染。例如，IFN-γ 活化巨噬细胞，增强其杀伤病原体的能力；IL-2、IFN-γ 和 IL-12 可增强 NK 细胞的杀伤能力；IL-2、IFN-γ 协同刺激 CTL 的增殖和分化；TNF 除了直接诱导靶细胞凋亡外，还能促进炎症反应。Th1 细胞还可通过释放细胞因子介导以单个核细胞浸润为主的炎症反应，即介导迟发型超敏反应（DTH），故称此类细胞为 T_{DTH} 细胞。在病理情况下，Th1 参与许多自身免疫病的发生和发展，如类风湿性关节炎和多发性硬化症等。

（2）Th2：Th2 细胞主要分泌 IL-4、IL-5、IL-10 及 IL-13 等 Th2 型细胞因子，进而辅助体液免疫效应功能，同时抑制 Th1 增殖。

Th2 细胞的主要效应是通过其分泌的细胞因子辅助 B 细胞的活化、增殖、分化及抗体的生成。Th2 在变态反应及抗寄生虫感染中也发挥重要作用，如 IL-4 和 IL-5 可诱导 IgE 生成和嗜酸性粒细胞活化。

（3）Th17：通过分泌 IL-17、IL-21、IL-22、IL-26 及 TNF-α 等多种细胞因子参与固有免疫和某些炎症的发生，在免疫病理损伤，特别是自身免疫病的发生和发展中起重要作用。

（4）Tfh：Tfh 是一种存在于外周免疫器官淋巴滤泡的 $CD4^+T$ 细胞，其产生的 IL-21 在 B 细胞分化为浆细胞、产生抗体和 Ig 类别转换中发挥重要作用，是辅助 B 细胞应答的关键细胞。

知识拓展

2000 年，Breitfeld 和 Schaerli 同时报道了滤泡 T 辅助细胞亚群。目前 Tfh 细胞的功能基本确定。Tfh 细胞为 $CD4^+T$ 细胞，也表达 CD28 分子和 CD40L。特点是表达 CXCR5、ICOS 和高表达 Bcl-6 转录因子；主要分泌 IL-21 和 IL-10；定位于淋巴滤泡。Tfh 细胞活化时表达 CXCR5，可能与其定位在生发中心有关。ICOS 即 CD278，其配体为广泛分布在 APC 表面的 CD275，主要功能是促进 Tfh 细胞分泌 IL-21。Tfh 高表达 Bcl-6 转录因子，这与生发中心的形成有关。Tfh 最重要的功能是通过分泌 IL-21 和 IL-10 促进增殖的 B 细胞分化为浆细胞和抗体类别转换，实现抗体合成和分泌。以前重视的是 B 细胞的克隆扩增，而忽视的是 B 细胞的分化。Tfh 细胞的发现丰富完善了 B 细胞分化为浆细胞的机制。

2. 细胞毒性 T 细胞(cytotoxic T lymphocyte,CTL) CTL 表达 CD8,通常所称的 $CD8^+T$ 细胞即指 CTL。CTL 具有细胞毒作用,可杀伤被病原体感染的靶细胞或肿瘤细胞。CTL 杀伤靶细胞的机制主要有两种:一是分泌穿孔素、颗粒酶、颗粒溶素及淋巴毒素等细胞毒性物质直接杀伤靶细胞;二是通过 Fas/FasL 途径诱导靶细胞凋亡。CTL 活化后,还可通过释放 IFN-γ、TNF 等细胞因子,参与细胞性免疫应答及免疫调节。

3. 调节性 T 细胞(regulatory T cell,Treg) 通常所称的 Treg 是 $CD4^+CD25^+Foxp3^+T$ 细胞。Treg 主要通过两种方式负调控免疫应答:①直接接触抑制靶细胞活化;②分泌 TGF-β、IL-10 等细胞因子抑制免疫应答。Treg 在免疫耐受、自身免疫病、感染性疾病及肿瘤等多种疾病中发挥重要作用。根据来源可分为两类(表 11-2)。

表 11-2 两类调节性 T 细胞的比较

特点	自然调节性 T 细胞	诱导性调节性 T 细胞
诱导部位	胸腺	外周
CD25 表达	+++	-/+
转录因子 Foxp3	+++	+
抗原特异性	自身抗原	组织特异性抗原和外来抗原
发挥效应作用机制	细胞接触,分泌细胞因子	细胞接触,分泌细胞因子
功能	抑制自身反应性 T 细胞应答	抑制自身损伤性炎症反应和移植排斥反应,利于肿瘤生长
举例	$CD4^+$ $CD25^+T$ 细胞	$CD4^+$的 Tr1 和 Th3

目前依据其来源不同可分为两类,即自然调节性 T 细胞(natural Treg,nTreg)和诱导性调节性 T 细胞(inducible Treg,iTreg)或称适应性 Treg 细胞。nTreg 是在胸腺经阴性选择后直接分化而来,约占外周 $CD4^+T$ 细胞的 5% ~10%。iTreg 由初始 $CD4^+T$ 细胞在外周经抗原及其他因素(如 TGF-β 和 IL-2)诱导产生。iTreg 包括 Tr1 和 Th3 两种亚群。

Tr1 细胞于外周在 IL-10 存在下,经抗原刺激形成,通过分泌 IL-10 和 TGF-β 调节免疫应答,可抑制初始和记忆性 T 细胞应答,下调 APC 的协同刺激分子的表达和前炎症细胞因子的产生。Th3 细胞可大量产生 TGF-β,对 Th1 和 Th2 都具有抑制作用。Th3 广泛存在于小肠,通常在口服耐受和黏膜免疫中发挥作用。

PBL:Treg 细胞通过直接接触或者通过分泌抑制性细胞因子来发挥其主要抑制 T 细胞的免疫效应,例如其对自身反应性 T 细胞产生的免疫抑制效应,在维持机体免疫耐受以及控制自身免疫性疾病中发挥重要作用。而当机体遭遇某种外源性病毒感染后,可引发细胞免疫应答,产生炎症反应。分析与讨论:在此种情形下,Treg 是否行使其免疫抑制作用?为什么?在抗感染免疫中,Treg 细胞发挥免疫调节效应的结果如何?

小 结

T 细胞在胸腺内发育的最核心事件是获得多样性 TCR 的表达、自身 MHC 限制性及自身免疫耐受。T 细胞表面表达多种膜分子,其中 TCR-CD3 复合物为 T 细胞的特有标志,TCR 接受 APC 细胞提呈的抗原,由 CD3 分子将抗原刺激的信号向细胞内传导。CD4 与 CD8 分子可分别于 MHC Ⅱ 类及 MHC Ⅰ 类分子结合,作为 T 细胞辅助受体,参与 T 细胞与 APC 细胞的作用及信号转导。按TCR不同，T细胞分为αβT细胞和γδT细胞；按功能不同，αβT细胞又分为$CD4^+$辅助T细胞（Th）、$CD8^+$细胞毒性T细胞（CTL）以及Treg细胞。Th1细胞分泌IFN-γ、TNF、IL-2等Th1型细胞因子，辅助细胞免疫应答；Th2细胞分泌IL-4、IL-5、IL-10及IL-13等Th2型细胞因子，辅助体液免疫应答；CTL通过释放细胞毒性介质裂解靶细胞及通过Fas途径诱导靶细胞凋亡；Treg细胞对免疫应答具有负调节作用。

问题与思考

1. 试述T细胞表面表达的主要膜分子及其功能。
2. 简述T细胞在胸腺发育中所经历的阳性选择和阴性选择。
3. 根据功能的不同，T细胞可分为哪些亚群？各自的功能是什么？

（单　颖）

▪ 第十二章
抗原提呈细胞与抗原的处理与提呈

第一节　抗原提呈细胞的种类和特点

抗原提呈细胞(antigen-presenting cell,APC)是指能够加工、处理抗原并将抗原信息以抗原肽-MHC分子复合物的形式提呈给T淋巴细胞的一类细胞,在机体的免疫识别、免疫应答与免疫调节中起重要作用。

根据APC表面膜分子表达的特点和功能的差异,可将APC分为两大类:专职性APC(professional APC)和非专职性APC(non-professional APC)。专职性APC组成性表达MHCⅡ类分子和T细胞活化所需的共刺激分子以及黏附分子,具有显著的抗原摄取、加工、处理与提呈功能,抗原提呈能力强,包括树突状细胞、单核/巨噬细胞、B淋巴细胞;通常所说的抗原提呈细胞多指该类专职的APC。非专职性APC在通常情况下不表达MHCⅡ类分子,但在炎症过程中或在某些活性分子刺激下能被诱导表达MHCⅡ类分子和共刺激分子以及黏附分子,并具有一定的抗原处理和提呈能力,但相对于专职性APC,其抗原的处理和提呈功能较弱;包括内皮细胞、成纤维细胞、上皮及间皮细胞、嗜酸性粒细胞等。非专职APC处理和提呈抗原可能参与机体的炎症反应和某些自身免疫性疾病的发生。

表达MHCⅠ类分子的靶细胞(通常指被病毒或胞内菌感染的细胞以及突变的自身细胞)属于一类特殊的非专职性APC,此类细胞均能将细胞内的蛋白质抗原降解、处理为多肽,并以抗原肽-MHCⅠ类分子复合物的形式表达于细胞表面,将抗原信息提呈给具有杀伤功能的$CD8^+$T细胞,以便被识别和杀伤,以往通常将此类细胞称为$CD8^+$T细胞的靶细胞。此类细胞属于广义的APC。由此可见,抗原提呈细胞种类不同,其本身的生物学特性和功能特点亦有一定的差异。本章主要介绍三种专职性APC的特点与功能。

一、树突状细胞

树突状细胞(dendritic cells,DC)是由美国学者Steinman于1973年发现的,是目前所知的功能最强的抗原提呈细胞,因其成熟时伸出许多树突样或伪足样突起而得名。DC最大的特点是能够显著刺激初始T细胞(naive T cells)增殖,激发初次免疫应答;而巨噬细胞、B细胞仅能刺激已活化的或记忆性T细胞,因此DC是机体适应性T细胞免疫应答的始动者,在适应性T细胞免疫应答的诱导中具有独特的地位。除了具有强大的抗原提呈功能外,DC还表达丰富的免疫识别受体,能够敏感地识别入侵的病原微生物,通过快速地释放大量细胞因子参与固有免疫应答,因此,DC也被视为连接固有免疫和适应性免疫的"桥梁"。

DC无特异性细胞表面标志，目前主要通过形态学、组合性细胞表面标志，以及在混合淋巴细胞反应中能刺激初始T细胞增殖等特点鉴定DC。通常将具有典型的树突状形态，膜表面高表达MHCⅡ类分子和其他共刺激分子，能移行至淋巴器官和刺激初始型T细胞活化的细胞定义为DC。迄今已有数种鉴定DC的相对特异性标志得到人们的公认和应用，例如33D1和NLDC145是小鼠DC比较特异性的标志。人DC的相对特征性标志为CD1a、CD11c和CD83。

（一）树突状细胞的分类及特点

DC主要分为经典DC及浆细胞样DC两大类，经典DC根据表型和分化发育途径分为不同亚群，主要参与免疫应答的诱导和启动。DC根据不同的组织分布分为并指状DC、滤泡DC、间质性DC、朗格汉斯细胞（LC）及血液中的DC等。DC根据成熟状态，又分为未成熟DC和成熟DC。另外，部分DC具有负向调控免疫应答、维持免疫耐受的作用，称为调节性DC（regulatory DC）。

1. 根据其来源分类　所有类型的DC均来源于骨髓造血干细胞，根据其来源于髓系造血祖细胞还是淋巴系造血祖细胞，将DC分为髓系DC和淋巴系DC。髓系DC即为经典DC（conventional DC，cDC），具有与单核细胞和粒细胞共同的前体细胞，其生长依赖于粒细胞-巨噬细胞集落刺激因子。目前对此类DC的研究较为深入，其主要参与免疫应答的诱导和启动。淋巴系DC目前主要是指浆细胞样DC（plasmacytoid DC，pDC），在静息状态下其形态与浆细胞相似，但一经活化，即可获得树突状细胞的典型细胞特征。淋巴系DC具有与淋巴细胞和自然杀伤细胞共同的前体细胞，其生长依赖于IL-3（小鼠）或IL-7、IL-13、FLt-3L（人）。此类DC主要通过快速释放大量的Ⅰ型干扰素，参与抗病毒免疫应答，在某些情况下也参与自身免疫性疾病的发生发展。

2. 根据组织分布分类　DC广泛分布于脑以外的全身各脏器，但其数量少，仅占人外周血单个核细胞的1%以下，占小鼠脾脏的0.2%～0.5%。根据分布部位的不同，可将DC大致分为①淋巴样组织中的DC，主要包括并指状DC（interdigitating DC，IDC）、边缘区DC和滤泡DC（follicular DC，FDC）。IDC属于成熟DC，由LC移行至淋巴结，分布于淋巴组织T细胞区。IDC高表达MHCⅠ类分子和Ⅱ类分子，但缺乏FcR及补体受体，被认为是在启动和激发初次免疫应答中起主要作用的APC，其抗原提呈功能强于其他APC。IDC大多短寿，少数长寿的IDC可能参与T细胞免疫记忆的维持。FDC是一类存在于外周淋巴器官淋巴滤泡生发中心的特殊DC，不表达MHCⅡ类分子，不具备抗原提呈能力，但高表达FcR和补体受体（CR1、CR2等），可将抗原-抗体复合物和抗原-抗体-补体复合物长期滞留或浓缩于细胞表面（可达数周至数年）形成串珠状小体（iccosome）供B细胞识别或内吞。因此FDC在激发体液免疫应答及产生和维持记忆B细胞中起到十分关键的作用。②非淋巴样组织中的DC，主要包括间质性DC（interstitial DC）和LC等。间质性DC主要是存在于某些非淋巴组织间质的未成熟DC，其摄取、加工和处理抗原的能力较强，但一般认为其不能提呈抗原和激发免疫应答。LC是位于表皮和胃肠道上皮部位的未成熟DC，高表达FcR、补体受体、甘露糖受体、Toll样受体等，也表达一定量MHCⅠ、MHCⅡ类分子，其胞质内含有称为Birbeck颗粒的特征性细胞器（可用于LC的鉴定）。LC具有较强的摄取和加工处理抗原的功能，但其激发免疫应答的能力较弱。③体液中的DC，包括存在于输入淋巴管和淋巴液中的隐蔽细胞（veiled

cell)和血液中的DC。

3. 根据分化成熟状态分类 从骨髓前体细胞分化的髓系DC经血液进入多种实体器官及非淋巴的上皮组织，成为未成熟DC(immature DC)，未成熟DC在外周组织器官摄取抗原后迁移到外周免疫器官发育成为成熟(mature)DC，此过程对于DC的功能特点至关重要(表12-1)。

表12-1 未成熟DC与成熟DC特点的比较

	未成熟DC	成熟DC
Fc受体的表达	++	-/+
甘露糖受体的表达	++	-/+
MHCⅡ类分子的表达	+	++
半寿期	约10小时	大于100小时
细胞膜表面数目	$\sim 10^6$	$\sim 7\times10^6$
共刺激分子的表达	-/+	++
抗原摄取、加工的能力	++	-/+
抗原提呈的能力	-/+	++
主要功能	摄取、加工抗原	提呈抗原

DC的发育及迁移分为四个阶段：前体阶段(骨髓及外周血中的DC前体)、未成熟期(外周非淋巴组织中的未成熟DC)、迁移期和成熟期。在移行成熟过程中，DC摄取和加工处理抗原的能力逐渐减弱，而提呈抗原的功能逐渐增强。正常情况下体内绝大多数DC是未成熟DC，位于多种实体器官及非淋巴组织的上皮，它们表达低水平的MHCⅡ类分子、共刺激分子和黏附分子，故其提呈抗原和激发免疫应答的能力较弱；但表达较多FcR和病原体受体(如甘露糖受体、Toll样受体等)，因而具有极强的摄取和加工处理抗原的能力。DC在摄取抗原或受到某些刺激(主要是炎性信号如LPS、IL-1β、TNF-α)后，未成熟DC即开始分化成熟。成熟DC表达大量MHCⅡ类分子，共刺激分子和黏附分子的表达水平也显著增加，故其提呈抗原和激发免疫应答的能力增强；但其不表达FcR和病原体受体，摄取加工抗原的能力大大降低。DC在成熟过程中同时发生迁移(migration)，由获取抗原信号的外周组织通过淋巴管和(或)血液循环进入外周淋巴器官，并在外周淋巴器官提呈抗原，激发T细胞应答。

知识拓展

调节性DC(regulatory DC)是根据DC的功能特点进行命名的一个DC亚群。最初对于DC的认识主要集中在激发正向免疫应答、清除病原微生物方面，而近年来的研究则表明DC在负向免疫调控和免疫应答，维持免疫耐受等方面也发挥着关键作用。越来越多的研究证明有很多的DC亚群具有抑制T细胞增殖的功能，因而将这些细胞称为"调节性DC"。但这些调节性DC的功能，是通过发育阶段来决定的(如未成熟的DC诱导耐受，而成熟DC诱导免疫应答)，还是由所处的微环境所决定的，目前并没有一个确切的答案。

（二）树突状细胞的生物学功能

1. 抗原提呈与免疫激活作用　是 DC 最重要的功能。DC 可经受体介导的内吞作用、巨吞饮作用和吞噬作用摄取抗原，并在细胞内处理抗原，通过抗原提呈，DC 对 T、B 细胞具有直接或间接的激活作用。DC 可直接激活 T 细胞，DC 将抗原肽以抗原肽-MHCⅡ类分子复合物的形式表达在细胞膜上，并提呈给 $CD4^+T$ 细胞，提供初始 T 细胞活化的启动信号（或抗原刺激信号、第一信号）。DC 还通过高表达 CD80、CD86、CD40 等共刺激分子，为 T 细胞充分活化提供了第二信号。DC 高表达 ICAM-1 等黏附分子，更有助于 DC 与 T 细胞的进一步结合。DC 产生的细胞因子（IL-1 等）进一步诱导活化 T 细胞增殖和分化，从而完整启动免疫应答。相对于已活化的或记忆性 T 细胞，初始 T 细胞的活化更依赖于其刺激信号的存在，因此，DC 是专职性 APC 中唯一能直接激活初始 T 细胞的 APC。DC 亦能以抗原肽-MHCⅠ类分子复合物的形式将抗原肽提呈给 $CD8^+T$ 细胞并将其激活。

此外，DC 通过激活 Th 细胞间接辅助 B 细胞活化。还能促进静息 B 细胞表达 B7 分子进而发挥抗原提呈作用、诱导 B 细胞的 Ig 类别转换、通过释放某些可溶性因子等调节 B 细胞的增殖与分化。

2. 免疫调节作用　DC 能够分泌多种细胞因子和趋化因子，通过细胞间直接接触的方式或者可溶性因子间接作用的方式，调节其他免疫细胞的功能，进而调节免疫应答的类型及免疫应答强度。例如，DC 分泌大量 IL-12 诱导初始 T 细胞（Th0）分化为 Th1 细胞，产生 Th1 型免疫应答。

3. 免疫耐受的诱导和维持　DC 在胸腺中诱导 T 细胞中枢免疫耐受，胸腺 DC 通过阴性选择去除自身反应性 T 细胞，保留抗原反应性 T 细胞，形成 T 细胞的中枢耐受。DC 的外周耐受通常由未成熟 DC 介导，未成熟 DC 不表达共刺激分子，这些 DC 携带自身抗原进入外周淋巴组织后不能激活 T 细胞，反而诱导 T 细胞无能，引起自身耐受。另外，未成熟 DC 及某些具有抑制功能的 DC 亚群可以通过诱导调节性 T 细胞，以及产生 IL-10、TGF-β 等细胞因子抑制自身反应性 T 细胞，建立外周耐受。此外，pDC 参与了免疫耐受的维持。

4. 参与免疫记忆的维持　外周免疫器官 T 细胞区中的极少量长寿 IDC 可能与记忆 T 细胞的形成和维持有关。外周免疫器官中的 FDC 可将抗原-抗体复合物或抗原-抗体-补体复合物长期滞留或浓缩于细胞表面，供 B 细胞识别，参与记忆 B 细胞的形成和维持。

DC 所具有的免疫激活作用和诱导免疫耐受的生物学特性，使其在抗感染免疫、移植免疫、肿瘤免疫、免疫激活及免疫耐受中扮演着重要的角色。如在移植免疫中，若预先去除移植物中 DC 或用未成熟 DC 诱导同种免疫耐受，可延长同种移植物的存活时间。用肿瘤抗原致敏 DC 再回输机体可治疗肿瘤。该疗法具有良好的临床应用前景，已用于临床试治 B 淋巴瘤、黑色素瘤、前列腺癌、多发性骨髓瘤等患者。阻断或降低 DC 的 APC 功能或用未成熟 DC 诱导特异性外周免疫耐受可以达到防治自身免疫性疾病和变态反应性疾病的作用。

PBL：2010 年 11 月，国际疑难病研究院肝病研究中心传来可喜消息，针对人体免疫重建的研究有了突破性进展——DC 疫苗研创成功。在患者局部注射 DC 疫苗，诱导皮下未成熟的 DC 的成熟，通过大量携带有病毒抗原信息的 DC 来活化特异性 CTL，从而打破免疫系统对乙肝病毒的免疫耐受，修复人体的免疫机制，清除病毒。分析与讨论：DC 疫苗是如何激活机体免疫应答的？作用机理是什么？

二、单核/巨噬细胞

单核细胞(monocyte)来源于骨髓中的前体细胞,进入血液,存留数小时至数日后,移行到全身组织器官,分化为巨噬细胞。单核/巨噬细胞表达多种受体,包括补体受体、Fc受体、清道夫受体、模式识别受体等,可通过胞饮作用、吞噬作用、受体介导的内吞作用等摄取抗原物质,吞噬杀伤病原微生物,参与机体固有免疫应答(详见第九章)。正常情况下,大多数单核/巨噬细胞低水平表达MHCⅠ类分子、MHCⅡ类分子和共刺激分子,虽然其摄取和加工抗原的能力很强,但提呈抗原的能力较弱。在IFN-γ等作用下,单核细胞和巨噬细胞表达MHCⅠ类分子、MHCⅡ类分子和共刺激分子水平显著升高,可将抗原肽-MHCⅡ类分子复合物提呈给$CD4^+$T细胞,发挥专职性APC的功能。通常认为,巨噬细胞不能对初始T细胞提呈抗原,只能对活化T细胞或效应T细胞提呈抗原,在进一步活化T细胞的同时,巨噬细胞自身也被激活,可发挥细胞免疫效应(详见第十三章)。

三、B淋巴细胞

B淋巴细胞在体液免疫应答中具有重要作用。作为专职抗原提呈细胞,其在低浓度可溶性抗原的提呈过程中十分重要。B淋巴细胞的抗原提呈功能主要与其膜表面免疫球蛋白(surface membrane immunoglobulin,SmIg)有关。B细胞可通过SmIg浓集并内化抗原,或经胞饮作用将可溶性蛋白抗原吞入细胞内,在细胞内处理抗原后以抗原肽-MHCⅡ类分子的形式将抗原信息提呈给Th细胞。一般情况下,B细胞不表达B7等共刺激分子,但在细菌感染等刺激后或在Th的辅助下可以表达。B细胞作为抗原提呈细胞在激活Th的同时,本身也受到Th的辅助而活化,并对TD抗原应答产生抗体。B细胞作为抗原提呈细胞参与机体初次和再次应答,但以再次应答中的作用为主。

第二节 抗原的处理与提呈

APC最重要的功能就是将胞质内自身产生的或者摄取入胞内的抗原分子降解并加工处理成一定大小的多肽片段,使多肽适合与MHC分子结合,然后以抗原肽-MHC复合物的形式表达于APC表面,此过程称为抗原加工或抗原处理(antigen processing)。表达于APC表面的抗原肽-MHC分子复合物被T细胞的TCR识别,从而将抗原信息传递给T细胞,引起T细胞活化,此过程称为抗原提呈(antigen presentation)。T细胞只能识别APC提呈的抗原肽:$CD4^+$T细胞的TCR识别APC提呈的抗原肽-MHCⅡ类分子复合物,$CD8^+$T细胞的TCR识别靶细胞提呈的抗原肽-MHCⅠ类分子复合物。

根据来源不同可将被提呈的抗原分为两大类(图12-1):①来源于细胞外的抗原称为外源性抗原(exogenous antigen),例如可被吞噬细胞吞噬的细菌、细胞、可溶性蛋白质抗原等。它们需被APC摄取入细胞内的吞噬颗粒中,再被加工、处理并以抗原肽-MHCⅡ复合物的方式提呈给$CD4^+$T细胞。②细胞内合成的抗原称为内源性抗原(endogenous antigen),例如被病毒感染细胞合成的病毒蛋白、细胞内感染细菌的产物或裂解片段及肿瘤细胞内合成的肿瘤抗原等。内源性抗原在细胞内合成后存在于细胞质中,直接被细胞加工、处理并以抗原肽-MHCⅠ复合物的方式提呈给$CD8^+$T细胞。

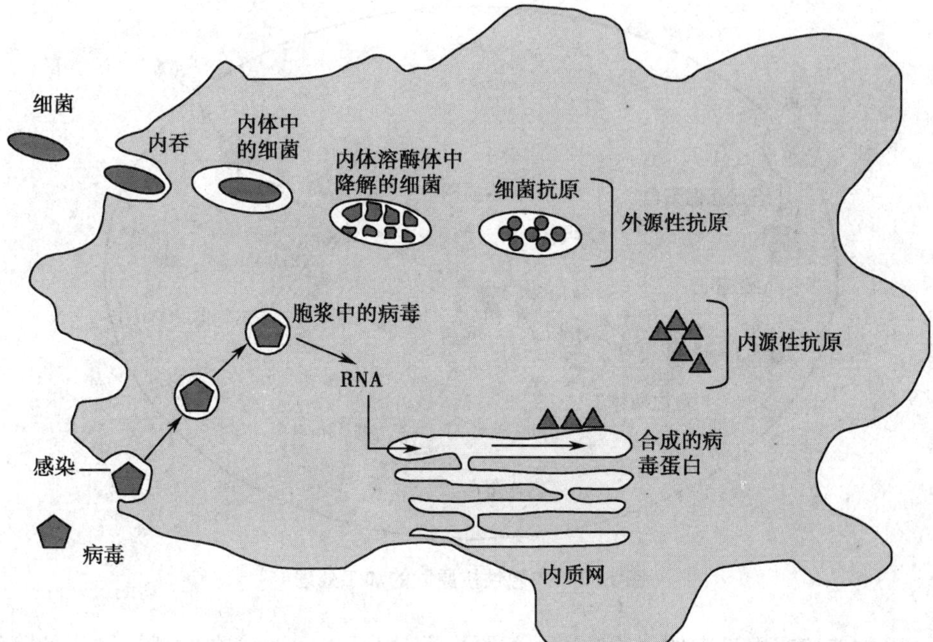

图 12-1 外源性抗原及内源性抗原的产生

根据抗原的性质和来源不同，APC 通过以下四种途径进行抗原的加工处理和提呈：MHC Ⅰ类分子途径（内源性抗原提呈途径）、MHC Ⅱ类分子途径（外源性抗原提呈途径）、交叉提呈（非经典的抗原提呈途径）、脂类抗原的 CD1 分子提呈途径。MHC Ⅰ类分子途径和 MHC Ⅱ类分子途径的差别见表 12-2。

表 12-2 MHC Ⅰ类分子抗原提呈途径和 MHC Ⅱ类分子抗原提呈途径的比较

	MHC Ⅰ类分子途径	MHC Ⅱ类分子途径
抗原来源	内源性抗原	外源性抗原
降解抗原的酶结构	蛋白酶体	溶酶体、MIIC
抗原与 MHC 分子结合部位	内质网	MIIC
提呈抗原肽的 MHC 分子	MHC Ⅰ类分子	MHC Ⅱ类分子
伴侣分子	TAP、钙联蛋白	Ii 链、钙联蛋白
处理和提呈抗原的细胞	所有有核细胞	专职性抗原提呈细胞
提呈对象	$CD8^+T$ 细胞（主要是 Tc）	$CD4^+T$ 细胞（主要是 Th）

一、MHC Ⅰ类分子提呈途径

内源性抗原主要通过 MHC Ⅰ类分子途径加工与提呈（图 12-2）。由于所有有核细胞（包括前述的专职性 APC）均表达 MHC Ⅰ类分子，因此，所有有核细胞均具有通过 MHC Ⅰ类分子途径加工处理和提呈抗原的能力。

1. 内源性抗原的加工处理与转运　完整的抗原必须首先在胞质中降解成抗原肽，然后进

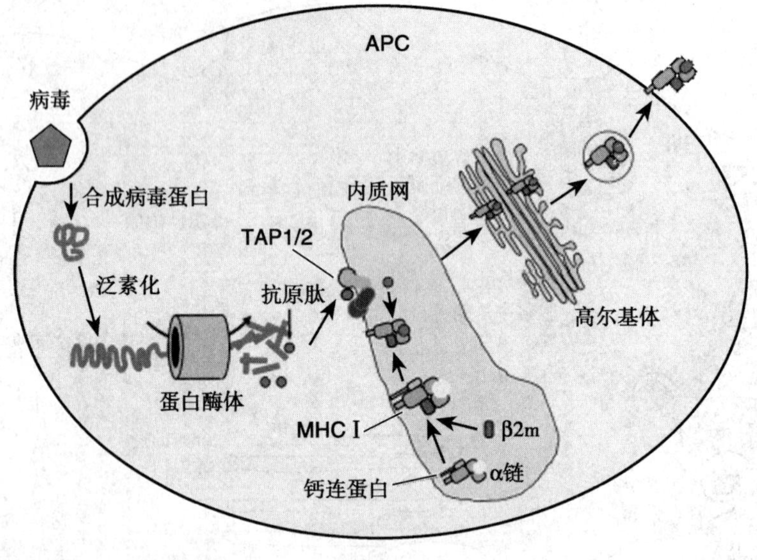

图 12-2 内源性抗原肽的加工处理

行转运。已知普遍存在于真核细胞胞质内的蛋白酶体(proteasome)在内源性抗原的降解中发挥着重要的作用。蛋白酶体又称低分子量多肽或巨大多功能蛋白酶(low molecular weight polypeptide or large multifunctional protease,LMP),负责降解各种胞浆蛋白成为多肽(不会完全降解成氨基酸)以维持细胞内环境的稳定。蛋白酶体只能降解未折叠的蛋白质。内源性抗原首先在胞浆内与泛素(ubiquitin)结合,泛素化的蛋白质打开空间结构后释放泛素,线性的蛋白质进入蛋白酶体中被水解成6~30个残基的肽段,这些肽段的C末端大多为碱性或疏水氨基酸,有利于肽段与MHC Ⅰ类分子的抗原结合沟槽结合。

抗原在胞质内经蛋白酶体降解形成肽段后,需转移至内质网(ER)腔内与新组装的MHC Ⅰ类分子结合,该转移过程依赖于ER表面的抗原加工相关转运体或抗原肽转运体(transporter associated with antigen processing or transporter of antigen peptides,TAP)。TAP是一种由两个亚单位组成的异二聚体(TAP1/2),TAP1和TAP2各跨越内质网膜6次,共同形成一个“孔”样结构,依赖ATP对肽段进行主动转运。抗原肽与TAP结合后,使TAP异二聚体结构改变,孔道开放,抗原肽得以通过孔道进入ER腔内。TAP可选择性地转运适合与MHC Ⅰ类分子结合的含8~16个氨基酸且C端为碱性或疏水氨基酸的抗原肽。TAP不但能将肽段转运入内质网,也能将内质网中的游离肽段转运到胞浆中,使内质网中不致有太多的肽段。

2. MHC Ⅰ类分子的生成与组装 MHC Ⅰ类分子α链和β_2微球蛋白(β_2-m)在ER中合成,MHC Ⅰ类分子中的α链立即与伴侣蛋白(chaperone)结合。伴侣蛋白包括钙联蛋白(calnexin)、钙网蛋白(calreticulin)和TAP相关蛋白(tapasin),它们参与α链折叠、保护α链不被降解,参与α链与β_2-m组装成完整的MHC Ⅰ分子,并参与MHC Ⅰ类分子与TAP的结合。

3. 抗原肽-MHC Ⅰ类分子复合物的形成与抗原提呈 在伴侣蛋白的参与下,MHC Ⅰ类分子组装为二聚体,其α链的α1和α2功能区构成抗原肽结合槽。与MHC Ⅰ类分子的抗原结合沟槽大小相应的抗原肽(8~12个氨基酸的抗原肽)可直接结合沟槽,形成复合物;较长的抗原肽在被内质网中的酶(如抗原加工相关的内质网氨基肽酶,endoplasmic reticulum aminopeptidase associated with antigen processing,ERAAP)修剪成合适长短后再结合沟槽,或与沟槽结合后,其外露部分再被修剪。在内质网中结合了抗原肽的 MHC Ⅰ类分子再经高尔基复合体转运到细胞膜上提呈给 CD8⁺T 细胞。

总之,MHC Ⅰ类分子提呈途径又称为内源性抗原提呈途径或胞质溶胶途径,其过程概括如下:内源性蛋白抗原经过泛素化打开空间结构,然后被蛋白酶体降解为短肽,经抗原转运体(TAP)转运至内质网,在内质网中抗原肽与 MHC Ⅰ类分子结合形成复合物,再经高尔基体转运至细胞膜上,供 CD8⁺T 细胞识别,从而完成抗原提呈过程。

二、MHC Ⅱ类分子提呈途径

外源性抗原主要通过 MHC Ⅱ类分子途径加工与提呈(图 12-3)。

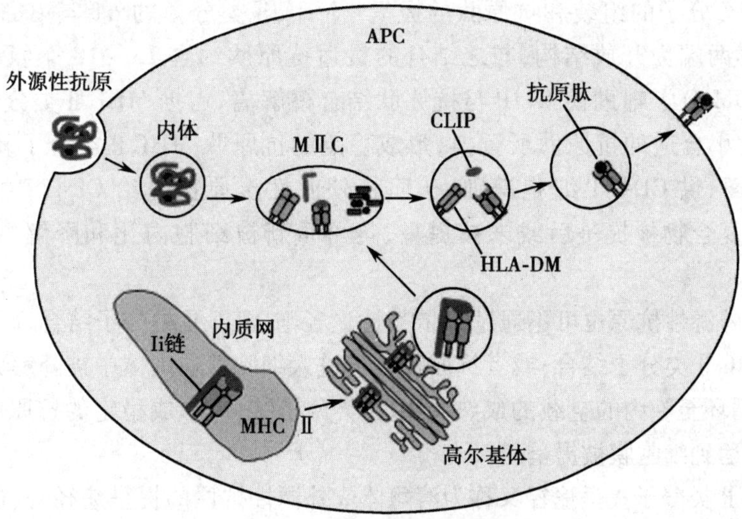

图 12-3　外源性抗原肽的加工处理

1. 外源性抗原的摄取与加工　外源性抗原进入体内后被抗原提呈细胞所识别与摄取。APC 主要通过模式识别受体识别外源性抗原;通过巨吞饮作用、胞饮作用、受体介导的内吞作用、吞噬作用和内化等途径摄取外源性抗原。未成熟 DC 可通过三条途径摄取抗原,分别是巨吞饮作用、受体介导的内吞作用和吞噬作用。单核巨噬细胞的细胞膜上存在的许多特异性的载体蛋白和通道,使小分子或离子能有效地出入细胞。单核巨噬细胞摄入大分子和颗粒状或细胞性物质时主要通过胞吞作用(endocytosis)来完成;根据吞入物质的状态、大小及特异性的不同而分为吞噬作用、胞饮及受体介导的内吞作用等三种方式。B 淋巴细胞通过两种方式摄取抗原,即通过非特异的胞饮作用或通过其表面的抗原特异性受体(即膜表面免疫球蛋白)的介导,后一作用使抗原浓集于 B 淋巴细胞表面后摄入胞内,在抗原浓度非常低时发挥重要意义。

外源性抗原被 APC 摄取以后形成内体(摄取的蛋白质抗原)或吞噬小体(摄取的细菌等颗粒性抗原),吞噬小体与溶酶体融合形成吞噬溶酶体。内体和吞噬溶酶体又与胞质中的一种称为 MHC Ⅱ类小室(MHC class Ⅱ compartment,MⅡC)的、富含 MHC Ⅱ类分子的溶酶体样细胞器融合。MⅡC 和吞噬溶酶体中含有多种酶类(组织蛋白酶、过氧化氢酶等)且为酸性环境,可将抗原降解为适合于 MHCⅡ类分子结合的、含 10~30 个氨基酸的短肽。因此,MⅡC 和吞噬溶酶体是 APC 加工外源性抗原的主要场所,而 MⅡC 是抗原肽与 MHCⅡ类分子结合的部位。

2. MHCⅡ类分子的合成与转运　在粗面内质网中新合成的 MHCⅡ类分子 α 链与 β 链折叠成异二聚体,并与Ⅰa 相关恒定链(Ia-associated invariant chain,Ii)辅助分子非共价键结合形成$(\alpha\beta Ii)_3$九聚体。Ii 的主要功能是:①促进 MHCⅡ类分子 α 链与 β 链组装和折叠及二聚体形成。②阻止 MHCⅡ类分子在内质网内与其他内源性多肽结合。③促进 MHCⅡ类分子转运到 MⅡC。MHCⅡ/Ii 九聚体由 ER 经高尔基体形成 MⅡC。在 MⅡC 腔内 Ii 被降解,仅在 MHCⅡ类分子的抗原肽结合槽内留有一小片段,称为 MHCⅡ类分子相关的恒定链多肽(classⅡ-associated invariant chain peptide,CLIP)。

3. MHCⅡ类分子的组装和抗原肽的提呈　MHCⅡ类分子的 α1 与 β1 功能区形成抗原肽结合槽,其两端为开放结构,与之结合的最适抗原肽约含 13~18 个氨基酸。在 MⅡC 中,由 HLA-DM 分子辅助使 CLIP 与抗原肽结合槽解离,占据 MHCⅡ类分子抗原肽结合槽的 CLIP 被大小合适的抗原肽所置换,形成稳定的抗原肽-MHCⅡ类分子复合物,然后转运至细胞膜表面,供 $CD4^+$T 细胞识别,从而将外源性抗原提呈给 $CD4^+$T 细胞。抗原肽-MHCⅡ类分子复合物被提呈后或未被提呈,均可重新被细胞内化和降解,以避免免疫系统被长期激活。

此外,部分外源性抗原也可不通过 Ii 依赖性途径与 MHCⅡ类分子结合,而是直接与胞膜表面的空载 MHCⅡ类分子结合;或者抗原被吞噬进入细胞后在内体中被降解为多肽,这些抗原肽随后与再循环至胞内的空载的成熟 MHCⅡ类分子结合,形成稳定的抗原肽-MHCⅡ类分子复合物,再转运到细胞膜被提呈。

总之,MHCⅡ类分子提呈途径又称为溶酶体或外源性抗原的提呈途径,其过程概括如下:APC 通过吞噬、巨吞饮及受体介导的内吞作用等方式将外源性抗原摄入细胞内,在胞内形成内体或吞噬溶酶体,再与 MⅡC 融合,外源性抗原在 MⅡC 的酸性环境中被降解为多肽。另一方面,在内质网中新合成和组装的 MHCⅡ类分子异二聚体(α/β)与 Ii 链非共价结合形成$(\alpha\beta Ii)_3$九聚体,MHC 分子抗原肽结合槽为 Ii 所占据。该九聚体经高尔基体形成 MⅡC。Ii 链在 MⅡC 中被降解而将 CLIP 留于 MHCⅡ类分子的抗原肽结合槽中。在 HLA-DM 的作用下抗原肽结合槽的 CLIP 被抗原肽所置换,形成稳定的抗原肽-MHCⅡ类分子复合物,然后转运至 APC 膜表面,供 $CD4^+$T 细胞识别,从而完成抗原提呈过程。

三、交叉提呈途径

抗原的交叉提呈(cross-presentation)是指抗原提呈细胞能够将外源性抗原摄取、加工和处理并通过 MHCⅠ类途径提呈给 $CD8^+$T 细胞(CTL),或将内源性抗原加工和处理后通过 MHCⅡ类分子途径提呈给 $CD4^+$T 细胞。这不同于传统性的外源性抗原和内源性抗原的加工处理和提呈途径。交叉提呈又被称为交叉致敏。目前认为抗原的交叉提呈参与了机体对某些病原体(如疱疹病毒、李斯特菌等)的抗感染免疫和抗肿瘤免疫。但该途径并不是抗原提呈的主要方式,也不涉及 MHC 分子的合成。

抗原交叉提呈发生的机制目前尚不十分清楚，外源性抗原交叉提呈的可能机制包括：①某些外源性抗原从内体或吞噬溶酶体中溢出进入胞质或者直接穿越细胞膜进入胞质，再经经典MHC Ⅰ类途径处理和提呈；②溶酶体中形成的抗原肽通过胞吐作用被排出细胞外，然后与细胞膜表面的空载 MHC Ⅰ类分子结合而被提呈；③细胞表面 MHC Ⅰ类分子被重新内吞进入内体；内体或吞噬溶酶体可与内质网融合，新合成的 MHC Ⅰ类分子也可进入内体，在内体中它们直接与外源性抗原肽结合形成复合物而被提呈。内源性抗原交叉提呈的可能机制包括：内源性抗原肽被释放出细胞外，然后与细胞膜表面空载 MHC Ⅱ类分子结合为复合物而被提呈；含有内源性抗原的细胞或凋亡小体被抗原提呈细胞摄取，形成内体，然后再经经典 MHC Ⅱ类途径处理和提呈。

四、CD1 分子提呈途径

哺乳动物细胞不能将脂类抗原加工处理成为能与 MHC 分子结合的多肽，因而脂类抗原不能被 MHC 限制的 T 淋巴细胞识别。脂类抗原可结合 CD1 分子而被提呈。CD1 分子是非 MHC 基因编码产物，与 MHC Ⅰ类分子有 30% 同源性，属非经典 MHC Ⅰ类分子。CD1 主要有 5 种（CD1a-e），CD1 可与 β_2 微球蛋白形成复合体，具有抗原结合沟槽，其沟槽可结合不同长度的乙酰基团，主要提呈非蛋白类的脂类抗原，尤其是分枝杆菌的某些菌体成分。CD1 也能提呈抗原肽，其结合的抗原肽长度类似于 MHC Ⅱ类分子。脂类抗原/CD1 分子复合物和抗原肽/CD1 分子复合物均可提呈给 CD1 限制性 T 细胞。CD1 限制性 T 细胞包括 $CD4^-$、$CD8^-$、$CD4^+$ 和 $CD8^+$ 的 TCRαβT 细胞和 TCRγδT 细胞以及 NKT 细胞。

脂类抗原的提呈没有明显的抗原加工过程，而主要通过 CD1 分子在细胞表面-吞噬体或内体-细胞表面的再循环过程中结合胞外的脂类抗原或结合进入内体的自身脂类抗原，再被运至细胞膜表面参与抗原提呈，因此，CD1 分子提呈脂类抗原不依赖于 TAP 或者 HLA-DM 分子。CD1 抗原提呈途径在机体抗微生物感染和脂类抗原的免疫应答中起重要作用，也为疫苗研制提供了新的思路。

小 结

专职性 APC 包括树突状细胞、单核巨噬细胞和 B 细胞。树突状细胞抗原提呈能力最强，能够直接刺激初始 T 细胞增殖，是机体免疫应答的始动者，也是连接固有免疫和适应性免疫的“桥梁”。其中，髓系 DC 主要参与激发 T 细胞免疫应答，而淋巴系 DC 通过分泌高水平Ⅰ型干扰素主要参与抗病毒固有免疫；树突状细胞还参与中枢和外周免疫耐受的形成及免疫记忆的维持。非成熟 DC 摄取和加工处理抗原能力强，而成熟 DC 抗原提呈功能强。巨噬细胞和 B 细胞亦是体内重要的抗原提呈细胞，可提呈抗原激活记忆性 T 细胞。外源性抗原被摄取后主要通过 MHC Ⅱ类分子途径加工处理和提呈给 $CD4^+$T 细胞，内源性抗原主要通过 MHC Ⅰ类分子途径加工处理和提呈给 $CD8^+$T 细胞，在某些情况下机体亦存在交叉提呈现象。脂类抗原通过 CD1 分子提呈途径提呈给 CD1 限制性 T 细胞识别。

问题与思考

1. 试述抗原提呈细胞的定义及种类。

2. 以朗汉斯细胞为例说明 APC 在迁移成熟过程中生物学特性的变化。
3. 简述固有样淋巴细胞的组织分布及主要生物学功能。
4. 内源性抗原是如何通过 MHC Ⅰ类分子途径被加工处理和提呈的?
5. 外源性抗原是如何通过 MHC Ⅱ类分子途径被加工处理和提呈的?

（王光川）

第十三章

固有免疫应答

固有免疫(innate immunity)亦称天然免疫(natural immunity)或非特异性免疫(nonspecific immunity),是指机体在种系发生和进化过程中逐渐形成的一种天然免疫防御功能,构成机体抵御病原生物入侵的第一道防线。固有免疫的作用由固有免疫系统(innate immunity system)所执行。固有免疫系统由固有免疫屏障、固有免疫细胞和固有免疫分子组成。固有免疫应答(innate immune response)是指机体固有免疫细胞和分子在识别病原体及其产物或体内衰老损伤、畸变细胞等抗原性异物后,迅速活化有效吞噬杀伤、清除病原体或体内"非己"抗原性异物,产生非特异性免疫防御、监视、自稳等保护作用的过程,又称非特异性免疫应答(nonspecific immune response)。固有免疫应答的主要特征是:先天固有,可稳定遗传;免疫作用广泛,无特异性;初次与抗原接触即能发挥效应,但无免疫记忆性。固有免疫是适应性免疫应答的始动者,可调控或影响适应性免疫应答的类型和强度。同时,适应性免疫应答的维持及其效应的发挥也必须有固有免疫的协助和参与。

第一节 组织屏障及其作用

固有免疫屏障是机体抵御微生物入侵的防线。人体经过漫长的进化和自然选择,形成了能维持内环境稳定和抵御病原菌等有害物质入侵,并保持机体生理平衡的保护性机制。屏障结构便是保护机制中最重要的组成部分。包括皮肤黏膜屏障和由某些特殊结构组成的体内屏障,如血-脑屏障、血-胎屏障、血-胸腺屏障和气-血屏障等。

一、皮肤黏膜屏障

皮肤黏膜屏障由覆盖于全身外表面的皮肤和与外界相通的腔道表面的黏膜组织构成,不仅具有抵抗感染的生理屏障作用,还可以产生杀菌或抑制微生物生长的化学物质,成为机体抵御微生物入侵的第一道防线。

(一) 物理屏障

由致密上皮细胞组成的皮肤和黏膜组织具有机械屏障作用,可有效阻挡病原体侵入体内。人体的表皮细胞排列紧密,阻止了外源有害物质的入侵。黏膜物理屏障作用相对较弱,但可通过其他方式排出入侵黏膜表面的病原菌,如呼吸道黏膜上皮细胞纤毛定向摆动;胃肠道的蠕动可驱逐进入胃肠道的病原微生物;进入尿道的病原体可随尿液排出等。

(二) 化学屏障

皮肤和黏膜分泌物中含多种杀菌、抑菌物质可形成抗御病原体感染的化学屏障。如皮脂腺分泌的不饱和脂肪酸;汗腺分泌的乳酸;胃液中的胃酸;女性阴道分泌物中的乳酸;唾液、泪液、呼吸道、消化道和泌尿生殖道黏液中的溶菌酶、抗菌肽和乳铁蛋白等。

(三) 微生物屏障

微生物屏障是由人体的呼吸道、消化道和泌尿生殖道黏膜及皮肤上寄生的多种对正常机体有益的菌群组成。可通过与病原体竞争结合上皮细胞和营养物质,或通过分泌某些杀菌、抑菌物质对病原体产生抗御作用。如:口腔唾液链球菌能产生 H_2O_2,可杀伤白喉杆菌和脑膜炎球菌;大肠埃希菌产生的细菌素,可抑制、杀伤某些厌氧菌和 G^+菌。临床上若长期大量应用广谱抗生素,可杀伤或抑制消化道正常菌群,导致耐药性金黄色葡萄球菌和白念珠菌大量生长,引发葡萄球菌性肠炎和白念珠菌性肠炎。

二、体内屏障

人体是一个有机的整体,其中器官、系统内的局部屏障结构在防御病原菌入侵和维持内环境稳定方面又形成了一道特殊的"屏障"。病原体突破局部固有免疫细胞和分子防御体系进入血液循环时,体内血脑屏障或血胎屏障可阻止病原体进入中枢神经系统或胎儿体内,从而使机体重要器官或胎儿得到保护。

(一) 血-脑屏障

血-脑屏障由软脑膜、脉络丛的毛细血管壁和包在壁外的星形胶质细胞形成的胶质膜组成。其结构致密,能阻挡血液中病原体和其他大分子物质进入脑组织及脑室,对中枢神经系统产生保护作用。婴幼儿血-脑屏障发育不完善,易发生中枢神经系统感染。

(二) 血-胎屏障

由母体子宫内膜的基蜕膜和胎儿的绒毛膜滋养层细胞共同构成。此屏障不妨碍母子间营养物质交换,但可防止母体内病原体和有害物质进入胎儿体内,从而保护胎儿免遭感染。妊娠早期(3 个月内)血-胎屏障发育尚未完善,此时孕妇若感染风疹病毒和巨细胞病毒等,可导致胎儿畸形或流产。

(三) 其他屏障

人体的胸腺、肺泡、睾丸、附睾以及胃黏膜等部位也存在屏障结构,如血-胸腺屏障位于胸腺皮质,可阻止微生物和大分子物质进入胸腺组织,维持胸腺内环境的稳定。气-血屏障位于肺泡中,可阻止微生物和大分子物质进入肺实质,其功能是使肺泡中 O_2与毛细血管血液内的 CO_2顺利完成交换。

第二节 固有免疫细胞的作用

固有免疫细胞主要包括单核/巨噬细胞、中性粒细胞、树突状细胞、自然杀伤细胞、NKT 细胞、γδT 细胞、B1 细胞、肥大细胞、嗜碱性粒细胞和嗜酸性粒细胞等。固有免疫细胞不表达特异性抗原识别受体,可通过模式识别受体或有限多样性抗原识别受体对病原体及其感染细胞或衰老损伤和畸变细胞表面某些共有特定表位分子的识别结合,产生非特异性抗感染抗肿瘤等免疫保护作用,同时参与适应性免疫应答的启动和效应过程。

一、吞噬细胞

吞噬细胞(phagocyte)是一类具有吞噬杀伤功能的细胞,主要由单核/巨噬细胞和中性粒细胞组成，是固有免疫系统的主要效应细胞。中性粒细胞具有很强的变形运动和穿越毛细血管壁的能力。单核细胞从血液迁移到不同的组织分化成为组织特异性的巨噬细胞。

(一) 中性粒细胞

中性粒细胞是血液中数目最多的白细胞，寿命短，更新快。当病原体引发感染时，机体可立即调动骨髓中贮备的大量中性粒细胞进入血液循环。中性粒细胞表达多种趋化因子受体(IL-8R、C5aR)和模式识别受体，具有较强的趋化作用和吞噬能力，它们通过变形运动，迅速穿过毛细血管壁到达感染部位，吞噬杀伤病原体，介导早期炎症反应。因此，临床上通常将外周血白细胞数量增高作为感染的指征。中性粒细胞是抗胞外寄生菌感染的主要效应细胞，其对病原生物的识别和吞噬杀伤过程与巨噬细胞相似，主要通过氧依赖和氧非依赖系统杀伤病原体，此外还有巨噬细胞所不具备的由髓过氧化物酶(myeloperoxidase，MPO)与过氧化氢和氯化物组成的MPO杀菌系统。中性粒细胞还表达C3b受体和IgG Fc段受体，亦可通过调理作用或ADCC作用使其吞噬杀菌能力显著增强或使某些病原体感染的组织细胞裂解破坏。

(二) 单核/巨噬细胞

单核细胞占血液白细胞总数的3%～8%。它们在血液短暂停留后，迁移至不同组织器官分化成为寿命较长的巨噬细胞。巨噬细胞通过其表达的模式识别受体与病原体、肿瘤细胞以及宿主凋亡细胞表达的相应配体分子结合后(详见第九章)，发挥生物学功能。

1. 对病原体的吞噬与杀伤　吞噬细胞对侵入机体的病原体或者其他异物的应答主要包括识别、吞噬和杀伤、消化和清除三个阶段。

(1) 识别：巨噬细胞借助表面PRR和调理性受体，可识别并摄取病原体等抗原性异物。

(2) 杀伤病原体：巨噬细胞可通过以下两种途径杀伤摄取的病原体。

1) 氧依赖性杀菌途径：该途径主要效应分子是反应性氧中间物和反应性氮中间物。反应性氧中间物(reactive oxygen intermediates，ROI)作用系统是指在吞噬作用激发下，通过呼吸爆发，激活细胞膜上还原型辅酶Ⅰ和Ⅱ，使分子氧活化，生成超氧阴离子、游离羟基、过氧化氢和单态氧产生杀菌作用的系统。反应性氮中间物(reactive nitrogen intermediates，RNI)作用系统是指巨噬细胞活化后所产生的诱导型一氧化氮合酶，在还原型辅酶Ⅱ或四氢生物蝶呤存在条件下，催化L-精氨酸与氧分子反应，生成一氧化氮产生杀菌和细胞毒作用的系统。

2) 氧非依赖杀菌途径：包括：①酸性环境：吞噬体或吞噬溶酶体形成后，其内糖酵解作用增强，乳酸累积可使pH降至3.5～4.0，发挥杀菌或抑菌作用。②溶菌酶：在酸性条件下，溶酶体内溶菌酶使G^+菌胞壁肽聚糖破坏，发挥杀菌作用。③防御素(defensin)：是一组耐受蛋白酶、富含精氨酸的小分子多肽(30～33个氨基酸)，可在菌细胞脂质双层形成"离子通道"，导致菌细胞裂解。

(3) 消化和清除：病原体被杀伤或破坏后，在吞噬溶酶体内多种水解酶(如蛋白酶、核酸酶、脂酶和磷酸酶等)作用下，可进一步消化降解。大部分产物通过胞吐作用而排出胞外；部分产物被加工、处理为免疫原性肽段，与MHC分子结合后，能以抗原肽-MHC分子复合物的形式表达在细胞表面提呈给T细胞，启动适应性免疫应答。

2. 杀伤胞内寄生菌、病毒感染和肿瘤等靶细胞　静息的巨噬细胞杀伤胞内寄生菌、病毒感染靶细胞和肿瘤细胞的功能相对较弱，但是巨噬细胞接受Th细胞反馈刺激和被LPS或IFN-γ、GM-CSF等细胞因子激活后，其识别受体的表达、效应分子的分泌均显著增强，杀伤功能也明显增强，可有效杀伤胞内寄生菌和某些肿瘤细胞。巨噬细胞还能通过ADCC效应杀伤肿瘤和病毒感染的靶细胞。

3. 参与和促进炎症反应 募集至感染部位的巨噬细胞被活化，通过下列机制参与炎症反应：①分泌 MIP-1α/β、MCP-1 和 IL-8 等趋化因子，募集、活化更多巨噬细胞、中性粒细胞和淋巴细胞，发挥抗感染作用；②分泌多种促炎症细胞因子（如 IL-1、TNF-α、IL-6）和其他炎性介质，参与和促进炎症反应。

4. 加工提呈抗原 巨噬细胞是专职性抗原提呈细胞，可将摄入的外源性抗原加工处理为具有免疫原性的小分子肽段，并以抗原肽-MHC Ⅱ类分子复合物的形式表达于细胞表面，供抗原特异性 $CD4^+T$ 细胞识别，增强适应性免疫应答。巨噬细胞也可将摄入的外源性抗原通过交叉抗原途径，以抗原肽-MHC Ⅰ类分子复合物的形式表达于细胞表面，供抗原特异性 $CD8^+T$ 细胞识别，增强 $CD8^+T$ 细胞的杀伤效应。

5. 免疫调节 活化巨噬细胞通过产生和分泌多种细胞因子参与免疫调节。如 IL-1 和 IFN-γ 可上调 APC 表达 MHC 分子，增强抗原提呈能力，促进 T、B 细胞活化；TNF-α 可促进 CTL 活化、增殖和分化；IL-12、IL-18 可促进 T 细胞增殖分化，增强 NK 细胞杀伤活性，促进 Thl 分化；IL-10 可抑制单核/巨噬细胞和 NK 细胞活化，下调 APC 表达 MHC Ⅱ类分子和共刺激分子，抑制巨噬细胞抗原提呈作用。

二、NK 细胞

NK 细胞来源于骨髓的淋巴系造血干细胞。NK 细胞不表达特异性抗原识别受体，而是通过表面活化性受体和抑制性受体对“自身”与“非己”进行识别，并直接杀伤某些肿瘤和病毒感染的靶细胞，故在机体抗肿瘤、早期抗病毒或胞内寄生菌感染的免疫应答中起重要作用。NK 细胞表面表达 IgG Fc 受体，也可借助 ADCC 作用杀伤靶细胞。NK 细胞可被 IFN-α/β、IL-2、IL-12、IL-15 和 IL-18 等细胞因子所激活，活化 NK 细胞可分泌 IFN-γ 和 TNF-α 等细胞因子，增强机体抗感染效应并参与免疫调节。NK 细胞对靶细胞或抗原的识别机制详见第九章，本章节重点介绍 NK 细胞的杀伤机制和生物学功能。

（一）NK 细胞杀伤作用的机制

NK 细胞与靶细胞密切接触，可通过不同途径发挥杀伤效应。

1. 穿孔素/颗粒酶途径 穿孔素是储存于胞质颗粒内的细胞毒性物质，其生物学效应与补体攻膜复合物类似。在钙离子存在的条件下，可在靶细胞的细胞膜上形成多聚穿孔素“孔道”，使水和电解质迅速进入细胞内，导致靶细胞崩解破坏。颗粒酶是一类丝氨酸蛋白酶，可循穿孔素在靶细胞上形成的“孔道”进入靶细胞，通过激活凋亡相关的酶系统而导致靶细胞凋亡。

2. Fas/FasL 途径 活化的 NK 细胞可表达 FasL 与靶细胞表面 Fas（CD95）结合，可在靶细胞表面形成 Fas 三聚体，进而使胞质区死亡结构域（death domain，DD）相聚成簇，继而招募胞质内 Fas 相关死亡结构域蛋白（Fas-associated death domain protein，FADD），通过激活胱天蛋白酶（caspase）级联反应而导致细胞凋亡。

3. TNF-α/TNFR-Ⅰ途径 TNF-α 与靶细胞表面的Ⅰ型 TNF 受体（TNFR-Ⅰ）结合后，可形成 TNF-α 三聚体，导致胞质内 DD 相聚成簇，继而招募胞质内 TNF 受体相关死亡结构域蛋白（TNF receptor-associated death domain protein，TRADD），通过激活胱天蛋白酶级联反应而导致细胞凋亡。

知识拓展

胱天蛋白酶(Caspases,也被称为半胱天冬酶)是一类半胱氨酸蛋白酶的统称。在人类基因组中,这个蛋白质家族已知包含至少有12个成员,它们参与细胞凋亡、发育、坏死、炎症等许多重要的生理过程。其英文名称Caspases来自于半胱氨酸cysteine、天冬氨酸asparticacid和蛋白酶proteases的字母缩写。半胱天冬酶是一种少见的非常专一的蛋白酶,它们发挥功能时会特异性地进攻蛋白质中的半胱氨酸残基和切断天冬氨酸残基后面的肽键。半胱天冬酶家族的成员于1990年代其陆续被发现,之后对半胱天冬酶的研究持续成为热点,因为细胞凋亡的异常是造成肿瘤、阿尔茨海默病等严重病症的一个主因。

(二) NK细胞的生物学功能

1. 抗肿瘤和抗感染作用　在生理条件,自身组织细胞正常表达MHC Ⅰ类分子,与NK细胞表面杀伤抑制受体结合,传导抑制信号,该作用占主导地位,可抑制各种杀伤活性。在发生病毒感染或细胞癌变时,病毒感染细胞和肿瘤细胞表面MHC Ⅰ类分子缺失或下调表达,同时其表面某些可被NK细胞识别的非MHC Ⅰ类分子配体异常或上调表达。此时,NK细胞可因靶细胞表面丧失正常表达的自身MHC Ⅰ类分子而使其抑制受体功能丧失;与此同时NK细胞通过表面杀伤活化受体识别靶细胞表面异常或上调表达的非MHC Ⅰ类分子配体而活化,并通过释放穿孔素、颗粒酶、TNF-α和表达FasL等作用方式杀伤病毒感染和肿瘤等靶细胞。

2. 免疫调节作用　NK细胞的免疫调节功能表现为能影响多种免疫细胞的功能,如DC、T细胞、B细胞。NK细胞通过分泌IFN-γ和TNF-α促进DC的成熟,成熟的DC又会分泌IL-12正反馈作用于NK细胞。NK细胞活化后通过分泌IFN-γ,TNF-β和IL-2抑制体液免疫应答,维持Th1的优势状态,增强细胞介导的免疫应答。NK细胞还可以杀伤活化的T淋巴细胞。

三、其他细胞

(一) 固有样淋巴细胞

固有样淋巴细胞包括NKT细胞、γδT细胞和B1细胞,此类细胞的抗原识别受体(TCR或BCR)为有限多样性,可直接识别某些靶细胞或病原体所共有的特定表位分子,并在未经克隆扩增条件下,迅速活化发生应答,产生免疫效应。

1. NKT细胞　NKT细胞可识别CD1分子所提呈的磷脂和糖脂类抗原,参与抗细菌、病毒、真菌、原虫感染的保护及及抗肿瘤应答。活化的NKT细胞通过以下几种方式发挥效应:①分泌穿孔素、颗粒酶或通过Fas/FasL途径杀伤某些肿瘤和病原体感染的靶细胞;②分泌IL-4诱导Th0细胞向Th2细胞分化,参与体液免疫应答,诱导B细胞发生IgE类别转换;③分泌IFN-γ和IL-12诱导Th0细胞向Th1细胞分化,增强细胞免疫应答,并可激活巨噬细胞和NK细胞,增强机体抗感染和抗肿瘤作用;④分泌MCP-1α、MIP-1β等多种趋化因子参与炎症反应。

2. γδT细胞　γδT细胞参与抗病原微生物,特别是胞内菌感染的免疫应答,在应答胞内菌感染的早期γδT细胞起重要作用。γδT细胞也具有非特异性杀瘤作用。黏膜上皮组织的γδT细胞可识别CD1分子提呈的分枝杆菌抗原被活化,也可直接识别HSP65或某些病毒和胞内寄生菌如李斯特菌而激活。活化的γδT细胞能释放细胞毒性效应分子如穿孔素、颗粒酶,表达Fas/FasL以及分泌IFN-γ,从而杀伤病毒和胞内寄生菌感染的靶细胞,最终清除感染细胞和病原微生物。此外,活化的γδT细胞还可分泌IL-2、IL-4、IL-5、IL-6、IL-10、IFN-γ、GM-CSF和

TNF-α 等多种细胞因子，增强机体非特异性免疫防御功能并参与免疫调节。

3. B1 细胞 B1 细胞在机体早期抗感染免疫和维持自稳中具有重要作用。B1 细胞可以识别并结合某些细菌表面共有的多糖抗原而被活化，在较短的时间内（48 小时）即可产生以低亲和力 IgM 为主的抗体。由于 IgM 固定补体的能力较强，通过补体的溶解作用，早期能有效地清除病原微生物。B1 细胞产生抗体的应答具有以下特点：①细胞被激活后，较短的时间内即可产生以 IgM 为主的低亲和力抗体；②增殖、分化过程中不发生 Ig 类别转换；③无免疫记忆，再次接受相同抗原刺激后，其抗体效价与初次应答无明显差别。

（二）树突状细胞

DC 是体内提呈抗原功能最强的专职抗原提呈细胞，可有效刺激 T 细胞和 B 细胞活化，尤其是初始 T 细胞，进而将固有免疫和适应性免疫有机地联系起来。DC 还参与胸腺内 T 细胞的分化发育（阳性选择和阴性选择）、免疫耐受的诱导和免疫记忆的维持等。DC 分泌的多种细胞因子也广泛参与免疫应答的调节。有关 DC 的功能详见第十二章。

（三）肥大细胞、嗜碱性粒细胞和嗜酸性粒细胞

1. 肥大细胞 活化肥大细胞通过脱颗粒可释放或合成一系列炎性介质（组胺、白三烯、前列腺素 D2 等）和促炎细胞因子（IL-1、IL-4、IL-8 和 TNF 等）引发炎症反应，从而在机体抗感染、抗肿瘤和免疫调节中发挥重要作用。变应原与致敏肥大细胞表面特异性 IgE 抗体结合，可通过介导高亲和力 IgE Fc 受体交联而使肥大细胞脱颗粒，引发Ⅰ型超敏反应。新近研究发现，肥大细胞尚有吞噬功能，可加工、提呈抗原，启动适应性免疫应答；还可分泌 IL-1、IL-3、IL-4、IL-5、IL-10 和 TNF 等多种细胞因子，参与免疫调节；也可通过表达 CD40 和 CD40L，促进 T 细胞、B 细胞和 APC 活化。

2. 嗜碱性粒细胞 嗜碱性粒细胞也是参与Ⅰ型超敏反应的重要效应细胞。炎症反应中，嗜碱性粒细胞可被趋化因子募集至局部炎症组织而发挥作用。嗜碱性粒细胞还可通过分泌大量 IL-4 和 IL-13 等免疫分子参与机体抗寄生虫免疫应答。肿瘤灶局部除有淋巴细胞和巨噬细胞浸润外，也有嗜碱性粒细胞浸润，表明嗜碱性粒细胞也参与机体的抗肿瘤免疫应答。

3. 嗜酸性粒细胞 嗜酸性粒细胞有吞噬能力，但吞噬缓慢，主要是选择性吞噬抗原抗体复合物。其溶酶体可对吞噬物进行酶解，补体和抗体能够加强其吞噬功能。嗜酸性粒细胞具有对寄生虫的杀伤作用，嗜酸性粒细胞通过细胞表面的 FcR 和 CR 与 Ig 和 C3b 包被的蠕虫结合，释放碱性蛋白（MBP）、嗜酸性阳离子蛋白（ECP）、过氧化物酶、氧自由基等，发挥杀虫效应。此外，嗜酸性粒细胞释放的过氧化物酶也可加强对靶细胞的攻击作用，并可清除被抗原抗体覆盖的肝细胞内单纯疱疹病毒。嗜酸性粒细胞分泌的 IL-1α、IL-6、IL-8、TNF-α、TGF-β 和 TGF-β 在急性和慢性炎症反应中发挥作用。

第三节 固有免疫分子的作用

固有体液免疫分子主要包括血液、各种分泌液与组织液中补体、急性期蛋白、细胞因子、抗菌肽和具有抗菌作用的酶类物质。

一、补体系统

补体系统是参与固有免疫应答的最重要免疫效应分子，具有多方面的生物学效应。侵入机体的多种病原微生物可通过旁路途径或甘露糖结合凝集素（MBL）途径而迅速激活补体系

统,并产生溶菌或病毒溶解作用,在机体感染早期发挥重要作用。抗原抗体复合物激活补体的经典途径发挥效应较迟。补体激活后产生的活性片段,具有加强固有免疫对病原体的杀伤作用。C3b、C4b 具有调理作用和免疫黏附作用,可促进吞噬细胞对病原体和抗原-抗体复合物的清除;C5a 具有趋化作用,可吸引中性粒细胞到达感染部位,并使之活化发挥抗感染免疫作用。补体激活过强时可引起免疫病理损伤。有关补体的详细内容见第五章。

二、细胞因子和黏附分子

病原生物侵入机体后,可刺激免疫细胞和感染的组织细胞产生多种细胞因子和黏附分子,它们在免疫调节、介导炎症反应、抗感染和抗肿瘤等多方面具有重要作用。如:IFN-α/β 可诱导细胞产生抗病毒蛋白,抑制病毒复制或扩散;IFN-γ、IL-12 和 GM-CSF 可激活巨噬细胞和 NK 细胞,有效杀伤肿瘤和病毒感染的靶细胞;IL-1、IL-6 和 TNF-α/β 等促炎细胞因子和 IL-10、TGF-β 致炎细胞因子可调节炎症反应;IL-8、MCP-1、MIP-1α 等趋化因子可募集、活化吞噬细胞,增强机体抗感染免疫应答能力;IFN-γ 或 IL-4 可诱导初始 T 细胞向 Th1 或 Th2 细胞分化,参与体液和细胞免疫应答;IL-17 刺激上皮细胞和角质形成细胞分泌防御素等抗菌物质,在固有免疫中发挥重要作用(详见第六章和第七章)。

三、其他抗菌物质

1. 抗菌肽(anti-microbial peptides)　是一类能够杀伤多种细菌和某些真菌、病毒、原虫或肿瘤细胞的小分子碱性多肽的总称。已发现400余种具有非特异性免疫效应的抗菌肽或类似抗菌肽的小分子肽类。抗菌肽可经诱导而合成,具有广谱杀菌作用,在机体抵抗病原微生物的入侵方面起着重要的作用。防御素(defensin)是其中一种,由 29~35 个氨基酸组成的阳离子肽,杀细菌谱广,杀菌时间在几分钟内见效。主要由中性粒细胞和小肠帕内特细胞(Paneth cell)产生;能与病原体表面脂多糖、磷壁酸或病毒囊膜脂质结合形成跨膜离子通道,对革兰阴性菌和革兰阳性菌均起作用,对某些真菌有杀灭作用,并能选择杀伤肿瘤细胞,抑制有包膜病毒的复制等。

2. 溶菌酶(lysozyme)　属低分子量不耐热碱性蛋白质,广泛存在于各种体液、外分泌液和吞噬细胞溶酶体中。主要对革兰阳性菌起溶菌作用,使细胞壁的主要组分肽聚糖破坏,损伤细菌和真菌细胞壁,导致细菌溶解。溶菌酶还可激活补体和促进吞噬作用。

3. 乙型溶素(β-lysin)　是血浆中一种对热较稳定的碱性多肽,在血浆凝固时由血小板释放,故血清中浓度显著高于血浆水平。乙型溶素可作用于革兰阳性菌细胞膜,产生非酶性破坏效应,但对革兰阴性菌无效。

4. 急性期蛋白(acute-phase protein,APP)　是由巨噬细胞分泌的细胞因子诱导产生的一组血清蛋白。在抗感染(尤其是细菌感染)以及组织损伤修复过程中发挥重要作用。急性期蛋白包括纤维蛋白原(fibrinogen)、甘露糖结合凝集素(mannose binding lectin,MBL)和 C 反应蛋白(C-reactive protein,CRP)等。CRP 可作为调理素,还可结合 Clq 激活补体经典途径提高调理作用。MBL 也可作为调理素结合病原体表面并活化补体。

第四节　固有免疫应答效应

固有免疫应答(innate immune response)是指体内固有免疫细胞和固有免疫分子识别、结合病原体及其产物或其他抗原性异物后，被迅速活化，并产生相应生物学效应，从而将病原体等抗原性异物杀伤、清除的过程。固有免疫应答出现在宿主抗感染应答的早期阶段，以抗原非特异性方式识别和清除各种病原体，是宿主免疫防御的第一道防线，并启动和参与适应性免疫应答。

一、固有免疫应答的作用时相

固有免疫应答是抗感染免疫应答的重要组成部分。当初次接触某一病原体后，机体需经历三个应答时相，即瞬时固有免疫应答、早期固有免疫应答和适应性免疫应答阶段。前两个时相属于固有免疫。

1. 瞬时固有免疫应答阶段　发生于感染 0～4 小时之内，主要包括：①皮肤黏膜的屏障作用；②某些病原体突破屏障后可直接激活补体旁路和 MBL 途径而被裂解破坏；③局部巨噬细胞活化后产生的趋化和促炎细胞因子，可吸引中性粒细胞进入感染部位对病原体产生吞噬杀伤作用。中性粒细胞是机体抗细菌和抗真菌感染的主要效应细胞，通常绝大多数病原体感染终止于此时相。

2. 早期固有免疫应答阶段　发生于感染后 4～96 小时，包括以下几方面的作用。①巨噬细胞募集与活化：在细菌脂多糖和感染部位组织细胞产生的 IFN-γ、MIP-1α 和 GM-CSF 等细胞因子作用下，感染周围组织中的巨噬细胞被募集至炎症反应部位并被活化，以增强局部抗感染应答。活化的巨噬细胞可产生大量促炎细胞因子和其他炎性介质，进一步增强和扩大机体固有免疫应答；IL-1、IL-6 和 TNF-α 可促进骨髓造血细胞分化并释放大量中性粒细胞入血，还能刺激肝细胞合成分泌一系列急性期蛋白，其中甘露糖结合凝集素能与某些病原体结合激活 MBL 途径产生抗感染免疫作用。②B1 细胞活化：B1 细胞受某些细菌共有多糖抗原（如脂多糖、荚膜多糖等）刺激，在 48 小时内产生以 IgM 为主的抗菌抗体，及时杀伤清除进入血液和组织中的病原体。③NK 细胞、γδT 细胞和 NKT 细胞活化：在趋化因子作用下，NK/γδT/NKT 细胞被募集到感染和肿瘤组织中，活化后有效杀伤病原体及其感染的组织细胞或肿瘤细胞。

3. 适应性免疫应答诱导阶段　发生于感染 96 小时后，活化的巨噬细胞和 DC 此时可将病原体加工、处理为多肽，并以抗原肽-MHC 分子复合物的形式表达于细胞表面，同时表面共刺激分子（如 CD80/86 和 ICAM 等）表达上调，可有效激活 T 细胞，启动适应性细胞免疫应答。

二、固有免疫应答的特点

固有免疫的识别和应答特点简述如下：①固有免疫细胞不表达特异性抗原识别受体，而是通过模式识别受体或有限多样性抗原识别受体直接识别病原体及其产物、病毒感染细胞或肿瘤细胞而被激活产生免疫应答；②固有免疫细胞可通过趋化募集，即“集中优势兵力”的方式，迅速发挥免疫效应，而不是通过克隆扩增、分化为效应立细胞后产生免疫效应；③固有免疫细胞参与适应性免疫应答的全过程，并能通过产生不同的细胞因子影响适应性免疫应答的类型；④固有免疫细胞寿命较短，在其介导的免疫应答过程中通常不能产生免疫记忆细胞，因此固有免疫应答维持时间较短，也不会发生再次应答。固有免疫通常也不形成免疫耐受。

三、固有免疫应答与适应性免疫应答的关系

固有免疫应答参与适应性免疫应答的全过程，并能影响适应性免疫应答的类型。生理条件下，固有免疫应答与适应性免疫应答相互依存，密切配合共同完成宿主免疫防御、免疫监视

和免疫自稳功能，产生对机体有益的免疫保护作用。

（一）启动适应性免疫应答

DC是体内诱导初始T细胞活化能力最强的抗原提呈细胞，是机体适应性免疫应答的启动者。与DC不同，巨噬细胞和B细胞只能向抗原作用过的T细胞或记忆T细胞提呈抗原，使之活化启动或增强适应性免疫应答。此外，病原体被单核/巨噬细胞吞噬消化后形成的降解产物可通过胞吐的方式排出胞外，其中的某些降解产物可直接激活B细胞，启动体液免疫应答。

（二）影响适应性免疫应答的类型和强度

固有免疫细胞可通过对不同病原体的识别，产生不同种类的细胞因子，影响初始T细胞的分化和适应性免疫应答的类型。例如：胞内病原体或肿瘤可诱导DC合成分泌以IL-12为主的细胞因子，使初始T细胞分化为Th1细胞或CTL，引起特异性细胞免疫应答；在蛋白质抗原或某些病原体感染时，DC与T细胞相互作用可产生以IL-4为主的细胞因子，诱导初始T细胞分化为Th2细胞，参与特异性体液免疫应答；活化NK细胞产生的IFN-γ可促进APC表达MHC分子和抗原提呈，使机体适应性免疫应答能力增强。

（三）参与适应性免疫应答的效应

固有免疫细胞和免疫分子在适应性免疫应答的效应阶段同样发挥重要作用。例如：①B细胞增殖分化为浆细胞，通过分泌抗体而发挥免疫效应。但抗体本身不具备直接杀菌和清除病原体的作用，仅在固有免疫细胞（如吞噬细胞和NK细胞）以及固有免疫分子（如补体）的参与下，通过调理吞噬、ADCC和补体介导的溶菌效应等机制，才能有效杀伤、清除病原体。②在胞内病原体感染时，效应T细胞与巨噬细胞相互作用，可产生以IFN-γ等为主的细胞因子和表达CD40L；同时诱导巨噬细胞表达IFN-γR和高表达CD40分子，进而使之与IFN-γ和CD40L结合而被活化，使其吞噬杀伤能力显著增强，导致胞内病原体被彻底清除。另外，$CD4^+$Th1细胞和$CD4^+$Th2细胞可通过分泌不同的细胞因子而发挥免疫效应。其中某些细胞因子可通过活化吞噬细胞和NK细胞等作用方式，促进其吞噬杀伤功能，有效发挥免疫防御和监视功能。

固有免疫应答和适应性免疫应答的特点见表13-1。

表13-1 固有免疫应答和适应性免疫应答的主要特点

	固有免疫应答	适应性免疫应答
参与细胞	皮肤黏膜上皮细胞、吞噬细胞、树突状细胞、NK细胞、NKT细胞、γδT细胞、B1细胞	αβT细胞、B2细胞
效应分子	补体、细胞因子、抗菌蛋白、酶类物质等，穿孔素、颗粒酶，FasL	特异性抗体、细胞因子等，穿孔素、颗粒酶，FasL
作用时相	即刻～96小时	96小时以后
识别受体	模式识别受体、有限多样性抗原识别受体，胚系基因直接编码产生，较少多样性	特异性抗原识别受体，胚系基因重排后产生，具有高度多样性
识别特点	直接识别病原体及其感染的组织细胞或衰老损伤、畸变细胞所共有的某些高度保守的分子（如PAMP、脂类/糖脂类抗原）	识别APC表面MHC分子提呈的抗原肽或FDC表面捕获的抗原分子，具有高度特异性
作用特点	募集活化后迅速产生免疫效应，没有免疫记忆功能，不发生再次应答	经克隆扩增和分化，成为效应细胞后发挥作用，具有免疫记忆功能，可发生再次应答
维持时间	较短	较长

小 结

参与固有免疫应答的成分主要包括：组织屏障、固有免疫细胞和固有免疫分子。固有免疫屏障系统由皮肤黏膜及内部屏障组成，可通过物理阻挡、化学杀伤及生物拮抗等屏障效应抵御病原生物的入侵。固有免疫细胞主要通过表面PRRs识别和结合多种病原体共同表达的分子，活化后在未经克隆扩增的情况下迅速产生非特异吞噬或杀伤效应。固有免疫分子主要包括补体系统和细胞因子，可直接杀伤某些病原体，或通过调理作用与固有免疫细胞协同发挥杀伤效应。固有免疫应答可分为即刻、早期诱导的固有免疫应答和适应性免疫应答启动三个作用时相。固有免疫细胞和分子参与适应性免疫应答的全过程，并能调节适应性免疫应答的类型和强度。

问题与思考

1. 举例说明固有免疫细胞的吞噬与杀伤效应机制。
2. 简述固有免疫应答的作用时相及其主要作用。
3. 简述固有免疫应答和适应性免疫应答的特点和相互关系。

（王光川）

第十四章 T淋巴细胞介导的细胞免疫应答

T细胞介导的细胞免疫应答是一个连续的过程,可分为三个阶段:T细胞特异性识别抗原阶段;T细胞的活化、增殖和分化阶段;效应性T细胞的产生及发挥效应阶段。初始T细胞(naïve T cell)归巢于外周免疫器官,但仍有部分T细胞循环于血液、淋巴液和外周免疫器官之间。初始T细胞接受相应抗原刺激后,发生活化、增殖,分化成为能清除靶细胞或分泌细胞因子的T细胞,称为效应T细胞(亦称致敏的T细胞)。在免疫应答过程中,还有部分活化T细胞分化为记忆T细胞(memory T cell,Tm)。

第一节 T细胞对抗原的识别

初始T细胞的TCR与APC表面提呈的抗原肽-MHC复合物(pMHC)特异结合即为抗原识别(antigen recognition),这是T细胞活化的起始。TCR在特异性识别APC所提呈的抗原肽的同时,也必须识别复合物中的自身MHC分子,这种特性称为MHC限制性。MHC限制性决定了任何T细胞仅识别由同一个体APC提呈的pMHC。

一、APC向T细胞提呈抗原的过程

依据蛋白质抗原来源的不同,将抗原分为外源性抗原和内源性抗原,两者提呈过程及机制不同。外源性抗原由专职APC内化摄取、处理并由MHCⅡ类分子在其表面提呈给特异性$CD4^+$T细胞识别。$CD4^+$T细胞通过产生细胞因子,发挥Th细胞的功能,调节细胞免疫应答和体液免疫应答。内源性抗原产生于APC的细胞质中,经降解、处理并由MHCⅠ类分子在其表面提呈给特异性$CD8^+$CTL识别。CTL活化、增殖和分化为效应细胞后,针对靶细胞发挥细胞毒作用。

二、APC与T细胞的相互作用

(一)T细胞与APC的非特异性结合

初始T细胞与提呈特异性抗原的APC相遇,T细胞表达的黏附分子LFA-1,CD2与APC表达的ICAM-1、LFA-3发生短暂的可逆结合,可促进和增强T细胞表面TCR特异性识别和结合抗原肽的能力。未能特异性识别相应抗原肽的T细胞与APC分离,仍定居于胸腺依赖区或进入淋巴细胞再循环。能特异性识别pMHC的T细胞则进入特异性结合阶段。

(二)T细胞与APC的特异性结合

在APC与T细胞的短暂结合过程中,若TCR能够识别APC表面的特异性pMHC,则T细

胞可与 APC 发生特异性结合，并由 CD3 分子向胞内传递特异性识别信号，导致 LFA-1 变构并增强其与 ICAM-1 的亲和力，从而稳定并延长 T 细胞与 APC 间的接触。此时 T 细胞与 APC 的结合面形成一种特殊结构，称为免疫突触（immunological synapse）（图 14-1）。在免疫突触形成的初期，TCR-pMHC 分散在新形成的突触周围，然后向中央移动，最终形成 TCR-pMHC 位于中央，周围是一圈 LFA-1-ICAM-1 相互作用的结构（图 14-2）。

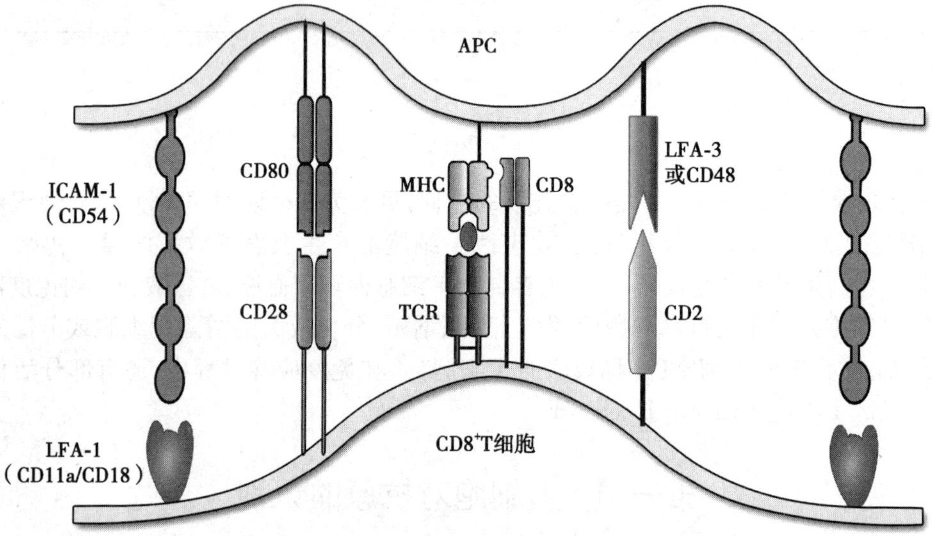

图 14-1 APC 通过免疫突触与 T 细胞相互作用

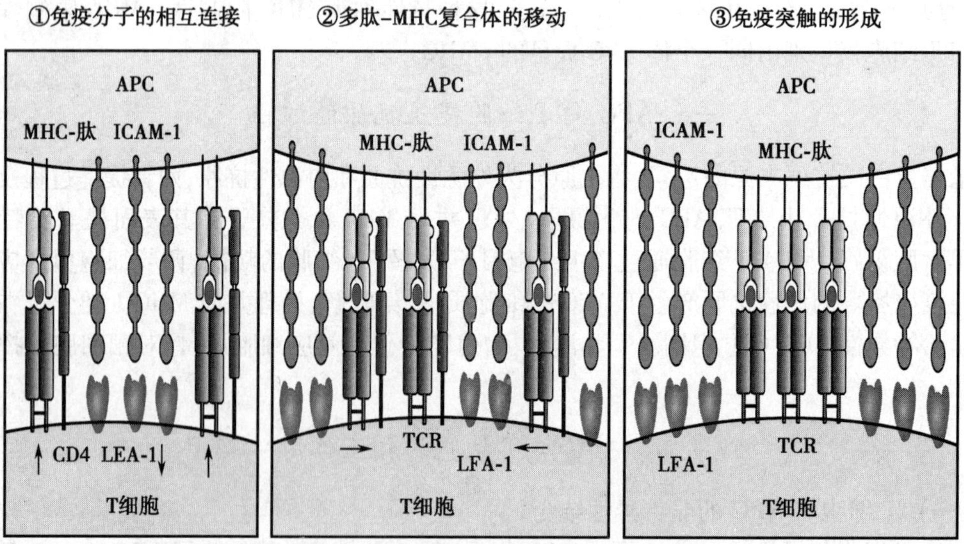

图 14-2 免疫突触形成的三个阶段

T 细胞识别抗原的信号还需要其表面 CD4 或 CD8 共受体的参与。在 T 细胞与 APC 特异性结合后，CD4 和 CD8 可分别与 APC 或靶细胞表面的 MHC Ⅱ类分子或 MHC Ⅰ类分子结合，从而增强 TCR 与特异性 pMHC 的亲和力，使 T 细胞对抗原刺激的敏感性明显增强。

第二节　T细胞的活化、增殖和分化

一、T细胞活化涉及的免疫分子

通常情况下,体内表达某一特异性TCR的T细胞克隆仅占总T细胞库的$1/10^5 \sim 1/10^4$。数量极少的特异性T细胞仅在被抗原激活后,通过克隆扩增而产生大量效应细胞,才能有效发挥作用。T细胞的完全活化有赖于双信号和细胞因子的作用。T细胞活化是T细胞继续增殖和分化的基础。

(一) T细胞活化的第一信号

T细胞活化的第一信号来自于T细胞表面的TCR和CD4或CD8分子同APC提呈的pMHC复合物结合,导致CD3与共受体(CD4或CD8)的胞质段相互作用,激活与胞质段尾部相连的蛋白酪氨酸激酶,使CD3胞质区ITAM中的酪氨酸磷酸化,启动激酶活化的信号转导分子级联反应,最终通过激活转录因子,引起多种膜分子和细胞活化相关基因的激活和转录,使得T细胞初步活化。同时与T细胞接触的APC也被活化,上调表达协同刺激分子。

(二) T细胞活化的第二信号

T细胞与APC表面多对协同刺激分子,如CD28与B7,LFA-1与ICAM-1,CD2与LFA-3等相互作用产生T细胞活化的第二信号,即协同刺激信号,导致T细胞完全活化。其中最重要的一对协同刺激分子是T细胞表面的CD28与APC表面的B7分子之间的相互作用,其主要作用是促进IL-2基因转录和稳定IL-2 mRNA,从而有效促进IL-2合成。实验证明,如缺乏协同刺激信号,第一信号非但不能有效激活特异性T细胞,反而导致T细胞无能(图14-3)。

初始T细胞一旦活化,可表达多种膜分子维持或修饰协同刺激信号。其中一种膜蛋白分

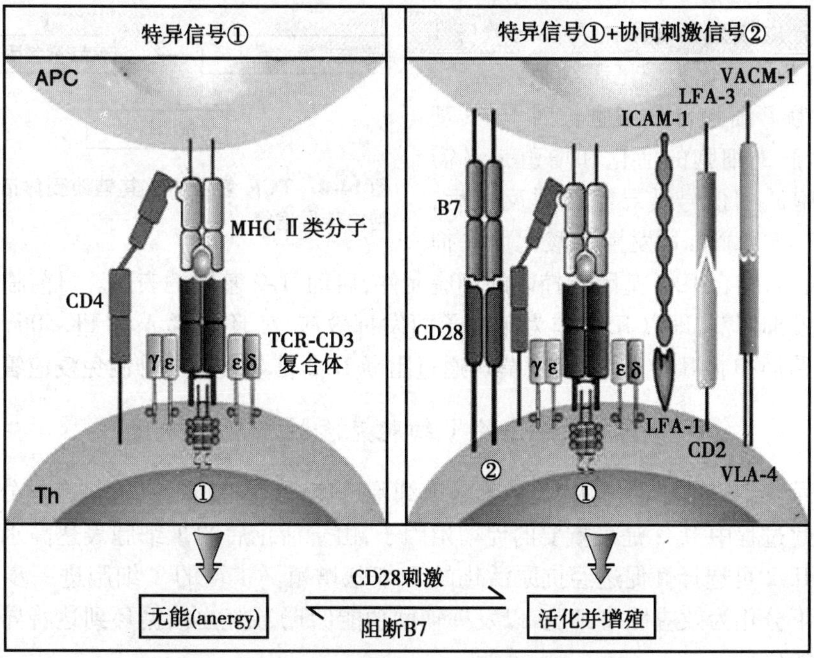

图14-3　T细胞活化相关信号分子

子就是CD40L,与APC表达的CD40结合,传送活化信号给T细胞,同时也活化APC表达B7分子,进一步刺激T细胞克隆增殖。

(三)细胞因子促进T细胞增殖和分化

除上述双信号外,T细胞充分活化还有赖于多种细胞因子参与,如IL-1、IL-2、IL-4、IL-6、IL-10、IL-12、IL-15和IFN-γ等作用才能使T细胞进一步增殖和分化。其中IL-2对T细胞增殖至关重要,T细胞分泌的IL-2与T细胞表达的IL-2受体结合,发挥自分泌或旁分泌作用,促进T细胞大量扩增。如果缺乏细胞因子,活化T细胞不能增殖和分化,导致T细胞活化后凋亡。

二、T细胞活化的信号转导和靶基因

将细胞膜表面受体与相应配体结合产生的信号通过受体蛋白或其他跨膜分子从细胞外转至细胞内,转换成生物化学形式,即为信号转导(signal transduction)。TCR活化信号胞内转导的途径主要有PLC-γ活化途径和Ras-MAP激酶活化途径,T细胞活化信号通过这两种途径产生激酶磷酸化的级联反应,使T细胞内的转录因子NFAT、NFκB、AP-1等转入细胞核内,与T细胞效应分子编码基因调控区部位结合,增强启动子的活性,促使某些基因转录。所有信号转导最终将作用于相应的转录因子,并通过转录因子调控涉及细胞增殖及分化的细胞基因(图14-4)。

T细胞活化信号转导级联反应的复杂性决定了T细胞应答的多样性。在T细胞活化初期约30分钟,转录因子和膜相关的协同刺激分子基因表达;活化4小时后,多种细胞因子及其受体基因转录水平明显升高;14小时左右表达与细胞分裂有关的分子,如转铁蛋白等。在不同细胞因子的作用下,增殖的T细胞进一步分化成为具有不同功能的效应T细胞,部分细胞则分化为记忆T细胞。

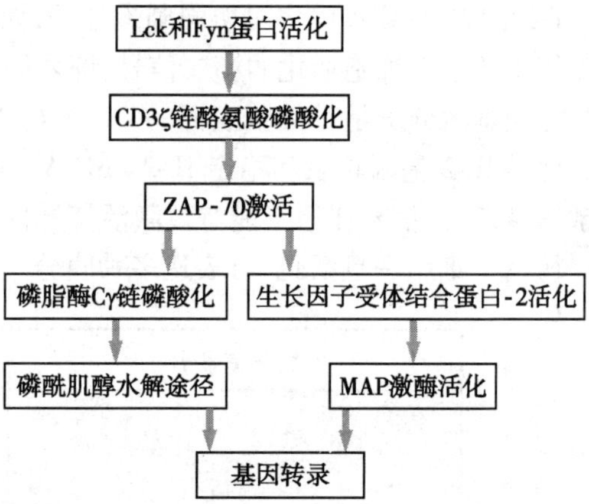

图14-4 TCR复合物及其辅助受体活化信号的胞内转导途径

IL-2作为T细胞自分泌生长因子,其基因的转录对于T细胞的活化和增殖是必需的。T细胞胞质内信号转导经级联反应后,转录因子NFAT和NFκB发生磷酸化而去抑制,并转入核内,结合IL-2基因调控区的相应元件,启动IL-2基因的表达。目前临床上广泛应用的某些免疫抑制剂,即以IL-2作为靶分子而发挥效应,如环孢素A和FK-506,可通过阻断TCR信号通路而抑制IL-2产生;西罗莫司通过阻断IL-2信号转导而抑制免疫应答。

三、抗原特异性T细胞克隆性增殖和分化

在双信号和细胞因子的作用下,活化的T细胞迅速进入细胞周期,通过有丝分裂而发生克隆扩增。在此过程中IL-2是最重要的促增殖因子,由于活化后的T细胞表达高水平高亲和力IL-2R,所以IL-2可选择性促进经抗原活化的T细胞增殖。扩增的T细胞进一步在不同细胞因子的作用下分化为效应性T细胞,以发挥辅助功能(Th)或随血液循环到达特异性抗原部位发挥效应功能(CTL)。

1. $CD4^+$T细胞的分化 Th前体细胞受抗原刺激后分化成Th0细胞。Th0细胞在局部微

环境中受不同细胞因子的调控向不同方向分化，其分化方向决定免疫应答的类型。IL-12和IFN-γ等可诱导Th0向Th1分化，IL-4等可诱导Th0向Th2分化，Th1主要介导细胞免疫应答，Th2主要介导体液免疫应答。TGF-β和IL-2可诱导Th0向Treg分化，主要通过分泌IL-10、TGF-β或者细胞直接接触等方式发挥免疫抑制和免疫调节作用。TGF-β和IL-6可诱导小鼠及IL-1β和IL-6可诱导人Th0向Th17分化，主要通过分泌IL-17等效应因子，在自身免疫性疾病和感染性疾病中发挥调节作用。IL-21和IL-6能诱导Th0分化为Tfh，Tfh迁移到淋巴滤泡辅助B细胞产生抗体。部分活化Th细胞还可分化为长寿命的记忆性细胞，在再次免疫应答中发挥重要作用。

2. $CD8^+T$细胞的分化　初始$CD8^+T$细胞的激活和分化主要有两种方式。

（1）Th细胞依赖性：$CD8^+T$细胞作用的靶细胞一般低表达或不表达协同刺激分子，不能有效激活初始$CD8^+T$细胞，而需要APC和Th的辅助。病毒感染细胞或肿瘤细胞被专职APC摄入，经APC加工处理可在细胞内分别与MHCⅠ类分子和MHCⅡ类分子结合形成复合物，表达于APC表面。pMHCⅡ结合TCR后，激活Th；而pMHCⅠ结合TCR后，活化CTL前体细胞。活化的Th细胞释放细胞因子作用于CTL前体细胞，在pMHCⅠ的特异性活化信号作用下，增殖分化为CTL。

（2）Th细胞非依赖性：主要是当高表达协同刺激分子的DC被病毒感染时，可不需要Th细胞的辅助而直接刺激$CD8^+T$细胞产生IL-2，诱导$CD8^+T$细胞自身增殖并分化为CTL。

第三节　T细胞的免疫效应和转归

不同效应T细胞亚群具有不同的特点和效应（表14-1）。

表14-1　不同效应T细胞亚群及其效应分子

	$CD4^+$Th1	$CD4^+$Th2	$CD4^+$Th17	$CD4^+$Tfh	$CD8^+$CTL
TCR识别的配体	抗原肽-MHCⅡ类分子复合物	抗原肽-MHCⅡ类分子复合物	抗原肽-MHCⅡ类分子复合物	抗原肽-MHCⅡ类分子复合物	抗原肽-MHCⅠ类分子复合物
诱导分化的关键细胞因子	IL-12、IFN-γ	IL-4	IL-1β（人）、TGF-β（小鼠）、IL-6、IL-23	IL-21、IL-6	IL-2、IL-6
产生细胞因子和其他效应分子	IFN-γ、LTα、TNF-α、IL-2、IL-3、GM-CSF	IL-4、IL-5、IL-10、IL-13、GM-CSF	IL-17	IL-21、IL-4、IFN-γ	IFN-γ、TNF-α、LTα、颗粒酶、FasL
介导免疫应答类型	参与和辅助细胞免疫	辅助体液免疫	固有免疫	辅助体液免疫	参与细胞免疫
免疫保护	胞内感染病原体	清除蠕虫	抗细菌、真菌和病毒	自身免疫	病毒感染细胞和肿瘤细胞
参与病理应答	Ⅳ型超敏反应、EAE、RA、炎性肠病	哮喘等变态反应性疾病	银屑病、炎性肠病、MS、RA	自身免疫病	Ⅳ型超敏反应、移植排斥反应

EAE：实验性变态反应性脑脊髓膜炎；RA：类风湿关节炎；MS：多发性硬化症

一、Th 细胞的免疫效应

（一）Th1 细胞的效应

1. Th1 细胞对巨噬细胞的作用　Th1 细胞在宿主抗胞内病原体感染中起重要作用。Th1 细胞对胞内寄生病原体可通过活化巨噬细胞及释放各种活性因子加以清除。

Th1 细胞产生的细胞因子可通过多途径作用于巨噬细胞。

（1）激活巨噬细胞：巨噬细胞活化也需要双信号，均由 $CD4^+$Th1 细胞提供。其中，一个是 $CD4^+$Th1 细胞分泌的巨噬细胞活化因子 IFN-γ 对巨噬细胞的作用；另一个辅助信号是 $CD4^+$ Th1 细胞表面的 CD40L 与巨噬细胞表面的 CD40 分子结合。另一方面，活化的巨噬细胞还上调 B7 分子和增加 MHC-Ⅱ分子的表达，因而增强其抗原提呈能力和激活 $CD4^+$Th1 细胞的能力。激活的巨噬细胞分泌 IL-12 可协助 IFN-γ 使 Th0 细胞向 Th1 细胞转化，扩大 Th1 细胞效应。

（2）诱生并募集巨噬细胞：Th1 细胞还通过两种方式募集巨噬细胞到感染部位：①通过分泌细胞因子 IL-3 和 GM-CSF 刺激骨髓内新单核细胞的产生；②通过分泌 TNF-β和 TNF-α改变血管通透性，并促进血管内皮细胞黏附分子的表达，分泌的巨噬细胞趋化蛋白-1（MCP-1），吸引聚集吞噬细胞到达炎症部位。

2. Th1 细胞对淋巴细胞的作用　Th1 细胞产生 IL-2 等细胞因子，可促进 Th1、Th2、CTL 和 NK 细胞等的活化和增殖，从而放大免疫效应；Th1 细胞分泌的 IFN-γ 可促进 B 细胞产生具有调理作用的抗体，从而进一步增强巨噬细胞对病原体的吞噬。

3. Th1 细胞对中性粒细胞的作用　Th1 细胞产生的淋巴毒素和 TNF-α，可活化中性粒细胞，促进其杀伤病原体。

（二）Th2 细胞的效应

1. 辅助体液免疫应答　Th2 细胞通过产生 IL-4、IL-5、IL-10、IL-13 等细胞因子，协助和促进 B 细胞的增殖和分化为浆细胞，产生抗体。

2. 参与超敏反应性炎症　Th2 细胞分泌的细胞因子可激活肥大细胞、嗜碱性粒细胞和嗜酸性粒细胞，参与超敏反应的发生和抗寄生虫感染。

（三）Th17 细胞的效应

Th17 细胞分泌 IL-17、IL-22、IL-21 等细胞因子，刺激巨噬细胞、上皮细胞、内皮细胞和成纤维细胞等分泌多种细胞因子：①IL-8、MCP-1 等趋化因子，募集、活化单核细胞和中性粒细胞；②G-CSF 和 GM-CSF 等集落刺激因子，活化中性粒细胞和单核细胞，并可刺激骨髓造血；③IL-1β、IL-6 和 TNF-α等诱导局部炎症反应。因此 Th17 细胞不仅在固有免疫中发挥重要作用，而且也参与了炎症反应、感染性疾病以及自身免疫病的发生。

知识拓展

Th17 细胞表达的细胞因子和生物学功能、分化过程完全不同于 Th1、Th2 细胞，在慢性感染和自身免疫疾病过程中发挥重要的作用。Th17 细胞能够分泌产生 IL-17、IL-6 以及 TNF-α 等细胞因子，其功能主要体现在它分泌的这些细胞因子集体动员、募集及活化中性粒细胞的能力上。Th17 细胞产生的最重要的效应因子是 IL-17，其受体在体内广泛表达。当出现感染或炎症等严重伤害的早期，机体都需要中性粒细胞参与阻止组织坏死或者脓血症。而 Th17 细胞产生的 IL-17 能有效地介导中性粒细胞动员的兴奋过程，从而有效地介导了前炎症反应。研究发现，过量的Th17细胞会引发严重的自身免疫疾病，比如多发性硬化症(multiple sclerosis)。Jingwu Zhang等人发现，一种关键的细胞因子IL-7是维持Th17细胞存活与扩散的关键因子。研究发现，用IL-7受体拮抗剂可有效地抑制多发性硬化症的发病过程，经过IL-7受体拮抗剂的应用，过量的Th17细胞更易进入凋亡状态，有助减少有害的Th17细胞。通过深入分析IL-7与IL-7R对Th17细胞发育的关键机制发现，患有实验性自身免疫性脑脊髓炎的小鼠与患有多发性硬化症的人类在接受IL-7后Th17细胞的数量显著增多。而对小鼠或是人类给予IL-7R拮抗剂治疗后，分化后的Th17细胞变得更易进入细胞凋亡程序，这可有效地缓解自身免疫疾病的发展过程，而IL-7对其他类型的辅助性T细胞和调节性T细胞没有类似的功效。

（四）Tfh细胞的效应

Tfh细胞分泌IL-21，并通过表达的CD40L和ICOS与B细胞表达的CD40和ICOSL相互作用，辅助B细胞在生发中心的存活、增殖，促进B细胞向浆细胞分化，并促使抗体类别转换和抗体亲和力成熟。

二、CTL的免疫效应

CTL介导的细胞免疫主要杀伤表达MHC Ⅰ类分子并携带相应特异性抗原的靶细胞，如病毒感染的靶细胞、肿瘤细胞等。CTL效应过程包括识别与结合靶细胞、胞内细胞器重新定向、颗粒胞吐和靶细胞崩解。CTL也能产生细胞因子发挥免疫调节作用。

（一）CIL杀伤靶细胞的过程

1. 效-靶细胞结合　$CD8^+$T细胞在外周免疫器官内活化、增殖、分化为效应性CTL，趋化因子介导其离开淋巴组织并向感染或肿瘤部位集聚。效应性CTL表面黏附分子，如LFA-1、CD2等表达水平比初始细胞高2～4倍，可有效结合低表达相应受体的靶细胞。若靶细胞不表达特异性抗原，CTL即脱离该细胞，直至遇到特异性抗原。TCR识别靶细胞提呈的pMHC Ⅰ后，其激活信号可增强T细胞表面黏附分子与靶细胞表面相应受体结合的亲和力，使效-靶细胞更紧密结合，两者间形成紧密、狭小的空间即免疫突触，使CTL分泌的效应分子集中于此空间，从而选择性杀伤所接触的靶细胞，而不影响邻近正常细胞。

2. CTL的极化　极化指细胞膜分子或胞内成分聚集于细胞一端的现象。CTL识别靶细胞表面pMHC Ⅰ后，TCR和共受体向效-靶细胞接触部位聚集，导致CTL的极化，即细胞骨架系统、高尔基复合体及胞质颗粒等均向效-靶细胞接触部位重新排列和分布，从而保证CTL储存的非特异性效应分子定向分泌并作用于所攻击的靶细胞。

3. 致死性攻击　储存于CTL胞浆颗粒中的效应分子释放到效-靶结合面，效应分子对靶细胞进行致死性攻击，靶细胞在杀伤机制的作用下发生凋亡。CTL则脱离靶细胞，并再次与表达相同特异性抗原的靶细胞结合，对其发动攻击，从而高效、连续、特异性地杀伤靶细胞，而不损耗正常组织细胞。

（二）CTL杀伤靶细胞机制

CTL主要通过下列两条途径杀伤靶细胞。

1. 穿孔素/颗粒酶途径　穿孔素(perforin)是储存于胞质颗粒中的细胞毒素，其生物学效应类似于补体激活所形成的攻膜复合物。穿孔素从颗粒中释放出来后，在胞外钙离子存在的情况下多聚化，多个穿孔素聚合成内径约为16nm的孔道，使水、电解质迅速进入细胞，导致靶细胞崩解。颗粒酶是一类重要的丝氨酸蛋白酶。颗粒酶随CTL脱颗粒而分泌到细胞外，通过穿孔素形成的孔道进入靶细胞,通过激活凋亡相关的酶系统而介导靶细胞凋亡。这是 CTL 介导靶细胞溶解的主要机制。

2. 死亡受体途径 效应 CTL 可表达可溶型 FasL 及膜型 FasL,或分泌 TNF-α,这些效应分子可分别与靶细胞表面的 Fas 和 TNF 受体结合,通过激活胞内胱天蛋白酶(caspase)参与的信号转导途径,介导靶细胞凋亡。

三、记忆 T 细胞形成和作用

免疫记忆是适应性免疫应答的重要特征之一,表现为免疫系统对曾接触的抗原能启动更为迅速、有效的免疫应答。记忆 T 细胞(memory T cell,Tm)是对特异性抗原有记忆能力的长寿 T 细胞。一般认为在 T 细胞进行克隆性扩增后,有部分效应细胞分化为有记忆能力的细胞。

Tm 细胞与初始 T 细胞表达不同的 CD45 异构体,Tm 细胞为 $CD45RA^-CD45RO^+$,初始 T 细胞是 $CD45RA^+CD45RO^-$。

Tm 细胞与初始 T 细胞相比,Tm 细胞更易被激活,相对较低浓度的抗原即可激活 Tm 细胞;Tm 细胞的活化对协同刺激信号,如 CD28/B7 的依赖性较低;Tm 分泌更多细胞因子,且对细胞因子作用的敏感性更高。因此当 Tm 细胞再次接触相同抗原刺激时,会产生更快、更强、更有效的再次免疫应答。

$CD8^+$记忆 T 细胞是一类重要的记忆细胞,其产生和维持的机制尚未完全阐明,有研究结果提示:①$CD8^+$Tm 的产生无需 T 细胞所分泌的细胞因子参与;②$CD8^+$Tm 的维持无需抗原持续刺激和 B 细胞参与,亦无需 $CD4^+$T 细胞的辅助,但有赖于与 MHC Ⅰ类分子的接触,可能需要 T 细胞 CD28 与 B7 结合所产生的协同刺激信号持续存在;③IFN-α 及 IL-15 等细胞因子在维持 $CD8^+$Tm 中可能发挥重要作用。

PBL:患儿,男性,4 个月,出生即接种卡介苗。出生后反复患呼吸道感染和鹅口疮。家族中有 1 兄亦有反复感染史,4 个月时死亡。体检:营养欠佳,贫血貌,口腔黏膜有大片白色膜状物附着,不易拭去,咽部充血。左上臂有一黄豆大皮肤创面,有脓性分泌物,胸片未见胸腺影。诊断:先天性细胞免疫缺陷,粟粒性结核,鹅口疮。分析与讨论:患儿为什么会发生粟粒性结核?除了细胞免疫缺陷,是否还存在其他的免疫功能缺陷?发生机制是什么?

小　　结

抗原特异性和 MHC 限制性是 T 细胞识别抗原的重要特征,抗原特异性决定了免疫应答的特异性,MHC 限制性决定了对不同种类抗原识别与应答类型。$CD4^+$T 细胞识别 pMHCⅡ复合物,通过产生细胞因子发挥 Th 细胞的功能;$CD8^+$T 细胞识别 pMHCⅠ复合物,发挥 CTL 细胞功能。T 细胞完全活化需要双信号刺激和细胞因子的作用。第一信号是来自于 T 细胞表面的 TCR 和 CD4 或 CD8 分子同 APC 提呈的 pMHC 复合物结合,第二信号是 T 细胞与 APC 表面多对协同刺激分子的相互作用。多种细胞因子促进 T 细胞的增殖和分化,特别是 IL-2 的作用至关重要。参与特异性细胞免疫应答的效应细胞主要是 $CD4^+$Th1 细胞和 $CD8^+$CTL 细胞。$CD4^+$Th1 细胞经活化巨噬细胞在宿主抗胞内病原体感染中起重要作用;$CD8^+$CTL 细胞通过分泌穿孔素及诱导细胞凋亡以杀死病毒感染细胞和肿瘤细胞。另外,$CD4^+$Th2 细胞主要通过分泌多种细胞因子介导体液免疫应答和部分超敏反应;$CD4^+$Th17 细胞参与机体的炎症反应和某些自身免疫性疾病的发生;$CD4^+$Tfh 细胞主要辅助 B 细胞产生抗体。

问题与思考

1. 简述T细胞活化的双信号及其生物学意义。
2. 简述T细胞识别抗原过程中APC与T细胞的相互作用。
3. 简述不同效应T细胞亚群的效应功能及其作用机制。
4. 试述特异性细胞免疫应答的生物学意义。

（单　颖）

第十五章 B淋巴细胞介导的体液免疫应答

抗原进入机体后诱导相应B细胞活化、增殖,并最终分化为浆细胞,进而产生针对抗原的特异性抗体,通过抗体清除抗原异物。由于抗体分布于体液中,因此将B细胞所介导的免疫应答称为体液免疫应答(humoral immune response)。B细胞介导的免疫应答依据抗原的不同可分为对T细胞依赖抗原(TD-Ag)的免疫应答和对T细胞非依赖抗原(TI-Ag)的免疫应答。在应答过程中,前者需要Th细胞的辅助,后者不需要。

第一节 B细胞对TD抗原的免疫应答

一、B细胞对TD抗原的识别

B细胞借助BCR特异性识别抗原,其识别抗原对B细胞的激活有两个相互关联的作用:一方面,BCR与抗原的特异性结合,产生B细胞活化的第一信号;另一方面,作为专职抗原提呈细胞,B细胞内化BCR所结合的抗原,并对抗原进行加工处理,形成pMHCⅡ复合物,提呈给抗原特异性Th细胞识别,Th细胞活化后通过表达的CD40L与B细胞表面CD40结合,又提供B细胞活化的第二信号。

BCR对抗原的识别与TCR识别抗原不同:①BCR不仅能识别蛋白质抗原,而且还能识别多糖类、脂类、核酸和小分子化合物类抗原;②BCR既能识别完整抗原的天然构象,也能识别抗原降解所暴露表位的空间构象;③BCR识别的抗原不需APC的加工和提呈,亦无MHC限制性。

二、B细胞活化需要的信号

与T细胞相似,B细胞活化也需要双信号和多种细胞因子的参与。抗原与BCR结合是B细胞激活的第一信号,B细胞与Th细胞表达的多种黏附分子相互作用,提供B细胞激活的第二信号。B细胞活化后的信号转导途径也与T细胞相似。

(一) B细胞活化的第一信号

B细胞活化的第一信号又称抗原刺激信号,由BCR-Igα/Igβ和CD19/CD21/CD81共同传递。

1. BCR-Igα/Igβ信号 BCR与抗原表位结合,引起BCR交联,但由于BCR重链胞质区短,自身不能传递信号,故需经BCR复合物中的Igα/Igβ将信号转入B细胞内。与CD3类似,Igα/Igβ胞质内亦存在ITAM。当BCR被多价抗原交联后,激活Blk、Fyn或Lyn等酪氨酸激酶,并使 ITAM 磷酸化,从而募集并活化 Syk 等酪氨酸激酶,启动信号转导的级联反应,活化信号经过 PKC、MAPK 及钙调蛋白等信号转导通路继续传导,并最终激活 NFκB 和 NFAT 等转录因子,启动与 B 细胞活化、增殖相关基因的表达(图 15-1)。

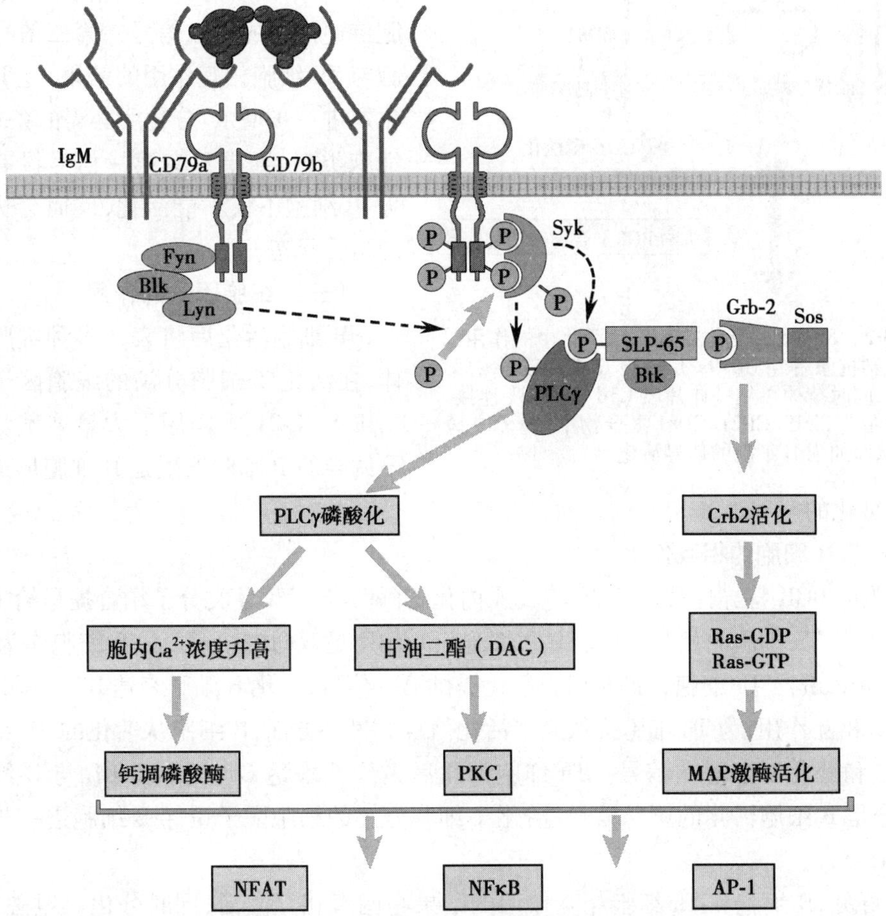

图 15-1　BCR 复合体介导的胞内信号转导

抗原交联并激活 BCR 后,与 CD79a/b 胞内区相联的酪氨酸激酶 Btk、Fyn 或 Lyn 等活化,使 CD79a/b 胞内段的 ITAM 酪氨酸残基被磷酸化,随即募集并活化 Syk,进行活化细胞内信号转导的级联反应

2. BCR 共受体的增强作用　在成熟 B 细胞表面,CD19/CD21/CD81 以非共价键组成 B 细胞活化的共受体。其中 CD21 亦称补体受体 2(CR2),其胞外区较长,可与结合于抗原或抗原抗体复合物的补体片段如 C3d 结合,但其胞质区无酪氨酸残基,不能转导信号。信号由 CD19 传向胞内,CD19 的胞质区有多个保守的酪氨酸残基,能募集含有 SH2 结构域的信号分子,从而加强膜信号转导。CD81 为 4 次跨膜分子,其主要作用可能是连接 CD19 和 CD21,稳定 CD19/CD21/CD81 复合物。共受体转导的信号加强了由 BCR 复合物转导的信号,明显降低了抗原激活 B 细胞的阈值,从而显著提高 B 细胞对抗原刺激的敏感性。研究表明,共受体可增强 B 细胞活化信号 1000 倍以上(图 15-2)。

(二) B 细胞活化的第二信号

B 细胞活化的第二信号又称协同刺激信号,由 Th 细胞与 B 细胞表面多对黏附分子相互作

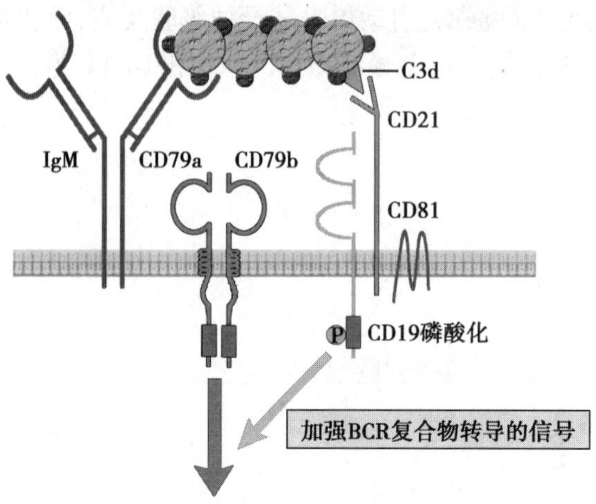

图15-2 B细胞共受体在B细胞活化中的作用
BCR识别抗原后经CD79a/b转导B细胞活化的第一信号，同时抗原可经补体片段C3d与CD21连接，进一步促进CD19/CD21/CD81复合物中的CD19磷酸化，从而加强B细胞的信号活化

用产生，其中最重要的是CD40/CD40L。CD40组成性表达在B细胞、单核巨噬细胞和DC表面，CD40L则表达在活化的Th细胞表面。CD40L与CD40相互作用，向B细胞传递活化的第二信号。第二信号是B细胞与Th细胞相互作用的结果，是B细胞活化及进一步增殖、分化所必需的条件。与T细胞类似，如果只有第一信号没有第二信号，B细胞不仅不能活化，反而会进入无能的耐受状态。

（三）细胞因子的作用

B细胞活化后将表达多种细胞因子受体，在活化T细胞分泌的细胞因子，如IL-4、IL-5、IL-21等作用下大量增殖。细胞因子诱导的B细胞增殖是B细胞形成生发中心和继续分化的基础。

（四）T、B细胞的相互作用

B细胞以BCR特异性摄取抗原，将抗原内化、降解，与MHCⅡ类分子结合提呈给Th细胞，形成B细胞与Th细胞的相互作用。T、B细胞间的作用是双向的：一方面，B细胞作为APC加工、提呈pMHCⅡ给Th细胞，为Th细胞活化提供第一信号；活化B细胞表达B7上调，与Th细胞的CD28相互作用，为Th细胞提供第二活化信号。另一方面，B细胞从活化的Th细胞获得活化、增殖和分化所必需的信号。Th细胞活化后诱导性表达CD40L，CD40L与B细胞上的CD40结合是B细胞活化的第二信号；活化T细胞分泌的细胞因子诱导B细胞进一步增殖和分化（图15-3）。

由此可见，B细胞和Th细胞相互作用的结果是两者相互激活，同时分化。但必须指出，B细胞与Th细胞相互作用时，必须识别同一抗原分子的不同表位。还有作为APC，B细胞不能激活初始T细胞，所以在初次应答中的Th细胞主要通过识别树突细胞提呈的抗原而激活。

三、B细胞的增殖和终末分化

B细胞在骨髓微环境诱导下发育为初始B细胞，发育过程不受外源性抗原影响，为抗原非依赖期。B细胞离开骨髓到达外周免疫器官的非胸腺依赖区定居，在接受抗原刺激后即进入分化的抗原依赖期。抗原依赖期的B细胞经双信号刺激而完全活化后具备了增殖和继续分化的能力，在Th细胞产生的细胞因子的辅助下，活化B细胞增殖形成生发中心，并经历体细胞高频突变、Ig亲和力成熟和类别转换，分化为浆细胞或记忆B细胞，发挥体液免疫功能。

（一）B细胞增殖形成生发中心

血液循环中的B细胞穿过高内皮微静脉进入外周免疫器官。在T、B细胞交界区，已识别抗原的B细胞与同一抗原激活的Th细胞相遇，并在Th细胞的辅助下活化后进入淋巴小结进

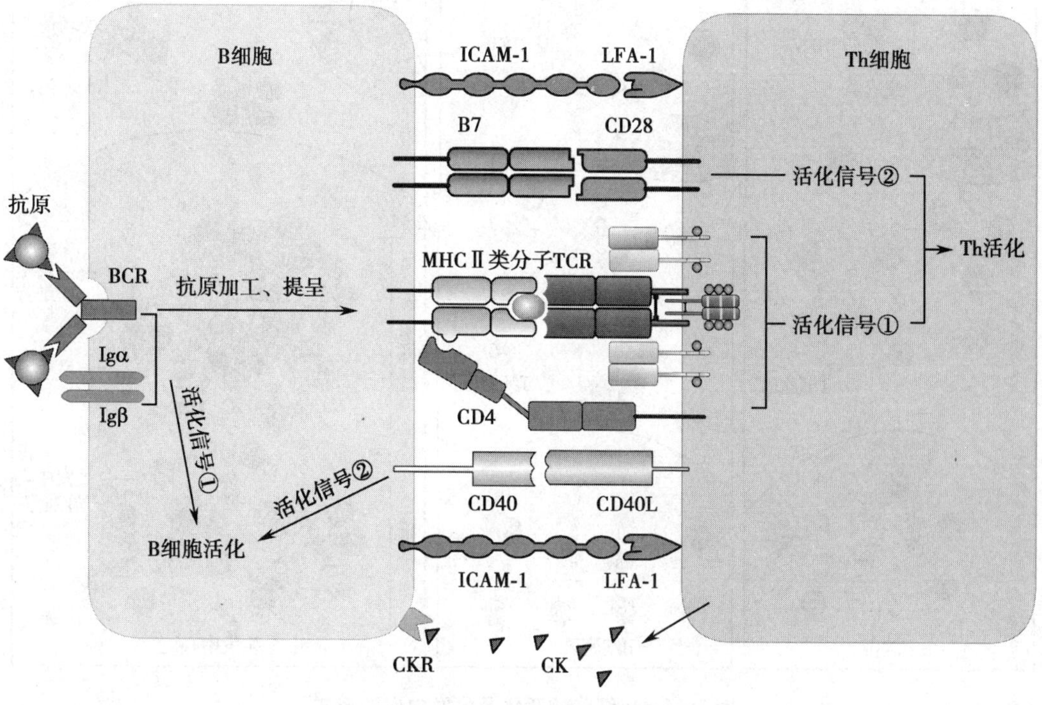

图 15-3　B 细胞与 Th 细胞的相互作用

BCR 识别并结合抗原,抗原-抗体复合物内化,抗原被加工成抗原肽后与 MHCⅡ类分子形成复合物,提呈给 T 细胞的 TCR,产生 T 细胞活化的第一信号。B 细胞识别抗原后表达 B7 分子,与 T 细胞表面的 CD28 结合提供 T 细胞活化的第二信号。活化的 T 细胞表达 CD40L,与 B 细胞表面组成性表达的 CD40 结合,产生 B 细胞活化的第二信号。活化的 Th 细胞分泌 IL-2、IL-4、IL-6、IL-21 等多种细胞因子,诱导活化 B 细胞的分化和 Ig 的产生

一步分裂、增殖,形成生发中心(图 15-4)。

生发中心是 B 细胞对 TD 抗原应答的重要场所。生发中心在抗原刺激后 1 周左右形成,主要由增殖的 B 细胞组成,大约 10% 为抗原特异性 T 细胞,此外尚有滤泡树突状细胞(FDC)。其中的 B 细胞每 6 ~ 8 小时分裂一次,3 ~ 4 天即可产生约 10^4 个细胞。这些 B 细胞被称为中心母细胞,其特点是分裂能力极强,但不表达 mIg。分裂增殖的中心母细胞紧密集聚形成生发中心的暗区,暗区的 FDC 很少。中心母细胞分裂增殖产生的子代细胞称为中心细胞,其分裂速度减慢或停止,且体积较小,表达 mIg。中心细胞聚集的区域称为生发中心的明区,在此与众多的 FDC 接触。在明区,中心细胞在 FDC 和 Tfh 细胞协同作用下继续分化,经过阳性选择完成亲和力成熟,只有表达高亲和力 mIg 的 B 细胞才能继续分化发育,其余大多数中心细胞则发生凋亡。在这里 B 细胞最终分化成浆细胞产生抗体,或分化成记忆 B 细胞。

在生发中心有两种与 B 细胞分化密切相关的特殊细胞:一种是 FDC,另一种是 Tfh。FDC 的形态与 DC 相似,但不表达 MHCⅡ类分子,因此不具有抗原提呈能力。但 FDC 高表达 Fc 受体和补体受体,结合抗原-抗体复合物或抗原-抗体-补体复合物后,能将抗原浓缩、滞留在其细胞表面达数周到数年。B 细胞的 BCR 通过识别和结合 FDC 滞留的抗原,发生体细胞高频突变及亲和力成熟,因此 FDC 在激发体液免疫应答及产生和维持记忆 B 细胞中起到十分关键作用。Tfh 由 Th0 与 B 细胞相互作用后分化而来,产生 IL-21 和少量 IL-4、IFN-γ,在 B 细胞分化为浆细胞、产生抗体和 Ig 类别转换中发挥重要作用,是辅助 B 细胞应答的关键细胞。

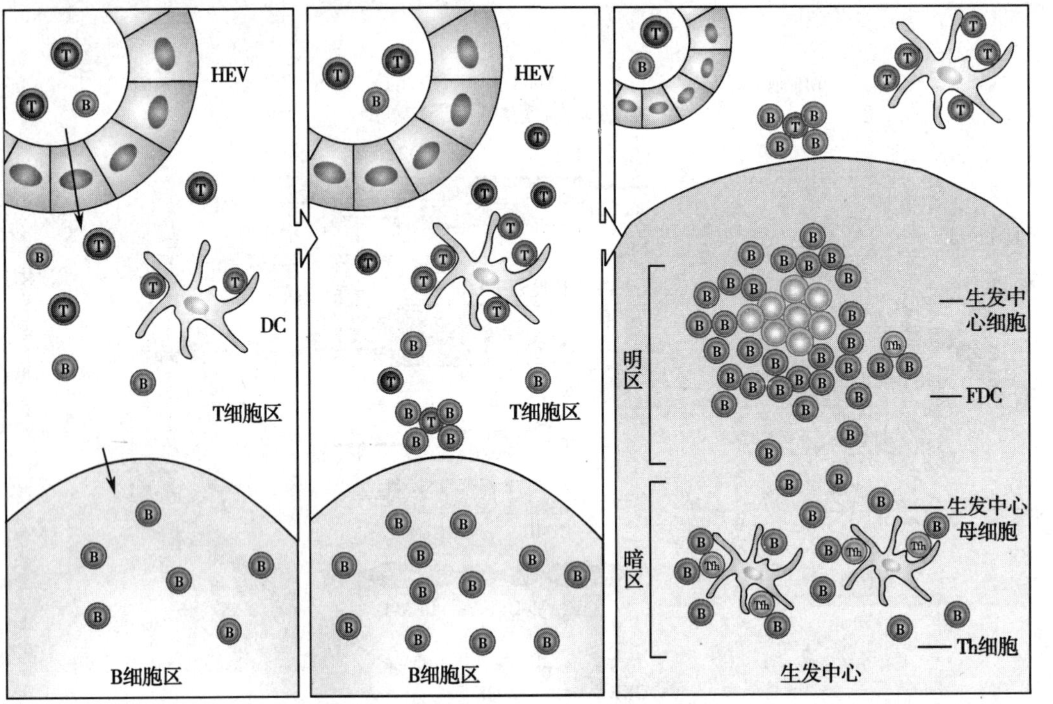

图 15-4　B 细胞的活化及生发中心的形成

T、B 细胞经高内皮微静脉(HEV)进入外周淋巴器官的 T 细胞区和 B 细胞区,在 Th 辅助下活化的部分 B 细胞进入 B 细胞区,分裂增殖形成生发中心。生发中心母细胞紧密聚集形成生发中心暗区,生发中心细胞与众多滤泡树突状细胞(FDC)接触形成生发中心明区

(二) 体细胞高频突变、Ig 亲和力成熟和阳性选择

体细胞高频突变(somatic hypermutation)主要是发生于生发中心母细胞 Ig 轻链和重链 V 基因的点突变,只发生于 B 细胞激活后,浆细胞和记忆 B 细胞产生之前。体细胞高频突变的频率很高,每次细胞分裂,IgV 区基因中大约有 1/1000 碱基对突变,而一般体细胞自发突变的频率是 $1/10^{10} \sim 1/10^{7}$。体细胞高频突变与 Ig 基因重排一起导致 BCR 多样性及体液免疫应答中抗体的多样性。体细胞高频突变需要抗原诱导和 Th 的辅助。

体细胞高频突变后,B 细胞进入明区,大多数突变 B 细胞克隆中 BCR 不能与附着于 FDC 上免疫复合物中的抗原高亲和力结合者,均发生凋亡而被清除;极少数能与抗原高亲和力结合的 B 细胞,表达抗凋亡蛋白而继续存活,这就是 B 细胞成熟过程中的阳性选择,也是抗体亲和力成熟的机制之一。被阳性选择的 B 细胞可进入下一轮增殖和突变,经过如此反复选择,最终存活的是表达高亲和力 BCR 的抗原特异性 B 细胞。在初次应答时,当大量抗原被清除或再次免疫应答仅有少量抗原出现时,这些 B 细胞克隆会优先结合抗原并得到扩增,最终产生高亲和力抗体,此即为抗体亲和力成熟(affinity maturation)。

(三) Ig 的类别转换

B 细胞在 Ig 重链 V 区基因重排后其子代细胞中的重链 V 区基因保持不变,但 C 区基因的表达,在子代细胞受抗原刺激而成熟并增殖的过程中是可变的。每个 B 细胞在开始时均表达 IgM,在免疫应答中首先分泌 IgM。但随着 B 细胞受抗原刺激和 T 细胞辅助而活化及增殖,其重链 V 区基因从连接 Cμ 转换为连接 Cγ、Cα 或 Cε,因而分泌的抗体类别转换为 IgG、IgA 或 IgE,抗体重链的 V 区保持不变。这种可变区相同而 Ig 类别发生变化的过程称为 Ig 的类别转换(class switching)或同种型转换(isotype switching)。类别转换的遗传学基础是每个重链 C 区基因的 5'端内含子中含有一段称之为转换区(switching region,S 区)的序列,不同的转换区之间可发生重排(图 15-5)。

B 细胞表达的 CD40 与活化 Th 细胞表达的 CD40L 的相互作用对 Ig 类别转换非常关键,若 CD40 或 CD40L 基因缺陷,TD-Ag 仅能诱导以 IgM 型为主的体液免疫应答,很少发生类别转换以产生其他类别的抗体。Ig 的类别转换在抗原诱导下发生,Th 细胞分泌的细胞因子也直接调节 Ig 转换的类别。如 Th2 细胞分泌的 IL-4 诱导 Ig 的类别向 IgG1 和 IgE 转换,TGF-β 诱导向 IgG2b 和 IgA 转换;Th1 细胞分泌 IFN-γ 诱导向 IgG2a 和 IgG3 转换。Ig 的类别转换是机体产生不同类别抗体并发挥不同功能的基础。

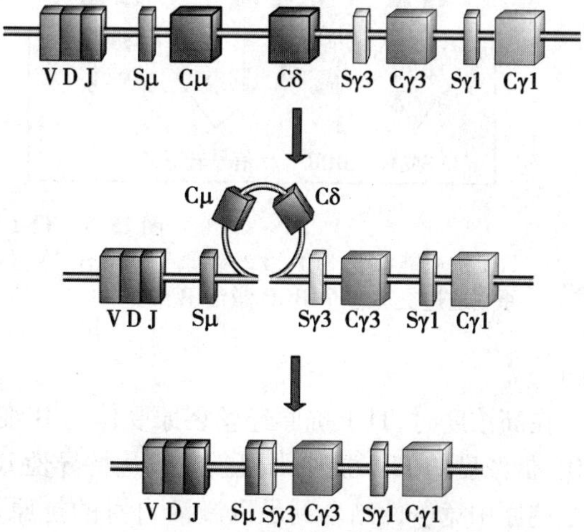

图 15-5 Ig 类别转换

Sμ、Sγ3、Sγ1 分别代表 Cμ、Cγ3、Cγ1 基因上游的转换区,在 Ig 类别转换为 γ3 时,Sμ 和 Sγ3 重组,其间的序列包括 Cμ 和 Cδ 都被换出,从而 Ig 类别转换为 γ3(IgG3)

(四) 浆细胞的形成

部分 B 细胞分化为抗体形成细胞(antibody forming cell,AFC),即浆细胞,其特点是能分泌大量特异性抗体。浆细胞是 B 细胞分化的终末细胞,其胞质中富含粗面内质网,有利于抗体合成和分泌。生发中心产生的浆细胞大部分迁入骨髓,并在较长时间内持续产生抗体。此外浆细胞不再表达 BCR 和 MHC Ⅱ 类分子,故不能与抗原起反应,也失去了与 Th 相互作用的能力。

(五) 记忆 B 细胞的产生

生发中心存活下来的 B 细胞可分为两类细胞,大部分发育为浆细胞分泌抗体,有些 B 细胞发育为记忆 B 细胞(memory B cell,Bm)离开生发中心。Bm 不产生 Ig,但可以长期生存。它们离开生发中心后分布于外周淋巴组织并参与淋巴细胞再循环,当再次接触同一抗原时能迅速活化,产生大量抗原特异性的高亲和力抗体。有关 Bm 的特异性表面标志尚不清楚,但 Bm 表达 CD27,且 CD44 的水平高于初始 B 细胞。一般认为 Bm 为长寿细胞,但维持其存活的因素尚不明确。有人认为 FDC 表面持续存在的抗原可能为 Bm 提供了存活的信号。

第二节 B 细胞对 TI 抗原的免疫应答

胸腺非依赖性抗原(TI-Ag)结构比较简单,大都是多糖、脂多糖等成分,在刺激 B 细胞产生抗体时不依赖 Th 细胞的辅助。根据激活 B 细胞方式的不同,TI-Ag 分为 TI-1 抗原和 TI-2 抗原两种,它们通过不同的机制激活 B 细胞(图 15-6)。

(一) B 细胞对 TI-1 抗原的应答

TI-1 抗原主要是细菌细胞壁的成分,如革兰阴性菌的脂多糖(LPS)除能与 BCR 结合,还能通过其丝裂原成分与 B 细胞上的丝裂原受体结合,引起 B 细胞的增殖和分化,因此 TI-1 抗原又常被称为 B 细胞丝裂原。成熟和不成熟的 B 细胞均可被 TI-1 抗原激活,诱导产生低亲和

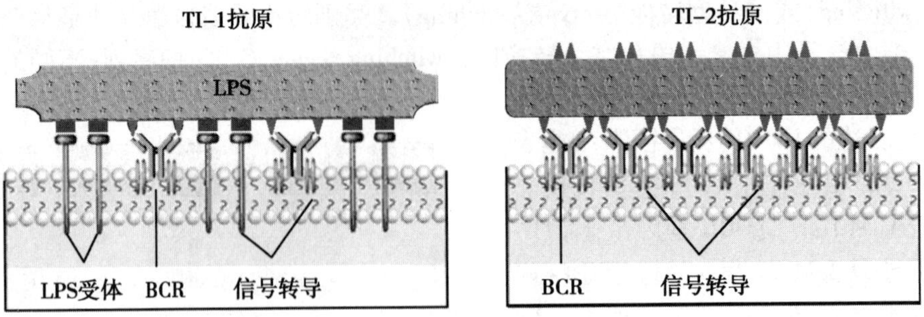

图 15-6 TI-1 和 TI-2 抗原

TI-1 抗原能够与 BCR 及丝裂原受体结合，在没有 T 细胞辅助的情况下激活 B 细胞；TI-2 抗原则通过交联多个 BCR 激活 B 细胞

力的 IgM。

在高浓度时，TI-1 抗原经丝裂原受体与 B 细胞结合能非特异性诱导多克隆 B 细胞增殖和分化，低浓度的 TI-1 抗原则仅激活表达特异性 BCR 的 B 细胞，因为此类 B 细胞的 BCR 可从低浓度抗原中竞争性结合到足以激活自身的抗原量。机体对 TI-1 抗原刺激产生的应答由于无需 Th 细胞预先致敏与克隆性扩增，因此发生较早，这在抗某些胞外病原体感染中发挥重要作用。但单独 TI-1 抗原作用不足以诱导 Ig 类别转换、抗体亲和力成熟及记忆 B 细胞形成。

（二）B 细胞对 TI-2 抗原的应答

TI-2 抗原主要是大分子的多糖抗原和细菌鞭毛蛋白，具有高度重复的表位。TI-2 抗原通过其高度重复的抗原表位引起 B 细胞的 mIg 广泛交联，进而激活 B 细胞。TI-2 抗原表位的密度在 TI-2 抗原激活 B 细胞过程中起重要作用。密度太低，BCR 交联的程度不足以激活 B 细胞，密度太高，会使 BCR 过度交联使 B 细胞产生耐受。TI-2 抗原只能激活成熟 B 细胞，对 TI-2 抗原发生应答的主要是 B1 细胞。由于人体内 B1 细胞至 5 岁左右才发育成熟，婴幼儿体内的 B1 细胞多为不成熟 B1 细胞，不能有效产生抗多糖抗原的抗体，故婴幼儿易感染含 TI-2 抗原的病原体。

B1 细胞对 TI-2 抗原的应答具有重要的生理意义，它为机体提供了抗某些重要病原体的快速反应。某些细菌的荚膜多糖是细菌抵御吞噬细胞吞噬的保护层。B1 细胞针对此类 TI-2 抗原所产生的抗体，可发挥调理作用，促进巨噬细胞对病原体的吞噬，并有利于巨噬细胞将抗原提呈给特异性 T 细胞。T 细胞在 TI-2 抗原应答中的作用尚不十分清楚。但 T 细胞分泌的细胞因子可明显增强 B1 细胞的免疫应答，并可发生抗体类别转换，产生 IgM 及 IgG。

因此 B 细胞对 TD 抗原和 TI 抗原的应答有着多方面的不同（表 15-1）。

表 15-1 TD 抗原和 TI 抗原的异同

	TD 抗原	TI-1 抗原	TI-2 抗原
诱导婴幼儿抗体应答	+	+	−
刺激无胸腺小鼠产生抗体	−	+	+
无 T 细胞下的抗体应答	−	+	−
T 细胞辅助	+	−	−
多克隆 B 细胞激活	−	+	−
对重复序列的需要	−	−	+
举例	白喉毒素、PPD、病毒血凝素	细菌多糖、多聚蛋白、LPS	肺炎球菌荚膜多糖、沙门菌多聚鞭毛

第三节 B 细胞介导的体液免疫应答效应

特异性抗体是 B 细胞应答的主要效应分子，它可通过中和作用、调理作用、激活补体、ADCC 及阻止局部抗原侵入黏膜等多种机制发挥免疫效应，以清除非己抗原。但在一定条件下，抗体也能引起免疫病理反应，如超敏反应、自身免疫病、促肿瘤生长等。除产生抗体外，活化的 B 细胞还可以产生多种细胞因子，参与对多种免疫细胞的调节作用。

第四节 体液免疫应答产生抗体的一般规律

病原体初次侵入机体所引发的应答称为初次免疫应答（primary immune response）。在初次应答的晚期，随着抗原被清除，多数效应 T 细胞和浆细胞均发生死亡，同时抗体浓度逐渐下降。但是，应答过程中所形成的 Tm 细胞和 Bm 细胞具有长寿命而得以生存。一旦再次遭遇相同抗原刺激，记忆性淋巴细胞可迅速、高效、特异地产生应答，此即为再次免疫应答（secondary response），亦称回忆应答（anamnestic response）。

（一）初次应答

机体初次接受抗原刺激后，抗体产生的过程可人为划分为潜伏期、对数期、平台期和下降期四个阶段。抗原初次进入后，在血清中能测到特异性抗体前，有一潜伏期，此期可持续数小时至数周；紧接着抗体量呈指数增长，进入对数期；平台期是血清中抗体浓度基本维持在一个相当稳定的较高水平，依抗原不同而异，有的平台期只有数天，有的可长至数周；由于抗体被降解或与抗原结合而被清除，血清中抗体水平逐渐下降，此期可持续几天至几周。

（二）再次应答

Bm 细胞在初次应答时已经经历增殖、突变、亲和力成熟及抗体类别转换等过程，表达高亲和力 BCR，故很低浓度的抗原即可有效启动再次免疫应答。再次免疫应答过程中，Bm 作为 APC 摄取、处理抗原，并将抗原提呈给记忆性 Th 细胞。激活的 Th 细胞所表达的多种膜分子和分泌的细胞因子又作用于 Bm，使之迅速增殖并分化为浆细胞，合成并分泌抗体。

与初次应答不同，再次应答的特点为：①潜伏期短，大约为初次应答潜伏期的一半；②血清抗体浓度增加快，快速到达平台期且平台高；③抗体维持时间长；④诱发再次应答所需抗原剂量小；⑤再次应答主要产生高亲和力的抗体 IgG，而初次应答中主要产生低亲和力的 IgM（图 15-7）。

再次应答的强弱主要取决于抗原的强弱与两次抗原刺激的间隔长短。间隔短则应答弱，因为初次应答后存留的抗体可与再次刺激的抗原结合，形成抗原-抗体复合物而被迅速清除；间隔太长则反应也弱，因为记忆细胞只有一定的寿命。再次应答的效应可持续存在数月至数年，故在很多情况下机体一旦被病原体感染后，可在相当长时间内不再感染相同病原体。

了解抗体产生的规律具有重要的实际意义：①在预防接种或免疫动物制备抗体时，可根据抗体产生的规律制订合理的免疫方案，以达到最佳的免疫效果；②在体液免疫应答中各类抗体产生的先后顺序依次为 IgM、IgG、IgA 等。因此检测 IgM 类抗体有助于疾病的早期诊断；③抗体效价在短时间内快速增高，可提示再次感染的发生。

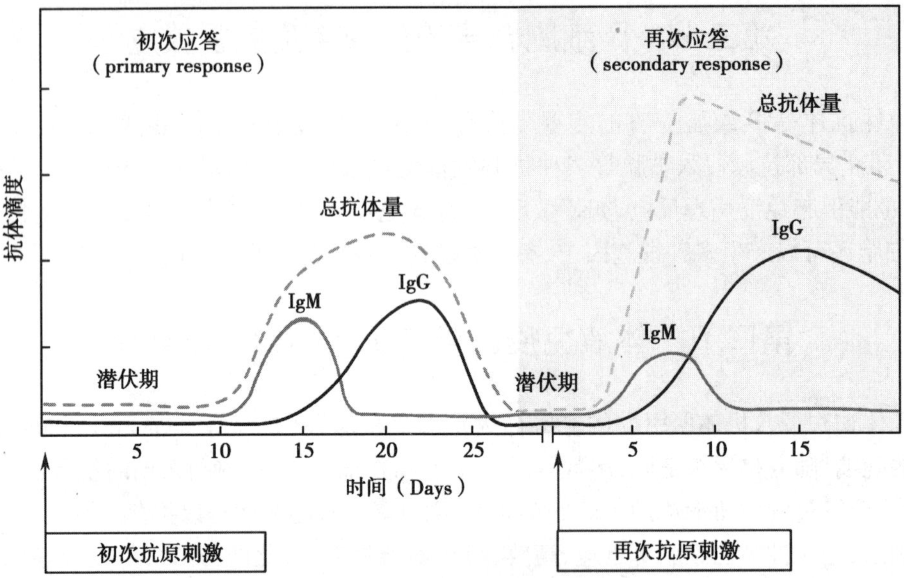

图 15-7 初次及再次免疫应答抗体产生的一般规律

初次应答潜伏期长,以 IgM 为主,抗体维持时间短;再次免疫应答潜伏期短,以 IgG 为主,抗体维持时间较长

PBL:张某,女,25 岁。2 周前开始乏力,厌油腻,恶心,呕吐,3 天前出现眼黄、尿黄。体检:脸色黄,巩膜轻度黄染,肝肋下 2cm,有触及痛,其余无异常。实验室检查:尿常规检查胆红素(BIL+)、尿胆原(URO+),其余正常;肝功能检查血丙氨酸转氨酶(ALT)182U/L(正常值<40),谷草转氨酶(AST)103UL(正常值<40);HAVIgM(+),HAVIgG(-),HBsAg(-),HBeAg(-),抗-HBe(-),抗-HBs(+),抗-HBeAg(-)。临床诊断:甲型肝炎。住院治疗两个月后,出院前复查:HAVIgM(-),HAVIgG(+)。分析与讨论:该患者临床诊断的免疫学依据是什么?发病初期 HAVIgM(+)说明什么?出院前复查 HAVIgM(-),HAVIgG(+)又说明什么?

小 结

体液免疫应答主要由 B 细胞介导,B 细胞接受抗原刺激后,分化为浆细胞,由浆细胞分泌抗体,发挥免疫效应。B 细胞对 TD 抗原的免疫应答始于 BCR 对 TD 抗原的识别,所产生的第一活化信号,即抗原刺激信号经由 Igα/Igβ 向胞内转导。BCR 共受体即 CD19/CD21/CD81 复合物加强第一活化信号的转导。活化 Th 细胞表达 CD40L 向 B 细胞提供第二活化信号,即协同刺激信号。同时活化的 Th 细胞通过分泌 IL-2、IL-4、IL-5、IL-6 等细胞因子作用于活化 B 细胞,促进 B 细胞的分化增殖。B 细胞在离开骨髓进入周围淋巴器官后,在抗原刺激下,迁移进入淋巴小结,形成生发中心,并在生发中心发生体细胞高频突变、抗体亲和力成熟及抗体类别转换,最后分化为浆细胞或记忆 B 细胞。TI 抗原分为 TI-1 抗原和 TI-2 抗原,它们激活 B 细胞方式的不同,诱导 B 细胞免疫应答一般不需要 T 细胞的辅助。体液免疫产生的抗体具有中和毒素、中和病毒、阻止病原体黏附组织细胞的作用,与抗原结合后可激活补体、介导调理吞噬及 ADCC 效应,但在一定条件下也参与了免疫性损伤。体液免疫应答产生抗体遵循初次应答、再次应答的规律,了解抗体产生的一般规律在抗感染免疫中具有十分重要的意义。

问题与思考

1. 简述B细胞对TD-Ag和TI-Ag产生的免疫应答有何不同。
2. 在TD-Ag所诱发的适应性免疫应答中,Th细胞和B细胞是如何相互作用的?
3. 试述B细胞在生发中心的分化和成熟。

（单　颖）

第十六章 免疫耐受

免疫耐受(immunological tolerance)是指机体免疫系统对某一种抗原所产生的特异性无应答或低应答状态,也称负免疫应答。人类能够观察到的免疫耐受可分为机体对自身抗原产生的免疫耐受和对外来抗原产生的免疫耐受两种形式,根据免疫耐受发生的时间不同,免疫耐受分为天然免疫耐受和人工诱导免疫耐受,其发生的机制具有重要的区别。

机体免疫细胞在胚胎期具有区别"自身"和"非己"的能力,通常对自身抗原不产生免疫应答,称自身耐受(self-tolerance),由于这种能力是在胚胎期建立的,故又称为天然免疫耐受(natural tolerance)。在正常情况下,机体免疫系统接触外来抗原时,可以发生识别和排除,产生免疫应答。诱导机体产生免疫应答的抗原称为免疫原(immunogen);诱导产生免疫耐受的抗原称为耐受原(toleragen)。

外来抗原进入机体后,通常能够刺激免疫系统对其发生有效的免疫应答。但在某些条件下,免疫系统却对本应引起免疫应答的抗原产生不应答状态,称为人工诱导免疫耐受或获得性免疫耐受。

正常免疫耐受机制的建立对维持机体自身稳定具有重要的意义。若该种机制失调,将会产生对机体有害的免疫应答。目前认为,免疫耐受是一种特殊形式的免疫应答,具有一般免疫应答的某些共同特点,即免疫耐受需经抗原诱导产生,免疫耐受具有特异性和记忆性。

免疫耐受与免疫抑制(immunosuppression)不同。前者是指机体对某种抗原的特异性免疫无应答状态;后者是指机体对任何抗原均不反应或反应减弱的非特异性免疫无应答或应答减弱状态,这种状态主要由两方面原因引起:①遗传所致免疫系统缺陷或免疫功能障碍;②后天应用免疫抑制药物、放射线或抗淋巴细胞血清等影响免疫系统功能正常发挥。

免疫耐受机制的揭示和研究具有重要的生物学意义和临床应用价值。人们正试图通过揭示天然免疫耐受机制和了解获得性免疫耐受形成的条件,人工操纵耐受的形成或打破以应用于临床,预防和治疗相关疾病。

第一节 免疫耐受的形成和表现

在免疫系统发育成熟前如胚胎期,未成熟的T、B淋巴细胞接触自身抗原或者外来抗原刺激,会形成对所接触抗原的免疫耐受,出生后再次遇到相同抗原,表现为对该抗原的不应答,或不易应答。理论上这种免疫耐受长期持续,不会轻易被打破。出生后,受多种因素影响,原本具有应答能力的T、B细胞克隆,也可能丧失免疫应答能力,产生免疫耐受。这种耐受能持续一段时间,但随着诱导因素的消失可能逐渐解除,从而重新恢复对相应抗原的应答能力。

一、胚胎期和新生期接触抗原所致免疫耐受

Owen于1945年首先报道了在胚胎期接触同种异型抗原所致免疫耐受的现象。他观察到异卵双胎小牛的胎盘血管相互融合，血液自由交流。出生后，两头小牛体内均存在两种不同血型抗原的红细胞，构成红细胞嵌合体(chimeras)，互不排斥(图16-1)。且将一头小牛的皮肤移植给其孪生小牛，亦不产生排斥。而将无关小牛的皮肤移植给此小牛，则被排斥。故这种耐受具有抗原特异性，是在胚胎期接触同种异型抗原所致的免疫耐受。Owen称这一现象为天然免疫耐受。

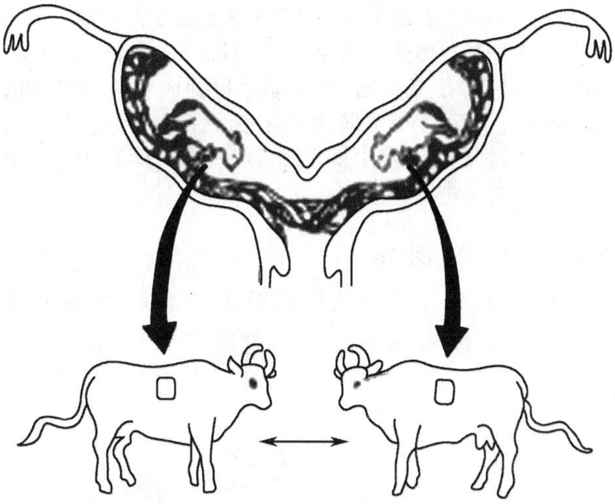

图16-1 天然免疫耐受

根据Owen的观察，Medawar等设想，可能是在胚胎期接触同种异型抗原诱导了免疫耐受的产生。1953年，Medawar等将CBA品系($H\text{-}2^k$)小鼠的骨髓输给新生期的A品系($H\text{-}2^a$)的小鼠。在A系小鼠出生8周后，移植CBA品系小鼠的皮肤，此移植的皮肤能长期存活，不被排斥，但移植无关品系BalB/c小鼠($H\text{-}2^d$)的皮肤，则被排斥(图16-2)。Medawar等的实验进一步证实了Owen的发现，并为Burnet的克隆选择学说提供了重要依据。

二、后天接触抗原所致免疫耐受

不仅胚胎期及新生期所接触的抗原会导致免疫耐受，出生后接触某些抗原在一定条件下也可能诱导耐受形成。后天免疫耐受的形成受到抗原和机体两方面因素的影响。

(一) 抗原因素

外来抗原的性质、剂量、免疫接种途径和抗原在体内的持续时间等是决定抗原是否能诱导免疫耐受的重要因素。

1. 抗原剂量　抗原剂量影响免疫耐受的形成。

(1) 低带耐受及高带耐受：1964年Mitchison报道，给小鼠注射不同剂量的牛血清白蛋白(BSA)，观察抗体产生，发现低剂量(10^{-8}mol/L)及高剂量(10^{-5}mol/L)BSA均不能诱导产生特异性抗体，只有适宜剂量BSA(10^{-7}mol/L)才致高水平的抗体产生。他将抗原剂量太低及太高引起的免疫耐受分别称为低带(low-zone)及高带(high-zone)耐受。抗原剂量过低，不足以激

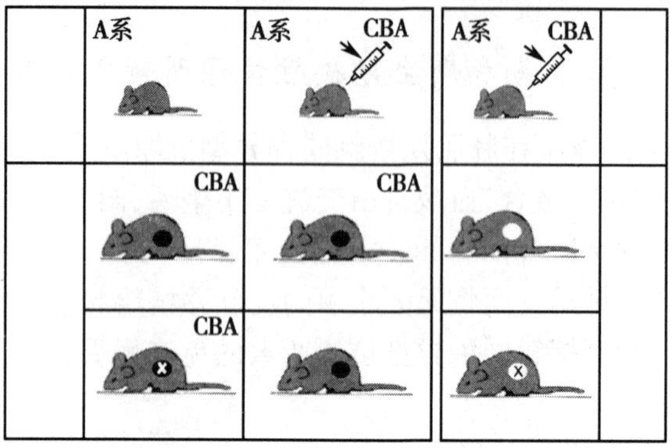

图 16-2 新生期人工诱导的免疫耐受的形成

小鼠新生期免疫耐受的诱导，A 系（H-2^a）小鼠新生期移植 CBA 系（H-2^k）小鼠骨髓，该 A 系小鼠到成年期移植 CBA 或 Balb/c（H-2^d）小鼠皮肤，前者存活，后者排斥；新生期 A 系小鼠未接受 CBA 系小鼠骨髓，成年期对来自 CBA 系小鼠皮片亦发生排斥反应

活 T 及 B 细胞，不能诱导免疫应答（图 16-3）。以 T 细胞活化为例，APC 表面必须有 10～100 个相同的抗原肽-MHC 分子复合物，与相应数目的 TCR 结合后，才能使 T 细胞活化。抗原剂量太高，则诱导应答细胞凋亡，或可能诱导抑制性 T 细胞活化，抑制免疫应答，从而呈现无应答状态。

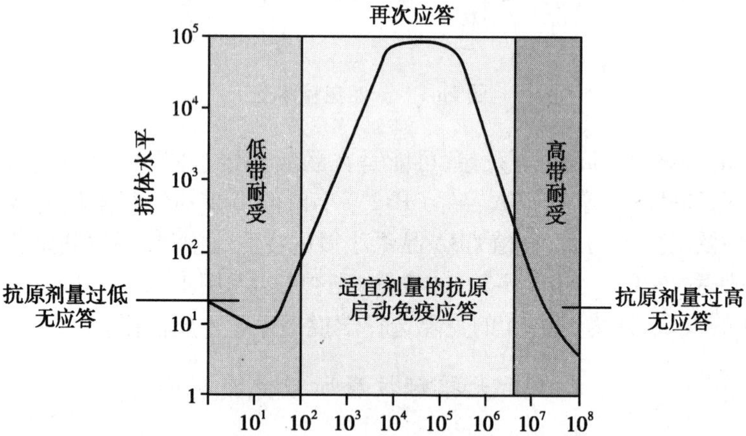

图 16-3 抗原剂量与免疫耐受

应用不同剂量抗原免疫所诱导的抗体应答情况

（2）B 细胞耐受及 T 细胞耐受：通常情况下，TI 抗原需高剂量才能诱导 B 细胞耐受，而 TD 抗原在低剂量与高剂量均可诱导耐受。低剂量 TD 抗原可诱导 T 细胞耐受，即低带耐受；高剂量 TD 抗原同时诱导 T、B 细胞耐受，为高带耐受。T、B 细胞产生耐受所需抗原剂量明显不同：T 细胞耐受所需抗原量较 B 细胞小 100～10 000 倍，且发生快（24 小时内达高峰）、持续久（数月～数年）；B 细胞形成耐受不但需要抗原量大，且发生缓慢（1～2 周）、持续时间短（数周）（图 16-4）。

2. 抗原类型及剂型　天然可溶性蛋白有单体（monomer）分子及聚体（aggregate）分子。如

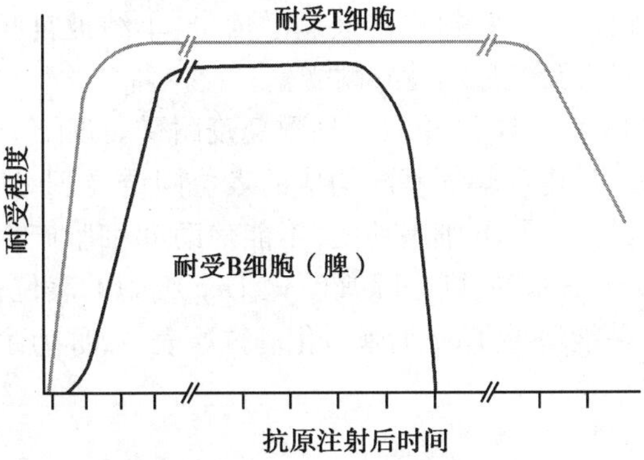

图 16-4 体内 T、B 细胞耐受特点

诱导耐受所需最小剂量:B 细胞为 1 ~ 10mg,T 细胞为 10μg

直接用 BSA 免疫小鼠,可产生抗体。但若先经高速离心去除其中的聚体,再免疫小鼠,则不产生抗体。其原因是,蛋白单体不易被 APC 摄取并提呈给 T 细胞,T 细胞不能辅助 B 细胞产生相应抗体;蛋白聚体则易被 APC 摄取和提呈。可溶性抗原若与佐剂联合使用,则易被 APC 摄取,并活化 T 细胞,从而诱导正常免疫应答。

可溶性抗原容易诱导免疫耐受,颗粒性抗原容易引起免疫应答。解聚的可溶性抗原容易诱导免疫耐受,聚合的可溶性抗原不容易诱导免疫耐受。结构简单的抗原容易诱导免疫耐受,结构复杂的抗原容易引起免疫应答。亲缘关系越近的抗原越容易诱导免疫耐受,亲缘关系远的容易引起免疫应答。总之,分子量越小、结构越简单、可溶性越强以及亲缘关系越近的外来抗原越容易诱导免疫耐受。反之,抗原的分子量越大,分子结构越复杂,亲缘关系越远的外来抗原免疫原性越强,越容易引起免疫应答。

3. 抗原免疫途径　抗原经口服、鼻内、静脉注射最容易诱导免疫耐受,腹腔注射次之,肌内注射再次之,而皮下注射则不易诱导机体产生免疫耐受。1911 年,Walls 发现豚鼠口服鸡卵清白蛋白(ovalbumin,OVA)可预防全身性过敏反应的发生,从而第一次提出口服免疫耐受的概念。口服免疫耐受是口服抗原经肠道刺激外周免疫系统产生免疫耐受。口服抗原,经胃肠道诱导派尔集合淋巴结及小肠固有层 B 细胞,产生分泌型 IgA,发挥局部黏膜免疫效应,但却致全身的免疫耐受。这种“耐受分离”(split tolerance)现象有其实用意义。另一个诱导免疫耐受是通过鼻黏膜途径,同等剂量的相同抗原经鼻黏膜诱导比口服更有效。其原因可能是鼻黏膜和消化道黏膜存在 M 细胞的不同,或鼻黏膜转运抗原的功能比较差,抗原未能得到有效地提呈。不同部位的静脉注射抗原诱导免疫耐受的效果也不同。人丙种球蛋白(HGG)经肠系膜静脉途径注入容易引起免疫耐受,而经外周静脉途径注入则容易引起免疫应答。另一方面,抗原经皮内或皮下免疫,易活化 APC,诱导免疫应答。

知识拓展

抗原经口进入机体后受到胃肠道消化及在肝脏内的解聚,进入血流到达淋巴组织的抗原为非聚合体,易引起免疫耐受。有研究指出,口服抗原通过肝门静脉和肝脏细胞的作用诱导免疫耐受。如通过门静脉输注不同类型供者的特异性抗原能诱导受者对供者移植物产生免疫耐受。这类免疫耐受的产生可能与 kuffer 细胞有关。通过摄取与处理,kuffer 细胞将抗原的免疫原性转变为耐受原性。低剂量口服抗原可通过诱导旁路抑制效应和主动抑制效应,引起免疫耐受。旁路抑制是抗原通过肠道相关淋巴组织主动诱导非特异性 Treg 细胞,迁移至全身免疫系统,通过分泌 IL-4、TGF-β、IL-10 等抑制性细胞因子造成机体对该抗原的耐受;主动耐受是抗原特异性的诱导 Treg 细胞发挥抑制作用。高剂量口服抗原可通过诱导克隆删除或克隆无能,引起免疫耐受。此外,在口服诱导耐受的过程中,γδT 细胞起重要作用,但其机制尚不明确。

4. 抗原持续存在 实验证明,免疫耐受的维持需要体内抗原的持续存在,一旦抗原在体内消失,已建立起来的免疫耐受则逐渐消失。如没有 APC 提供的共刺激信号,单纯被自身抗原反复刺激的 T 细胞,易发生活化后凋亡,导致对自身抗原的特异耐受。

5. 抗原表位特点 用鸡卵溶菌酶(HEL)蛋白免疫 H-2^b 小鼠可导致免疫耐受。现知 HEL 的 N 端氨基酸构成的表位能诱导 Treg 细胞活化,而其 C 端氨基酸构成的表位则诱导 Th 细胞活化。所以用天然 HEL 免疫,因 Treg 细胞活化,抑制了 Th 细胞功能,不能辅助 B 细胞产生抗体,而形成免疫耐受;如果删除 HEL 的 N 端的 3 个氨基酸,则去除其活化 Treg 细胞的表位,而使 Th 细胞活化,辅助 B 细胞应答产生抗体。这种能诱导 Treg 细胞活化的抗原表位,称为耐受原表位(tolerogenic epitope)。

(二) 机体因素

个体对特定抗原的免疫应答或免疫耐受还和机体免疫系统发育成熟状态、免疫功能状态、遗传背景以及所属的环境因素等有关。

1. 年龄及发育阶段 一般在胚胎期最易诱导免疫耐受的形成,新生期次之,而成年动物诱导免疫耐受较困难,产生的免疫耐受也不持久,这主要与免疫系统的发育成熟程度有关。未成熟的免疫细胞比成熟细胞更易发生免疫耐受,诱导成熟的免疫细胞形成耐受所需的抗原量比未成熟免疫细胞耐受所需的抗原量要高出数十倍。在免疫系统尚未发育成熟的胚胎期和新生期时期,如经静脉注射外来抗原能够诱导终生耐受。此外,全身淋巴组织照射可破坏胸腺及外周淋巴器官中已成熟的淋巴细胞,而淋巴器官中重新生成的、未发育成熟的淋巴细胞类似新生期的状态能被抗原诱导,建立持久的免疫耐受。

2. 生理状态 单独应用抗原难以诱导成年个体产生耐受,联合应用免疫抑制措施则易诱导耐受。常用的免疫抑制药物有环磷酰胺、环孢素、糖皮质激素等及抗 CD3、CD4、CD8 抗体等生物制剂。已被许多实验证明应用免疫抑制剂与抗原联合诱导免疫耐受,且已成为同种器官移植术中延长移植物存活的有效措施。

3. 遗传背景 研究表明,不同动物的种属和品系由于遗传背景不同,诱导免疫耐受的情况也不同,一般来说,在胚胎期和出生后的大鼠和小鼠都可以诱导免疫耐受,而对于家兔、有蹄类和灵长类来说,通常只有在胚胎期才能诱导免疫耐受。虽然多种动物通过人工诱导都可建立对某种抗原的免疫耐受,但难易程度有所不同。同一种属的不同品系,对建立耐受的敏感程度也有很大差异。

第二节 免疫耐受的形成机制

按照形成时期的不同,免疫耐受分为中枢耐受及外周耐受。中枢耐受(central tolerance)是指在胚胎期及出生后 T、B 细胞在中枢免疫器官发育的过程中,遇自身抗原所形成的耐受。外周耐受(peripheral tolerance)是指成熟的 T、B 细胞,遇内源性或外源性抗原,不产生免疫应答,而显示免疫耐受。两类耐受成因和机制有所不同。

一、中枢耐受

T 细胞和 B 细胞从前体细胞发育为成熟的 T 细胞和 B 细胞的过程中经历了一系列的选择作用,选择的最终结果是机体免疫系统对自身抗原建立了免疫耐受;而对外来抗原建立了免疫应答。中枢免疫耐受是指在中枢免疫器官胸腺和骨髓中的 T 细胞和 B 细胞的前体细胞在成熟的过程中，将能识别自身抗原发生免疫应答的细胞克隆删除所建立的自身无应答状态。淋巴细胞在中枢免疫器官发育的过程中，由胚系 TCR 和 BCR 基因随机重排形成众多克隆，这些克隆细胞可以识别自然界存在的所有抗原，进一步发育，识别自身抗原的克隆细胞经历复杂的阴性选择过程，建立自身免疫耐受，这种选择主要发生在胚胎期，出生后逐渐减弱，但贯穿终身。中枢免疫耐受机制对防止自身免疫至关重要。T、B 细胞自身发育缺陷或胸腺及骨髓微环境基质细胞缺陷均可能导致阴性选择发生障碍，这样的个体易患自身免疫病。

（一）T 细胞中枢耐受的建立

T 细胞在胸腺内成熟的过程中，由于编码 TCR 的 V 区基因片段重排，可表达识别不同抗原的 TCR，其中包含能识别自身抗原的 TCR。但在 T 细胞发育后期，新产生的单阳性细胞迁入胸腺髓质区继续发育，如果其表达的 TCR 能与胸腺上皮细胞（thymic epithelial cell，TEC）或胸腺 DC 表面表达的自身抗原肽-MHC 分子复合物呈高亲和力结合，将启动细胞凋亡程序，而导致克隆清除（clonal deletion）。此外，部分自身反应性 T 细胞与相应的自身抗原结合后能发育成为具有免疫抑制功能的自然调节性 T 细胞（nTreg）（图 16-5）。这种不同的结果可能与 TCR 信号强度有关，高强度信号易于诱导细胞凋亡，而稍低强度的信号更倾向于诱导产生 nTreg。

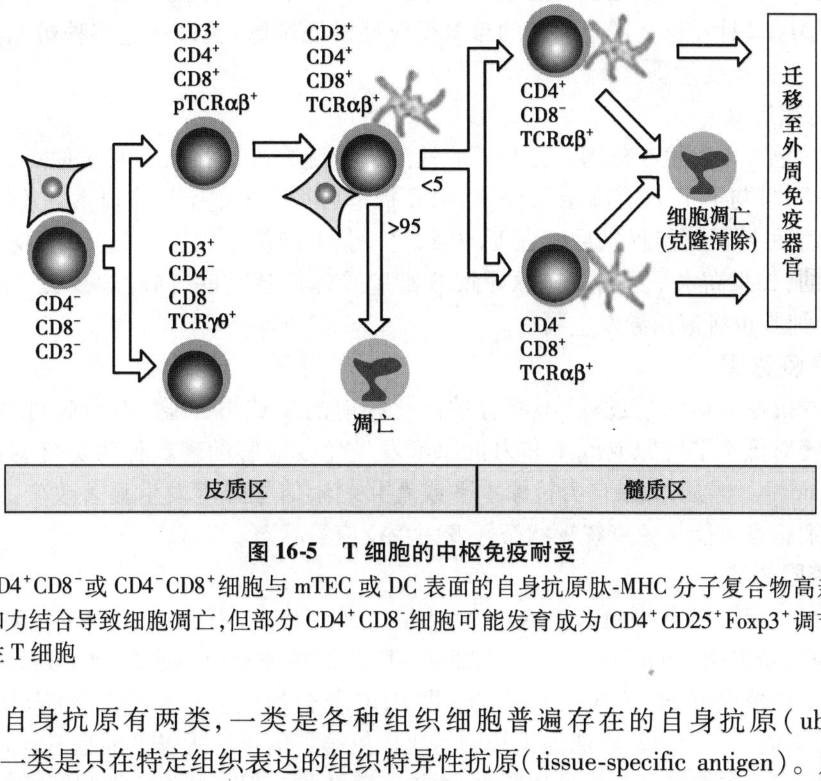

图 16-5　T 细胞的中枢免疫耐受

$CD4^+CD8^-$ 或 $CD4^-CD8^+$ 细胞与 mTEC 或 DC 表面的自身抗原肽-MHC 分子复合物高亲和力结合导致细胞凋亡，但部分 $CD4^+CD8^-$ 细胞可能发育成为 $CD4^+CD25^+Foxp3^+$ 调节性 T 细胞

体内的自身抗原有两类，一类是各种组织细胞普遍存在的自身抗原（ubiquitousself-antigen），另一类是只在特定组织表达的组织特异性抗原（tissue-specific antigen）。发育中淋巴细胞为何能接触到后一类抗原与自身免疫调节因子（auto immune regulator，AIRE）有着直接关系。AIRE 作为一种转录调控分子，能够驱使很多原本仅在外周组织表达的组织特异性抗原（如胰岛素、甲状腺球蛋白等）在胸腺髓质上皮细胞（medullary thymic epithelial cells，mTEC）异位表达。这些异位表达的自身抗原可直接由 mTEC 提呈给胸腺 T 细胞，或者在 mTEC 凋亡后由胸腺 DC 摄取并交叉提呈给胸腺 T 细胞，进而诱导自身反应性 T 细胞的凋亡和克隆清除。而当 AIRE 基因缺陷导致 mTEC 不能异位表达组织特异性抗原，针对这些自身抗原的 T 细胞

得以逃脱阴性选择，进入外周T细胞库，并引起自身免疫病。自身免疫性多内分泌病-念珠菌病-外胚层营养不良症（auto immune polyendocrinopathy-candidiasis-ectodermacdystrophy）就是由AIRE基因突变导致的一种罕见的常染色体隐性遗传病。

（二）B细胞中枢耐受的建立

B细胞发育过程中同样存在阴性选择。发育中的B细胞在未成熟阶段，表面第一次表达功能性的BCR复合物。当其接触自身抗原时，若所表达的BCR能与自身抗原呈高亲和力结合，会导致细胞凋亡和克隆清除。但也有部分自身反应性B细胞，在受到自身抗原刺激后重新启动免疫球蛋白基因重排，重排另外一个轻链位点，产生具有新BCR的B细胞克隆，该过程被称为“受体编辑（receptor editing）”。新的B细胞克隆将不再对自身抗原产生应答而形成耐受。

二、外周耐受

淋巴细胞在发育过程中经历阴性选择，自身反应性T、B细胞克隆并非是全部克隆清除。实际上，仍有相当数量的自身反应性T、B细胞克隆不能被有效清除，并输出至外周。其原因之一是，有些自身抗原（如神经髓鞘蛋白）在骨髓或胸腺中没有表达，故不能诱导未成熟淋巴细胞的克隆清除。针对这些溢出外周的自身反应性淋巴细胞，机体通过多种机制抑制其反应性，从而维持自身免疫耐受。

（一）克隆清除

克隆清除也可以发生在外周。自身反应性淋巴细胞在外周接触自身抗原后，如果自身抗原高水平表达，且与TCR具有高亲和力，经APC提呈后将为T细胞活化提供有效的第一信号，如果APC因某种原因不能提供足够强度的第二信号，T细胞不仅不能被活化，反而会被诱导凋亡。同样的，如果高水平的自身抗原导致B细胞受体广泛交联，同时却缺失T细胞提供的辅助信号，B细胞也将被诱导发生凋亡。

（二）免疫忽视

如果自身抗原表达水平过低，不能有效活化相应的T或B细胞，不引起自身免疫应答。这种免疫系统对低水平抗原或低亲和力抗原不发生免疫应答的现象称为免疫忽视（immunological ignorance）。但是，如果自身抗原水平或者共刺激信号强度发生显著改变，这类潜伏的自身反应性细胞有可能从免疫忽视状态转变为免疫应答状态。

（三）克隆失能

虽然自身反应性T、B细胞未被清除，但却呈不活化状态，不能对相应的自身抗原产生免疫应答，称为克隆失能（clonal anergy）。T细胞克隆失能主要是由不成熟DC（iDC）提呈自身抗原引起的。这种情况下，虽有TCR识别抗原肽-MHC复合物产生的第一信号，但iDC低表达共刺激分子，且不能产生IL-12，不能为T细胞活化提供第二信号。所以T细胞不能充分活化，而呈克隆失能状态。失能的细胞易发生凋亡，而被克隆清除。但有些失能细胞能长期存活，在有外源IL-2存在时，可进行克隆扩增而发生免疫应答，导致自身免疫病。

B细胞针对TD-Ag的应答需要T细胞辅助。如果自身反应性T细胞处于失能状态，对应的B细胞即使受到适宜的抗原刺激也不能被有效活化，从而呈现不活化状态。失能的B细胞寿命较短，因高表达Fas而易于凋亡。此外，B细胞长期暴露于可溶性抗原时，也会成为克隆失能状态，因为可溶性抗原常以单体形式存在，虽能与B细胞表面BCR结合，但不能使BCR交联，因而使B细胞失能。

（四）免疫调节细胞的作用

在外周耐受形成的过程中免疫调节细胞也发挥作用。一般认为，与TCR具有中等亲和力的自身抗原能诱导发育中的T细胞向Treg分化，而Treg在外周通过抗原特异性或非特异性的抑制作用可以防止自身反应性T细胞不适当活化。nTreg细胞一般通过细胞-细胞间的直接接触发挥免疫抑制作用。此外由初始T细胞诱导产生的Treg细胞（iTreg），主要通过分泌IL-10及TGF-β等细胞因子发挥免疫抑制功能。

除Treg外，如调节性B细胞、调节性DC、髓源性抑制细胞（myeloid-derived suppressor cell，MDSC）等，也可能在外周免疫耐受维持中起一定作用。

（五）抗原提呈细胞的作用

组织中的APC可能是决定自身免疫耐受与自身免疫病的主要因素之一。存在于外周淋巴组织和非淋巴组织中的APC通常处于静息状态，只表达少量B7分子和MHCⅡ类分子，由于没有炎症的刺激，摄取衰老损伤细胞获得的自身抗原肽也不会刺激APC表达高密度的MHCⅡ类分子和B7分子，不能向T细胞提供对自身抗原产生免疫应答的第二信号，不能活化Th细胞。因此，在正常状态下，CTL、Th细胞和B细胞即使与自身抗原结合，也不能活化，形成免疫耐受。当外来抗原进入机体，由感染引起的炎症反应可以激活外周组织中的APC表达高密度MHCⅡ类分子和B-7分子，将外源性抗原肽提呈给Th细胞，并提供第二活化信号，Th细胞活化产生细胞因子，引起免疫应答。此时，若是CTL或B细胞或无能的Th细胞从外来抗原激活的APC获得B7分子和CD40L分子，以及各自相关的细胞因子，均可打破CTL、B细胞或Th细胞对自身抗原产生的免疫耐受，诱导针对自身抗原产生的免疫应答，此机制称之为旁路激活。

APC一般提呈的自身抗原是维持MHCⅠ和Ⅱ类分子构型的特殊肽类，识别这些自身抗原的T细胞克隆已被删除或转入无能状态，导致自身免疫耐受。

（六）免疫豁免部位的抗原在生理条件下不引起免疫应答

机体某些部位比较特殊，如脑及眼前房。将同种异体组织移植到这些部位，通常不会诱导排斥反应，移植物能长久存活。这些部位被称为免疫豁免部位（immunological privileged site）。产生免疫豁免的原因包括：①生理屏障（如血脑屏障）使隔离部位的细胞不能进入淋巴循环及血液循环，而免疫效应细胞亦不能进入这些隔离部位；②局部微环境易于诱导免疫偏离，促进Th2型反应，而抑制Th1型反应；③通过表达Fas配体，诱导表达Fas的淋巴细胞发生凋亡；④产生TGF-β为主的抑制性细胞因子，或通过表达PD-1配体抑制T细胞应答。

由于针对免疫豁免部位自身抗原的淋巴细胞依然存在，一旦因外伤、感染等原因释放出这类抗原，仍能诱导特异性免疫应答，使之成为自身攻击的靶点。

胎盘是一种更为特殊的免疫豁免部位，其中的血胎屏障将胎儿与母体隔开，使遗传有父亲MHC分子的胎儿不被母体的免疫系统所排斥。除物理隔离外，还有其他多种因素参与母胎耐受的建立和维持，如绒毛膜滋养细胞高表达HLA-G分子，与NK细胞或杀伤性T细胞表面杀伤抑制性受体结合，抑制杀伤性免疫细胞的杀伤能力；母胎界面高表达吲哚胺双氧合酶，从而抑制T细胞反应等。

第三节 免疫耐受与临床医学

免疫耐受与多种临床疾病的发生、发展及转归密切相关。一方面，由于对自身抗原的生理性耐受的丧失导致了自身免疫病的发生;另一方面,由于对病原体抗原和肿瘤抗原产生了病理性耐受而阻碍了正常免疫防御和免疫监视功能的有效发挥,而形成了慢性持续性感染和肿瘤的发生和发展。在临床实践中,人们希望通过重建对自身抗原的生理性耐受治疗自身免疫病;通过打破病理性耐受,恢复正常免疫应答,最终清除病原体和杀伤肿瘤细胞,来治疗慢性感染和肿瘤。而对于移植物,应该设法诱导抗原特异性免疫耐受,使受者的 T、B 细胞对供者的器官组织特异抗原不产生应答,但仍维持对其他外来抗原的反应能力。因此探讨免疫耐受产生的机制并通过人为干预建立或终止免疫耐受,具有重要的理论和临床实际意义。

一、诱导免疫耐受

由于对生理状态下免疫耐受,特别是外周耐受建立和病理情况下免疫耐受丧失的机制认识还不够透彻,因此人工诱导免疫耐受仍处实验性尝试阶段。目前建立免疫耐受,大多从抑制特异免疫应答及拮抗免疫原两方面入手。

(一) 口服或静脉注射抗原

口服抗原,可在肠道黏膜局部诱导特异性免疫应答,但可抑制全身性应答。例如,注射髓鞘碱性蛋白(MBP)可诱导小鼠发生实验性变态反应性脑脊髓炎(EAE),但如果先给小鼠喂饲MBP,再给小鼠注射 MBP 就很难诱导 EAE。这是因为口服 MBP 后小鼠肠道局部 $CD4^{+}$T 细胞产生 TGF-β 及 IL-4,能诱导抗原特异性 B 细胞产生 IgA,同时抑制 T 细胞应答;口服热休克蛋白 HSP65 对类风湿关节炎有一定治疗效果,是因为口服热休克蛋白 HSP65 能够诱导 Treg 细胞。在器官移植时,预先静脉注射供者来源的血细胞,能在一定程度上抑制受者对同种异型抗原的免疫应答,延长移植器官的存活时间。

(二) 使用可溶性抗原或自身抗原肽的拮抗肽

可溶性蛋白抗原因不易被 APC 摄取,也不能有效诱导抗原受体交联,所以不仅不能使淋巴细胞活化,反而常引起耐受。此外,某些肽段能模拟表位肽与 MHC 分子形成复合物,并被TCR 识别,但却不能有效启动 TCR 下游的信号转导和激活特异性 T 细胞。因此,如能确定诱导自身免疫病的自身抗原肽,即可从人工肽库中筛选其拮抗肽,竞争抑制或阻断自身抗原肽与相应 T、B 细胞的 TCR、BCR 结合,抑制自身免疫。此方法可用于自身免疫病的治疗。

(三) 阻断共刺激信号

T、B 细胞活化除需要抗原信号外,还需要共刺激信号。通过阻断共刺激信号也能成功诱导出对抗原的耐受。目前以 CTLA-4Ig 融合蛋白阻断 CD28 与 CD80/CD86 间的相互作用;以抗 CD40L 抗体阻断 CD40-CD40L 分子间的相互作用;以抗 LFA-1 抗体阻断 LFA-1/ICAM-1 间的相互作用等均已在实验中获得成功。

(四) 诱导免疫偏离

现有实验证据显示,很多自身免疫性组织损伤是由 Th1 或 Th17 细胞介导的,而 Th2 型应答具有保护作用。因此,通过使用细胞因子诱导免疫应答向 Th2 型应答偏离,并抑制 Th1 和Th17 细胞分化和功能就能减轻自身组织损伤。

(五) 骨髓和胸腺移植

小鼠实验中,如果在同种异体器官移植前以供体骨髓细胞输注或胚胎胸腺抑制等方法建立供受者微嵌合体,可以诱导出稳定持久的免疫耐受状态,既可预防移植物抗宿主反应(GVHR),又可延长移植物存活时间。在自身免疫病如系统性红斑狼疮的患者,因多种自身抗原特异性 T 细胞及 B 细胞的活化,导致造血干细胞缺陷。如果给患者移植骨髓及胚胎胸腺,可部分建立正常免疫系统的网络调节功能,减轻或缓解自身免疫病。

（六）过继输入抑制性免疫细胞

在体外扩增Treg后再回输到受者体内,有助于控制自身免疫病。此外,输入耐受性树突状细胞、巨噬细胞或间质干细胞等也有利于免疫耐受的建立。

二、打破免疫耐受

病理性免疫耐受常因缺乏活化型辅助刺激分子或Treg水平的异常升高所致,如慢性感染和肿瘤。采取针对这类分子或细胞的措施可以打破免疫耐受,恢复免疫应答。

（一）阻断免疫抑制分子

CTLA-4、PD-1等分子的封闭抗体能阻断这些负向调节分子对免疫应答的抑制作用。利用这些负向调节因子的封闭抗体在治疗肿瘤的临床试验中取得了令人鼓舞的疗效。

（二）激活共刺激信号

应用共刺激分子(CD40、4-1BB、GITR、OX-40等)的激动性抗体可以激活共刺激信号,增强抗原特异性的T细胞应答。

（三）减少Treg的数量或抑制Treg的功能

用抗CD25抗体部分去除体内的Treg,可以增强免疫应答。此外,有研究发现TLR9的配体(CpG)可逆转表达TLR9的小鼠Treg的抑制功能,从而增强抗肿瘤免疫。这对人类的肿瘤免疫有参考价值。

（四）增强DC的功能

未成熟DC能诱导免疫耐受,而应用免疫佐剂和刺激TLR的分子促进DC的成熟则能打破耐受。上调细胞表面MHCⅡ类分子和共刺激分子的表达,使得耐受信号转变为激活信号。此外,DC表达共刺激分子CD27的配体CD70,可有效打破$CD8^+$T细胞耐受,使机体产生具有保护作用的抗病毒免疫应答。

（五）合理使用细胞因子及其抗体

IFN-γ能上调Mϕ及APC表达MHCⅡ类分子,增强Mϕ及APC加工及提呈抗原的能力,增强免疫应答。IFN-γ自身及其诱导Mϕ产生的IL-12可促进Thl细胞分化和功能,增强迟发型超敏反应及效应CTL产生。GM-CSF与其他细胞因子联合应用,既可以促进粒/单核细胞生成,又可诱导DC成熟,用于增强抗肿瘤免疫应答的免疫治疗。肿瘤细胞常产生TGF-β,抑制免疫应答,抗TGF-β抗体可能具有治疗作用。

小　　结

免疫耐受是指机体免疫系统中的T、B淋巴细胞对特定抗原的特异性的免疫无应答状态。对自身抗原免疫耐受的主要机制包括:①发育中的T、B细胞经历阴性选择,自身抗原特异性克隆被克隆清除或失能;②部分逃脱阴性选择的自身反应性T、B细胞,或因抗原浓度过低不被活化(免疫忽视),或在缺乏共刺激信号条件下反复受到抗原刺激后发生凋亡(克隆清除)或失能,或被Treg等多种负调控机制的抑制而不被激活。对自身抗原的免疫耐受被打破,可导致自身免疫病;而对病原体抗原和肿瘤抗原的病理性耐受,可形成慢性持续性感染和肿瘤。治疗自身免疫病需恢复对自身抗原的耐受;而人工建立耐受可使移植物存活。打破免疫耐受,恢复免疫应答,在抗感染、抗肿瘤免疫中有重要意义。

问题与思考

1. 免疫耐受的特点及其生物学意义是什么？
2. 形成免疫耐受的主要机制有哪些？
3. 免疫耐受在临床有哪些应用？

（宋宝辉　聂影）

第十七章

免疫调节

免疫应答作为一种生理功能，无论是对自身成分的耐受现象，还是对“非己”抗原的排斥都是在机体免疫调节机制的控制下进行的。

免疫调节（immune regulation）是机体免疫系统内众多免疫细胞、免疫分子间以及免疫系统与其他系统间相互作用而建立的相互协调、相互制约的网络体系，在有效清除抗原性物质的同时，避免或减少对机体的损伤，以保证机体内环境稳定。免疫调节的真谛乃维持机体免疫自稳（immunological homeostasis），使免疫系统产生有利于机体的适度应答，如对病原体产生排斥，而对自身抗原产生耐受。免疫调节是机体对免疫应答过程作出的一系列动态的生理性反馈，通过影响免疫应答的类型、强度和持续时间来发挥作用。免疫调节贯穿于免疫应答过程的始终，其中负向调节发挥主要作用，涉及免疫细胞发育、分化、识别、活化及其效应等，其机制十分复杂，涉及分子、细胞、多系统及遗传等多种因素间的相互作用。其中任何一个因素或环节出现异常，均可导致局部或全身免疫应答异常，引起持续感染、自身免疫病、超敏反应或肿瘤等疾病发生。

第一节　免疫应答的遗传控制

正常机体都具备多种反馈性调节机制对免疫应答进行调节，以维持其内环境的稳定。但是针对某一特定抗原的刺激，不同个体所产生免疫应答水平是不同的，免疫应答发生与否及其发生强弱均受遗传背景的严格控制。如目前接种基因工程生产的乙肝病毒疫苗后，约5%～10%不能够有效地产生保护性抗体，表现为弱应答和无应答，虽然许多研究发现这种个体差异有许多影响因素，但是MHC的多态性导致个体免疫应答的差异是引起这种现象的主要原因，同时非MHC基因也参与免疫应答的调控。

一、MHC基因多态性影响免疫应答

不同种群对不同抗原的免疫应答各异，不仅取决于群体水平BCR或TCR库多样性，也与MHC等位基因（或单体型）多态性相关。早期研究揭示，个体间免疫应答能力的差异由免疫应答基因（Ir基因）决定，现在已知所谓Ir基因即MHC的特定等位基因（或单元型）。由于T细胞识别的抗原是与MHC Ⅰ类或Ⅱ类分子结合的抗原肽（即抗原肽-MHC分子复合物），因此MHC分子的多态性决定了个体免疫系统提呈抗原的能力，也同时制约着T细胞的活化。不同个体所携带的MHC等位基因类型不同，导致不同个体之间对同一抗原产生免疫应答的强度及有无应答有较大差异。

近年来非经典 HLA Ⅰ类分子,包括 HLA-E、HLA-F、HLA-G 的生物学功能受到高度重视,特别有关 HLA-G 基因及分子的研究,尤为关注。HLA-G 分子的免疫功能分为两个方面,即直接通过免疫细胞上的细胞受体,以及间接通过 HLA-G 依赖性调节细胞的产生,如抑制性 T 细胞(suppress or T cells)和耐受性树突状细胞(tolerogenic dendritic cells)等调节机体的免疫状态。①HLA-G 直接免疫调节作用:HLA-G 直接免疫调节作用主要依赖于属于免疫球蛋白样超家族的一系列杀伤细胞免疫球蛋白样受体(killer cell immunoglobulin like receptor, KIR)。HLA-G 分子通过与 KIR 细胞受体结合,直接调节机体免疫细胞的生物学功能。②HLA-G 间接免疫调节作用:HLA-G 对免疫系统的间接调节,则通过诱导产生 HLA-G 依赖调节性细胞,达到抑制免疫效应细胞活性的功能。

二、非 MHC 基因影响免疫应答

MHC 基因区域外的一些基因也可制约免疫应答,这些基因的多态性较少,它们不会像 MHC 基因那样在群体中产生大量的变异,造成对疾病的易感性,但是这些基因对免疫应答的影响已被实验证实。例如,在一些具有过敏倾向的家族,高水平 IgE 的产生与染色体 11q 上存在的特应性基因(atopy gene)有关。

第二节 抗原的调节作用

一、抗原的结构

抗原刺激是适应性免疫应答发生的始动因素,随着抗原物质在体内的分解、中和及清除,浓度逐渐下降,相应免疫应答的强度也会随之逐渐下降,抗原的质、量和给予途径都会影响免疫应答的类型和强度。一般而言,颗粒性大分子及蛋白质聚合物为良好地免疫原,小分子、可溶性、非聚合单体物质以及与机体遗传背景接近的抗原常为耐受原。如蛋白质抗原常可激发体液免疫应答和细胞免疫应答,多糖及脂类抗原一般只诱导体液免疫,而核酸难以诱导免疫应答。

二、抗原的剂量和进入机体的途径

在一定范围内,抗原的量与免疫应答水平呈正相关,抗原剂量过高或过低将分别引起高剂量和低剂量耐受,抗原一旦在机体内被耗尽免疫应答即停止。人工免疫时,抗原进入机体的途径、数量、两次免疫时间的间隔、次数以及免疫佐剂的应用和佐剂类型等都明显影响机体对抗原的应答。通常皮内、皮下和肌内注射较易诱导免疫应答,而口服和静脉注射最易诱导免疫耐受。

第三节 免疫分子的调节作用

一、补体活化片段的调节

补体调节蛋白通过调节补体激活途径的关键酶,可调控补体活化的强度和范围,例如:C1INH 可与 C1r 和 C1s 以共价键结合,使 C1 解聚,从而丧失对 C4 和 C2 的酶解作用,阻断经

典激活途径；C4 结合蛋白、补体受体 1（CR1）、H 因子、I 因子等通过抑制或灭活 C3 转化酶而调节补体激活；C8 结合蛋白、D59 通过抑制 MAC 形成而对补体效应发挥负调控，保护正常组织细胞免遭补体激活所致溶细胞效应。C3d、iC3b、C3dg 以及 C3b-Ag-Ab 复合物等可以与 B 细胞表面的 CR2（CD21）结合，促进 B 细胞的活化；C3b、C4b 和 iC3b 可以结合中性粒细胞或巨噬细胞表面的相应受体 CR1、CR3 或 CR4 发挥免疫调理作用，促进吞噬细胞对表面黏附 C3b、C4b 和 iC3b 的病原微生物进行吞噬作用，并提高 APC 的抗原提呈效率。另外补体活化过程中产生的炎症介质 C3a、C5a 等可趋化、激活免疫细胞，介导炎症，进行免疫调节。

在正常情况下，补体系统自身存在抑制补体过度活化的负反馈调节机制，在保证机体有效启用调理作用、炎症反应和介导细胞毒性清除病原体的同时，严格控制补体活化的强度和持续时间，防止无节制地大量消耗补体，也可避免补体对自身组织和细胞的损伤。有关补体调节蛋白及其功能参见第五章。

PBL：患儿，男，11 岁。在过去 5 年里无明显诱因反复出现手、足和脸的肿胀，伴呼吸困难，偶尔有腹痛。5～7 次/年，每次持续 3～4 天。患儿母亲（儿童期）及哥哥均有相似的病史，其哥哥于 7 岁时在一次与其相似的病症的发作时死于呼吸窘迫。体格检查：患儿眼睑、口唇和手背有轻度的非凹陷性水肿，伴轻度的声音加粗。间接的喉镜检查显示喉部水肿，累及声带。实验室检查：血浆 C4 0.66mmol/L（正常值 0.7～2.44mmol/L），C1 酯酶抑制因子为 28%，（正常 70%～30%）。临床诊断为遗传性血管神经性水肿。分析与讨论：该患儿反复出现水肿及呼吸困难的原因是什么？

二、特异性抗体的反馈调节

（一）免疫复合物的免疫调节作用

抗体对免疫应答具有正、负反馈调节作用。抗体与抗原形成的免疫复合物（immune complex，IC）具有正反馈调节作用，能够通过激活补体系统进一步形成抗原-抗体-补体复合物，两种复合物均可结合于滤泡树突状细胞（FDC）表面的 Fc 受体和补体受体，以此形式持续提供抗原供 B 细胞识别，诱发免疫应答。抗体也可对体液免疫应答产生抑制作用，称为抗体负反馈调节作用。其机制包括：①抗体与抗原结合，促进吞噬细胞对抗原的吞噬作用，使抗原在体内迅速被清除，从而降低抗原对免疫活性细胞或免疫记忆细胞的刺激作用，抑制抗体的进一步产生；②大量产生的特异性分泌抗体与抗原表位结合，可阻断 BCR 进一步识别与结合这些抗原表位（图 17-1），起到封闭抗原作用；③受体交联效应：IC 可以通过其抗原成分与 BCR 结合，抗体的 Fc 段与同一 B 细胞表面的 FcγRⅡB 结合，通过该受体胞内的 ITIM 产生抑制信号，终止 B 细胞增殖分化和产生抗体。

（二）独特型网络的免疫调节作用

独特型（idiotope）指 Ig、BCR 及 TCR 分子可变区中抗原表位的集合，其分布于互补决定区（CDR）和骨架区（FR）。体内存在特异性识别独特型表位的抗独特型（anti-idiotope，AId）细胞克隆，它们受独特型表位刺激而被激活，并产生不同类别的抗独特型抗体（Ab2）（图 17-2），主要有两类：①α 型（Ab2α），指针对 FR 区独特型的 AId，可与相应表位结合，但并不影响 Ab1 与抗原结合，称为半抗原非抑制性 Ab2。②β 型（Ab2β），指针对 CDR 区抗原结合位独特型的 AId，可模拟抗原与 CDR 结合，且分子结构与抗原表位相似，能与抗原竞争性结合 Ab1，故称为体内的抗原内影像（internal image）。Ab2α 和 Ab2β 都可对 Ab1 的分泌起抑制作用。然而，大量抗抗体的产生，又可诱导出抗抗抗体（Ab3），Ab3 与 Ab1 的结构相似，使得 Ab3 和 Ab1 可以

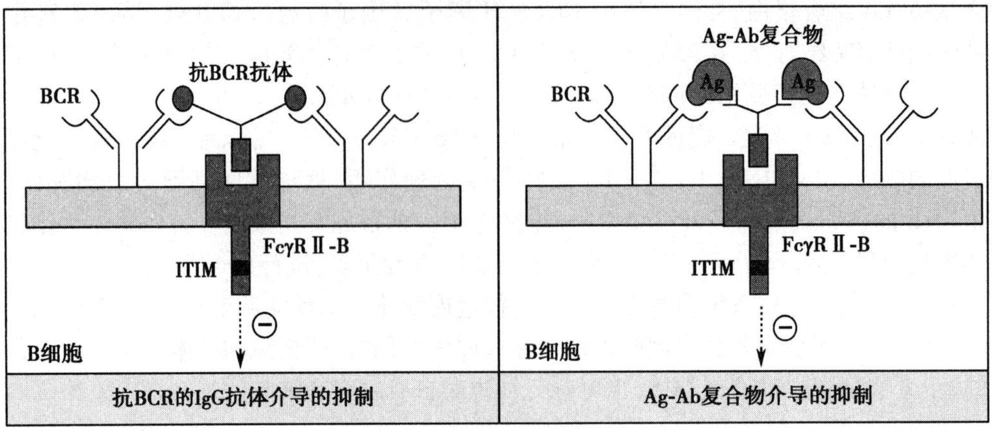

图 17-1 抗体的负反馈调节作用

抗 BCR 抗体与 BCR 结合,可阻断 BCR 进一步识别与结合这些抗原表位(左图);Ag-Ab 复合物可以通过其抗原成分与 BCR 结合,抗体的 Fc 段与同一 B 细胞表面的 FcγRⅡB 结合,通过该受体胞内的 ITIM 产生抑制信号,终止 B 细胞增殖分化和产生抗体(右图)

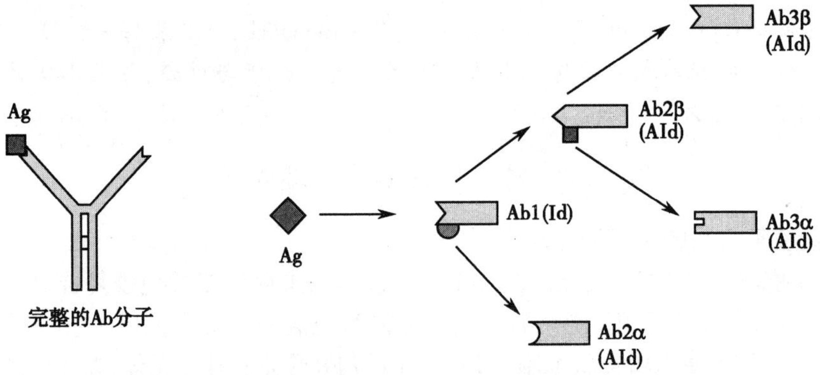

图 17-2 独特型网络的免疫调节作用

针对 Ag 机体产生 Ab1,针对 Ab1(Id)产生 Ab2(AId),Ab2α 和 Ab2β 都可对 Ab1 的分泌起抑制作用;Ab2 又可诱导出 Ab3,Ab3 与 Ab1 的结构相似,使得 Ab3 和 Ab1 可以协同对付 Ab2;如此反复和交错,构成独特型网络

协同对付 Ab2。如此反复和交错,构成独特型网络。该网络在抗原进入前已存在,只是针对某一特定抗原的 Ab1 以及随之产生的 Ab2、Ab3 等在数量上未达到引起连锁反应的阈值。一旦抗原出现,Ab1 的数量上升,阈值被突破就产生了基于独特型网络的特异性抗体应答,使网络暂时处于一个新的平衡点。如此延续,反应逐级递减,最终建立新的稳定与平衡(图 17-2)。在独特型免疫网络中,抗独特型抗体对具有相应独特型的 B 细胞的增殖有抑制作用,使受抗原刺激增殖的克隆受抑制,而不至于无休止地进行增殖,以维持内环境稳定。独特型网络成为机体免疫调节的重要机制之一,其功能紊乱或平衡失调可导致自身免疫病。

独特型的免疫调节为免疫干预提供了新的策略。思路包括:①抗体 Ab1 和 Ab3 是针对抗原的,可以增强对抗原的应答。②Ab2 是针对 Ab1 的,可减弱或去除 Ab1 及其介导的抗原特异性应答。如能在体外大量扩增 Ab2 并回输体内,有望中和及消除致病性 Ab1,可用于防治自身免疫病。目前的做法是制备自身反应性 T 细胞疫苗(或 TCR 疫苗),注射后诱导负调节性 T 细胞(相当于 Ab2β),从而抑制和清除体内自身反应性 T 细胞。另外,由于某些 Ab2 与抗原表位相同或相似，且无毒性，可用以代替一些不安全的免疫原（如 HIV 及肿瘤抗原）或不易大量生产的抗原（糖类抗原或脂类抗原）进行免疫，有利于发展安全和特异的免疫干预治疗方案。

三、共刺激分子与相应受体的调节

多种免疫细胞表面表达激活性受体和抑制性受体（表 17-1），两者的胞内段分别含免疫受体酪氨酸活化基序（ITAM）、免疫受体酪氨酸抑制基序（ITIM），通过 ITAM 和 ITIM 的磷酸化可分别传递活化信号和抑制信号，启动免疫细胞的活化和抑制过程。

表 17-1 免疫细胞的激活受体和抑制受体

免疫细胞	激活受体	抑制受体
B 细胞	BCR	FcεRⅡ
T 细胞	TCR	CTLA-4，KIR
NK 细胞	DAP12，CD16	KIR，CD94/NKG2A
肥大细胞	FcεRⅠ	FcεRⅡ-B，gp49B1

（一）T 细胞表面的抑制性受体

T 细胞表面共抑制分子可对 T 细胞活化发挥负调节作用。免疫应答早期，T 细胞通过表达共刺激分子而促进 T 细胞活化；免疫应答后期，共抑制分子表达上调，通过负调控作用使免疫应答恢复至生理水平（图 17-3）。

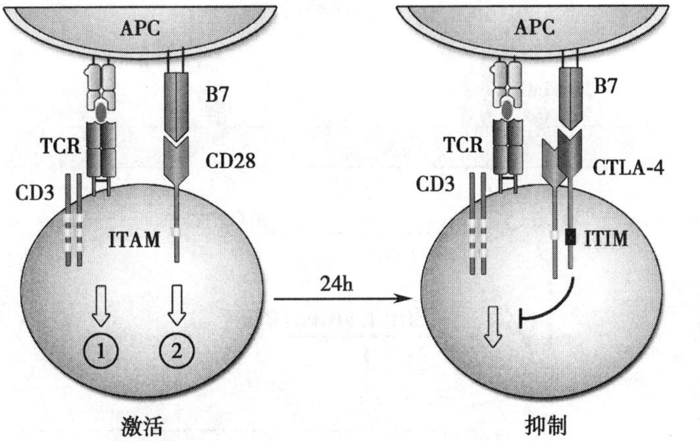

图 17-3 共刺激分子/共抑制分子对 T 细胞的调控作用

T 细胞通过获取第一和第二信号而激活（左图）；约 24 小时后表达 CTLA-4 分子，B7 分子与 CTLA-4 分子因高亲和力而优先交联，启动 ITIM 参与的信号转导，抑制原先由 ITAM 介导的激活信号，使 T 细胞活化受阻（右图）

1. CTLA-4　表达于活化的 $CD4^+$ 和 $CD8^+$T 细胞，其配体是 B7 分子，CTLA-4 与 CD28 分子高度同源，但二者胞内段所含基序各异，CD28 为 ITAM，而 CTLA-4 为 ITIM。CD28 和 CTLA-4 均能与 B7 分子结合，但前者提供 T 细胞激活的第二信号，而后者启动抑制性信号。CTLA-4 在 T 细胞激活后才开始表达，随其活化水平升高而逐渐升高，由于 CTLA-4 与 B7 的亲和力显著高于 CD28，导致 T 细胞活化 24 小时已基本取代 CD28 与 B7 结合，因此，CTLA-4 在 T 细胞活化后期发挥负向调节作用（图 17-3）。实验证明，给予 CTLA4-Ig 融合蛋白或抗 CD28 抗体可抑制特异性 T 细胞激活，而给予抗 CTLA-4 抗体可增强特异性 T 细胞激活。目前有药物用于临床：人 CTLA4-Ig 重组蛋白(abatacept)于 2005 年已被美国 FDA 批准用于类风湿关节炎的治疗；抗人 CTLA-4 单克隆抗体(ipilimumab)于 2010 年获美国 FDA 批准用于不可切除或转移性黑色素瘤治疗。

2. 程序性死亡分子 1(programmed death-1，PD-1) 表达于活化的 T 细胞、B 细胞、髓系细胞表面，其胞浆段含 ITIM。PD1 的配体为 PD-L1(B7-H1)和 PD-L2(B7-DC)，属 B7 家族成员，可组成性表达于 T 细胞、B 细胞、巨噬细胞和 DC 等，因此，PD-1 比 CTLA-4 具有更广泛的免疫调节作用。PD1 与 PD-L1 结合，可抑制 T 细胞增殖并促进抑制性细胞因子 IL-10 产生，可抑制 B 细胞的增殖、分化和 Ig 的分泌，从而在免疫应答起始和效应阶段均发挥抑制作用，防止过强免疫损伤和自身免疫病发生，有利于维持免疫自稳。

(二) B 细胞表面的抑制性受体

B 细胞表面主要的抑制性受体是 FcγRⅡ-B，其胞内段含 ITIM，通过受体交联可启动抑制性信号。如图 17-4 所示：抗体通过其 Fc 段与 B 细胞表面 Fc 受体(FcγRⅡ-B，即 CD32B)结合，抗体 Fab 段与抗原表位结合，从而介导 FcR 和 BCR 交联，启动 CD32B 相关的抑制性信号，抑制 B 细胞活化和抗体产生，此即抑制性受体交联(receptor cross-link)。另外，抗体也可在体内诱生抗独特型抗体，后者的 Fab 段可识别并结合 BCRV 区，而 Fc 段则与 B 细胞表面 FcγRⅡB(CD32B)结合，形成受体交联，从而启动抑制信号介导免疫应答的负反馈调节。

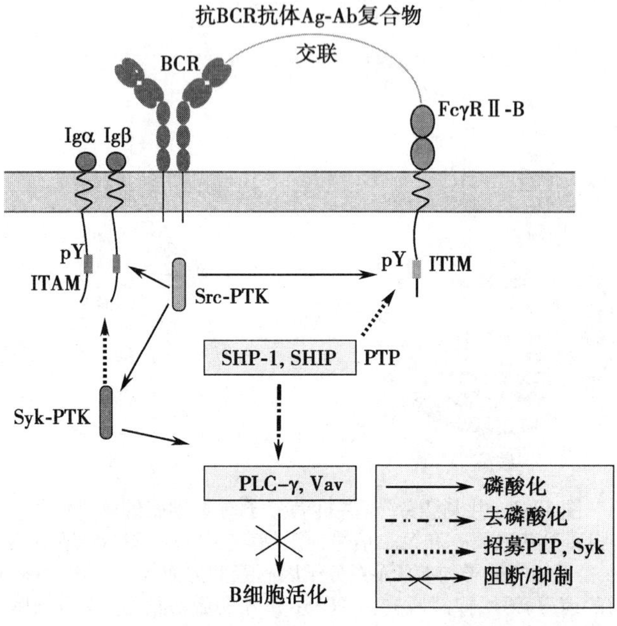

图 17-4 抑制性受体 FcγR ⅡB 对 B 细胞的负调节

B 细胞通过 Igα/Igβ 胞膜分子内侧 ITAM 中的酪氨酸发生磷酸化(pY)，招募并活化游离于胞浆中的 Syk-PTK，后者通过磷脂酶 C(PLC-γ)和鸟苷酸置换因子(Vav)等启动活化信号转导，激活 B 细胞。当足够量抗体产生后抗抗体的出现和交联使抑制性受体 FcγRⅡ-B 分子 ITIM 上的酪氨酸残基也能被 Src-PTK 磷酸化，磷酸化的 ITIM 招募和激活蛋白酪氨酸磷酸酶 SHP-1 和 SHIP、抑制 B 细胞活化信号的转导

（三）NK 细胞表面的抑制性受体

NK 细胞的抑制性受体包括杀伤细胞抑制受体（KIR）和杀伤细胞凝集素样受体（KLR），后者在人体中称 CD94/NKG2A。前者属于免疫球蛋白超家族，配体是一些特定的 HLA Ⅰ类抗原分子和非经典的 HLA-G 分子，后者主要识别Ⅰ类分子 HLA-E 及其提呈的肽段。胞浆段含 ITIM 的抑制性受体包含 3 类：KIR、KLR 和 ILT（KLR 在人体中又称 CD94/NKG2A）。这些抑制性受体一旦被激活，胞浆段含 ITIM，可转导抑制性信号，抑制 NK 细胞杀伤活性。NK 细胞表面抑制性受体的配体是自身组织细胞表面 MHC Ⅰ类分子，可通过抑制性效应而避免 NK 细胞对自身组织细胞的杀伤作用（详见第九章）。

第四节 免疫细胞的调节作用

一、T 细胞亚群的免疫调节作用

（一）Treg 的免疫调节作用

根据其表面标记、产生的细胞因子和作用机制不同，将 Treg 分为 $CD4^+CD25^+Foxp3^+$Treg、Tr1 和 Th3 等多种亚型。目前对 $CD4^+CD25^+Foxp3^+$的调节性 T 细胞（Treg）研究得较为深入，一般可将 Treg 分为天然 Treg（nTreg）和诱导性 Treg（iTreg）。两者可通过细胞直接接触或释放抑制性细胞因子而抑制免疫细胞活化和增殖，在维持机体自身稳定中发挥重要作用。Treg 具有下调免疫应答、维持自身免疫耐受以及抑制自身免疫病发生等作用，在治疗自身免疫病和肿瘤以及克服器官移植排斥反应等方面具有应用前景。

Treg 的免疫调节机制主要通过两方面实现（图 17-5）：①Treg 对靶细胞的接触性抑制：如以颗粒酶 B 或穿孔素依赖的方式介导效应 T 细胞或 APC 的裂解，从而抑制免疫应答。②Treg 能够分泌抑制性细胞因子，如 IL-10、IL-35 和 TGF-β 等，抑制效应 T 细胞表达 IL-2 及其他细胞因子，从而发挥免疫抑制作用；也可以通过减弱共刺激信号及抑制抗原提呈作用等方式对 APC 进行负向调节。

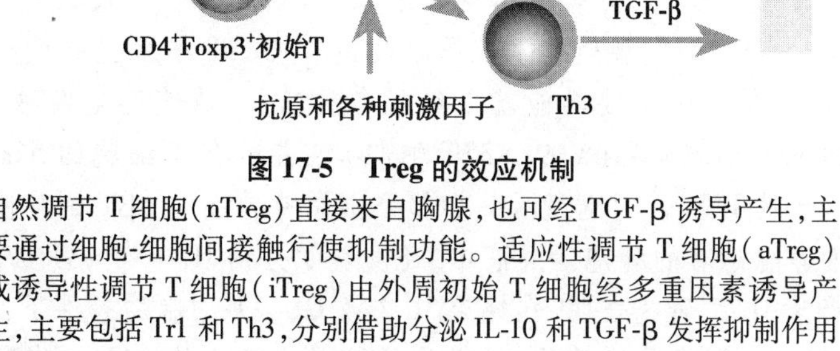

图 17-5 Treg 的效应机制

自然调节 T 细胞（nTreg）直接来自胸腺，也可经 TGF-β 诱导产生，主要通过细胞-细胞间接触行使抑制功能。适应性调节 T 细胞（aTreg）或诱导性调节 T 细胞（iTreg）由外周初始 T 细胞经多重因素诱导产生，主要包括 Tr1 和 Th3，分别借助分泌 IL-10 和 TGF-β 发挥抑制作用

（二）Th1、Th2 和 Th17 的免疫调节作用

Th1 和 Th2 细胞平衡是维持生理稳定的重要机制。Th1 细胞所分泌 IFN-γ、IL-2 可进一步促进 Th1 亚群分化，但抑制 Th2 亚群增殖；Th2 细胞所产生 IL-4、IL-10 可促进 Th2 细胞分化，抑制 Th1 细胞活化（图 17-6）。Th1 或 Th2 细胞的优先活化而导致特定类型免疫应答及其效应呈现优势的现象，称为免疫偏离（immune deviation）。利用 Th1 和 Th2 细胞亚群相互抑制性调节的特点，有可能对相关疾病进行干预。例如：①麻风杆菌感染者体内 Th2 细胞大量增殖，其产生的 IL-4 和 IL-10 可抑制巨噬细胞活化，使胞内麻风杆菌不能被彻底清除而长期滞留，病情难以控制；应用 IFN-γ 治疗，可抑制 Th2 细胞亚群增殖，同时促进 Th1 细胞亚群活化和增殖，逆转患者体内两种细胞比例，恢复激活巨噬细胞而杀伤寄生于其胞内的麻风杆菌。②Th2 细胞分泌的 IL-4 是哮喘发病的上游因子，可进一步上调 Th2 细胞分化并分泌 IgE，导致哮喘发生，应用 IFN-γ 治疗，可抑制 Th2 细胞亚群增殖，同时促进 Th1 细胞亚群增殖，逆转患者体内两种细胞比例，增强 Th1 细胞功能，可减轻病情。

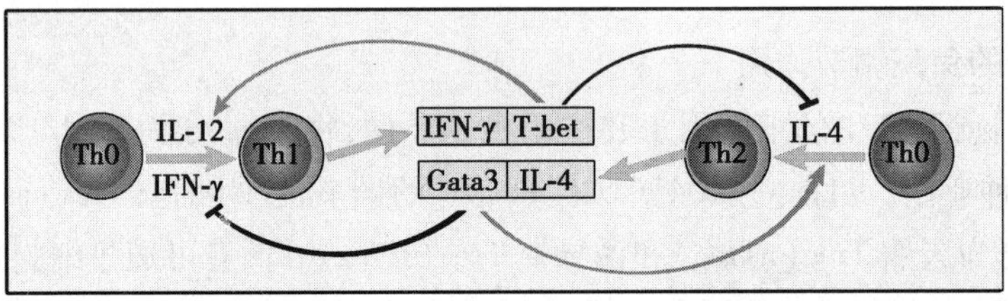

图 17-6　Th1 和 Th2 相互拮抗机制

Th1 和 Th2 亚群各自借助分泌的细胞因子（IFN-γ 和 IL-4）和激活亚群转移性转录因子（T-bet 和 Gata3）并抑制另一亚群的分化和形式功能

Th17 细胞主要作用是介导炎症。Th17 通过分泌大量 IL-17A、IL-17F、IL-22、IL-6 和 TNF-α 等炎症细胞因子作用于多种免疫或非免疫细胞，在清除胞外病原体及抗真菌感染中发挥重要的作用；并在组织炎症和自身免疫病的过程中发挥重要作用。

知识拓展

尽管 γδT 细胞仅占人外周血淋巴细胞的很少部分，但却担负着重要的生物学功能，如抗感染、抗肿瘤、维持皮肤稳态和促进组织修复等。同时通过产生细胞因子进行免疫调节。γδT 细胞产生多种不同的细胞因子，在细胞内细菌感染时，γδT 细胞产生 IL-2 和 IFN-γ，表现为类似 Th1 的作用；而在细胞外寄生虫感染时，γδT 细胞则产生 IL-4、IL-5 和 IL-10，刺激 B 细胞的增殖和产生抗体，表现了类似 Th2 的作用。同时，IL-10 也可以抑制 γδT 细胞的增殖和产生 IFN-γ。例如，在分枝杆菌抗原以及其他低分子量的磷酸基抗原刺激下，人 Vγ9/Vδ2T 细胞亚群能产生大量的 IFN-γ。在牙龈炎等慢性炎症组织中，还可发现上皮内的 γδT 细胞合成了较多的 IFN-γmRNA。另外人们发现磷酸基抗原活化的 Vγ9δ2T 细胞也能产生 TNF-α。由此，人们认为，人类 γδT 细胞的一个主要功能就是针对各种感染，快速产生多种细胞因子。尽管人外周血中最主要的 γδT 细胞亚群（Vγ9/Vδ2T 细胞）仅占所有 T 细胞的 5%，但通过磷酸基抗原激活整个亚群产生的 IFN-γ，远比激活一小部分抗原特异性的 αβT 细胞快速、有效得多。在未经治疗的过敏性哮喘患者的肺泡灌洗液中，还发现了分泌 IL-4 的 γδT 细胞。在某些情况下人 γδT 细胞还能产生 IL-2，研究表明，在缺乏 IL-2 或 $CD4^{+}$T 细胞的条件下，γδT 细胞不能针对结核分枝杆菌、磷酸基抗原产生增殖反应，所以 IL-2 是由活化的 γδT 细胞产生的，而不是由短

期刺激或未经活化的 γδT 细胞产生。

二、B 细胞的免疫调节作用

目前研究发现，B 细胞也存在调节性 B 细胞（regulatory B cell，Breg）亚群，B 细胞发挥免疫调节的途径主要有：①作为 APC，当抗原浓度低时，B 细胞高亲和力的 BCR 直接识别和加工抗原，供 Th 细胞识别，可补偿其他 APC 对低浓度抗原提呈功能的不足，发挥免疫正调节作用；②通过分泌多种细胞因子发挥作用，如 IL-12、IL-10 和 TGF-β 等；③通过分泌抗体发挥免疫调节作用。另外 Breg 在某些慢性炎性疾病（如肠炎、类风湿关节炎、多发性硬化症）、感染和肿瘤等发生、发展中也起重要调节作用。

三、抗原诱导活化的细胞凋亡

免疫应答晚期，T 细胞在抗原持续刺激下不断被激活并高表达 Fas 和 FasL，两者结合后可启动 Caspase 酶级联反应而导致细胞凋亡，称为活化诱导的细胞死亡（activation-induced cell death，AICD）。AICD 指免疫细胞活化并发挥免疫效应后，诱导的一种自发细胞凋亡。这是一种高度特异性的生理性反馈调节，仅针对被抗原活化并发生克隆扩增的免疫细胞，其目的是限制抗原特异淋巴细胞克隆的容量。AICD 的作用意味着，淋巴细胞一旦被激活，也就为自身的死亡创造了条件。AICD 包括两种形式：①顺式自杀（suicideincis），指 T 细胞表面高表达 Fas，与自身表达的 FasL 或脱落的 FasL 结合，导致 Fas$^+$T 细胞凋亡；②反式自杀（suicideintrans），指

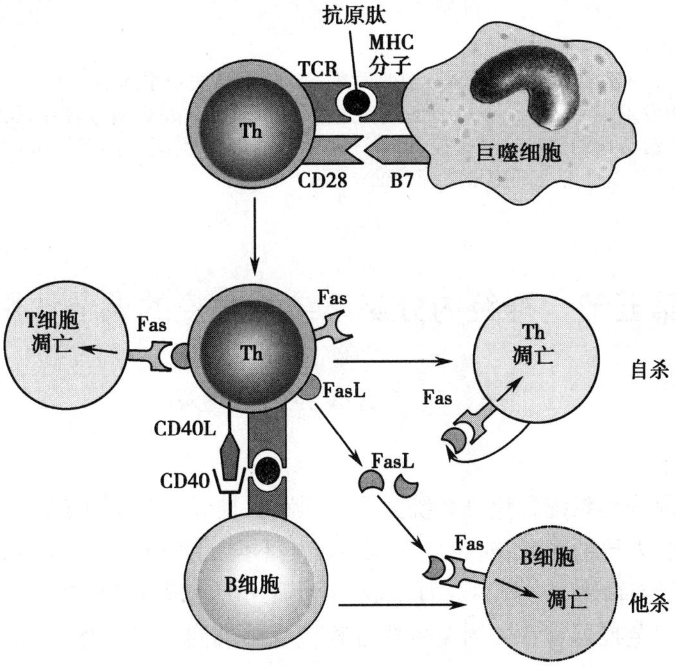

图 17-7 AICD 介导 Fas$^+$细胞凋亡

Th 细胞被 APC 激活后辅助 B 细胞活化。活化 T 细胞表达的 Fas 与自身 FasL 或旁邻 T 细胞表面 FasL 结合导致 Fas$^+$T 细胞凋亡；激活的 B 细胞也高表达 Fas，接受活化的 CTL 和 NK 细胞大量表达和分泌 FasL 的作用，诱导 Fas$^+$B 细胞凋亡

T 细胞表面 Fas 与旁邻 T 细胞表面 FasL 结合，导致 Fas^+T 细胞凋亡。另外，激活的 B 细胞也高表达 Fas，接受活化的 CTL 和 NK 细胞大量表达和分泌 FasL 的作用，诱导 Fas^+B 细胞凋亡(图 17-7)。通过上述机制，活化的 T 和 B 细胞均可通过 AICD 而逐渐被清除，使免疫应答的强度和持续时间维持在适度水平，并适时终止，从而避免自身免疫性损伤。

当 Fas 或 FasL 基因发生突变后，可因 Fas-FasL 无法相互结合而不能启动死亡信号转导，反馈调节难以奏效，被抗原刺激活化细胞增殖失控，形成一群病理性自身反应性淋巴细胞，产生大量自身抗体，呈现 SLE 样的全身性反应(图 17-8)。Fas 和 FasL 的突变，分别见于 lpr 及 gld 基因突变型小鼠。人类相应的疾病称为自身免疫性淋巴细胞增生综合征(autoimmune lymphoproliferative syndrome，ALPS)。ALPS 患儿也出现淋巴细胞大量扩增、淋巴结和脾脏肿大，并有溶血性贫血和中性粒细胞减少等症状，检查患儿的 Fas 和 FasL 基因是否有突变，常可获得阳性结果。

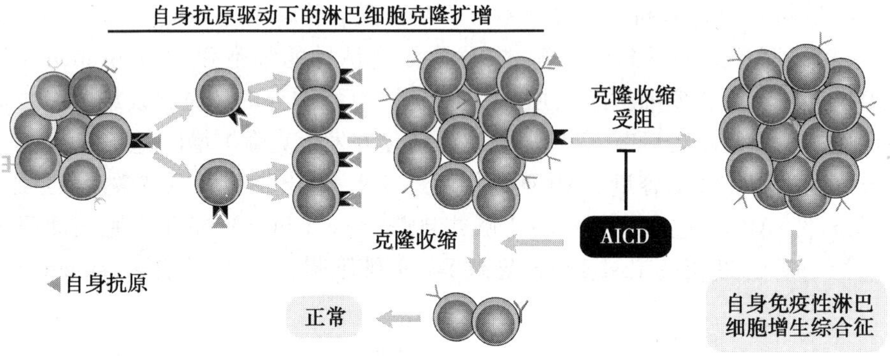

图 17-8 Fas/FasL 突变导致 AICD 调节失效引起 ALPS

Fas/FasL 基因发生突变后，Fas-FasL 无法相互结合而不能启动死亡信号转导，反馈调节失效，被自身抗原刺激活化的细胞增殖失控，形成一群病理性自身反应性淋巴细胞，产生大量自身抗体，出现自身免疫性淋巴细胞增生综合征

第五节 神经内分泌系统对免疫的调节作用

一、下行通路和上行通路

(一) 下行通路

由神经系统、内分泌系统到免疫系统为下行通路。神经系统：大脑皮层有免疫功能分区现象，当不同部位接收外界的刺激，对免疫功能将产生不同的影响。内分泌系统：内分泌系统与神经系统通过下丘脑-垂体-内分泌腺(肾上腺，甲状腺和性腺等)轴构成调节通路，调控免疫应答。免疫系统：中枢免疫器官和外周免疫器官直接受外周自主神经的支配。免疫器官和免疫细胞表达神经递质和内分泌激素的受体，接收神经内分泌系统下达的各种信息，对免疫功能进行调节。

(二) 上行通路

由免疫系统到内分泌系统和神经系统为上行通路。免疫器官和免疫细胞也能产生神经内分泌肽类物质，中枢神经系统也有其受体。免疫细胞所合成的与垂体合成的神经内分泌肽无论从结构上还是功能上都极为相似。如免疫促肾上腺皮质激素(immunoreactive adrenocorticotropic hormone,iACTH)与垂体合成的ACTH在结构上完全一致,在功能上也能诱导肾上腺皮质分泌肾上腺糖皮质激素。由此可见在神经系统、内分泌系统和免疫系统中存在通用的信息分子—神经内分泌肽,此即为共享分子。共享分子的存在,加强了三个系统的相互影响,组成了调节性网络。免疫器官和免疫细胞产生的胸腺肽、神经内分泌肽类物质和细胞因子作为信息分子可传入中枢神经系统,并与其相应受体结合,影响神经和内分泌系统。这样以免疫器官和免疫细胞产生的神经内分泌肽类物质和细胞因子为起点,构成了上行通路。

二、神经内分泌系统对免疫系统的调节

神经-内分泌系统主要通过神经纤维、神经递质和激素而调节免疫系统功能。神经细胞及内分泌细胞能够分泌多种细胞因子(如IL-1、IL-2、IL-6、TNF-α、TGF-β、IFN等)直接作用于免疫细胞。同时,几乎所有的免疫细胞均能表达神经递质受体和内分泌激素受体,如皮质类固醇、生长激素、甲状腺素、性激素、胰岛素等受体。通过免疫细胞表面受体感知神经细胞及内分泌细胞分泌的神经递质或内分泌激素,而发挥免疫调节功能。如糖皮质激素有明显的免疫抑制作用,临床上广泛用于超敏反应和自身免疫病的治疗。

三、免疫系统对神经内分泌系统的影响

免疫细胞所产生的细胞因子可与神经、内分泌系统组织细胞表达的细胞因子受体结合,启动相关信号转导,从而调节神经、内分泌系统功能。

免疫细胞可以通过分泌IL-1、IL-6、TNF-α等细胞因子作用于神经元或内分泌细胞。如IL-2可抑制Ach的释放;同时免疫细胞也可以通过分泌激素或神经肽如促肾上腺皮质激素、促甲状腺激素、生长激素、脑啡肽等调控神经-内分泌系统。另外,小胶质细胞是中枢神经系统脑组织内的固有免疫细胞,占总细胞数的10%~20%,直接负责对神经系统的免疫监视与调控。根据其功能状态可分为静息、中间、活化及老化4种状态,其功能状态与神经退行性疾病之间的因果关系一直是目前研究的热点。如与阿尔茨海默病(Alzheimers disease,AD)发病的关系。目前认为,B2淀粉样蛋白(B2amyloid,AB)可激活小胶质细胞,激活后的小胶质细胞可清除AB,同时也释放出大量的炎性介质等引发神经元死亡,促进AD的发展。如何有效地促进小胶质细胞有利的一面,降低或是阻止其不利的一面,已成为AD防治药物开发领域的热点。

总之,神经递质、内分泌激素、受体免疫细胞及免疫分子之间存在广泛的联系。下面列举的一些方面涉及调节性网络的构成(图17-9)。①神经内分泌因子影响免疫应答:免疫细胞表达能接受各种激素信号的受体,皮质类固醇和雄激素等内分泌因子可通过相应受体下调免疫反应;而雌激素、生长激素、甲状腺素、胰岛素等则增强免疫应答。②抗体和细胞因子作用于神经内分泌系统:针对神经递质受体和激素受体的抗体将与相应配体发生竞争,并可出现类似抗抗体的结构,以网络形式相互制约。③多种细胞因子如IL-1、IL-6和TNF-α通过下丘脑-垂体-肾上腺轴线,刺激糖皮质激素的合成,后者可下调Th1和巨噬细胞的活性,使细胞因子分泌量下降,反过来导致皮质激素合成减少,解除对免疫细胞的抑制。然后细胞因子分泌又会增加,再促进皮质激素的合成,如此循环组成网络。

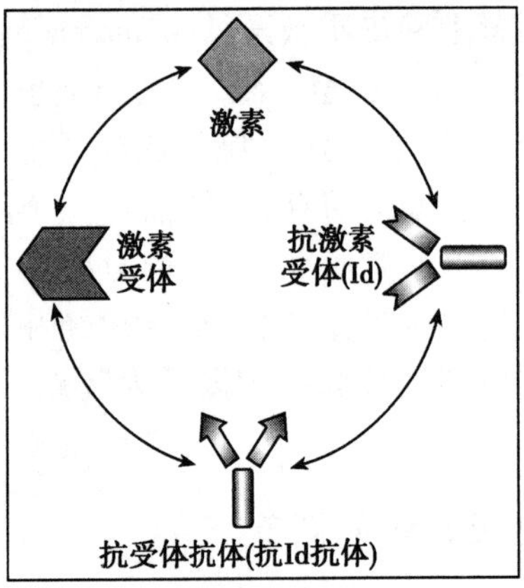

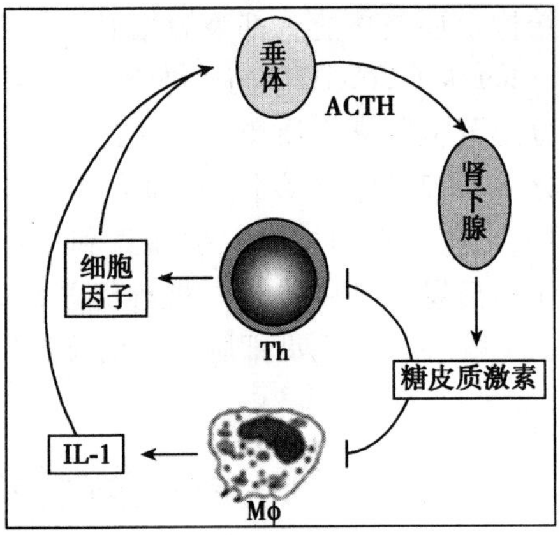

图 17-9 神经-内分泌-免疫调节网络

针对神经递质受体和激素受体的抗体将和相应配体发生竞争，并可出现类似抗抗体的结构，以网络形式相互制约（左图）；多种细胞因子如泌 IL-1、IL-6 等通过下丘脑-垂体-肾上腺轴线，刺激糖皮质激素的合成，后者可下调 Th1 和巨噬细胞的活性，使细胞因子分泌量下降，反过来导致皮质激素合成减少，解除对免疫细胞的抑制。然后细胞因子分泌又会增加，再促进皮质激素的合成，如此循环成网络调节（右图）

小 结

免疫调节是机体免疫系统内众多免疫细胞、免疫分子间以及免疫系统与其他系统间相互作用而建立的相互协调、相互制约的网络体系，在有效清除抗原性物质的同时，避免或减少对机体的损伤，以保证机体内环境稳定。在免疫应答过程中，免疫应答发生与否及其发生强弱均受遗传背景的严格控制。抗原刺激是适应性免疫应答发生的始动因素，抗原的结构、抗原的剂量和进入机体的途径都会影响免疫应答的类型和强度。免疫应答有赖体内多系统、多细胞、多分子相互作用与协调。分子水平的调节有众多参与免疫应答的效应分子和抑制分子，如补体活化片段，免疫复合物的免疫调节作用，独特型网络的免疫调节作用，多种免疫细胞表面的激活性受体和抑制性受体等；细胞水平的免疫调节主要是 T 细胞亚群、B 细胞的免疫调节及抗原诱导活化的细胞凋亡等几方面，调控免疫应答强度与转归。整体水平的免疫调节表现在神经-内分泌-免疫系统通过神经递质、激素和细胞因子相互作用，共同维护机体内环境稳定。机体免疫调节机制一旦发生障碍，可导致免疫功能异常引发免疫相关疾病。

问题与思考

1. 何为免疫调节？简述免疫调节的作用和意义。
2. 简述 Th1 和 Th2 细胞之间调节作用。
3. 简述抗体的调节作用。
4. 简述 T 细胞表面的抑制性受体的免疫调节作用。

（官 杰）

第十八章

超 敏 反 应

超敏反应(hypersensitivity)是机体受到某些抗原刺激时,出现生理功能紊乱或组织细胞损伤等异常的、过高的免疫应答。根据超敏反应发生速度、发病机制和临床特点,将其分为Ⅰ、Ⅱ、Ⅲ、Ⅳ型四种:Ⅰ、Ⅱ、Ⅲ型由抗体介导,可经血清被动播散;Ⅳ型主要由T细胞介导,可经细胞被动转移。目前国内外由超敏反应引起的疾病的发病率有明显上升趋势。

第一节 Ⅰ型超敏反应

Ⅰ型超敏反应,又称过敏性变态反应(allergy)或速发型超敏反应,其特点是:①由IgE介导,肥大细胞和嗜碱性粒细胞释放生物活性介质,如组胺,5-羟色胺等引起的局部或全身反应;②发生快,消退亦快;③常引起生理功能紊乱,很少发生组织细胞的严重损伤;④具有明显的个体差异和遗传倾向。

一、参与Ⅰ型超敏反应的主要成分

(一)变应原

变应原(allergen)是诱发Ⅰ型超敏反应的初始因素,是能诱导机体产生IgE的特定类型的抗原。临床常见的变应原主要有:①食物变应原,如奶、蛋、豆、鱼虾、蟹贝等食物蛋白或肽类物质。②吸入变应原,广泛存在于自然界中,如花粉颗粒、尘螨排泄物、真菌菌丝及孢子、昆虫毒液、动物皮毛等,因此阻断吸入性变应原很难。③药物或化学性变应原,如青霉素、磺胺、普鲁卡因、有机碘化合物等。④近年来,研究发现有些酶类物质也可引发Ⅰ型超敏反应,如:尘螨中的毕胱氨酸蛋白能引起呼吸道过敏反应;细菌酶类物质(如枯草菌溶素)能引起支气管哮喘等。

(二)IgE及其受体

1. IgE　特异性IgE的产生是引起Ⅰ型超敏反应的主要因素。IgE主要由呼吸道、消化道黏膜固有层淋巴组织中的B细胞合成,这些部位是引发Ⅰ型超敏反应的常见部位。IgE的产生依赖于IL-4,变应原刺激Th2型反应可产生大量的IL-4,诱导特异性B细胞向IgE类别转换并增殖、分化成产生IgE的浆细胞。

IgE为亲细胞抗体,与IgG不同,它可在不结合抗原的情况下,通过其Fc段与肥大细胞或嗜碱性粒细胞表面的高亲和力IgE Fc受体(FcεRⅠ)结合,而使机体处于致敏状态。

2. IgE受体　与IgE Fc段特异性结合的受体有FcεRⅠ和FcεRⅡ两种。FcεRⅠ为高亲和力受体,而FcεRⅡ为低亲和力受体。FcεRⅠ在肥大细胞和嗜碱性粒细胞呈高水平表达,而

FcεRⅡ分布比较广泛，由过敏原交叉连结的 IgE 与 FcεRⅡ结合时，会活化 B 细胞、巨噬细胞及嗜酸性粒细胞。

（三）肥大细胞、嗜碱性粒细胞和嗜酸性粒细胞

1. 肥大细胞和嗜碱性粒细胞　肥大细胞（mast cell）和嗜碱性粒细胞（basophil）均来源于骨髓髓系造血干细胞，形态上非常相似。肥大细胞按其分布可分为结缔组织肥大细胞和黏膜肥大细胞，分别分布于皮下小血管周围的结缔组织和黏膜下层。嗜碱性粒细胞主要分布于外周血中，数量较少，但也可被吸引到超敏反应发生部位发挥作用。两种细胞均高水平表达 FcεRⅠ，胞质中含有嗜碱颗粒，颗粒中储存有肝素、白三烯（leukotriene，LT）、组胺和嗜酸性粒细胞趋化因子、嗜中性粒细胞趋化因子、血小板活化因子、细胞激素等生物活性介质。但两种细胞表达的膜受体和分泌的细胞因子不同，如肥大细胞表达组胺 H4 受体，可分泌 IL-4、IL-5、IL-6 和 TNF-α 等细胞因子，而嗜碱性粒细胞表达组胺 H2 受体以及 C3aR 和 C5aR，分泌 IL-4 等细胞因子，因此两者在Ⅰ型超敏反应中所发挥的作用有所不同。

2. 嗜酸性粒细胞　嗜酸性粒细胞（eosinophil）来源于骨髓髓系造血干细胞，一般占白细胞总数的 1% ~6%。嗜酸性粒细胞主要分布于呼吸道、消化道和泌尿生殖道黏膜上皮下的结缔组织内，仅有少量存在于循环血中。一些细胞因子如 IL-3、IL-5、GM-CSF 等趋化因子与细胞表面的相应受体结合，刺激嗜酸性粒细胞活化表达 FcεRⅠ并诱导细胞脱颗粒，释放一系列生物活性介质。其中有毒性作用的颗粒蛋白和酶类物质，主要包括嗜酸性粒细胞阳离子蛋白、主要碱性蛋白、嗜酸性粒细胞衍生的神经毒素、嗜酸性粒细胞过氧化物酶和嗜酸性粒细胞胶原酶等；另外一些活性介质与肥大细胞和嗜碱性粒细胞释放的介质类似，如 LT、血小板活化因子（platelet activating factor，PAF）等。这些物质可杀伤侵入人体内的寄生虫和病原微生物。此外，嗜酸性粒细胞还能释放组胺酶和芳基硫酸酯酶，可以灭活肥大细胞释放的组胺和 LT，对Ⅰ型超敏反应起到一定的抑制作用。

二、发 生 机 制

（一）机体致敏

IgE 的产生和调节是Ⅰ型超敏反应的关键因素。变应原进入机体诱导 B 细胞产生 IgE 类抗体后，IgE 的 Fc 段与肥大细胞或嗜碱性粒细胞表面的 FcεRⅠ结合，使机体处于对该变应原的致敏状态。表面特异性结合 IgE 的肥大细胞或嗜碱性粒细胞，称为致敏的肥大细胞或致敏的嗜碱性粒细胞。通常致敏状态可维持数月甚至更长。长期不接触相应的变应原可使致敏状态逐渐消失。

（二）IgE 受体交联引发细胞活化

当处于致敏状态的机体再次接触到相同变应原时，变应原与致敏的肥大细胞或致敏的嗜碱性粒细胞表面的 IgE 特异性结合。然而 1 个 IgE 结合 FcεRⅠ不能刺激受体细胞活化；只有当变应原同时与致敏细胞表面相邻的 2 个以上 IgE 结合，使多个 FcεRⅠ交联成复合物（图 18-1），才能最终启动活化信号。活化信号是由 FcεRⅠ的 β 链和 γ 链胞质区的 ITAM 引发，经多种酶的刺激后活化的转录因子，通过相关分子传递信号，可引起颗粒与细胞膜融合，释放生物活性介质，称为脱颗粒（degranulation）。此外，一些抗 IgE 抗体（如 IgG）、抗 FcεRⅠ抗体，可以交联 IgE 或直接连接 FcεRⅠ刺激肥大细胞或嗜碱性粒细胞活化和脱颗粒。

（三）释放生物活性介质

活化的肥大细胞或嗜碱性粒细胞释放的生物活性介质有两大类，即预存在颗粒内的介质

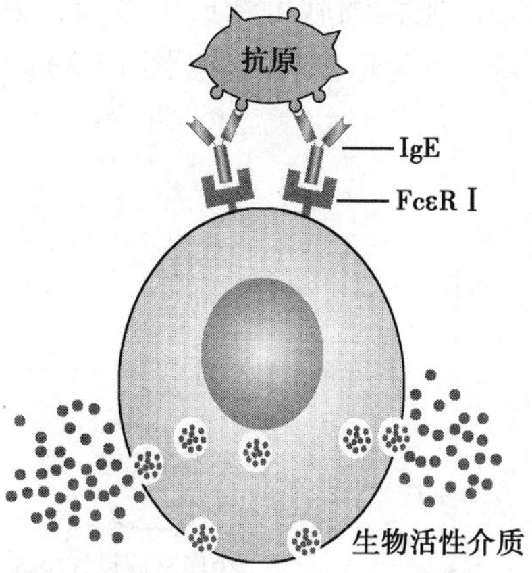

图 18-1　多价变应原结合肥大细胞或嗜碱性粒细胞表面 IgE,使其交联而活化细胞示意图

和细胞活化后新合成的介质。

1. 预存的介质及其作用　预存在颗粒内的活性介质,主要为组胺和激肽原酶。

(1) 组胺(histamine):在体内,组胺是一种重要的化学递质,通常贮存于组织的肥大细胞中。当机体受到某种刺激引发抗原-抗体反应时,引起肥大细胞的细胞膜通透性改变,释放出组胺,并与组胺受体作用产生病理生理效应。H1、H2、H3 和 H4 等 4 种组胺受体分布于不同细胞,介导相应的效应。例如 H1 介导肠道和支气管平滑肌的收缩,小静脉通透性增加和杯状细胞黏液分泌增多;H2 介导血管扩张和通透性增强,刺激腺体的分泌。肥大细胞和嗜碱性粒细胞上的 H2 则发挥负反馈调节作用,抑制脱颗粒。肥大细胞上的 H4 亦具有趋化作用。

(2) 激肽原酶(kallikrein):是一组存在于多数组织和体液中的丝氨酸蛋白酶,是肽链内切酶的一种。激肽原酶降解血浆中激肽原成为有生物活性的激肽。其中缓激肽的主要作用是:刺激平滑肌收缩,引起支气管痉挛、毛细血管扩张、通透性增强;吸引炎性细胞,如嗜酸性粒细胞、中性粒细胞等向炎症局部趋化。

2. 新合成的介质及其作用　新合成的介质主要有前列腺素 D2(PGD2)、LTs、PAF 及细胞因子等。

(1) 前列腺素 D2(PGD2):PGD2 的主要作用有刺激支气管平滑肌收缩,引起血管扩张,增加血管通透性。

(2) LTs:LTs 主要由 LTC4、LTD4 和 LTE4 混合组成,在Ⅰ型超敏反应迟发相反应起重要作用。如肥大细胞产生的 LTs 与支气管平滑肌上的特异性受体结合后,使支气管平滑肌强烈而持久地收缩、毛细血管扩张、通透性增强、黏膜腺体分泌增加等。

(3) PAF(plateletact Ⅳ atingfactor,PAF):即血小板活化因子,主要由嗜碱性粒细胞产生,具疏水性。PAF 主要参与迟发相反应,凝聚和活化血小板,使之释放组胺、5-羟色胺等血管活性胺类物质,增强Ⅰ型超敏反应。

(4) 细胞因子(cytokine):IL-1 和 TNF-α 参与全身过敏反应,增加血管内皮细胞表达黏附分子。IL-4、IL-13 促进 B 细胞产生 IgE。

(四) 局部或全身性Ⅰ型超敏反应发生

由活化的肥大细胞和嗜碱性粒细胞释放的生物活性介质作用于效应组织和器官引起的局部或全身性的过敏反应。按其反应发生的快慢和持续时间,将其分为速发相反应(immediate reaction)和迟发相反应(late-phase reaction)两种。速发相反应主要由组胺、前列腺素等引起,接触变应原后数秒内即发生,可持续数小时,表现为毛细血管扩张、血管通透性增强、平滑肌收缩、腺体分泌增加等。迟发相反应则发生在变应原刺激后 4～6 小时,可持续数天以上,引起局部以嗜酸性粒细胞(约占 30%)、中性粒细胞、巨噬细胞、Th2 细胞和嗜碱性粒细胞浸润为特征的炎症反应。此外,速发相反应中受体细胞释放的嗜酸性粒细胞趋化因子(eosinophil chemotactic factor,ECF)、IL-3、IL-5 等多种细胞因子,也可吸引大量的嗜酸性粒细胞到达炎症部位。活化的嗜酸性粒细胞释放的白三烯、主要碱性蛋白、PAF、嗜酸性粒细胞源性神经毒素等,在迟发相反应引起的持续性哮喘及组织损伤中起重要作用。另外，肥大细胞可释放中性粒细胞趋化因子，使中性粒细胞在反应部位集聚，释放溶酶体酶等物质，参与迟发相反应(图 18-2)。

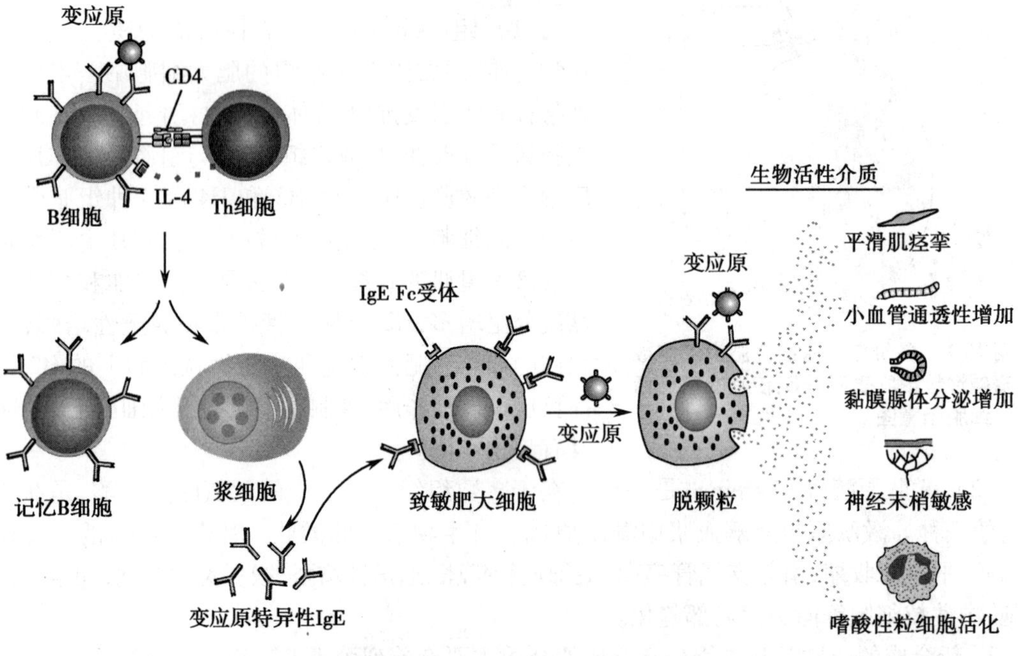

图 18-2 Ⅰ型超敏反应发生机制示意图

三、遗传与环境因素

某些人体内具有高水平的 IgE，当接触环境中的普通抗原物质刺激后易发生Ⅰ型超敏反应性疾病，通常称它们为特应性(atopy)个体。特应性个体血清具有异常高水平的 IgE、分泌型 FcεRⅡ和嗜酸性粒细胞，淋巴细胞和巨噬细胞表达 FcεRⅡ也增加，表现为家族遗传特性。研究表明，Ⅰ型超敏反应性疾病的发生与个体的遗传因素以及所处的外界环境密切相关。

(一) 遗传因素

Ⅰ型超敏反应性疾病是多基因参与的复杂疾病。相关基因的定位研究证明：①位于 5q31～33 的基因编码一组与 Th2 细胞活化密切相关的细胞因子，包括 IL-3，IL-4，IL-5，IL-9，IL-13 和 GM-CSF。这些因子通过增加 IgE 类别转换、嗜酸性粒细胞存活和肥大细胞增殖，促进 Th2 细胞活化。例如 *IL*-4 基因启动子区的变异可使 IL-4 产生水平升高，导致 IgE 抗体大量产生。②染色体 11q12～13 是编码高亲和性 FcεRⅠβ 亚单位的基因。哮喘和湿疹的发生与此区多态性密切相关。凡是参与降低 Th1 免疫应答和增强 Th2 免疫应答的基因均可影响Ⅰ型超敏反应性疾病的发生。

(二) 环境因素

虽然特应性个体易于发生Ⅰ型超敏反应性疾病，但实际发生频率仅为特应性个体的 10%～30%。针对易感性因素的分析表明，环境因素和遗传因素在哮喘的发生危险中各占一半。因此"卫生假说"(hygiene hypothesis)认为：儿童早期接触相对卫生较差的环境，尤其是暴露于易引起感染的环境有助于防止特应征和过敏性哮喘的发生。其原因主要是由于儿童早期接触微生物，有利于 Th1 细胞及相关细胞因子的产生，减少 Th2 细胞及相关细胞因子的产生，降低 IgE

的类别转换和 IgE 抗体的产生水平。

四、临床常见疾病

(一) 全身过敏性休克

1. 药物过敏性休克　常见于青霉素、头孢菌素、链霉素、氨基糖苷类、含碘造影药、普鲁卡因等。青霉素是半抗原,进入体内后其降解产物(青霉噻唑醛酸或青霉烯酸)与体内组织蛋白共价结合后形成完全抗原,刺激机体产生特异性 IgE,使肥大细胞和嗜碱性粒细胞致敏。当再次接触青霉素时,青霉噻唑醛酸-蛋白或青霉烯酸-蛋白结合靶细胞表面 IgE 而触发过敏反应,可发生过敏性休克甚至死亡。青霉素制剂在弱碱性溶液中易形成青霉烯酸,因此使用青霉素时应临用前配制,超过 2 小时后不宜使用。临床上出现的初次注射青霉素时发生的过敏性休克,可能与其曾经使用过被青霉素污染的医疗器械或吸入空气中青霉菌孢子而使机体处于致敏状态有关。

2. 血清过敏性休克　临床应用的动物免疫血清制剂,如破伤风抗毒素、白喉抗毒素等进行治疗或预防时,一些患者可因曾经注射过相同的血清制剂,而发生过敏性休克,严重者可在短时间内死亡。

(二) 局部过敏反应

1. 呼吸道过敏反应　主要因吸入花粉、尘螨、真菌和毛屑等变应原引起,临床常见的是过敏性鼻炎和过敏性哮喘。哮喘有逐年增加的趋势,且发达国家发病率高于发展中国家。主要病理改变是小支气管平滑肌挛缩,毛细血管扩张,小支气管黏膜水肿,腺体分泌增加,黏液栓形成,导致气道变窄。同时局部出现以嗜酸性粒细胞和中性粒细胞浸润为主的炎症反应。

2. 消化道过敏反应　一般临床症状出现于进食后,如食入鱼、虾、蟹、蛋、奶等食物后可发生过敏性胃肠炎,出现恶心、呕吐、腹痛和腹泻等过敏性症状。研究表明,患者胃肠道黏膜表面分泌型 IgA 含量减少以及蛋白水解酶的缺乏与消化道过敏反应的发生密切相关。

3. 皮肤过敏反应　主要包括荨麻疹、特应性皮炎(湿疹)和血管神经性水肿。湿疹是常见的皮肤过敏反应,约 70% 的患者有家族史。患者血清 IgE 水平升高,病变以皮疹为主,其病理改变为组织间水肿,上皮内疱疹形成,淋巴细胞和嗜酸性粒细胞浸润等。口服青霉素对已被青霉素致敏的患者也可引发湿疹。此外,临床上一些慢性荨麻疹,是由于体内产生的抗 FcεRⅠα 链的 IgG 类抗体所引起,为Ⅱ型超敏反应。

PBL:男,5 岁,因频繁呕吐半天伴腹痛就诊。发病一小时前曾进食海蟹 1 只,随后出现呕吐,为清水样,量中等。伴有腹痛,为脐周、中上腹阵发性疼痛。无发热、无腹泻。既往有哮喘性支气管炎病史,患儿母亲有类似食物过敏史。检查见腕关节、肘关节处湿疹,脐周、中上腹压痛。其他无异常。血常规:嗜酸性粒细胞百分比为 10%(正常值 0.5% ~5%),血清 IgE 1600IU/ml(正常值 0 ~ 100IU/ml)。临床诊断:过敏性胃肠炎。分析与讨论:该病发生的原因是什么?嗜酸性粒细胞增多和 IgE 水平增高的原因及意义是什么?

五、防 治 原 则

(一) 查明变应原,避免接触

通过对患者进行过敏史调查和皮肤试验,明确变应原,避免与之接触是预防Ⅰ型超敏反应的最有效方法。皮肤试验是将可能引起过敏反应的变应原稀释后,取 0.1ml 在受试者前臂内侧做皮内注射,15～20 分钟后观察结果。如果局部皮肤出现红晕,风团直径>1cm 为皮试阳性,可以判断对该个体致敏的变应原。

（二）脱敏治疗

1. 异种免疫血清脱敏疗法　抗毒素皮试阳性,但又必须使用者,可采用小剂量、短间隔(20～30 分钟)多次注射抗毒素血清的方法进行脱敏治疗。作用机制是小剂量变应原进入体内与有限的致敏靶细胞作用后,释放的生物活性介质少,不足以引起明显临床症状,同时介质作用时间短、无累积效应。但此种脱敏是暂时的,经一定时间后机体又可重新被致敏。

2. 特异性变应原脱敏疗法　对难以避免接触的变应原,如花粉、尘螨等的特应征,可采用小剂量、间隔较长时间、反复多次皮下注射的方法进行脱敏治疗。其作用机制可能是:①改变抗原进入途径,诱导机体产生大量特异性 IgG 类抗体,降低 IgE 抗体应答的发生;②IgG 类封闭抗体可与相应的变应原结合,影响或阻断变应原与致敏靶细胞上的 IgE 结合;③诱导特异性 Treg 细胞产生免疫耐受。

（三）药物防治

1. 抑制生物活性介质合成和释放的药物　①阿司匹林为环氧合酶抑制剂,可抑制前列腺素等介质的生成;②色甘酸钠可稳定细胞膜,阻止致敏靶细胞脱颗粒释放生物活性介质;③肾上腺素、异丙肾上腺素和前列腺素 E 可通过激活腺苷酸环化酶促进 cAMP 合成,使胞内 cAMP 浓度升高;甲基黄嘌呤和氨茶碱则可通过抑制磷酸二酯酶阻止 cAMP 分解,使胞内 cAMP 浓度升高,抑制靶细胞脱颗粒和生物活性介质的释放。

2. 拮抗生物活性介质的药物　抗组胺药物,如苯海拉明、氯苯那敏、异丙嗪等,可通过与组胺竞争结合效应器官细胞膜上的组胺受体而发挥抗组胺作用;阿司匹林是缓激肽拮抗剂;多根皮苷酊磷酸盐则对 LTs 具有拮抗作用。

3. 改善效应器官反应性的药物　对休克患者抢救时使用的肾上腺素既可以解除支气管平滑肌痉挛,还可使外周毛细血管收缩而升高血压,因此在临床上具有重要作用。此外,葡萄糖酸钙、氯化钙、维生素 C 等不仅可以解除痉挛,还能降低毛细血管通透性和减轻皮肤与黏膜的炎症反应,被广泛使用。

（四）免疫生物疗法

根据调控 IgE 产生和 IgE 介导Ⅰ型超敏反应的机制,免疫生物治疗的方法包括:①共同使用细胞因子 IL-12 等分子与变应原,可转换 Th2 型免疫应答向 Th1 型,从而降低 IgE 的产生;②将编码变应原的基因与 DNA 载体重组制成 DNA 疫苗进行接种,可成功诱导 Th1 型应答;③用人源化抗 IgE 单克隆抗体,抑制肥大细胞和嗜碱性粒细胞脱颗粒,治疗持续性哮喘;④补充可溶型 IL-4 受体使其与 IL-4 结合,阻断其生物学效应,降低 Th2 细胞应答,减少 IgE 的产生。

第二节　Ⅱ型超敏反应

Ⅱ型超敏反应是由 IgG 或 IgM 类抗体与靶细胞表面相应抗原结合后,在补体、吞噬细胞和 NK 细胞参与下,引起的以细胞溶解或组织损伤为主的病理性免疫反应,又称溶细胞型或细胞毒型超敏反应。该型反应中的靶细胞主要是血细胞和一些组织成分(图 18-3)。

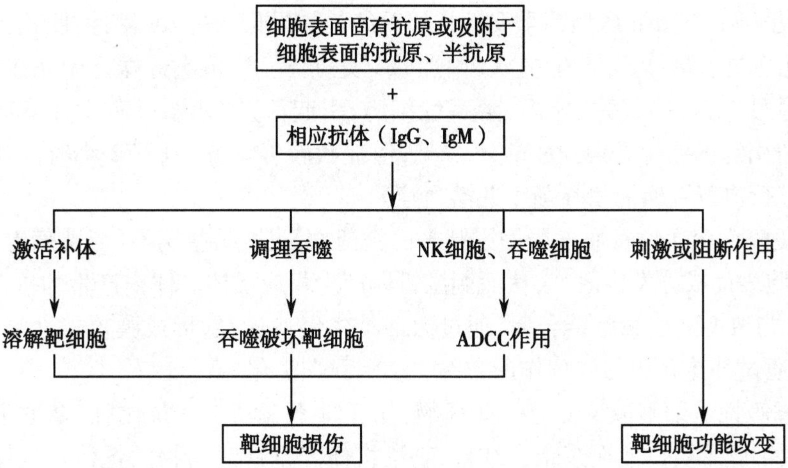

图 18-3　Ⅱ型超敏反应发生机制示意图

一、发 生 机 制

（一）靶细胞及其表面抗原

正常组织细胞和改变了自身原有抗原性的组织细胞以及被抗原或抗原表位结合而修饰的自身组织细胞，均可成为Ⅱ型超敏反应中被攻击的靶细胞。靶细胞表面的抗原主要包括：①同种异型抗原：正常存在于血细胞表面的同种异型抗原，如 ABO 血型抗原、Rh 抗原和 HLA 抗原；②异嗜性抗原：外源性抗原与正常组织细胞之间具有的共同抗原，如链球菌胞壁的成分与心脏瓣膜、关节组织之间的共同抗原；③自身抗原：感染和理化因素所致改变的自身抗原；④外来抗原：吸附在自身组织细胞表面的药物抗原或抗原-抗体复合物。

（二）抗体、补体和效应细胞的作用

Ⅱ型超敏反应主要是由 IgG 和 IgM 类抗体所引起。此类抗体与靶细胞表面的相应抗原结合后通过激活补体和效应细胞（巨噬细胞、中性粒细胞和 NK 细胞），杀伤靶细胞。其主要机制为：

1. 补体介导的细胞溶解　IgG 或 IgM 与靶细胞表面抗原结合后，通过经典途径激活补体系统溶解靶细胞，并通过补体裂解片段的调理吞噬作用，介导吞噬细胞杀伤靶细胞。

2. 炎症细胞的浸润与活化　免疫应答的局部由于补体活化后产生的 C3a 和 C5a 对中性粒细胞和单核细胞具有趋化作用，使之聚集于炎症部位。这些炎症细胞通过产生的水解酶和细胞因子等引起细胞和组织损伤。

3. 依赖抗体的细胞介导的细胞毒作用　IgG 与靶细胞特异性结合后，通过其 Fc 段与效应细胞表面的 Fc 受体结合，经调理吞噬和（或）ADCC 作用，介导吞噬细胞或 NK 细胞杀伤靶细胞。

二、临床常见疾病

1. 输血反应　多见于 ABO 血型不符的输血，是供血者红细胞表面的抗原与受者血清中的天然抗体（IgM）结合后激活补体系统，使红细胞溶解，引起溶血反应。反复输血可诱导机体

产生抗血小板或抗白细胞抗体,引起非溶血性输血反应。

2. 新生儿溶血症 Rh 血型为重要的抗原系统。如果母亲是 Rh 阴性,胎儿为 Rh 阳性,首次分娩时胎儿血进入母体,可产生抗 Rh 阳性 IgG 类抗体。当再次妊娠且胎儿血型为 Rh 阳性时,Rh 抗体通过胎盘进入胎儿体内,溶解红细胞,引起流产、死胎或新生儿溶血症。母子间 ABO 血型不符引起的新生儿溶血症也不少见,但症状较轻。分娩后 72 小时内注射给母体抗 RhD 血清或进行血浆置换能治疗新生儿溶血症。

3. 自身免疫性溶血性贫血 服用甲基多巴类药物,或被某些病毒(流感病毒、EB 病毒等)感染后,红细胞表面成分发生改变,从而刺激机体产生相应抗体。体内产生的抗自身红细胞的抗体(IgG 类)与改变的红细胞结合后,通过激活补体经典途径,形成膜攻击性复合体,直接溶解红细胞;或通过补体介导的调理作用被吞噬细胞吞噬消化。

4. 药物过敏性血细胞减少症 一些药物,如青霉素、磺胺、安替比林、奎尼丁和非那西汀等药物能与血细胞膜蛋白或血浆蛋白结合,刺激机体产生针对药物的抗体。抗体与结合药物的红细胞、粒细胞或血小板等作用形成抗原-抗体复合物后,再与具有 FcγR 的血细胞结合,引起药物性溶血性贫血、粒细胞减少症或血小板减少性紫癜。

5. 肺出血-肾炎综合征 (Goodpasture syndrome)由于患者产生针对基底膜中的Ⅳ型胶原产生 IgG 类抗体,该自身抗体在肺泡基底膜和肾小球基底膜与Ⅳ型胶原结合形成复合物,激活补体或通过调理吞噬作用,导致肺出血和肾炎。

6. 其他 某些抗细胞表面受体的自身抗体与靶细胞表面受体结合,从而防止其配体与靶细胞结合,或者模仿配体与靶细胞结合,最终影响细胞信号传导,导致受体相关的细胞功能紊乱。例如,抗甲状腺刺激素(TSH)受体的 IgG 类自身抗体和 TSH 受体高亲和力结合后,刺激甲状腺细胞持续分泌大量甲状腺素,引起甲状腺功能亢进症(Graves 病)。抗乙酰胆碱受体的自身抗体与该受体结合,干扰乙酰胆碱的作用,减少受体的数量,影响其功能,从而导致重症肌无力。

第三节 Ⅲ型超敏反应

Ⅲ型超敏反应又称为免疫复合物型或血管炎型变态反应。与Ⅱ型超敏反应中的抗体相似,是由 IgG 和 IgM 类抗体和抗原结合后,形成中等大小的可溶性免疫复合物,并沉积于局部或全身多处毛细血管基底膜后,激活补体,通过产生过敏毒素和吸引中性粒细胞、局部浸润血小板、激活嗜碱性粒细胞释放细胞因子等,引起充血水肿、局部坏死和中性粒细胞浸润为主要特征的炎症反应和组织损伤(图 18-4)。

一、发生机制

(一) 可溶性免疫复合物的形成与沉积

血液循环中的抗原与相应抗体结合形成可溶性抗原-抗体复合物(免疫复合物,immune complex,IC)。在免疫应答过程中,抗原-抗体复合物的形成是一种常见现象,大多数可被清除,不具有致病性作用。如复合物数量、结构、功能等发生变化,并大量复合物沉积时,引起组织损伤。免疫复合物沉积的条件主要有:

1. 免疫复合物本身的因素 ①IC 的大小与抗原抗体的比例有关:抗原抗体相对比例合适

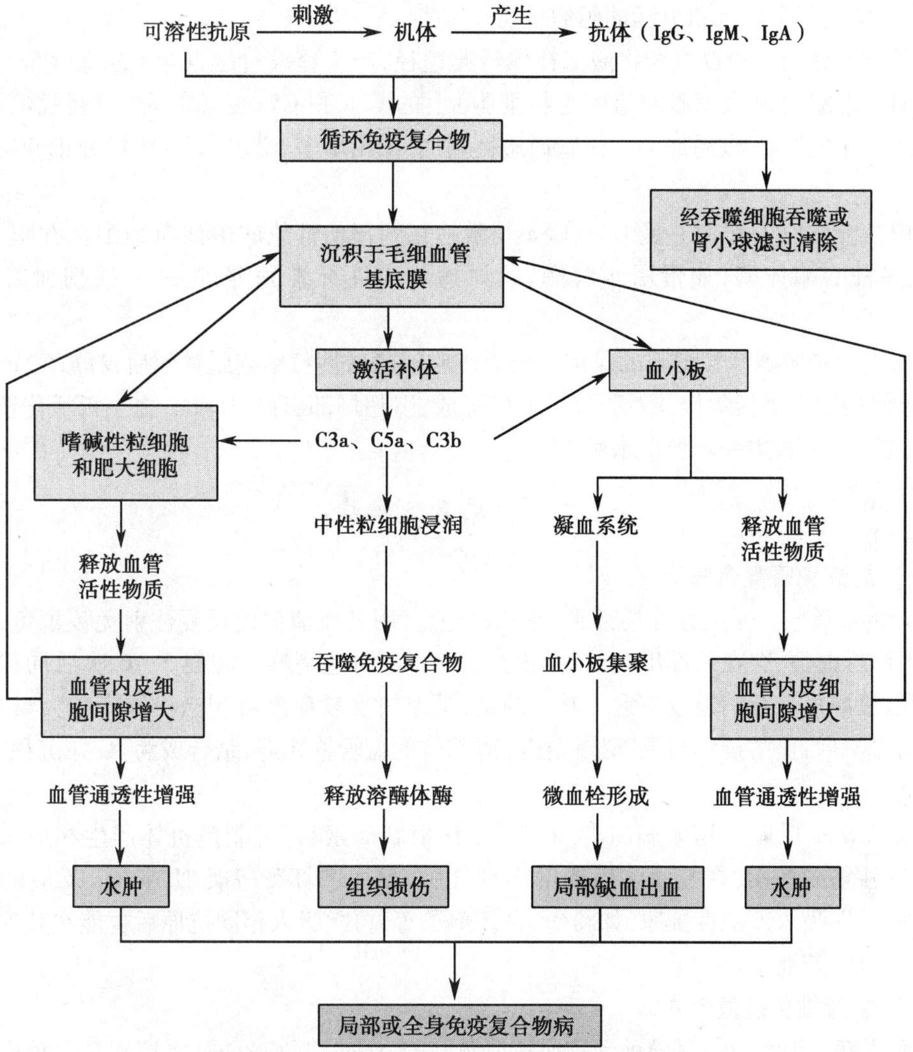

图 18-4 Ⅲ型超敏反应的发生机制示意图

时、颗粒性抗原、IgM 形成的 IC 均为大分子，可被单核/巨噬细胞吞噬清除；抗原（或抗体）过剩则形成小分子 IC，容易从肾排出或在血液中循环；只有在一定比例时形成约 1000kDa 的中等大小的可溶性 IC，易于沉积。②免疫复合物的量过大、持续存在、吞噬细胞功能异常或缺陷，不能将其有效清除等。③抗原或抗体的理化特点（荷电性、结合价、亲和力等）：如荷正电的抗原（DNA 抗原等）形成的 IC 容易与荷负电的肾小球基底膜结合，形成较重且持久的组织损伤。

2. 机体清除免疫复合物能力降低　IC 的清除主要通过单核吞噬细胞和补体蛋白质的功能所决定。吞噬细胞功能缺陷或补体系统功能缺陷使清除 IC 能力降低，促进血液中大量的 IC 持久地沉积。

3. 使免疫复合物易于沉积的因素　①血管通透性增加：IC 可激活补体产生过敏毒素（C3a 和 C5a）和 C3b，使肥大细胞、嗜碱性粒细胞和血小板活化，释放组胺等血管活性物质，使血管内皮细胞间隙增大，血管通透性增加，有助于免疫复合物沉积。②血管内高压及形成涡流：肾小球基底膜和关节滑膜等处的毛细血管压较高，血流缓慢；动脉交叉口、脉络膜丛和眼睫状体等处易产生涡流,有助于免疫复合物沉积。

(二) 免疫复合物沉积引起的组织损伤

1. 补体的作用 免疫复合物激活补体经典途径,产生释放过敏毒素 C3a 和 C5a。C3a 和 C5a 与致敏细胞(如肥大细胞或嗜碱性粒细胞)上的 C3a 和 C5a 受体结合,引起脱颗粒、释放组胺等生物活性介质,致局部毛细血管通透性增加,渗出增多、出现水肿、中性粒细胞向沉积部位趋化。

2. 中性粒细胞的作用 受 C3a、C5a 刺激趋化到损伤部位的中性粒细胞在吞噬 IC 的同时,释放多种溶酶体酶,如蛋白水解酶、胶原酶和弹性纤维酶等,进一步损伤血管及局部组织。

3. 血小板和嗜碱性粒细胞的作用 肥大细胞或嗜碱性粒细胞脱颗粒后,释放的 PAF 等活性介质可使局部血小板集聚、激活,促进血栓形成,引超局部出血、坏死。血小板活化还可释放血管活性胺类物质,进一步加重水肿。

二、临床常见疾病

(一) 局部免疫复合物病

1. Arthus 反应 是实验性局部Ⅲ型超敏反应。用马血清皮内反复注射免疫家兔,几周后再次注射同样血清,会在局部出现红肿、出血,3 ~6 小时达高峰。注射 5 ~6 次后局部出现缺血性坏死,反应可自行消退或痊愈。其机制是,马血清反复免疫可刺激机体产生大量抗体,再次注射马血清后,血中抗体与局部抗原在注射部位的血管壁相遇,结合成为 IC 并沉积,引起局部血管炎。

2. 类 Arthus 反应 糖尿病患者局部反复注射胰岛素后,可刺激机体产生相应 IgG 类抗体,若再次注射胰岛素,在抗原注射局部出现红肿、出血和坏死等类似 Arthus 反应的炎症反应。此外,长期吸入外源性抗原,如粉尘、真菌孢子等,再次吸入相同抗原后也能在肺泡间形成 IC,引起过敏性肺泡炎。

(二) 全身性免疫复合物病

1. 血清病 因大量注射异种动物血清所致。与 Arthus 反应不同,血清病是一种由循环免疫复合物引起的全身性疾病。初次注射大量抗毒素(异种动物血清,如抗破伤风毒素和抗蛇毒血清)后 1 ~2 周,出现发热、皮疹、淋巴结肿大、关节肿痛和一过性蛋白尿等症状。这是由于患者体内大量未排除的抗毒素与其相应的抗体结合形成大量中分子 IC,并沉积所致。血清病具有自限性,停止注射抗毒素后症状可自行消退。临床上使用的抗 TNF-α 单抗和大剂量青霉素、磺胺等药物均可引起血清病样反应。

2. 链球菌感染后肾小球肾炎 很多肾小球肾炎与循环免疫复合物有关。由肾原性链球菌某些菌株感染引起的肾病,一般发生于 A 族溶血性链球菌感染后 2 ~3 周。此时体内产生抗链球菌抗体,与链球菌可溶性抗原结合形成循环免疫复合物,沉积在肾小球基底膜上,引起免疫复合物型肾炎。

第四节 Ⅳ型超敏反应

Ⅳ型超敏反应又称迟发型超敏反应(delayed type hypersensitivity, DTH),是由特异性效应

T 细胞介导的免疫应答。其特点是:①与抗体和补体无关;②效应 T 细胞与特异性抗原结合后,引起以单个核细胞浸润和组织损伤为主要特征的炎症反应;③DTH 发生较慢,通常在再次接触抗原后 24～72 小时出现炎症反应。

一、发生机制

(一) 抗原与相关致敏细胞

1. 抗原　胞内寄生菌如分枝杆菌、病毒、真菌、寄生虫和化学物质等是主要抗原。这些抗原物质经 APC 摄取、加工成抗原肽-MHC 类分子复合物,将抗原表达于 APC 表面,再提呈给 T 细胞识别,并使其分化成为效应 T 细胞。

2. 效应 T 细胞或致敏 T 细胞　效应 T 细胞主要有 $CD4^+$ Th1 细胞和 $CD8^+$ CTL、$CD4^+$ Th2 和 Th17 细胞等。此外,巨噬细胞除了具有抗原递呈作用外,也是重要的效应细胞。

(二) T 细胞介导炎症反应和组织损伤(图 18-5)

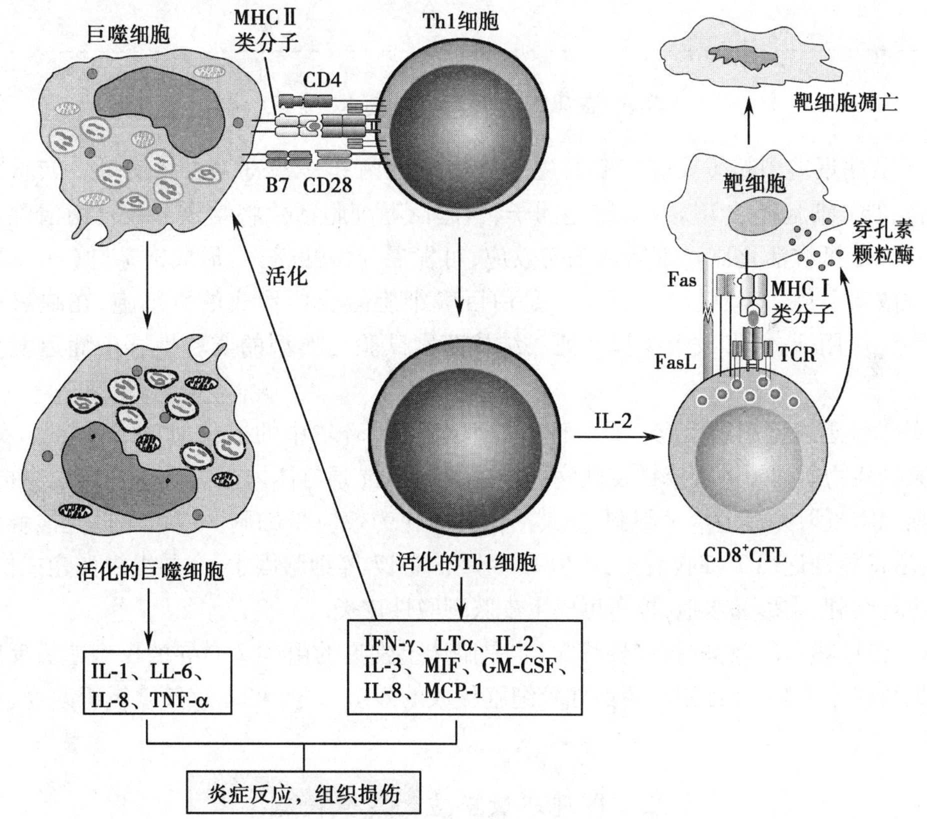

图 18-5　Ⅳ型超敏反应的发生机制示意图

1. Th 细胞介导的炎症反应和组织损伤　通过效应 Th1 细胞识别抗原后活化并释放的细胞因子和趋化因子来实现,包括 IFN-γ、TNF-α、LTα 和 MCP-I 等。①MCP-1 趋化单个核细胞(淋巴细胞和巨噬细胞)到达抗原部位;②TNF-α 和 LTα 可使局部血管内皮细胞黏附分子的表达增加,进一步促进单个核细胞向抗原存在部位聚集,引起组织损伤;③IFN-γ 和 TNF-α 可使巨噬细胞活化,释放 IL-1 和 IL-6 等促炎症细胞因子,加重炎症反应。

长时间持久地暴露于变应原时，IgE 介导的速发型超敏反应可发展成为 Th2 介导的Ⅳ型超敏反应。此慢性炎症发病机制是大量的 Th2 细胞和嗜酸性粒细胞浸润，致使炎症加重并且长期发作所致。有研究发现，被吸引到炎症部位的 Th17 细胞产生的 IL-17 也通过募集单核细胞和中性粒细胞，引起炎症性组织损伤。

2. CTL 介导的细胞毒作用　效应 CTL 与靶细胞相互作用，可释放穿孔素和颗粒酶等活性介质，使靶细胞溶解或凋亡；或通过其表面的 FasL 与靶细胞表面的 Fas 的结合，造成靶细胞的凋亡。

知识拓展

DTH 反应包括三个连续的过程，识别相、激活相、效应相。识别相：$CD4^+$T 细胞和 $CD8^+$T 细胞识别由抗原提呈细胞（APC）处理、提呈的外来蛋白质抗原。激活相：T 细胞分泌细胞因子和增值相。效应相：分成炎症和消退两步。炎症是血管内皮细胞被细胞因子激活，白细胞聚集于抗原进入的局部组织中。消退是由于外来抗原被细胞因子活化的巨噬细胞所清除。

二、临床常见的Ⅳ型超敏反应

1. 感染性迟发型超敏反应　多发生于胞内寄生菌和一些寄生虫感染等。如感染结核分枝杆菌，Th1 细胞释放 IFN-γ 等细胞因子，引起巨噬细胞活化将结核分枝杆菌清除。如果结核分枝杆菌抵抗活化巨噬细胞的杀伤效应，可发展为慢性感染，形成肉芽肿（granuloma）。肉芽肿一般需 2 周才出现反应，其中央是由巨噬细胞融合所形成的巨细胞，在缺氧和巨噬细胞的毒性作用下，可形成干酪样坏死。结核菌素试验为典型的实验性感染性迟发型超敏反应。

2. 接触性迟发型超敏反应　是一种由 T 细胞介导，环境中的抗原，如油漆、染料、农药、化妆品和某些药物所诱导的湿疹样皮肤病。小分子的半抗原与体内蛋白质结合成完全抗原，由朗格汉斯细胞摄取并提呈给 T 细胞，使其活化并分化为效应 T 细胞。当机体再次接触相应抗原后，刺激特异性记忆 T 细胞活化，产生 IFN-γ 和 IL-17 等细胞因子，介导组织炎症损伤，如皮肤局部出现红肿、皮疹和水疱，重者可发生皮肤剥脱性皮炎。

此外，慢性哮喘（又称非控制性哮喘）也是临床上常见的由 Th2 介导的Ⅳ型超敏反应性疾病。其致敏细胞，如 Th2 细胞和嗜酸性粒细胞释放的效应分子，可导致气管组织改变，气道水肿和狭窄。

三、Ⅳ型超敏反应的皮试检测

临床上常采用皮试法检测机体针对某种抗原的应答强度。如结核菌素试验，在被试者上臂皮内注射一定量结核菌素（结核分枝杆菌菌体脂蛋白），48～72 小时观察注射部位的炎症反应。如注射部位出现红肿、硬结为皮试阳性，说明该机体存在针对该抗原的特异性致敏细胞。硬结是 DTH 反应的最主要的特征，注射后 18 小时出现，24 小时达高峰，之后红肿和硬结自行消退。此方法用以判定卡介苗（BCG）接种诱导的免疫效果或某个体是否患有结核病。如受试者曾接种过卡介苗，则在注射后约 4 小时，中性粒细胞聚集在注射部位后毛细静脉周围，随即中性粒细胞的浸润迅速消退。结核菌素试验,也可辅助判定机体细胞免疫的水平,肿瘤患者结核菌素试验常常表现为转阴或者为弱阳性。

不但同一种抗原物质,如青霉素可引起Ⅰ、Ⅱ、Ⅲ和Ⅳ型超敏反应;同一疾病,也可通过Ⅱ型或Ⅲ型超敏反应所引起,如链球菌感染后肾小球肾炎和系统性红斑狼疮(SLE)。Ⅰ型、Ⅱ型、Ⅲ型和Ⅳ型超敏反应的比较见表18-1。

表18-1 四种类型超敏反应的比较

	Ⅰ型	Ⅱ型	Ⅲ型	Ⅳ型	
抗体和效应T细胞	IgE	IgG、IgM	IgG	Th1、CTL	Th2
抗原	可溶性抗原	细胞性抗原	可溶性抗原	可溶性抗原 细胞性抗原	可溶性抗原
效应机制	变应原与结合在肥大细胞或嗜碱性粒细胞上的IgE结合并交联,使细胞释放活性介质,引起平滑肌收缩、血管扩张通透性增强、黏膜腺体分泌增加	抗体与细胞性抗原结合,通过激活补体和ADCC破坏细胞	抗原抗体复合物沉积组织,通过活化补体、中性粒细胞集聚和活化血小板导致血管炎症性组织损伤	Th1细胞释放细胞因子活化CTL和巨噬细胞,导致局部组织损伤;CTL也可直接识别和杀伤靶细胞	Th2细胞释放细胞因子和趋化因子,趋化和活化嗜酸性粒细胞,分泌细胞毒性分子和炎性介质,致组织炎性损伤
临床常见病	药物过敏性休克、支气管哮喘、花粉症、食物过敏症、湿疹等	输血反应、新生儿溶血症、药物过敏性血细胞减少症等	Arthus反应、血清病、肾小球肾炎、类风湿关节炎	接触性皮炎、结核性损伤	慢性哮喘、慢性变应性鼻炎

小　结

根据发生机制,超敏反应分为四种类型,但有些超敏反应性疾病可由多种免疫损伤机制所引起。此外,同一抗原在不同条件下可引起不同类型的超敏反应。

Ⅰ型、Ⅱ型和Ⅲ型超敏反应主要由抗体介导。其中Ⅰ型超敏反应主要由IgE介导,效应细胞主要是肥大细胞、嗜碱性粒细胞和嗜酸性粒细胞。Ⅱ型超敏反应主要由IgG或IgM介导,血细胞是主要靶细胞,补体活化、吞噬细胞和NK细胞引起细胞溶解和组织损伤。Ⅲ型超敏反应主要由IgG介导,补体和血小板参与反应,嗜碱性粒细胞、中性粒细胞引起充血水肿、血管炎性反应和组织损伤。Ⅳ型超敏反应属细胞免疫,主要由T细胞介导,单核/巨噬细胞和淋巴细胞的局部浸润、活化及细胞因子在致Ⅳ型超敏反应的炎症和组织损伤中发挥主要作用。

问题与思考

1. 试述青霉素所致过敏性休克的发病机理和防治原则。

2. 分述各型超敏反应的发病机理,并列出其常见疾病。
3. 简述各型超敏反应的特点。
4. 简述抗体在Ⅰ、Ⅱ、Ⅲ型超敏反应中的作用。

(金梅花)

第十九章

肿 瘤 免 疫

肿瘤(tumor)是机体组织细胞过度增生的结果。肿瘤细胞生长旺盛,能够转移并浸润机体正常的组织或器官,干扰机体正常的生理功能,甚至危及生命,是严重威胁人类健康的重大疾病。肿瘤的发生发展和免疫系统的功能密切相关。一方面,免疫系统通过多种免疫效应机制识别并杀伤或清除肿瘤细胞,另一方面,肿瘤细胞也能通过多种免疫逃逸机制抵抗或逃避免疫系统对肿瘤细胞的杀伤或清除。所以肿瘤细胞是否具有抗原、肿瘤抗原如何诱导免疫系统产生针对肿瘤细胞的免疫应答以清除肿瘤,以及肿瘤细胞如何实现免疫逃逸使肿瘤得以形成就是肿瘤免疫研究的内容。在此基础上,应用免疫学理论和技术进行肿瘤的免疫诊断和免疫防治是肿瘤免疫研究的目的。

第一节 肿瘤抗原及分类

肿瘤细胞由正常细胞突变而来,一般仍保持其原来细胞的抗原性,但在细胞癌变过程中也可出现的新抗原、异常表达或过度表达的抗原,这些统称为肿瘤抗原(tumor antigen)。肿瘤抗原即可存在于肿瘤细胞表面,也可存在于细胞质和细胞核内。与肿瘤免疫有关的抗原主要定位于细胞表面。肿瘤抗原诱导机体产生抗肿瘤免疫应答反应,是肿瘤免疫诊断和免疫防治的分子基础。

(一) 根据肿瘤抗原的特异性分类

1. 肿瘤特异性抗原(tumor specific antigen,TSA) 是指肿瘤细胞特有的或只存在于某种肿瘤细胞而不存在于正常细胞的一类抗原。这类抗原于20世纪50年代通过化学致癌剂诱发的肉瘤在同系小鼠中的移植排斥的经典实验中发现,因而也称为肿瘤特异性移植抗原(tumor specific transplantation antigen,TSTA)或肿瘤排斥抗原(tumor rejection antigen,TRA)。理化因素诱生的肿瘤抗原、病毒诱导的肿瘤抗原多属此类。

2. 肿瘤相关抗原(tumor associated antigen,TAA) 是指并非某一肿瘤所特有的而是在肿瘤细胞和正常细胞均存在的抗原,只是在细胞癌变时其含量明显增高,仅表现出量的变化而无严格肿瘤特异性。胚胎抗原(fetal antigen)、组织特异性分化抗原和过度表达的抗原等属于此类。

(二) 根据肿瘤抗原的产生机制分类

1. 突变癌基因或抑癌基因的表达产物 由于物理、化学、病毒感染以及自发突变等因素导致细胞基因发生点突变、DNA碱基对缺失、染色体易位或病毒基因的插入而导致细胞癌基因或抑癌基因的改变,所表达的与正常细胞不同的蛋白质且具有免疫原性,即视为肿瘤抗原。突变的癌基因产物如突变的Ras蛋白、突变的抑癌基因产物如突变的p53均是此类抗原。这类肿瘤抗原是细胞癌变过程中新合成的蛋白质分子,机体对此类分子尚未形成免疫耐受,因而可诱导机体产生一定程度的特异性免疫应答反应。此类肿瘤抗原特异性强，但免疫原性弱而且具有高度的异质性，在不同种系、同种系的不同个体、甚至是同一个体的不同部位，其免疫原性各异。由于突变的肿瘤抗原间很少有交叉成分，故应用免疫学技术诊断和治疗此类肿瘤有一定困难。

2. 异常表达的细胞蛋白　此类蛋白在正常细胞有表达但在肿瘤细胞出现了异常表达，如MART是正常人黑色素细胞表达的抗原，而在黑色素瘤细胞会出现高表达。目前通过特异性细胞毒性T细胞或单克隆抗体鉴定的人类肿瘤抗原多属此类抗原。这类抗原在正常细胞的表达水平极低，机体尚未形成对这类抗原的免疫耐受，因而能引起机体产生免疫应答反应。

3. 静止基因的异常活化　这类抗原在机体出生后只表达在睾丸或卵巢等生殖母细胞，由于生殖细胞不表达MHC Ⅰ类分子，故正常表达此类抗原的生殖细胞不被CTL杀伤。此类抗原基因在其他正常组织未被激活而不表达，但在多种肿瘤细胞该基因可被激活而表达，且能诱导CTL或抗体应答，称此类抗原为肿瘤睾丸抗原（cancer testis antigen，CTA），如黑色素瘤抗原基因MAGE、BAGE等表达的黑色素瘤抗原。目前以这些抗原为基础的肿瘤疫苗已获准在多个国家开展黑色素瘤等的临床治疗研究。

4. 致瘤病毒表达的肿瘤抗原　某些肿瘤与病毒感染有关，如B细胞淋巴瘤和鼻咽癌的发生与EB病毒（Epstein Barr virus，EBV）的感染密切相关。病毒通过其DNA或RNA整合到宿主DNA中使细胞发生恶性转化并表达由病毒基因编码的新抗原，此类抗原即为病毒肿瘤相关抗原。如EBV诱发B细胞淋巴瘤和鼻咽癌表达的EBNA-1抗原，HPV诱发人宫颈癌表达的E6和E7抗原等。与物理或化学因素诱发的肿瘤抗原的特点不同，由同一病毒诱发的不同类型肿瘤，无论其组织来源或动物种类是否相同，均可表达相同的由病毒基因编码的抗原。

5. 胚胎抗原　是在胚胎发育阶段由胚胎组织产生的正常成分，在胚胎后期减少，出生后逐渐消失，或仅存留微量。当细胞恶变时，此类抗原可重新合成并大量表达。如肝癌细胞产生的甲胎蛋白（alpha-fetoprotein，AFP）、结肠癌细胞产生的癌胚抗原（carcinoembryonic antigen，CEA）、胚胎性硫糖蛋白抗原（fetal sulfoslycoprotein antigen，FSA）等。胚胎抗原是最早用于肿瘤免疫学诊断的靶抗原，作为肿瘤血清学标志现已常规应用于肿瘤的临床诊断以及肿瘤复发和预后判断的辅助性指标。由于个体发育过程中对此类抗原已形成免疫耐受，故难以诱导机体产生针对胚胎抗原的杀瘤效应。

6. 组织特异性分化抗原　是细胞在分化成熟过程中表达的正常分子。不同来源以及同一来源但处于不同分化阶段的细胞可表达不同的分化抗原。某些肿瘤细胞可表达仅在某些正常组织细胞中表达的抗原。由于这类抗原也在正常组织表达，常不能诱发强烈的免疫应答反应。因此不能以此制备肿瘤疫苗，但可以此类抗原作为肿瘤治疗的靶分子或肿瘤诊断的标志物。如CD20是B淋巴细胞表面的一种分化抗原，参与B细胞的增殖和分化的调节。在部分B细胞非霍奇金淋巴瘤、胸腺瘤等患者可检测到该分子的表达。靶向CD20的基因工程抗体（商品名Rituxan）能够通过多种机制杀伤表达CD20的肿瘤细胞，是全球第一个被批准用于临床治疗非霍奇金淋巴瘤的单克隆抗体，目前已在临床广泛应用。而如前列腺特异性抗原（prostate specific antigen，PSA）则是前列腺癌早期诊断、监测治疗反应及判断预后的重要血清标志物。

7. 糖基化等原因导致异常的细胞蛋白及其产物　多种肿瘤细胞如黑色素瘤细胞表面常过量表达或表达结构异常的糖脂（如神经节苷脂）或糖蛋白（如黏蛋白），此类肿瘤抗原既可以用作肿瘤诊断的标志物，也可用作肿瘤免疫治疗的靶分子。

第二节 机体抗肿瘤免疫效应机制

机体的免疫系统可通过多种途径参与抗肿瘤免疫效应，以消除肿瘤细胞或控制肿瘤的生长。机体抗肿瘤的免疫效应机制包括固有免疫应答和适应性免疫应答。参与抗肿瘤免疫的成分包括免疫效应细胞及免疫效应分子。

一、免疫效应细胞的抗肿瘤作用

参与机体抗肿瘤免疫的效应细胞包括适应性免疫细胞 $CD8^+$ CTL、$CD4^+$ Th 以及固有免疫细胞 NK 细胞、巨噬细胞、γδT 细胞、NKT 细胞等。

（一）适应性免疫细胞的特异性抗肿瘤作用

1\. CTL　CTL 是抗肿瘤免疫的主要效应细胞。当肿瘤细胞高表达共刺激分子时，可直接将肿瘤抗原提呈给 $CD8^+T$ 细胞，使其活化增殖分化为对肿瘤细胞有特异性杀伤作用的 CTL。此外肿瘤细胞凋亡或死亡后释放的抗原可被树突状细胞等抗原提呈细胞摄取并经加工提呈给 $CD4^+T$ 细胞或 $CD8^+T$ 细胞，导致这两类 T 细胞的活化和增殖。CTL 杀伤肿瘤细胞的途径有两条，一是穿孔素-颗粒酶途径直接杀伤；二是 Fas-FasL 和 TNF-TNFR 的凋亡途径。（图 19-1）CTL 细胞数量与被杀伤的肿瘤细胞数呈正相关，且杀伤瘤细胞后，CTL 本身不被破坏而能连续杀伤靶细胞。CTL 还有免疫记忆功能，被相同肿瘤抗原再次刺激后，可很快分化成效应细胞，并显示杀伤活性。一般情况下，当机体内肿瘤细胞数量少时，可通过 CTL 介导的抗肿瘤效应清除。因此对肿瘤早期、肿瘤缓解期及手术切除肿瘤后机体的残余肿瘤细胞，CTL 可发挥较大作用。

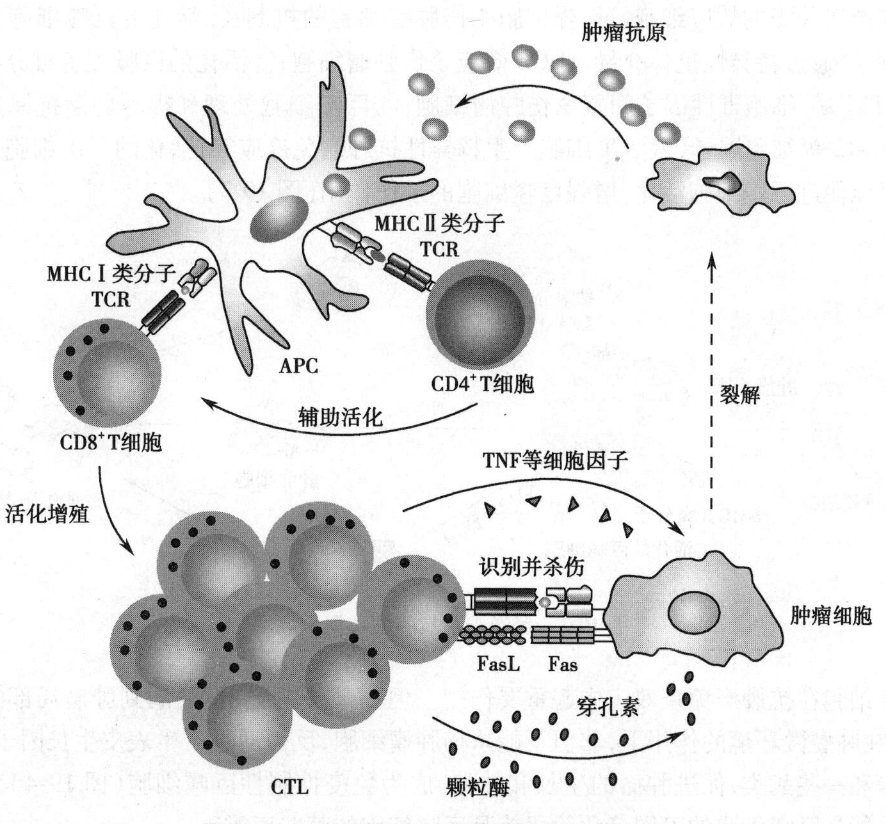

图 19-1　CTL 活化和杀伤肿瘤细胞机制示意图

2. Th细胞　$CD4^+Th$ 细胞在抗肿瘤免疫中的作用：①在 $CD8^+CTL$ 激活过程中发挥重要辅助作用；②能产生细胞因子间接参与抗肿瘤免疫效应。其中产生的趋化因子可招募 CTL 和巨噬细胞等免疫效应细胞到肿瘤局部发挥效应；IFN-γ 可激活巨噬细胞，增强其对肿瘤细胞的吞噬和杀伤作用；而 TNF 则能直接诱导肿瘤细胞凋亡并诱导肿瘤血管坏死等，从而清除肿瘤细胞或抑制肿瘤的生长。③$CD4^+T$ 细胞也可直接杀伤肿瘤细胞。

（二）固有免疫细胞的抗肿瘤作用

1. NK细胞　肿瘤细胞往往 MHC-Ⅰ类分子表达缺失或降低，不能启动 NK 细胞杀伤抑制信号，但其表面的糖类配体可启动 NK 细胞的杀伤活化信号而激活 NK 细胞。此外 NK 细胞可通过其表面的 NKG2D 识别表达于某些肿瘤细胞表面的 MHC Ⅰ类链相关分子而被激活。NK 细胞通过 ADCC、穿孔素-颗粒酶途径、Fas-FasL 途径等发挥细胞毒作用（图 19-2）。NK 细胞是一类在肿瘤早期起作用的效应细胞，是机体抗肿瘤的第一道防线。

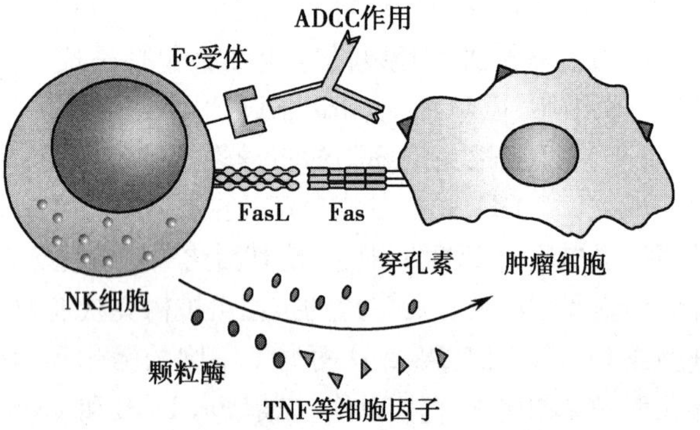

图 19-2　NK 细胞杀伤肿瘤细胞机制示意图

2. 巨噬细胞　巨噬细胞（MΦ）在抗肿瘤免疫中一方面是作为提呈抗原的 APC，另一方面也是参与杀伤肿瘤的效应细胞。巨噬细胞杀伤肿瘤细胞的机制：①活化的巨噬细胞直接吞噬肿瘤细胞；②通过特异性抗体介导 ADCC 效应杀伤肿瘤细胞；③活化的巨噬细胞可分泌肿瘤坏死因子（TNF）等细胞毒性因子间接杀伤肿瘤细胞；④巨噬细胞处理和提呈肿瘤抗原并通过分泌 IL-1、IL-12 等细胞因子，激活 T 细胞产生特异性抗肿瘤免疫应答；活化的 Th1 细胞分泌的细胞因子又能促进巨噬细胞活化，增强巨噬细胞的杀伤作用（图 19-3）。

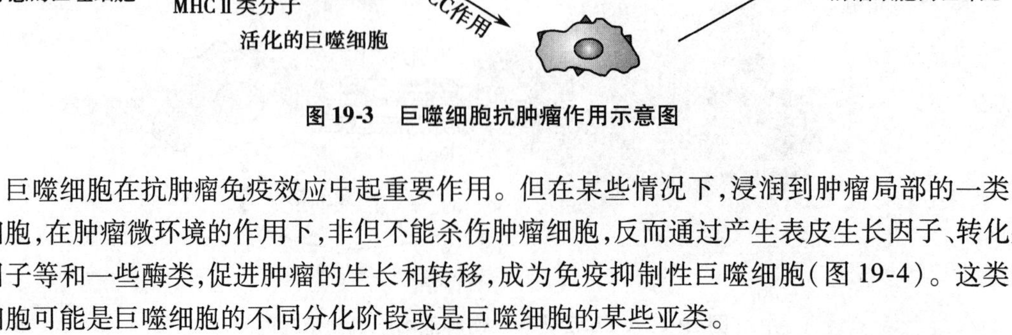

图 19-3　巨噬细胞抗肿瘤作用示意图

巨噬细胞在抗肿瘤免疫效应中起重要作用。但在某些情况下，浸润到肿瘤局部的一类巨噬细胞，在肿瘤微环境的作用下，非但不能杀伤肿瘤细胞，反而通过产生表皮生长因子、转化生长因子等和一些酶类，促进肿瘤的生长和转移，成为免疫抑制性巨噬细胞（图 19-4）。这类巨噬细胞可能是巨噬细胞的不同分化阶段或是巨噬细胞的某些亚类。

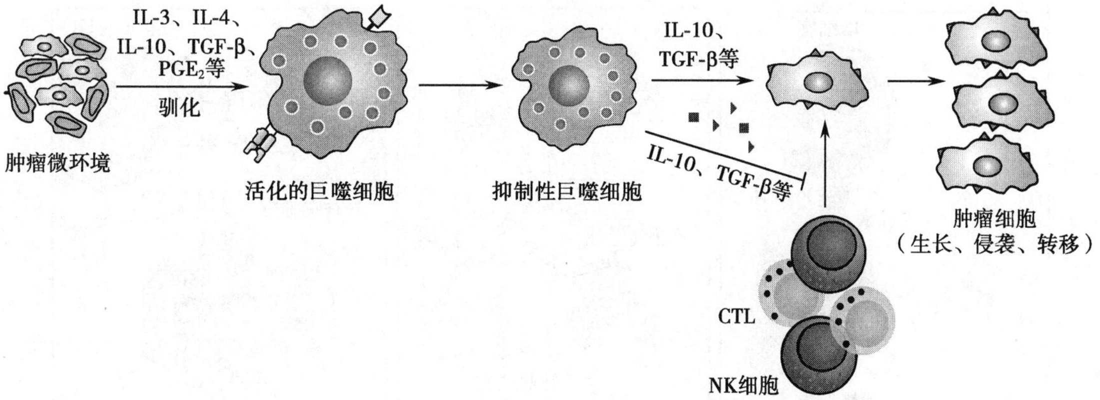

图 19-4 免疫抑制性巨噬细胞的作用

3. 中性粒细胞 中性粒细胞与单核-巨噬细胞在功能和效应机制上有许多共同之处。中性粒细胞活化后可通过释放活性氧分子、细胞因子（TNF 和 IL-1 等）、前列腺素、白三烯等物质发挥抑瘤活性。

知识拓展

γδT 细胞可通过其表达的 NKG2D 识别某些肿瘤细胞表面的 MICA 和 MICB 分子而活化，NKT 细胞可直接识别肿瘤细胞表面 CD1 提呈的磷脂和糖脂类抗原而活化，活化的 γδT 细胞和 NKT 细胞直接杀伤肿瘤细胞的同时产生多种细胞因子发挥抗肿瘤作用。这两种细胞杀伤肿瘤细胞的作用机制不完全明确，可能与 NK 细胞和 CTL 相似，即通过穿孔素/颗粒酶和 Fas/FasL 途径杀伤肿瘤细胞。

二、免疫效应分子的抗肿瘤作用

免疫细胞产生的免疫分子以及一些酶类分子等也在机体的抗肿瘤免疫中发挥一定的作用。

1. 抗体 肿瘤抗原能使 B 细胞活化、增殖、分化为浆细胞并分泌抗体。抗体可通过如下机制发挥抗肿瘤作用：①激活补体。IgM 和 IgG（IgG1 和 IgG3）类抗体与肿瘤表面抗原结合后，激活补体经典途径，最终形成膜攻击复合物，溶解肿瘤细胞。②介导 ADCC 效应。NK 细胞、MΦ、嗜中性粒细胞通过其表面 FcγR 与抗肿瘤抗体（IgG）结合，借助 ADCC 效应而杀伤肿瘤。③免疫调理作用。抗肿瘤抗体与吞噬细胞表面 FcγR 结合，增强吞噬细胞的吞噬功能。此外，抗肿瘤抗体与肿瘤抗原结合能活化补体，借助所产生的 C3b 与吞噬细胞表面 CR1 结合，促进其吞噬作用。④封闭肿瘤细胞表面某些受体。抗体可通过封闭肿瘤细胞表面某些受体影响肿瘤细胞的生物学行为，例如：抗转铁蛋白抗体可阻断转铁蛋白与瘤细胞表面转铁蛋白受体结合，抑制肿瘤细胞生长。⑤干扰肿瘤细胞黏附作用。某些抗体可阻断肿瘤细胞表面黏附分子与血管内皮细胞或其他细胞表面的黏附分子配体结合，从而阻止肿瘤细胞生长、黏附和转移（图 19-5）。

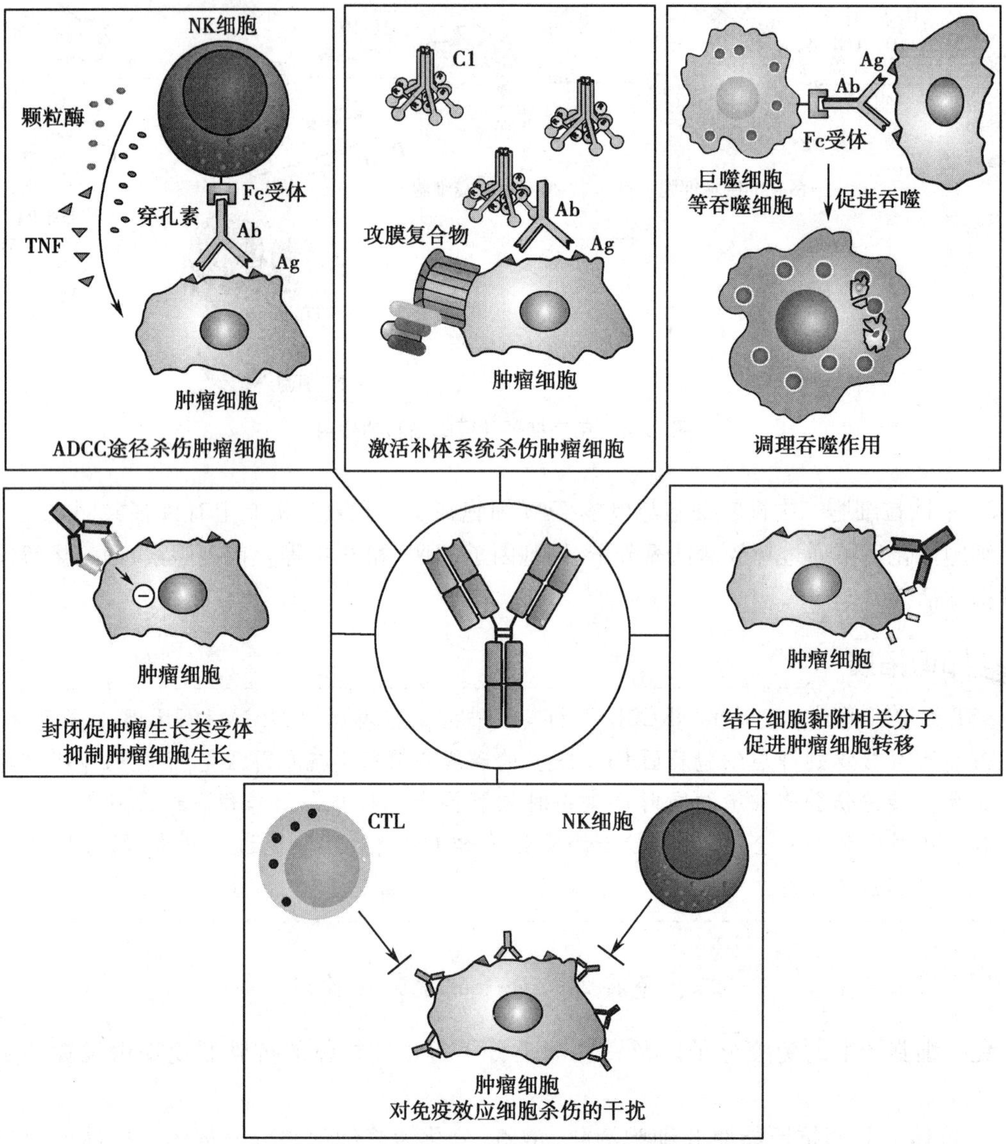

图 19-5　抗体在肿瘤免疫中的作用

由于肿瘤抗原的免疫原性普遍较弱，在肿瘤患者体内自然产生的抗体并不是抗肿瘤免疫的重要效应因素。相反，在某些情况下肿瘤特异性抗体因与肿瘤细胞表面抗原结合后封闭了特异性免疫细胞的结合位点而影响了免疫细胞对肿瘤细胞的识别和杀伤，反而有利于肿瘤细胞的生长。此外有些抗体还可使肿瘤细胞的黏附特性改变或丧失，从而促进肿瘤细胞的转移。

2. 其他免疫效应分子　IFN、TNF等细胞因子、补体分子以及多种酶类分子也具有非特异性的抑制或杀伤肿瘤细胞的作用，是机体抗肿瘤免疫的机制之一。

综上所述，机体抗肿瘤效应机制十分复杂，效应细胞和效应分子相互交错，适应性免疫与固有免疫机制相互协调和补充，共同执行免疫监视功能，发挥抗肿瘤免疫效应。

第三节　肿瘤的免疫逃逸机制

尽管机体存在着多种抗肿瘤免疫机制，但某些肿瘤仍可在体内进行性生长甚至导致宿主死亡。表明肿瘤细胞能够逃逸宿主的免疫攻击，甚至通过某种机制导致机体不能产生有效的抗肿瘤免疫应答，即肿瘤的免疫逃逸现象。其机制十分复杂，涉及肿瘤细胞本身、肿瘤所处的微环境和宿主免疫功能等多个方面(图 19-6)，目前尚未完全阐明。

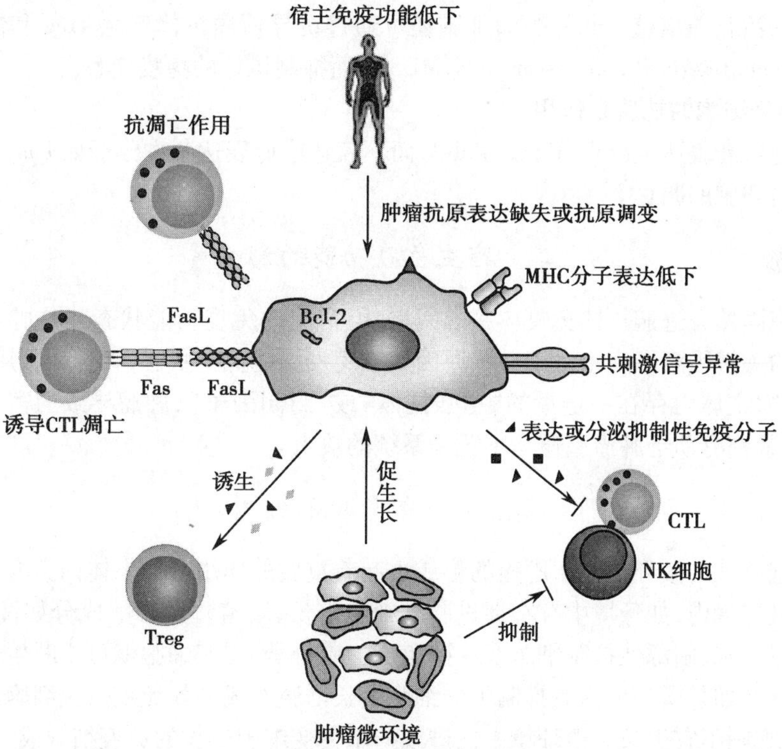

图 19-6　肿瘤免疫逃逸机制示意图

一、肿瘤细胞的因素

(一) 肿瘤细胞的抗原缺失或抗原调变

肿瘤细胞表达的抗原与正常细胞表面蛋白的差异很小，且表达量较低，故其免疫原性非常弱，难以诱发机体产生有效的抗肿瘤免疫应答。宿主对肿瘤抗原的免疫应答可能导致某些肿瘤抗原减少或丢失，从而逃逸免疫系统识别和杀伤，此现象称为“抗原调变(antigen modulation)”。

(二) MHC-Ⅰ分子的表达异常

肿瘤细胞内抗原需在胞内经加工处理并与 MHC-Ⅰ结合后才能被提呈致肿瘤细胞表面，供 $CD8^+$CTL 识别。而通常情况下肿瘤细胞表面 MHC-Ⅰ类分子表达降低或缺失，致使肿瘤细胞内的抗原提呈障碍，影响 $CD8^+$CTL 活化，使其对肿瘤细胞上的抗原不能识别，从而导致肿瘤细胞逃避宿主的免疫攻击。

（三）肿瘤细胞协同刺激分子表达异常

尽管肿瘤细胞表达肿瘤抗原，具有一定的免疫原性，可为 T 细胞活化提供第一信号，但是肿瘤细胞表面 B7 等协同刺激分子表达低下或缺乏，不能为 CTL 提供协同刺激信号（第二活化信号），导致 CTL 无能，使机体对肿瘤产生免疫耐受。

（四）肿瘤细胞导致的免疫抑制

肿瘤细胞可通过分泌 TGF-β、IL-10 等具有强大免疫抑制作用的细胞因子或其他免疫抑制物，抑制机体的抗原提呈细胞、T 细胞、NK 细胞等的功能，从而抑制机体的抗肿瘤免疫应答。某些肿瘤细胞表面可表达 FasL，诱导肿瘤特异性 T 细胞凋亡。也可通过表达某些抑制性分子抑制 T 细胞的活化与增殖。此外肿瘤细胞还可通过诱导荷瘤机体产生 Treg 和髓系来源的抑制性细胞（myeloid-derived suppressor cells，MDSC）而抑制机体的免疫应答。

（五）肿瘤细胞的抗凋亡作用

肿瘤细胞可高表达抗凋亡分子如 Bcl-2，而不表达或低表达凋亡分子如 Fas，从而抵抗 CTL 等诱导的肿瘤细胞的凋亡。

二、宿主免疫功能的影响

肿瘤细胞固然有逃避机体免疫应答的因素，但宿主的免疫功能状态才是肿瘤细胞能否实现免疫逃逸的关键因素。宿主由于某些原因处于免疫功能低下状态，如长期服用免疫抑制剂、HIV 感染等；宿主体内存在一定量的“增强抗体”或“封闭因子”；肿瘤导致的宿主免疫功能的抑制，这些因素都有助于肿瘤逃避宿主免疫系统的攻击。

三、肿瘤微环境的作用

肿瘤细胞所处的微环境对于肿瘤的形成也起着重要的作用。如果体内突变的细胞居于适宜其生长的微环境内，如环境中存在促进肿瘤细胞生长、增殖和转移的成分如调节性 T 细胞、肿瘤相关巨噬细胞、髓源性抑制细胞及一些免疫抑制分子，突变细胞就可不断生长和增殖最终形成肿瘤。反之如果微环境内有抑制肿瘤细胞生长增殖的成分如免疫效应细胞和免疫效应分子等，突变细胞则不宜生长。微环境中促进或抑制突变细胞生长的免疫细胞或分子，来源于身体的其他部位，部分由肿瘤细胞诱导产生。肿瘤与肿瘤微环境之间既相互依存和相互促进，又相互拮抗和相互斗争。某些个体之所以形成肿瘤，重要的原因之一就是肿瘤微环境促进了肿瘤细胞的生长并保护了肿瘤细胞使其免受免疫效应细胞的清除。

第四节　肿瘤的免疫学诊断和防治

一、肿瘤的免疫诊断

肿瘤的免疫诊断是指检测肿瘤抗原、抗肿瘤抗体或其他肿瘤标志物，以辅助肿瘤的诊断或评估肿瘤患者免疫功能状态。目前检测肿瘤抗原是最常用的肿瘤免疫诊断方法。如检测 AFP 有助于诊断原发性肝癌；检测 CEA 有助于诊断结肠直肠癌；检测 CA199 有助于诊断胰腺癌；检测 PSA 有助于前列腺癌的诊断等。ELISA 是最常被用于检测血液或其他体液中肿瘤标记物的技术。近年来免疫组化、流式细胞技术等被用于检测肿瘤细胞表面标记物，例如检测淋巴瘤和白血病细胞表面的 CD 分子有助于淋巴瘤和白血病的诊断和进行组织分型，为临床治疗提供依据。原位杂交法、PCR 等技术,已用于测定癌基因、抑癌基因、端粒酶及细胞因子基因,以从基因水平诊断肿瘤。此外,应用抗肿瘤单克隆抗体与同位素结合物的体内示踪技术,有助于对肿瘤的早期诊断和定位。肿瘤抗原、抗肿瘤抗体或其他肿瘤标记物的检测除了用于肿瘤的早期诊断外还能用于监测临床治疗效果和预测肿瘤复发。

二、肿瘤的免疫治疗

肿瘤免疫治疗的目的是激发和增强机体抗肿瘤免疫应答,以控制和杀灭肿瘤细胞。目前已经建立了多种免疫治疗方法,并在动物实验中取得了良好疗效,部分进入临床试用或应用也取得了一定的效果。但临床应用时因受到的影响因素很多,其临床效果还需进一步提高。

(一) 肿瘤的主动免疫治疗

肿瘤的主动免疫治疗是利用肿瘤抗原的免疫原性,采用各种手段使宿主免疫系统产生针对肿瘤抗原的免疫应答。具体就是给肿瘤患者注射具有免疫原性的肿瘤疫苗,以激发或增强肿瘤患者的特异性抗肿瘤免疫应答。目前研制的肿瘤疫苗主要包括细胞疫苗、分子疫苗和基因工程疫苗。

1. 细胞疫苗 包括肿瘤细胞疫苗和树突状细胞(DC)疫苗。肿瘤细胞疫苗多是使用肿瘤细胞制备,通过基因修饰而改变其遗传背景,降低其致瘤性,提高其免疫原性。此类疫苗所修饰的免疫相关基因包括 MHC 分子、共刺激分子、细胞因子及其受体、黏附分子及肿瘤抗原的编码基因。DC 疫苗是利用树突状细胞强大的抗原处理和提呈能力,用已知的肿瘤抗原刺激 DC、肿瘤抗原 mRNA 导入 DC、肿瘤抗原 cDNA 转染 DC,然后将携带肿瘤抗原肽的 DC 免疫肿瘤患者,以诱导有效的抗肿瘤免疫应答。

2. 分子疫苗 包括癌基因产物分子疫苗、人工合成肿瘤多肽疫苗、肿瘤相关病毒疫苗、抗独特型抗体疫苗等。癌基因产物分子疫苗的原理是,某些肿瘤抗原属癌基因点突变或异位而产生的蛋白产物,或是由于基因扩增而致正常蛋白的过度表达。这些癌基因产物的氨基酸序列或空间构象已发生变化,或隐蔽的蛋白质分子被暴露,故具有较强的免疫原性,能成为机体免疫系统的有效靶目标。目前很多 TAA 已被验证,并且其基因已被克隆。借助人工合成的 TAA 多肽,或构建表达肿瘤抗原的重组病毒,可制备肿瘤多肽疫苗。肿瘤相关病毒疫苗是针对与病毒密切相关的肿瘤,利用相关病毒或病毒抗原制备而成。某些抗独特型抗体为抗原的内影像,可模拟抗原而成为疫苗。起内影像作用的抗原表位具有较强的免疫原性,故无需预先分离或鉴别肿瘤抗原,可直接用抗肿瘤抗原的抗体作为免疫原制备抗独特型抗体疫苗。

3. 基因工程疫苗 将外源基因(包括肿瘤抗原、抗原肽、MHC 分子、共刺激分子、细胞因子、细胞因子受体等的编码基因)靶向导入肿瘤细胞内,可制成基因工程疫苗;或将上述分子与灭活病毒基因与灭活病毒(如 SV40、痘苗病毒、腺病毒等)制成重组疫苗。这些基因工程疫苗均可直接或间接增强肿瘤细胞的免疫原性,刺激机体产生有效的抗肿瘤免疫应答。

肿瘤主动免疫治疗的前提是肿瘤具有较好的免疫原性和机体具有较好的免疫功能状态,保证肿瘤疫苗免疫后能激发肿瘤患者产生抗肿瘤的免疫应答。该类方法对于清除手术后残留的微小转移瘤、预防肿瘤复发与转移有较好的效果。

(二) 肿瘤的被动免疫治疗

肿瘤的被动免疫治疗是给机体输注外源性的免疫效应物质如抗体、细胞因子、免疫效应细胞等,使其在宿主体内发挥抗肿瘤作用。这类疗法不依赖宿主本身的免疫功能状态,即使宿主免疫功能处于低下状态,仍能比较快速地发挥治疗作用。

1. 抗体靶向治疗　其基本原理是将肿瘤特异性或相关抗原、某些细胞因子受体、某些癌基因的产物等作为肿瘤相关或特异性靶分子，针对这些靶分子的抗体能直接靶向肿瘤细胞。如 CD20 表达于成熟 B 细胞及 95% 非霍奇金淋巴瘤细胞表面，CD20 单抗（Rituximab）可通过介导 ADCC、CDC 而直接杀伤肿瘤细胞或增强肿瘤细胞凋亡，并增强细胞毒性药物疗效。人源化单抗 Hercepin 能选择性与细胞核内 Her-2 基因调控的 P185 糖蛋白结合，通过 ADCC 效应抑制 Her-2 过表达的肿瘤细胞增殖，并提高肿瘤细胞对化疗敏感性，从而降低 Her-2 阳性乳腺癌复发。而将此类抗体作为载体，与化学药物、毒素、放射性核素连接注入体内，可使药物集中于瘤内，既增强疗效又减少对机体的毒害作用。如 Tositumomab 是结合 ^{131}I 的鼠源性抗 CD20 单克隆抗体，可用于治疗 Rituximab 或化疗后复发的 CD20 滤泡型淋巴瘤。Gemtuzumab 是人鼠嵌合抗 CD33 单抗与卡奇霉素的复合物，可治疗复发和耐药的急性髓性白血病。

2. 细胞因子治疗　多种细胞因子具有直接或间接杀瘤效应，故细胞因子疗法成为肿瘤生物治疗的主要方案之一。可将具有抗瘤活性的细胞因子如 IL-2、IFN 和 TNF-α 等，通过一定途径直接注入荷瘤机体或肿瘤局部，以治疗肿瘤。也可将细胞因子基因导入肿瘤细胞或用细胞因子基因修饰免疫效应细胞（如 CTL），再回输给肿瘤患者，表达细胞因子的瘤细胞或效应细胞可促进机体抗肿瘤免疫效应。

3. 过继性细胞免疫治疗（adoptive cellular immunotherapy，ACI 或 AIT）　是指向肿瘤患者转输具有抗瘤活性的免疫细胞，以直接杀伤肿瘤或激发机体抗肿瘤免疫效应，从而达到治疗肿瘤的目的。该方法可单独用于治疗肿瘤患者，但更适宜作为手术、放疗和化疗后的辅助疗法，以提高疗效和改善患者生存质量。其中包括细胞因子诱导的杀伤细胞（cytokine-induced killer，CIK）、肿瘤浸润淋巴细胞（tumor infiltration lymphocyte，TIL）、肿瘤抗原特异性 CTL、活化的单核/巨噬细胞等过继治疗均具有一定的抗肿瘤效果。

过继性细胞免疫疗法对于癌性腹水治疗效果最好，对黑色素瘤、淋巴瘤、肾癌等有效率一般在 20% ~30%。对其他肿瘤的疗效相对较低。该种方法在体外诱导免疫效应细胞，避开了肿瘤宿主存在的免疫抑制，使效应细胞易于活化和扩增，发挥抗肿瘤效应。但细胞的制备烦琐、质量控制较难，成本也高，治疗的效果也有待于进一步提高。

总之，肿瘤的免疫疗法只能清除少量的或者播散的肿瘤细胞，对于晚期的实体瘤疗效有限。因此迄今，虽然可以单独用于肿瘤患者的治疗，但更适于作为手术、化学药物、放射治疗等常规治疗的一种辅助疗法。以提高肿瘤综合治疗效果并有助于防止肿瘤复发和转移。一般情况下先用常规方法清除大量的肿瘤细胞后，再用免疫疗法清除残存的肿瘤细胞。

PBL：女性，37 岁。三个月前偶然中发现右乳房有一肿块，B 超显示，右腋窝淋巴结无肿大。行右侧乳房切除手术，病理报告乳腺浸润性导管癌Ⅱ级，乳头皮肤和基底切缘未见癌组织，腋窝肿大淋巴结有癌转移，免疫组化鉴定 Her-2+++。分析与讨论：该患术后在进行化疗和放疗的基础上，是否还需进行免疫治疗？为什么？可采取哪些免疫疗法？

小　结

细胞癌变过程中出现的新抗原、异常表达或过度表达的抗原统称为肿瘤抗原。免疫系统识别肿瘤抗原并通过多种免疫效应机制杀伤或清除肿瘤细胞，其中细胞免疫特别是特异性 CTL 是机体抗肿瘤免疫效应的主要机制，NK 细胞、巨噬细胞等在抗肿瘤免疫中也发挥重要作用。同时肿瘤细胞也能通过多种抗原缺失或抗原调变、MHC-Ⅰ分子和协同刺激分子表达缺失，以及分泌免疫抑制物质并高表达抗凋亡分子等免疫逃逸机制抵抗或逃避免疫系统对肿瘤细胞的杀伤或清除。另外肿瘤抗原是肿瘤免疫诊断和免疫防治的分子基础。

问题与思考

1. 何谓 TSA 和 TAA?
2. 哪些细胞及血清成分参与杀伤肿瘤细胞作用? 其作用特点是什么?
3. 肿瘤为什么常常不能被机体所排除?
4. 肿瘤的免疫学治疗方法有哪些?

（张佩　徐佳）

第二十章
移 植 免 疫

移植(transplantation)是将异体或自体的健康细胞、组织或器官从其原部位移植到病变机体的一定部位、用以替代或补偿所丧失的结构与功能的治疗方法。被移植的部分称为移植物(graft),提供移植物的个体称为供体或供者(donor),接受移植物的个体称为受者或宿主(recipient or host)。现代外科技术已能够为多种细胞、组织或器官移植手术提供良好保障,但移植的成功与否不完全取决于手术技术,移植物与受者间的免疫反应往往起到重要作用。移植后,受者与移植物之间常可因对方是“异己成分”而激发免疫识别,继而导致移植物与受者间的免疫攻击、破坏和清除,这种免疫反应被称作移植排斥反应(transplantation rejection),简称排斥反应。

排斥反应与移植物的种类及移植方式等多种因素相关。在免疫学领域,常根据移植物供体与受者间的关系将移植分为以下几种类型:①自体移植(autotransplantation):是将自身组织从一个部位移植到另一部位,如面部损伤后植皮。由于自身组织不存在异体抗原,所以不会发生排斥反应,移植物可长期存活。②同系移植(isotransplantation):指遗传基因完全相同的异体间移植,例如同卵双生子之间移植,其移植效果与自身移植相同,但是临床上并不常见。③同种移植或称同种异体移植(allotransplantation):是指同种不同基因型个体之间的移植,是临床最常见的移植类型,因而也是移植免疫学研究的重点所在。④异种移植(xenotransplantation):指不同种属间的移植。因供者与受者的基因差异巨大,移植后会出现强烈排斥反应。异种移植可解决临床移植物的来源,但克服异种移植引发的排斥反应对移植免疫学是一个严峻的挑战。

第一节 移 植 抗 原

在供体与受者基因型不同的移植中,即使外科手术十分成功,移植物也会因排斥反应而不能长期存活。研究表明,移植排斥反应是宿主和移植物之间产生的免疫应答。机体组织细胞存在多种与排斥反应相关的抗原,称为组织相容性抗原或移植抗原。同一种属不同个体间由等位基因差异而形成的多态产物构成同种异型抗原。

导致同种异体免疫排斥反应的主要原因是供体与受者之间组织相容性抗原的不同。在同种异体移植时,决定组织相容性的同种抗原种类很多,通常包括主要组织相容性抗原、次要组织相容性抗原、ABO 血型抗原、组织特异性抗原等,分别在移植免疫反应中发挥不同的作用。

一、主要组织相容性抗原

组织相容性是指不同个体间进行组织器官移植时供者和受者双方相互接受的程度，与各自的基因型密切相关。编码较强移植抗原的基因由一群高度多态性紧密连锁的基因群组成，即主要组织相容性复合体（MHC），其编码的抗原被称为主要组织相容性抗原。MHC 依种属不同而有不同的命名，如小鼠的 MHC 称 H-2 复合体，猪的 MHC 称 SLA 复合体，人的 MHC 称 HLA 复合体。有时 MHC 亦被用来指其编码产物，即主要组织相容性抗原，是引发同种移植排斥反应的基本因素。

在 MHC 分子中，MHC Ⅰ类和Ⅱ类分子与移植免疫关系密切。就人类而言，HLA-DR 位点的抗原对移植最为重要，其次为 HLA-A、HLA-B、HLA-DQ 和 HLA-DP，而 HLA-C 在移植免疫中无明显作用。HLA 复杂的排列组合使得正常人群中除同卵双生子外很难找到 HLA 基因完全相同者；只要供者与受者之间的 HLA 抗原有所不同，就可引发程度不等的排斥反应。

二、次要组织相容性抗原

次要组织相容性抗原是种群内某些非 MHC 多态性基因编码的细胞内蛋白，其通过主要组织相容性复合物提呈于细胞表面，并能被同种反应性 T 淋巴细胞识别的自身多肽，属同种异型抗原。次要组织相容性抗原一般仅引起较弱的排斥反应，但某些次要组织相容性抗原的组合能引起强而迅速的排斥反应。

次要组织相容性抗原主要包括非 ABO 血型之外的染色体相关抗原。目前，已鉴定的常染色体次要组织相容性抗原主要有 HA-1 ~ 8、HB-1、BCL2A1、BCL2A2 及 PECAM-1 等；Y 染色体编码的次要组织相容性抗原通称为 H-Y 抗原，包括 SMCY、DFFRY、UTY、DBY 和 RPS4Y 等。在不使用免疫抑制剂的情况下，即使主要组织相容性抗原完全相同的同胞兄弟姐妹间进行移植，如果次要组织相容性抗原不同，仍会发生移植排斥。由于组织配型技术的改进，主要组织相容性抗原引起的排斥反应正不断得到改善，次要组织相容性抗原引起的排斥反应将引起人们的更多关注。

三、其他参与排斥反应的抗原

其他参与排斥反应的抗原主要指 ABO 抗原和组织特异性抗原。

ABO 血型系统是重要的组织相容性抗原，其不仅存在于红细胞，亦存在于血管内皮及其他组织细胞表面。当供者与受者的 ABO 血型不符时，移植物的血循环重建后会即刻导致严重的排斥反应而使移植失败。

组织特异性抗原指表达于某种器官、组织或细胞的独特抗原，如内皮细胞的 VEC 抗原及皮肤的 SK 抗原。此类抗原与移植排斥有关，但具体作用有待进一步明确。

第二节　移植排斥反应的分类

在同种异体移植中，排斥反应通常被分为宿主抗移植物反应（host versus graft reaction, HVGR）和移植物抗宿主反应（graft versus host reaction, GVHR）两种基本类型，前者是指受者对供体组织器官产生的排斥反应，即受者体内致敏的免疫效应细胞和抗体对移植物进行攻击，结果导致移植物被排斥；后者是指移植物中的免疫细胞识别宿主同种异型组织相容性抗原并增殖分化为效应细胞，对宿主组织器官发动攻击。在实体器官移植中，排斥反应以宿主抗移植物反应为主，移植物抗宿主反应偶有发生；在骨髓移植中，则以移植物抗宿主反应常见。

一、宿主抗移植物反应

HVGR 是临床最多见的排斥反应种类。根据发生的机制、时间、速度和临床表现，HVGR 又可分为三型：

1. 超急性排斥反应　发生在移植物与受者血管接通的数分钟到数小时内，以移植物出现坏死性血管炎为主要表现，进而导致移植物功能丧失，患者常伴有全身症状。其发生的基本原因是受者体内预先存在能够识别供者同种异型抗原（如 HLA 抗原、ABO 血型抗原、血小板抗原等）的抗体。此型排斥反应可见于下列情况：①ABO 血型不符；②由于多次妊娠或反复输血等使受者体内存在抗 HLA 抗体；③移植抗原与病原微生物具有共同抗原。超急排斥反应发生迅速，反应强烈，不可逆转，需立即切除移植物，否则会导致受者死亡。如果移植前充分进行 ABO 等血型检查和交叉配合试验，多可避免这种现象的发生。

2. 急性排斥反应　是临床最常见的移植排斥反应类型，多见于移植后 1 周到几个月内。典型的急性排斥反应发生迅速，临床多有发热、移植部位胀痛和移植器官功能减退等表现，病理特点是移植物实质和小血管壁上有以单个核细胞为主的细胞浸润、间质水肿与血管损害，后期在大动脉壁上有急性纤维素样炎症。急性排斥的出现时间和反应轻重与供-受者组织相容程度有直接关系，相容性高者反应发生晚、症状轻，有时可迟至移植后的一至数年才出现。急性排斥反应经过及时恰当的免疫抑制治疗多可缓解。

3. 慢性排斥反应　一般发生于移植后数月甚至数年之后，表现为进行性移植器官的功能减退直至丧失，病理特点是血管壁细胞浸润、间质纤维化和瘢痕形成，有时伴有血管硬化性改变。本型反应虽然进展缓慢，但发生机理尚不明确，用免疫抑制治疗无明显的临床效果。

二、移植物抗宿主反应

GVHR 多发生于同种异体骨髓移植，也可见于脾、胸腺和小肠移植等的受者。它是由移植物中抗原特异性淋巴细胞识别宿主组织抗原所引起的排斥反应。其发生与下列因素有关：①供者和受者间 HLA 型别不符；②移植物中含有足够数量的免疫细胞，特别是成熟的 T 细胞；③受者免疫功能低下。GVHR 发生后一般难以逆转，不仅导致移植失败，而且可能威胁受者生命。GVHR 所引起的病变称为移植物抗宿主病（graft versus host disease，GVHD）。GVHR 分为急性与慢性两型。急性型较为多见，一般发生于移植后 3 个月以内，患者出现肝脾肿大、高热、皮疹和腹泻等症状；慢性型一般由急性型转化而来，患者呈现严重的免疫失调，表现为全身消瘦，多个器官损害，以皮肤和黏膜变化最突出，患者往往因严重感染或恶液质而死亡。

GVHR 的发生是由于供者 $CD4^+T$ 细胞识别宿主组织相容性抗原后活化、增殖分化，产生 IL-2、IFN-γ、TNF-α 等细胞因子，导致供者 T 细胞进一步激活，形成正反馈环路，产生过量细胞因子，细胞因子本身具有细胞毒作用，并可激活 $CD8^+CTL$、Mφ、NK 细胞，直接或间接杀伤宿主靶细胞。

知识拓展

移植物抗白血病反应(graft versus leukemia reaction,GVLR)可以被看做是一种特殊的GVHR。对白血病的治疗而言,一方面GVLR所引起的以多系统(皮肤、消化道、肝脏等)损害为特征的全身性疾病是临床最为常见的GVHD,是造成骨髓移植后白血病患者死亡的重要原因之一;另一方面对于白血病患者进行异基因骨髓移植治疗时GVLR在某种程度上有助于降低白血病复发。研究资料显示,自体骨髓移植或同卵孪生个体间进行骨髓移植,由于不存在主要和次要组织相容性抗原的差异,GVHR得以避免,但白血病复发率可高达近50%;而主要HLA相同、次要组织相容性抗原不同的异基因骨髓移植后,白血病复发率明显较低。

第三节　同种异体移植的排斥反应机制

同种异体移植排斥反应的机制尚未完全阐明。已有的研究结果显示,尽管排斥反应是细胞免疫和体液免疫双重作用的结果,但在不同移植排斥反应类型中各免疫成分所发挥的作用存在差异。临床最常见的急性排斥反应主要由细胞免疫介导,而在超急性排斥反应和慢性排斥反应中体液免疫往往起重要作用。

一、细胞介导的排斥反应

移植物中供体细胞,尤其是淋巴细胞和树突状细胞,具有丰富的MHC-Ⅰ和MHC-Ⅱ类抗原,是引起排斥反应的主要动因。在移植物植入受体后,随着移植物的血液循环重建,供者的各类移植抗原不可避免地暴露于受者的免疫系统,受者的免疫细胞识别外来抗原后,即可引发一系列免疫反应。

1. T细胞的作用　T细胞是识别同种异型抗原并介导移植排斥反应的关键细胞。$CD4^+$ Th细胞可通过直接和间接两种方式识别供体抗原(图20-1)。直接识别是通过直接抗原提呈

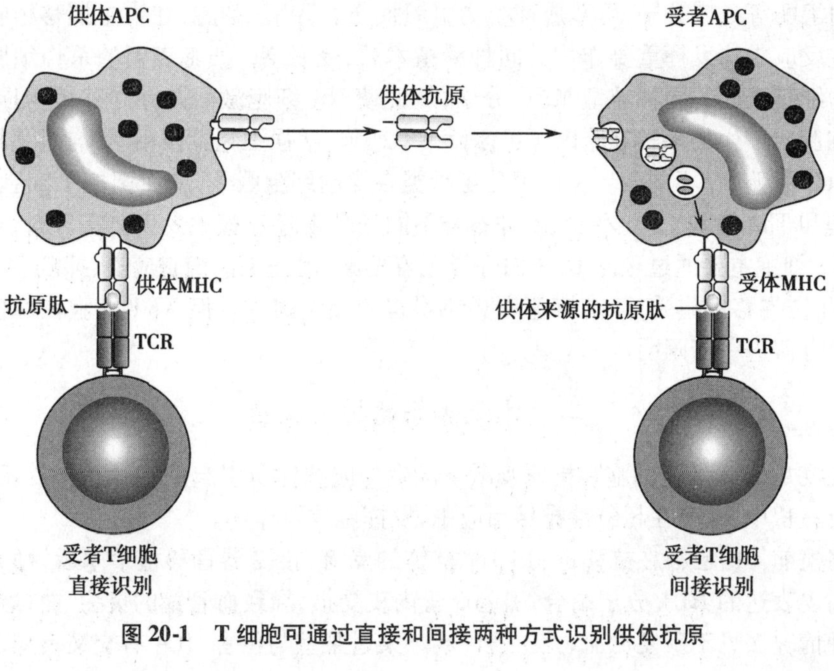

图20-1　T细胞可通过直接和间接两种方式识别供体抗原

来完成的。直接提呈是指移植物内残留的白细胞即过客白细胞(主要指成熟的DC和巨噬细胞等抗原提呈细胞)直接与受者淋巴细胞结合并相互作用,完成抗原提呈过程。由于受者体内具有针对供者MHC抗原受体的T细胞比例高达约1%~10%,同一供者抗原提呈细胞可表达许多拷贝的MHC分子,每个分子又包含许多抗原决定基,因此同种异体排斥反应均较普通的免疫应答强烈且难以控制。间接提呈则指由受者本身的抗原提呈细胞向受者淋巴细胞提呈移植抗原的过程,这一过程与普通的特异性免疫反应类似,主要是由于移植物上的抗原游离,或移植物细胞游走至受者二级淋巴组织,被受者抗原提呈细胞捕获、加工并与自身MHC结合后提呈于细胞表面,进而激活受者淋巴细胞,形成免疫应答。

直接提呈是移植免疫反应所特有的,在排斥过程中起重要作用。MHC-Ⅰ、Ⅱ类抗原均可导致直接识别,但往往以Ⅱ类为主。受者$CD4^+$ T细胞识别供体MHC-Ⅱ提供的抗原后,促使抗原提呈细胞释放IL-1,后者可刺激T辅助细胞增殖和释放IL-2,进而促进T辅助细胞(Th)增殖并为细胞毒性T细胞的分化提供辅助信号;此外,激活后的Th细胞还能通过IL-4、IL-5等促进B细胞分化并产生抗移植物的抗体,参与移植排斥;$CD8^+$T细胞与供者MHC-Ⅰ类抗原结合后活化增殖为成熟的细胞毒性T细胞,对移植物产生攻击效应。目前认为,直接识别机制在移植早期的急性排斥反应中起重要作用,而在中晚期或慢性排斥过程中意义不大。

2. 固有免疫细胞的作用 固有免疫细胞亦在移植排斥反应中发挥作用。异体移植首先引发的是固有免疫应答,其所导致的炎症反应对移植物损伤及T细胞介导特异性免疫应答有促进或调解作用。例如,实体器官移植后,局部浸润的巨噬细胞和多种炎性因子可刺激移植物血管内皮细胞表达一种新的凝血酶原酶,将凝血酶原裂解为有活性的凝血酶,导致微血管高凝状态、微血栓形成、微循环障碍,进而损伤移植物血管内皮,加速淋巴细胞浸润等排斥反应进程。

参与同种排斥反应的固有免疫效应细胞主要包括:①巨噬细胞,对于先天性和获得性同种异体免疫应答都具有促进作用,因此可能涉及急性和慢性同种异体移植物排斥反应的各个方面。②中性粒细胞,是参与早期炎症反应最重要的细胞成分,活化的中性粒细胞释放大量氧自由基和蛋白溶酶等效应分子,可造成移植物组织损伤。③NK细胞,在宿主抗移植物反应和移植物抗宿主反应中均发挥重要作用。同种移植术后,受者NK细胞表面的杀伤细胞活化受体识别移植物细胞表面的同种异型MHC分子,从而使NK细胞激活并介导移植物损伤。此外,活化的T细胞所产生的多种细胞因子可激活NK细胞,增强细胞毒作用,参与对移植物的损伤效应。④NKT细胞,在不同微环境中可分泌种类各异的细胞因子,从而调控T细胞亚类(尤其是Th1细胞和Th2细胞)分化和功能,并参与不同病理生理过程的发生。有资料显示,在移植免疫中,NKT细胞主要通过分泌IL-4而介导免疫偏离,促进Th2细胞应答、抑制Th1细胞分化和功能,从而诱导移植耐受,并维持免疫豁免器官的免疫耐受。但NKT细胞在移植排斥过程中的作用尚有待进一步阐明。

二、体液介导的排斥反应

体液免疫是指B淋巴细胞在抗原刺激下产生相应抗体所引起的特异性免疫反应,其在移植排斥反应过程中,尤其在超急性排斥反应中,发挥着重要作用。

对于移植前体内已存在抗移植物HLA抗体的受者,接受器官移植手术后,循环抗体与移植物血管内皮表达的HLA分子结合,引起血管内皮受损,导致血管壁的炎症、血栓形成和组织坏死。这种情况多见于反复输血、人工透析或感染过某些与供者HLA有交叉反应的细菌或病毒的患者。对事先并无相应抗体存在的个体,随着细胞介导的排斥反应的发生,抗原特异性 B 细胞可被活化进而产生抗 HLA 抗体,此种抗体在移植后接受免疫抑制治疗的患者中对激发晚期急性排斥反应或慢性排斥反应往往颇为重要。虽然许多免疫抑制药可以在一定程度上抑制 T 细胞反应,但抗体仍可能继续形成,并通过抗体介导的细胞毒性效应、补体介导的细胞毒性效应及抗原抗体免疫复合物形成等方式,造成移植物损害。

虽然移植排斥就反应机理而言可分为细胞免疫和体液免疫两种方式,但它们并不是两个完全独立的反应。排斥反应过程中往往既有细胞免疫又有体液免疫的参与。此外,尽管移植排斥反应是以抗原特异性免疫反应为主体的损伤过程,但其相关因素十分复杂,在某些条件下,组织缺血、乏氧、再灌注损伤以及各种炎症因子介导的破坏作用,也是移植物损伤的重要机制(图 20-2)。

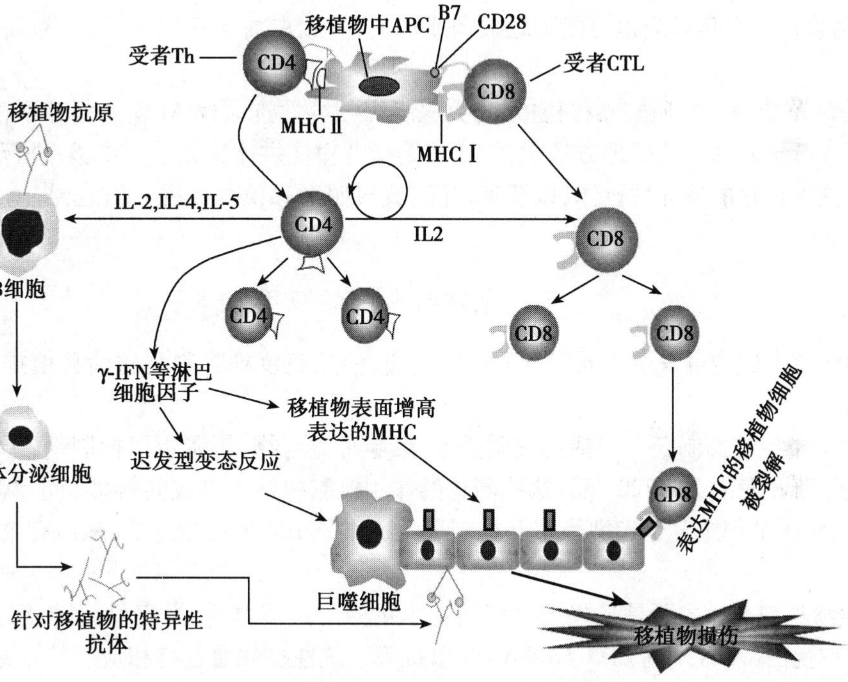

图 20-2 同种异体移植的排斥反应机制

第四节 移植排斥反应的防治

由于人群中很难找到 HLA 完全一致的供受者,因此,除同卵双生的器官移植外,其他同种异体组织或器官移植都会发生排斥反应。伴随移植手术技术的改善,器官移植的成败在很大程度上取决于移植排斥反应的防治。目前临床上主要从严格选择供者、抑制受者免疫应答、诱导移植耐受以及加强移植后的免疫监测等来防治移植排斥反应发生。

一、移植供体的选择

供体选择是移植能否成功的关键因素之一。选择的标准可归纳为以下几方面:

1. 一般情况 主要包括:①移植物本身功能良好;②供者无严重感染、传染病、代谢病或恶性肿瘤(原发性脑肿瘤除外);③供者与受者的器官大小应相接近。

2. 血型 ABO、Rh 血型相容的一般临床输血选配原则也适用于移植。

3. 主要组织相容性 供者与受者之间 HLA 相同的位点越多,相容性就越好,长期存活的可能性就越大。

二、移植物及受者的预处理

由于移植排斥反应从本质上是一种供体与受者间的双向免疫应答,移植手术前有必要对移植物和受者进行处理以便尽可能减小二者间的反应性。

1. 移植物预处理 实质脏器移植时,尽可能通过血管内冲洗等手段清除移植物中的供者白细胞从而减轻移植排斥反应发生。对于同种异体骨髓移植,为预防可能出现的移植物抗宿主反应,可对骨髓移植物进行基于清除骨髓移植物中 T 细胞的预处理,但在异基因骨髓进行移植时,移植物抗白血病效应也可能随之减弱或消失,导致白血病复发率增高,从而影响患者的预后。

2. 受者预处理 实质脏器移植中,为克服组织相容性抗原及 ABO 血型等不符障碍,有必要对受者进行预处理。预处理方法包括:术前给受者输注供体特异性血小板;进行血浆置换去除受者血液内预存的特异性抗体;以及脾切除、放射照射移植物或受者淋巴结、血浆淋巴细胞置换等。

三、免疫抑制剂的应用

同种移植术后均可发生不同程度的排斥反应,使用免疫抑制剂是防治移植排斥反应的最有效措施。

1. 化学类免疫抑制药 包括糖皮质激素、细胞毒类药物、钙调蛋白抑制剂、干扰代谢药物以及近几年新开发的 FTY720 等。这些药物的作用机制包括直接或间接抑制 T 淋巴细胞的活化与增殖,抑制 T 细胞分泌细胞因子并抑制活化 T 细胞 IL-2R 的表达等,从而有效地抑制免疫应答。

2. 生物类制剂 主要是某些抗免疫细胞膜抗原的抗体,如抗淋巴细胞球蛋白(ALG)、抗胸腺细胞球蛋白(ATG)、抗 CD3、CD4、CD8 单抗等。这些抗体通过与相应膜抗原结合,借助补体依赖的细胞毒作用,分别清除体内 T 细胞或胸腺细胞。某些细胞因子与毒素组成的融合蛋白、抗细胞因子抗体、某些黏附分子与免疫球蛋白组成的融合蛋白(如 CTLA-4-Ig)等也具有抗排斥作用。

此外,某些中草药具有明显免疫调节或免疫抑制作用。国内文献已报道某些中药如冬虫夏草等可用于器官移植后排斥反应的治疗。

四、诱导移植耐受

移植耐受(transplantation tolerance)是指将供者器官、组织移植给受者后,在不使用免疫抑制药物的情况下,受者免疫系统对同种异型移植物不产生免疫排斥反应,但对其他抗原的应答保持正常。诱导受者产生移植耐受的机制十分复杂,涉及免疫清除、免疫失能、免疫抑制和免疫调节等。目前已有多种诱导移植耐受实验方案,如依据供者 MHC 分子多态区顺序合成多肽或可溶性 MHC 分子,大剂量输入以阻断特异性 TCR 识别功能而诱导耐受;用大量可溶性 CTLA-4 来阻断 B7 与 CD28 分子的相互作用;借助单抗或融合蛋白阻断 CD40-CD40L、CD2-

LFA-3 等共刺激信号的传递;移植胸腺诱导移植免疫耐受;通过诱导混合嵌合体形成可取得长期稳定的供体特异性耐受;回输体外诱导扩增的 $CD4^{+}T$ 调解细胞等,但基本是处于动物实验或初期临床实验阶段,鲜有成功用于临床的实例。因此,移植耐受诱导仍是移植免疫有待解决的重要研究课题之一。

五、移植后的免疫监测

在临床工作中,移植后的免疫监测极为重要。免疫学监测是在排斥反应发生之前检查受者体内参与反应的免疫细胞及某些免疫分子的变化,对判断患者是否会出现排斥反应有重要参考价值;早期发现和诊断排斥反应,对于及时采取防治措施具有重要指导意义。

排斥反应的临床判断主要依靠症状和体征、移植物功能状态及实验室检测等综合指标。超急性排斥通常容易诊断,急性排斥和移植物抗宿主反应的临床表现一般亦较明显,慢性排斥多无典型临床表现。移植器官功能测定依移植物不同而异,多需做大量的生化测定和血液学指标及某些辅助检查例如 B 型超声和彩色多普勒。

(一) 移植器官的功能监测

移植器官的功能状态是衡量移植成功的关键指标。移植后要密切观察其功能指标,一方面可以了解移植器官的功能状态,另一方面可以预测移植排斥反应和调整药物用量。引起移植器官功能丧失的原因除了排斥反应,还有感染、缺血和药物的毒性等。首先根据有无发热和移植物肿胀初步判断移植器官的功能,但这些变化都是非特异性的。移植器官的功能测定根据移植物不同而异,多需做大量的生化和血液学指标,如血常规检查判断有无感染,肾移植后的肾功能检查,肝移植后的肝功能、凝血功能等检查。某些辅助检查例如 B 型超声和彩色多普勒等对了解移植器官的形态、血管通畅性和血流量等也有一定的帮助。

(二) 移植排斥反应监测

免疫学检测指标早于临床排斥反应或器官功能改变之前,因此,及早、准确地诊断移植排斥反应就显得格外重要。若能早期明确诊断排斥反应,通过适当的治疗有可能使排斥反应逆转或大大减轻,使移植器官或组织长期存活并发挥功能。

1. 外周血 T 细胞计数　用单克隆抗体免疫荧光法或流式细胞仪可以测定 T 细胞及其亚群。在急性排斥的临床症状出现前 1 ~5 天,T 细胞总数和 CD4/CD8 比值升高,巨细胞病毒感染时比值降低。一般认为当比值大于 1.2 时,预示急性排斥即将发生;比值小于 1.08 则感染的可能性很大。如果能进行动态监测,对急性排斥和感染的鉴别诊断会有重要价值。另外,淋巴细胞转化试验对测定 T 细胞总数和功能状态也有一定意义。

2. 血清 IL-2R 测定　T 细胞激活后可释出 IL-2R,在急性排斥和病毒感染时 IL-2R 的血清含量升高,以巨细胞病毒感染时增高最明显。环孢霉素 A 肾毒性的肾功能减退时血清肌酐值增高,而 IL-2R 明显降低。血清肌酐值和 IL-2R 同时增高对急性排斥的诊断有意义。但个体间血清 IL-2R 的含量差别显著,无公认的诊断标准,限制了它的临床应用,动态测定可克服这一缺点。

3. 杀伤细胞活性测定　移植后因免疫抑制剂的应用,杀伤细胞的活性受抑制,但在急性排斥前会明显增高。此方法需取供者淋巴细胞灭活后作为刺激细胞,在临床实践中有时无法操作。

4. 抗供者 HLA 抗体的检测　利用交叉配合试验检测患者血清中是否存在抗供者 HLA 的抗体,抗体的存在预示着排斥反应的可能性。常见检测方法有补体依赖淋巴细胞毒试验、群体反应性抗体测定和流式细胞术交叉配型等,此类检测有赖于供者的存在。

5. 补体水平及急性期蛋白 排斥反应时消耗补体可致补体水平下降,移植物活体取材做免疫病理学检查可见补体裂解片段 C4d 沉积。C-反应蛋白(CRP)是血清中的一种急性期反应蛋白,在排斥反应和炎症时升高,尤其对炎症反应较为敏感。因此其意义往往并不确切。

必须指出,以上指标均有一定参考价值,但都存在特异性不强、灵敏度不高等问题。如何建立一套能指导临床器官移植的免疫学监测方法,是有待深入研究的重要课题。

(三) 免疫抑制剂浓度与疗效监测

排斥反应是免疫应答引起的,所以免疫抑制是一项有效的预防措施。最初应用的是化学免疫抑制剂,每一种化学免疫抑制剂都是直接干扰、影响移植排斥反应的某个阶段,因为作用机制不同,所以几种药物联合使用可以提高免疫抑制效果。但是这些免疫抑制剂都是非特异的,会降低受者全身免疫功能,从而使患者易感染和继发肿瘤,且还存在其他毒副作用。对于毒副作用大的药物在应用过程中要监测血药浓度,使有效剂量控制在最小范围,减少毒副作用的发生。

生物免疫抑制剂,如抗 T 淋巴细胞抗体或抗淋巴细胞血清通过抑制某一活化阶段的淋巴细胞及淋巴因子,从而预防和治疗排斥反应,已经成为很有前途的免疫抑制疗法。在使用过程中应注意监测血液 T 淋巴细胞亚群数量的变化,动态监测更有意义。

(四) 感染的监测

免疫抑制剂在抑制排斥反应的同时,也抑制宿主对各种病原微生物的抵抗力,由此引发一系列(特别是病毒)的感染。主要为各种原因的机会感染。感染是导致移植患者死亡的主要原因。应监测以下项目,及早发现并治疗感染。

1. 血细胞计数及分类 中性粒细胞比例升高提示细菌感染,而淋巴细胞比例升高提示病毒感染。

2. 免疫学检测病原体抗原或抗体 移植后易引起 CMV、HBV 感染暴发,90% 以上的机会感染均发生在应用免疫抑制剂时。移植前应选择抗-CMV、抗-HCV、HBsAg 阴性的供者。

3. 血培养 疑为感染时,应尽快做血培养,若培养分离出的病原菌应加做药敏试验,有利于选择用药。一旦确定感染病原体应立即使用敏感药物抑制感染。值得注意的是在应用免疫抑制剂抑制排斥反应的同时,也应用抗微生物制剂抑制感染,预防感染比治疗更重要。

六、排斥反应的治疗

近些年抗排斥药物及治疗技术日益增多,制订治疗方案的主要依据基于植入的器官的种类、排斥反应的轻重程度和受者的总体状态。例如肾移植轻度排斥反应可采用大剂量甲泼尼龙;中重度心脏移植排斥可采用甲基强的松龙加免疫抑制剂、抗病毒或血浆置换、放疗等。但抗排斥药物的过度使用会增加感染和恶性肿瘤等并发症的危险性。如何根据患者的具体情况确定最佳治疗方案,有效治疗急性排斥反应,仍是临床实践中有待深入探索的课题。急性排斥的治疗不彻底,常是导致慢性排斥反应和移植物失活的重要因素。

虽然移植物失活是多种因素作用的结果,但随着手术技术和对急性排斥控制的改善,慢性排斥反应仍然是后期移植物失活的主要原因。研究资料显示,尽管供-受者配型良好且急性排斥得到有效控制,移植器官功能 5 年后失活仍然占有较高的比率。很显然,目前普遍采用的治疗方案对控制急性排斥反应相当有效,而控制慢性排斥应效果不佳。

PBL:男性,45岁。患慢性肾功能不全并高血压性心脏病2年余,充分透析及术前准备后行同种异体肾移植术。患者与供者的ABO血型均为A型,淋巴细胞毒交叉实验为8%,供肾缺血时间为2分钟,全缺血时间3.5小时,供肾移植于患者左侧髂窝,开放血流后移植肾颜色鲜红,充盈良好,约8小时后开始泌尿,术后应用环孢素、硫唑嘌呤和泼尼松三联抗排斥药,术后第二天起尿量减少,术后第三天起无尿。分析与讨论:该患应考虑何种诊断,为何会出现该种情况? 如何处理?

小　结

在同种异基因移植或异种移植中,移植成功的关键取决于供、受者间组织相容性抗原是否相近和排斥反应的有效控制。移植前检测同种异体抗体和HLA分型,选择最合适的供者和受者是减轻排斥反应的前提条件。排斥反应是免疫应答引起的,所以免疫抑制是一项有效的预防措施。移植后的检查可了解移植物的存活状况、功能,并指导免疫抑制剂治疗和监测移植排斥反应等,对成功移植具有重要意义。制订治疗方案的主要依据基于植入的器官的种类、排斥反应的轻重程度和受者的总体状态。如何根据患者的具体情况确定最佳治疗方案,有效治疗排斥反应,尤其是慢性排斥反应,仍是临床实践中有待深入探索的课题。

问题与思考

1. 直接识别的机制是什么?
2. 如果说一定意义上GVLR也可被视为一种特殊类型的GVHR,你认为如何?
3. 对于临床HLA一致的供-受者间异基因骨髓移植,刺激GVLR产生的白血病抗原主要可有哪些?

（于　广）

第二十一章 自身免疫和自身免疫性疾病

第一节 自 身 免 疫

一、基 本 概 念

正常情况下，机体免疫系统具有识别“自己”与“非己”的能力，对于机体自身组织细胞表达的抗原一般不产生或仅产生轻微的免疫应答，这种选择性的免疫无应答称为免疫耐受（immune tolerance）。自身免疫耐受对维持机体内环境的稳定和生理功能至关重要。在某些情况下自身免疫耐受被打破，机体免疫系统对自身抗原（autoantigen）发生免疫应答，产生自身抗体（autoantibody）和（或）自身反应性T淋巴细胞，即为自身免疫（autoimmunity）。自身免疫应答存在于所有的个体，是机体清除衰老、损伤或突变细胞以维持自稳的重要机制。仅当自身免疫应答过强或持续时间过长，破坏机体自身正常组织结构并引起功能障碍时，才导致自身免疫性疾病（autoimmune disease，AID）的发生。

二、自身免疫发生的原因

理论上，免疫系统可对所有的抗原物质产生应答，但实际上机体仅对非己抗原刺激产生较强的免疫应答，而对自身抗原则产生免疫耐受。原因是虽然在胚胎发育过程中T细胞受体及B细胞受体的基因随机重排使人体拥有多样性极为丰富的淋巴细胞库，几乎可以识别所有的微生物抗原、外源性抗原和自身抗原，并具有相应免疫应答的能力。但在淋巴细胞发生过程中，针对自身抗原的T、B淋巴细胞通过克隆清除、克隆失活及免疫忽视等机制建立免疫耐受，从而确保自身抗原所在的组织器官免遭免疫系统的破坏而维持正常的结构和功能。但在某些情况下，自身耐受遭到破坏，机体免疫系统针对某些自身组织成分产生了免疫应答，持续而迁延的自身免疫反应可能会导致自身免疫病的发生。启动自身免疫应答的确切原因目前仍不清楚，可能是诱发机体免疫异常的环境因素与免疫相关的遗传因素等多种致病因素相互影响的结果。

（一）遗传因素

遗传背景在一定程度上决定了个体对自身免疫性疾病发生的易感性。如系统性红斑狼疮、脊柱关节炎、胰岛素依赖性糖尿病等自身免疫性疾病均有家族聚集发病倾向。而研究中发现多种自身免疫性疾病的发生率与HLA的某些基因型检出率呈正相关，如HLA-DR3与重症肌无力、系统性红斑狼疮、胰岛素依赖性糖尿病相关；而HLA-B27与强直性脊柱炎、HLA-DR4 与类风湿关节炎的发病相关，以上均提示遗传因素在自身免疫性疾病的发生中起重要作用。原因是遗传因素可控制机体针对特定的抗原是否产生应答及应答的强度。由于自身反应性 T 细胞识别自身抗原肽-MHC 复合物是启动自身免疫应答的前提，因此，MHC 成为与 AID 遗传易感相关性最强的遗传因子。特定的 MHC 等位基因产物决定能否有效地提呈特定的自身抗原肽，从而决定了携带该 MHC 等位基因的个体是否会易患某种 AID。但是 AID 是一类极其复杂的疾病，任何一种自身免疫性疾病的易感性均可能受多基因的影响，而某些基因也可能与多种 AID 的发生相关，并通过不同的环节参与疾病的发生。

（二）抗原因素

1. 隐蔽抗原的释放　隐蔽抗原是指体内在解剖位置上与免疫系统处于隔离状态的某些抗原成分，如精子、眼晶体、脑等，在正常情况下从未与免疫细胞接触过。按照 Burnet 的克隆排除学说，针对这些隐蔽抗原的淋巴细胞克隆未被删除或失活。一旦因手术、外伤、感染等原因破坏隔离屏障，隐蔽抗原释放入血液或淋巴液，即可激活自身反应性淋巴细胞，引起自身免疫应答，甚至导致自身免疫性疾病的发生。

2. 自身抗原的改变　自身成分在受到物理因素（如冷、热、电离辐射）、化学因素（如药物、化学原料等）或生物因素（如细菌、病毒、寄生虫等）作用后，均可使其抗原性发生变化，如暴露新的抗原表位、原有的抗原构象改变、抗原被修饰或降解等，使自身抗原成分成为具有免疫原性并被免疫系统视为“非己”的物质，刺激免疫系统引起自身免疫应答。

3. 分子模拟　许多外来抗原如病原微生物具有与人体正常细胞或细胞外基质相似的抗原表位，针对这些细菌、病毒抗原表位产生的抗体和致敏淋巴细胞可与自身组织成分发生交叉反应，诱发异常自身免疫应答，这种现象被称为分子模拟（molecular mimicry）。通过分子模拟机制可引起自身炎症或组织破坏，进而引发多种自身免疫性疾病。

4. 表位扩展　一个抗原可以有优势表位（dominant epitope）及隐蔽表位（cryptic epitope）。前者也称原发性表位，是指在初次接触免疫细胞时首先激发免疫应答的表位，具有较强的免疫原性；而后者也称继发性表位，多为隐藏于抗原大分子内部或密度较低、在后续应答中刺激免疫应答的表位。在正常情况下，自身抗原的隐蔽表位并不暴露或水平极低，针对其的 T 细胞克隆可能逃逸了胸腺的阴性选择，使人体成熟 T 细胞库中存在自身反应性 T 细胞。机体免疫系统在对某抗原优势表位启动的持续免疫应答过程中，可相继针对同一分子复合物的若干不同表位（包括隐蔽表位）产生应答，即为表位扩展。随着疾病进展，免疫系统不断扩大识别自身抗原表位的范围，使更多自身抗原遭受免疫攻击，导致疾病发生并迁延不愈，不断加重。

（三）免疫系统因素

1. 免疫器官功能异常　T 细胞和 B 细胞分别在胸腺和骨髓中分化、发育成熟，经过阴性选择导致自身反应性 T 细胞和 B 细胞被克隆清除。如由于胸腺或骨髓功能障碍或微环境改变，某些自身反应性淋巴细胞可能逃避阴性选择而免于清除，该克隆进入外周并针对相应的自身抗原产生应答，引起自身免疫性疾病。

2. 淋巴细胞异常

（1）淋巴细胞旁路活化：正常情况下，体内存在针对自身抗原的 T/B 淋巴细胞克隆。一般 Th 淋巴细胞对自身成分是处于耐受状态，B 淋巴细胞仍能对自身成分发生应答。由于B细胞缺少Th细胞的辅助而不能有效的活化，故正常情况下不出现自身免疫应答。某些外来抗原具有与自身抗原成分相似或相同的B细胞表位，但具有不同的T细胞表位。此类外来抗原进入机体后，可激活相应的Th细胞，绕过识别自身成分并处于耐受状态的Th细胞而直接激活处于静止状态的自身反应性B细胞产生自身免疫应答，此机制为Th细胞旁路。另外，某些多克隆刺激剂如EB病毒和超抗原等，可激活多克隆T细胞或者直接非特异性激活B细胞，包括某些自身反应性B细胞，刺激其产生自身抗体，引发自身免疫应答。同时像病毒、寄生虫等某些外源性致病因子本身或其刺激机体产生的抗体可与自身反应性T、B细胞抗原受体有“公用独特型”，可绕过耐受的Th细胞激活特异性独特型Th细胞，使之辅助携带相应“公用独特型”的自身反应性T/B发生自身免疫应答。

（2）活化诱导的细胞死亡发生障碍：经过阴性选择自身反应性T细胞和B细胞被克隆清除，即使胸腺中少数自身反应性T细胞可能逃避了阴性选择而进入外周，也可通过激活由Fas/FasL介导的细胞死亡机制而被清除。Fas属TNFR/NGFR家族成员，普遍表达于多种细胞包括淋巴细胞表面。其配体即FasL通常出现于活化的T细胞如CTL和NK细胞膜上，又可以分泌脱落至细胞外。无论是膜结合型或是游离型的FasL，与细胞膜上的Fas结合后均可诱导细胞凋亡。*Fas/FasL*基因突变或该途径受阻，导致诱导自身免疫应答的淋巴细胞凋亡机制受损，外周血中出现大量自身反应性T细胞，并针对自身抗原产生应答，则可引起自身免疫性疾病的发生。

（3）淋巴细胞突变：理化、生物或某些原发因素导致淋巴细胞发生突变，使其抗原识别能力异常，可对自身抗原产生免疫应答。

（4）T细胞亚群功能失衡：$CD4^+$Th细胞功能亚群，包括Th1、Th2、Th17及Treg等各亚群的比例和平衡在维持内环境稳定中起重要作用。当感染或组织损伤等因素改变了微环境中细胞因子的组成，进而影响T细胞分化，导致Th1/Th2细胞、Th17及Treg的功能失衡可引起自身免疫性疾病。如Th1细胞功能增强可参与器官特异性AID如胰岛素依赖性糖尿病、多发性硬化症及甲状腺疾病的发生，而Th2细胞对这些疾病有拮抗作用；相反如Th2细胞功能增强可参与非器官特异性AID的发生。同时Th1/Th2细胞因子分别对AID的发生和发展起促进或拮抗作用。

3. 免疫分子异常

（1）MHCⅡ类抗原表达异常：正常情况下，MHCⅡ类抗原仅表达于抗原提呈细胞（APC）和某些激活的免疫细胞表面，而体内多数组织器官仅表达MHCⅠ类抗原不表达MHCⅡ类抗原。在某些因子（如INF-γ）的作用下，组织细胞表面可异常表达MHCⅡ类抗原，将自身抗原提呈给Th细胞，启动自身免疫应答，导致自身免疫性疾病。

（2）细胞因子产生异常：在免疫应答过程中，细胞因子是不可缺少的细胞间信息分子。如其产生失调可通过诱导MHCⅡ类抗原异常表达、诱导黏附分子表达增加等途径促进自身免疫应答。

（3）辅助刺激因子表达异常：在免疫应答过程中，免疫活性细胞的激活，除了需要对抗原提呈细胞表面的抗原肽复合物识别外，还必须有两细胞间辅助刺激因子的相互作用。如抗原提呈细胞表面辅助刺激因子表达异常，便可激活自身免疫性T细胞，引发自身免疫性疾病。例如 APC 表面共刺激分子表达下降或缺失是 T 细胞对自身抗原产生外周耐受的原因之一，一些病原微生物的产物可直接刺激非特异性免疫细胞产生细胞因子，导致 APC 表面黏附分子和共刺激分子表达异常，从而终止自身反应性 T 细胞的外周耐受，引发 AID。

（四）其他因素

1. 生理性因素　由于老年人胸腺功能低下易引起免疫功能紊乱，因此，老年人中自身抗体的检出率较高，而 AID 发病率也随着年龄的增长而增加。另外，系统性红斑狼疮、多发性硬化症女性发病率明显高于男性，而强直性脊柱炎男性多发，提示 AID 的发生及病情与性激素水平相关，但性激素与 AID 易感性关联的机制尚不清楚。

2. 神经-内分泌因素　下丘脑-垂体-肾上腺反馈环路通过分泌糖皮质激素而抑制自身反应性 Th 细胞和 Mφ 的活化，因此其异常可导致自身免疫应答的发生。

此外，应激等精神因素、机体状态等均影响自身免疫性疾病的发生和发展。

第二节　自身免疫性疾病

免疫系统最基本的功能是保护自身和排斥异体。机体对外来抗原发生免疫应答的结果通常是清除外来抗原，如细菌、细菌毒素或病毒等。而对自身细胞或分子发生免疫应答时可以是生理性，也可以是病理性的。正常人体血清中可存在多种针对自身抗原的抗体和自身反应性 T 细胞，但它们的水平极低，不足以破坏自身成分，反而有助于清除体内衰老蜕变的自身成分，在正常的免疫调节、维持机体生理平衡和自身稳定中发挥重要作用，这些均属于生理性自身免疫。如果这种自身免疫反应超出了一定限度，以至于造成正常组织结构破坏并引起相应的临床症状时，就导致了自身免疫性疾病的发生。自身免疫性疾病是指机体对自身抗原发生免疫应答而导致的疾病状态，是病理性自身免疫的结果。

一、自身免疫性疾病的分类

由于自身免疫性疾病临床表现复杂多样，目前尚无统一的分类标准，常用的分类方法如下。

（一）根据自身抗原的分布范围分类

将自身免疫性疾病分为器官特异性和全身性自身免疫性疾病两大类。器官特异性自身免疫性疾病指针对某一器官特定成分进行的异常免疫应答，病变往往局限在该器官。典型的疾病有桥本甲状腺炎、毒性弥漫性甲状腺肿（Graves 病）和胰岛素依赖性糖尿病等。全身性自身免疫性疾病又称系统性或非器官特异性自身免疫性疾病，一般是针对多组织器官所共有的抗原成分如细胞核或线粒体成分所产生的异常免疫应答，病变累及全身多个组织和器官。常见的疾病有系统性红斑狼疮、类风湿关节炎等。这种分类方法并不十分严格，临床有些自身免疫性疾病以某个器官为主，但同时不同程度的累及其他器官，如多发性硬化症等，临床常见的自身免疫性疾病见表 21-1。

（二）按是否与其他疾病（或外因）关联分类

可分为：①原发性自身免疫性疾病：其发生多无明显外因，可以是器官特异性、非器官特异性或中间型；②继发性自身免疫性疾病：由特定的外因引起，多为器官特异性自身免疫性疾病，一般预后较好。

表 21-1 自身免疫性疾病的分类

器官特异性自身免疫性疾病	全身性自身免疫性疾病
内分泌系统	系统性红斑狼疮
桥本甲状腺炎	类风湿关节炎
Grave 病	干燥综合征
胰岛素依赖性糖尿病	系统性硬化症
Addison 病	多肌炎/皮肌炎
神经系统	强直性脊柱炎
重症肌无力	系统性血管炎
多发性硬化症	混合性结缔组织病
血液系统	抗磷脂综合征
自身免疫性溶血性贫血	风湿热
特发性血小板减少性紫癜	
恶性贫血	
泌尿系统	
Goodpasture 综合征	
IgA 肾病	
消化系统	
炎症性肠病	
自身免疫性肝病	
眼睛	
交感性眼炎	
晶体源性虹膜炎	

(三) 按累及的系统进行分类

可分为:①结缔组织病,如类风湿关节炎、系统性红斑狼疮、干燥综合征、混合性结缔组织病等;②神经肌肉病,包括多发性硬化症、重症肌无力等;③内分泌疾病,常见的有胰岛素依赖性糖尿病、Grave 病、桥本甲状腺炎等;④泌尿系统疾病,如 Goodpasture 综合征、自身免疫性肾小球肾炎等;⑤血液系统疾病,临床上常见的有自身免疫性溶血性贫血、特发性血小板减少性紫癜等;⑥消化系统疾病,如溃疡性结肠炎、自身免疫性肝炎、原发胆汁淤积性肝硬化等。

(四) 按病程分类

可分为急性和慢性:包括急性局限性、急性全身性、慢性局限性和慢性全身性。

二、自身免疫性疾病的免疫学特征

1. 患者体内可检测出高效价的自身抗体和(或)自身反应性 T 淋巴细胞。系统性红斑狼疮患者血清中可检测出抗核抗体、抗双链 DNA 抗体、抗血小板抗体等多种自身抗体。在自身免疫性肝病患者体内可检测抗平滑肌抗体、抗线粒体抗体等抗体。在自身免疫性甲状腺炎患者存在抗甲状腺组织的抗体(抗甲状腺球蛋白抗体、抗微粒体抗体等),也可检出对甲状腺成分起反应的致敏淋巴细胞。自身抗体虽然是自身免疫应答和自身免疫性疾病的重要标志,但正常人血清中亦可检出。在健康人,自身抗体出现的频率和滴度随年龄增长而增高,50%以上的老年人体内可检测出多种自身抗体,如抗甲状腺球蛋白抗体、抗甲状腺上皮细胞抗体、抗胃壁细胞抗体、抗核抗体及类风湿因子等。

2. 自身抗体和(或)自身反应性T淋巴细胞介导对自身细胞或组织成分的获得性免疫应答,导致相应组织细胞损伤或功能障碍。在正常人体内检测出的自身抗体并不依赖外源性抗原刺激,效价低,与自身抗原亲和力低,不足以导致组织损伤,所以并无致病作用。而在自身免疫性疾病这些自身抗体受抗原刺激而产生,特异性强,与自身抗体的亲和力高,可直接作用于靶抗原所表达的组织细胞,介导相应组织器官损伤和功能障碍而导致疾病的发生。

3. 病情的转归与自身免疫反应的强度密切相关。

4. 除少数自身免疫性疾病有明显诱因外,多数病因不清,属“自发”性免疫性疾病。

5. 临床上病情常呈反复发作和慢性迁延的过程,除某些病因明确的继发自身免疫性疾病随原发病治愈而消退外,多数病因未明的自身免疫性疾病为慢性病程,反复发作迁延不愈。应用免疫抑制剂治疗有一定的疗效。

6. 以女性多见,发病率随年龄的增加而增高,有明显的遗传倾向。

7. 具有重叠现象,即一个患者可同时患一种以上自身免疫性疾病。如系统性红斑狼疮常伴有类风湿关节炎、干燥综合征、皮肌炎等,而干燥综合征亦常合并自身免疫性甲状腺炎。

8. 动物中可复制出类似的疾病模型,用患病者的血清或致敏性T淋巴细胞可使疾病被动转移。

三、自身免疫性疾病的组织损伤机制

自身抗体和(或)自身反应性T淋巴细胞介导的对自身抗原发生的免疫应答实际上是针对自身抗原的超敏反应。自身免疫性疾病的组织损伤多由Ⅱ、Ⅲ、Ⅳ型超敏反应所致。其中大多数自身免疫性疾病由某一型超敏反应引起,但也有一些自身免疫病同时由两种以上的超敏反应共同作用所致。除自身抗体、T细胞外,补体、免疫复合物、巨噬细胞、NK细胞等也参与了组织损伤的发生。

(一) Ⅱ型超敏反应(自身抗体介导的组织损伤)

Ⅱ型超敏反应是由IgG、IgM类自身抗体与靶细胞表面或细胞外基质的抗原结合所致的以细胞裂解和组织损伤为主的病理性免疫应答。自身抗体可以通过以下几种方式介导自身细胞的破坏:

1. 抗细胞表面或细胞外基质抗原的自身抗体介导的组织损伤　针对细胞表面或细胞外基质抗原的自身抗体直接与靶抗原结合,通过激活补体、趋化中性粒细胞和单核细胞、促进吞噬及局部释放炎性介质等机制导致细胞和组织损伤。临床上常见的自身免疫性溶血性贫血、自身免疫性血小板减少性紫癜、肺出血-肾炎综合征即通过上述机制致病。

2. 抗细胞膜表面受体的自身抗体介导的细胞和组织损伤　自身抗体与受体结合后可通过多种机制导致该受体功能障碍:①通过模拟配体作用刺激靶细胞功能亢进,例如Grave病、某些低血糖症患者就是由此种机制引起疾病发生的；②自身抗体通过竞争性抑制阻断天然配体与受体结合，或改变受体结构，从而抑制受体的功能，某些胰岛素耐受性糖尿病患者体内存在的自身抗体可竞争性抑制胰岛素与受体结合，引起糖尿病；③一些自身抗体与受体结合后可导致受体内化或降解，或通过激活补体系统而引发细胞损伤，通过这种机制发病的有重症肌无力。

（二）Ⅲ型超敏反应（自身抗原-免疫复合物介导的组织损伤）

IgG 或 IgM 类自身抗体与相应的抗原结合后形成中等大小免疫复合物，其随血流而沉积在某些部位后可以激活补体，造成炎症损伤。如系统性红斑狼疮患者体内持续产生的 IgG 类自身抗体与细胞核抗原结合形成的免疫复合物沉积于肾小球、关节、皮肤以及其他脏器的小血管壁上，激活补体进而引起肾小球肾炎、关节炎、皮肤红斑等多器官系统损害。

（三）Ⅳ型超敏反应（自身反应性 T 细胞介导的组织损伤）

Ⅳ型超敏反应是致敏的自身反应性 T 淋巴细胞攻击靶组织，造成局部炎症引起的自身免疫性疾病。致敏的 T 淋巴细胞主要有两类：①$CD4^+$Th1 细胞：可辅助 CTL，或再次遇到并识别相同靶细胞时释放多种细胞因子，如 IFN-γ、TNF-β、IL-2、IL-3、GM-CSF 等，产生以淋巴细胞和单核细胞浸润为主的炎性损伤；②$CD8^+$CTL：识别靶细胞表面相应靶抗原后，释放穿孔素、颗粒酶等介质，导致靶细胞溶解破坏，或诱导表达 Fas，与 $CD8^+$CTL 表面的 FasL 结合，导致靶细胞凋亡，例如胰岛素依赖性糖尿病就是由自身反应性 T 淋巴细胞引起的自身免疫性疾病。

（四）巨噬细胞、NK 细胞介导的组织炎性损伤

巨噬细胞被细胞因子等激活后即具有细胞毒作用，还可通过释放溶酶体酶及细胞毒性细胞因子造成组织损伤。NK 细胞可通过 ADCC 等作用造成靶组织损伤。例如桥本甲状腺炎患者的甲状腺内含有大量抗甲状腺球蛋白抗体，后者与甲状腺球蛋白结合形成抗原—抗体复合物，并沉积于腺上皮细胞上。抗体的 Fc 段与邻近 NK 细胞的 Fc 受体结合，通过 ADCC 作用损伤甲状腺组织。

四、自身免疫性疾病的诊断和治疗原则

（一）自身免疫性疾病的诊断

1. 病史的采集和体格检查　自身免疫性疾病是一类涉及多个学科、多个系统的疾病，除了器官特异性 AID 外，还有另一类是多脏器损害的系统性疾病，如系统性红斑狼疮、血管炎、干燥综合征等。因此病史采集过程中必须详细询问全身各器官系统的情况，而体格检查除一般内科体格检查外，应作肌肉、关节、脊柱在内的全身体格检查。全面询问病史和体格检查将有助于临床医师对疾病做出初步诊断并指导进一步辅助检查的方向。

2. 实验室检查

（1）一般性检查：包括血常规、尿常规、肝肾功能等检查，对疾病的诊断及病情分析有帮助。

（2）特异性检查：主要是血清自身抗体的检查。由于 AID 的主要特征之一是体内产生针对自身抗原的自身抗体和（或）自身反应性 T 淋巴细胞，因此自身抗体的检测对 AID 的诊断及鉴别诊断至关重要。目前临床上常见 AID 的主要自身抗体如表 21-2 所示：

表 21-2　常见自身免疫性疾病的自身抗体谱

疾病	自身抗体(谱)
风湿病	
系统性红斑狼疮	抗核抗体(ANA)、抗 dsDNA 抗体、抗 Sm 抗体、抗核糖体 P 蛋白抗体、抗红细胞膜抗体、抗血小板抗体、抗磷脂抗体、抗 SSA、SSB 抗体等
类风湿关节炎	类风湿因子、抗 CCP 抗体等
干燥综合征	ANA、抗 SSA、SSB 抗体
系统性硬化症	ANA、抗 Scl-70 抗体
混合性结缔组织病	ANA、抗 U1RNP 抗体
多肌炎	抗 Jo-1 抗体
内分泌病	
桥本甲状腺炎	抗甲状腺球蛋白、抗甲状腺过氧化物酶抗体
胰岛素依赖性糖尿病	抗胰岛素细胞、抗胰岛素受体抗体
Addison 病	抗肾上腺皮质分泌细胞微粒体抗体
神经肌肉病	
重症肌无力	抗乙酰胆碱受体抗体
多发性硬化症	抗髓鞘碱性蛋白抗体
血液病	
自身免疫性溶血性贫血	抗红细胞血型抗原抗体
特发性血小板减少性紫癜	抗血小板表面糖蛋白 GPⅡb、Ⅲa 抗体
肾脏病	
Goodpasture 综合征	抗基底膜Ⅳ胶原抗体
消化系统疾病	
自身免疫性肝病	抗平滑肌、线粒体抗体
眼睛	
交感性眼炎	抗葡萄膜抗体
晶体源性虹膜炎	抗晶状体蛋白抗体

3. 病理检查　活组织病理检查对诊断有决定性意义,并有指导治疗的作用。如唇腺活检对干燥综合征、肾脏活检对狼疮肾炎的病理分型、肌肉活检对多肌炎/皮肌炎的诊断均有重要价值。

4. 影像学检查　X 线平片、电子计算机体层显像(CT)、磁共振(MRI)、放射线核素扫描、超声等影像学检查在自身免疫性疾病的诊断中是重要的辅助检测手段,有助于一些疾病的诊断、鉴别诊断、疾病严重性分期及药物疗效的判断。

(二) 自身免疫性疾病的治疗

最佳的治疗方法是使患者免疫系统重新恢复对自身抗原的耐受性,但由于自身免疫性疾病常涉及多种自身抗原,且目前诱导免疫耐受的方法尚不成熟,因此自身免疫性疾病尚无根治的方法。现行的治疗主要是通过控制微生物感染、应用糖皮质激素、免疫抑制剂及针对免疫应答的各个环节进行靶向治疗来达到阻断疾病的进展、保护相应器官功能的目的。

1. 去除病因及对症治疗

(1) 预防和控制微生物感染:细菌、病毒等多种微生物感染尤其是持续微生物感染可能诱发了自身免疫性疾病。因此,对于有感染证据的患者应予以抗生素治疗,对于反复感染的患者注射疫苗,可降低自身免疫性疾病的发生率。

(2) 对症治疗:对于因自身免疫损伤而致某些重要生理活性物质减少的患者应进行替代治疗。如重症自身免疫性血小板减少性紫癜的患者进行输注血小板、对甲状腺炎导致甲减的患者予以甲状腺激素替代治疗,对维持脏器的生理功能极为重要。非甾体抗炎药由于可抑制组织细胞产生环氧化酶(COX),减少 COX 介导产生的炎症介质-前列腺素的产生,而发挥抗炎、止痛、退热等药理作用。对有关节肿痛的类风湿关节炎、强直性脊柱炎患者可以减轻患者的临床症状,改善生活质量。

2. 非特异性免疫抑制治疗

(1) 糖皮质激素(glucocorticoid,GC):其与受体结合后进入细胞核,通过影响一系列细胞信号的转导,抑制炎性介质的产生而发挥强大的抗炎作用;同时糖皮质激素对免疫应答的多个环节均有抑制作用,既可以抑制细胞免疫,也可抑制体液免疫,减少自身抗体的产生。激素是治疗自身免疫性疾病的常用药物,是系统性红斑狼疮、多肌炎/皮肌炎、自身免疫性溶血性贫血等疾病的首选治疗药物。但长期大量使用具有诱发感染、骨质疏松、股骨头坏死、糖尿病、消化性溃疡、高血压、精神异常等副作用,故应注意个体化原则,根据病种和病情选择用药剂量。除重症患者外,原则上以小剂量,短疗程为宜。

(2) 免疫抑制剂:是通过抑制细胞免疫及体液免疫而减轻组织损伤的一类化学或生物物质。常用药物有氨甲蝶呤、环磷酰胺、环孢素、硫唑嘌呤、霉酚酸酯、FK506 等。随着对自身免疫性疾病发病机制的不断认识,免疫抑制剂的治疗作用越来越受到重视,其与激素合用,可较好的控制病情,有利于激素减量。此类药物多具有肝肾损害、胃肠道反应、骨髓抑制、诱发肿瘤等副作用,应用过程中要注意监测。

3. 靶向治疗

(1) 针对细胞因子的靶向治疗:在自身免疫性疾病发病过程中产生大量的致炎性细胞因子,这些细胞因子在介导组织损伤过程中发挥了关键的作用,因此成为治疗的主要靶点。近年来利用单抗或重组的细胞因子抑制剂抑制炎性细胞因子的活性,治疗某些自身免疫性疾病起到了令人鼓舞的效果,临床上常用包括以下几种。

1) TNF-α 抑制剂:用于治疗具有预后不良因素、活动度高及常规治疗无效的类风湿关节炎、强直性脊柱炎、银屑病关节炎等自身免疫性疾病,疗效显著。目前广泛应用于临床的有:重组人肿瘤坏死因子受体-抗体融合蛋白(etanercept),TNF-α 单克隆抗体(infliximab 和 adalimumab)。

2) IL-1 抑制剂:重组人 IL-1R 拮抗剂(anakinra)与可溶性及细胞表面的 IL-1 受体结合来阻断 IL-1 的生物活性,被美国 FDA 批准用于应用治疗类风湿关节炎,亦有明确的疗效。

3) IL-6 抑制剂:抗 IL-6 受体单克隆抗体(atlizumab)通过竞争性与可溶性和膜结合型 IL-6R 结合,从而抑制 IL-6 的功能,目前用于治疗类风湿关节炎。

(2) 针对 B 细胞的靶向治疗:包括抗 CD20 单抗(rituximab)、抗 CD22 单抗(epratuzumab)等,可抑制 B 细胞活化,使 SLE 的治疗进入了新的时代。

（3）针对T细胞的靶向治疗：CTLA4-Ig和抗CD40L（ruplizumab）通过阻止T细胞的活化而达到治疗系统性红斑狼疮和类风湿关节炎的目的。

4. 其他治疗

（1）造血干细胞移植（HSCT）：造血干细胞是人体内最独特的细胞群，具有极高的自我更新、多向分化及损伤后自我修复的能力。能优先定位种植于适当的微环境内，并以非增殖状态和缺乏系列相关性抗原的方式存在。HSCT治疗过程中先用大剂量免疫抑制剂进行预处理，有效地清除了体内致病性免疫细胞，而输注体内的造血干细胞可重建其造血及免疫系统，对部分难治性自身免疫性疾病可能是一种有效的治疗措施。

（2）血液净化：包括血浆置换及免疫吸附等，主要是通过离心分离、膜分离或吸附分离等技术除去血循环中的异常抗体、免疫复合物、补体、炎性介质等病理物质，达到治疗疾病的目的。对部分难治性及血液中有高滴度自身抗体的自身免疫性疾病有一定的疗效，但不能代替药物治疗。

（高　薇）

第二十二章 常见全身性自身免疫性疾病

自身免疫性疾病分为器官特异性自身免疫性疾病和全身性自身免疫性疾病两大类。器官特异性自身免疫性疾病是指组织器官的病理损害和功能障碍仅限于抗体或致敏淋巴细胞所针对的某一器官，具体疾病将在相关的器官系统中阐述。本章只介绍临床常见的病变累及全身各器官系统的全身性自身免疫性疾病。

第一节 类风湿关节炎

类风湿关节炎（rheumatoid arthritis，RA）是一种以慢性进行性、侵蚀性多关节炎为主要特征的全身性自身免疫性疾病。临床表现为双手、腕、肘、膝、踝和足关节的对称性关节炎，同时可伴有发热、贫血、皮下结节、血管炎及淋巴结肿大等关节外表现，而患者血清中可出现以类风湿因子（rheumatoid factor，RF）、抗环瓜氨酸肽（anti-cyclic citrullinated peptide，CCP）抗体为代表的多种自身抗体。其基本病理改变为滑膜炎、血管翳形成，并逐渐出现关节软骨和骨破坏。如未经及时、正规治疗，最终可导致关节畸形及功能障碍，是造成人类劳动力丧失和致残的主要原因之一。

本病呈全球性分布，发病具有一定的种族差异。我国 RA 的患病率略低于 0.5% ~1% 的世界平均水平，为 0.32% ~0.36%。RA 可发生于任何年龄，发病高峰年龄在 35 ~50 岁，一般女性发病多于男性，男女之比约为 1∶3。

【病因】 RA 的病因尚不明确，考虑是一种抗原驱动、与遗传相关及多种因素参与的自身免疫性疾病。其中心环节是感染和自身免疫反应，而遗传、内分泌等因素则是患者易感的基础。

（一）环境因素

RA 的发病和分布不具有典型的感染性疾病的流行病学特征，但许多微生物感染均被证实与 RA 有一定的关系，例如，EB 病毒、细小病毒 B19、巨细胞病毒、支原体、结核分枝杆菌、变形杆菌感染等。目前尚未证实有导致本病的直接感染因子。微生物感染后可能通过激活体内 T、B 淋巴细胞，分泌炎性细胞因子，并通过分子模拟产生自身抗体而导致 RA 发病。

（二）遗传易感性

流行病学调查显示，RA 先证者的一级亲属发生 RA 的概率为 11%，单卵孪生子同时患 RA 的概率为 12% ~30%，而双卵孪生子同患 RA 的概率只有 4%，表明 RA 发病与遗传因素密切相关。RA 是一种多基因病，在各种遗传因素中 HLA 在 RA 发病中起着非常重要的作用。研究发现 RA 患者中 HLA-DR4 出现的频率明显高于正常人群，提示其与 RA 的发病相关。

（三）内分泌因素

RA 患者体内雄激素及其代谢产物水平明显降低，更年期女性 RA 的发病率明显高于同龄男性，提示雌激素及雄激素平衡失调可能参与了 RA 的发病过程。另外大多数患者在妊娠期病情好转，而分娩后常有病情加重，提示孕激素水平下降可能与 RA 的发病及病情进展有关。内分泌中各种激素可能在 RA 的发生、发展中发挥一定的作用，但其参与 RA 发病的确切机制尚不清楚。

（四）其他因素

吸烟是 RA 发病的危险因素之一，并可加重 RA 的病情。除此之外寒冷、潮湿、疲劳、外伤可能诱导易感个体发生 RA 或者使病情加重。

【发病机制】 RA 发病的确切机制尚未明确，但免疫紊乱被认为是 RA 的主要发病机制。一般认为是微生物等抗原作用于有易患背景的人，抗原多肽通过抗原提呈细胞激活 T 细胞，活化的 T 细胞可进一步导致其他免疫细胞的活化，从而启动特异性免疫应答并引起相应的关节炎症状。活化的 T 细胞及滑膜的巨噬细胞可分泌 TNF-α、IL-1、IL-6、IL-8 等多种致炎性细胞因子，促使滑膜处于慢性炎症状态，并导致软骨和骨的破坏；而 B 细胞激活并分化为浆细胞后，分泌大量包括类风湿因子等多种自身抗体在内的免疫球蛋白，免疫球蛋白和这些自身抗体形成的免疫复合物，经补体激活后可以诱发炎症；而 RA 患者抗凋亡基因的过度表达或抗凋亡与促凋亡因子的比例失调，会影响滑膜细胞的正常凋亡，使滑膜炎症反应得以持续。以上因素综合作用的结果导致了慢性滑膜炎、血管炎及关节软骨和骨破坏等 RA 的特征性病理改变。

【病理】 RA 的基本病理改变是滑膜炎和血管炎。

滑膜炎是关节表现的病理基础。急性期主要表现为滑膜下层小血管扩张，内皮细胞肿大，间质水肿和中性粒细胞浸润。病变进入慢性期则表现为滑膜细胞增生肥大，滑膜细胞层由原来的 1～3 层增生到 5～10 层或更多，其中大部分为具有巨噬细胞样功能的 A 型细胞及成纤维细胞样的 B 型细胞；滑膜下层有大量淋巴细胞及巨噬细胞、浆细胞浸润，新生血管明显。这种处于高度血管化、炎性细胞浸润、增生状态的滑膜覆盖于关节软骨表面形成血管翳。随着血管翳逐渐向心性伸展并覆盖整个关节软骨表面，可导致关节软骨及骨破坏。血管翳形成是 RA 的特征性病理表现，也是导致关节破坏、畸形的病理基础。

RA 血管炎主要累及中、小动脉和（或）静脉。表现为管壁淋巴细胞浸润、纤维素沉着，内膜增生，导致血管腔的狭窄或堵塞。血管炎可发生在关节外的任何组织，是 RA 关节外表现的病理基础，也是预后不良的因素之一。类风湿结节是血管炎常见的一种表现，多位于关节伸侧受压部位的皮下组织，也可发生于任何内脏器官。病理显示其中心为纤维素样坏死组织，周围有排列成栅栏样的上皮样细胞浸润，外被以肉芽组织，肉芽组织间有大量的淋巴细胞和浆细胞。

【临床表现】 RA 是一种异质性疾病，从起病方式、关节症状、关节外表现、病情轻重、病程及预后个体差异较大。RA 多以缓慢而隐匿的方式起病，在出现明显关节症状前可有数周的低热、乏力、全身不适、食欲缺乏、体重下降等症状，以后逐渐出现典型关节症状。少数则急剧起病，在数天内出现典型的关节症状。

（一）关节

RA 关节病变一般累及外周滑膜关节，多累及腕、掌指、近端指间关节，其次是足趾、膝、踝、肘等关节，少见的可累及颈椎、颞颌及肩、髋等关节。其关节病变通常有以下几种表现形式

1. 晨僵 晨起清醒或长时间不活动后病变关节出现僵硬和紧缩感,如胶黏着样的感觉,称“晨僵”(morning stiffness)。晨僵是炎性关节炎的标志,持续时间和关节炎症的程度呈正比,持续时间超过1小时者意义较大。晨僵出现在95%以上的RA患者,一般早于关节痛,常被作为观察本病活动的指标之一。其他病因的关节炎如骨关节炎等也可出现晨僵,但不如本病明显和持久。

2. 关节痛与压痛 往往是最早的症状,也是患者就诊的主要原因。多呈对称性、持续性,常因天气变化如潮湿、寒冷或急性感染而加重。颈椎的可动小关节及周围腱鞘受累出现颈痛,而颞颌关节受累的患者,常表现为讲话或咀嚼时疼痛加重,严重者有张口受限。多数疼痛的关节往往伴有压痛。关节压痛程度多采用分级法来定量,一般分3级:压痛;压痛伴畏缩;压痛伴畏缩和躲避。

3. 关节肿胀 多因关节腔内积液、滑膜增生及关节周围软组织炎症等引起。疾病早期的关节肿胀多由关节周围组织水肿及炎性细胞渗出导致关节腔积液所致;而疾病中后期多因滑膜增生肥厚所致。凡受累的关节均可肿胀,多呈对称性。肩、髋等大关节由于其周围有较多肌腱等软组织包围,因此肿胀不易发现,常表现为关节局部疼痛和活动受限,髋关节往往表现为臀部及下腰部疼痛。

4. 关节畸形 见于较晚期患者,多因滑膜炎症、血管翳侵蚀、关节软骨破坏、关节周围肌肉萎缩及韧带的牵拉等综合作用所致。关节畸形一旦形成便不可逆的持续存在,最为常见的关节畸形是掌指关节的半脱位、手指向尺侧偏斜及呈“天鹅颈(swan neck)样”、“纽扣花样(boutonniere)”畸形、膝外翻等,重症者关节可呈纤维性或骨性强直。

5. 关节功能障碍 晨僵、关节肿痛和结构破坏往往导致不同程度的关节功能障碍。美国风湿病学会将因本病而影响了生活的程度分为四级:Ⅰ级:能照常进行日常生活和各项工作;Ⅱ级:进行一般的日常生活和某种职业工作,但参与其他项目活动受限;Ⅲ级:可进行一般的日常生活,但参与某种职业工作或其他项目活动受限;Ⅳ级:日常生活的自理和参与工作的能力均受限。

(二)关节外表现

1. 类风湿结节 是本病较常见且具有特征性的关节外表现,可见于20%~30%的患者,多出现在病情严重、类风湿因子滴度较高的患者。类风湿结节大小不一,直径由数毫米至数厘米、质硬、无压痛、多呈对称性分布,常位于关节隆突部及受摩擦部位的皮下,如前臂伸面、肘鹰嘴突附近、枕、手指及跟腱等处。此外,其他脏器如心、肺、眼等亦可累及。其存在提示疾病活动,如长期存在则提示预后不良。

2. 血管炎 RA患者系统性血管炎发生率小于1%,常见于病情严重、类风湿因子阳性及有类风湿结节的患者,根据受累血管部位及大小不同表现各异。皮肤表现是血管炎最常见的表现,体格检查可观察到指端梗死、指(趾)端坏疽、下肢皮肤溃疡、网状青斑、瘀点及紫癜等小血管炎表现。而心、肺、肠道、肾等内脏大血管炎则表现为局部组织的缺血性坏死。

3. 眼部表现 RA眼受累多为巩膜炎和巩膜外层炎,除此之外还可表现为边缘性角膜溃疡、干燥性结膜角膜病变,严重者因巩膜软化而影响视力。巩膜炎和(或)巩膜外层炎见于不到1%的RA患者;而在巩膜炎的患者中约10%~33%患有RA。

4. 淋巴结病 在病程中30%的RA患者可有淋巴结肿大,深部及浅表淋巴结均可受累。淋巴结活检可见淋巴滤泡散在均匀性增生,有助于与淋巴瘤进行鉴别。

5. 肺和胸膜 RA 肺受累很常见,其中男性多于女性,有时可为首发症状。

(1) 肺间质病变:是最常见也是较严重的肺病变,见于约 30% 的患者,中位生存时间仅为 3.5 年,是 RA 死亡的主要原因之一。其起病隐匿,早期可无症状,逐渐出现气短和肺功能不全。病理表现多种多样,可有普通型间质性肺炎、非特异性间质性肺炎、淋巴细胞性间质性肺炎、隐源性机化性肺炎等,其中以寻常型和非特异性间质性肺炎最为常见。肺功能和肺影像学检查异常,特别是高分辨 CT 有助于早期诊断。

(2) 结节样改变:肺内出现单个或多个结节,为肺内的类风湿结节表现。通常无临床症状,结节有时可液化,咳出后形成空洞。诊断主要依靠影像学检查。

(3) Caplan 综合征:也称类风湿性尘肺病,实际上为尘肺患者合并 RA 时出现大量肺结节,称之为 Caplan 综合征。临床和胸部 X 线表现均类似肺内的类风湿结节,但数量多,较大。病理检查结节中心坏死区内含有粉尘,无特殊治疗,预后较好。

(4) 胸膜炎:比较常见,多为单侧或双侧性的少量胸腔积液,偶为大量胸腔积液。临床表现为胸痛、发热、呼吸困难,查体时可发现胸膜摩擦音以及胸腔积液的体征。胸水多为渗出性,糖含量很低。

(5) 肺动脉高压:一部分是肺内动脉病变所致,另一部分为肺间质病变引起。

6. 心脏受累 可出现在病程的任何阶段,多见于类风湿因子阳性及有类风湿结节的患者。

(1) 心包炎:是 RA 心脏受累最常见的表现,通过超声心动图检查约 30% 患者有小量心包积液。多数患者无相关临床表现,通常随 RA 病情控制而缓解,心包填塞和缩窄性心包炎并不多见。

(2) 心内膜炎和心肌炎:部分 RA 患者可出现心脏瓣膜受累,主要累及主动脉瓣,其次为二尖瓣,但极少出现血流动力学改变。约有 10% 的患者可因结节性肉芽肿或弥漫性心肌纤维化引起非特异性心肌炎,但较少影响心脏功能和形态,通常不引起临床症状。

(3) 动脉粥样硬化和缺血性心脏病:RA 是缺血性心脏病和早发动脉粥样硬化的独立危险因素,RA 患者预期寿命约缩短 5 ~ 10 年,其中 35% ~ 50% 归因于心血管疾病。

7. 胃肠道 患者可有上腹不适、胃痛、恶心、食欲缺乏、甚至黑便,多与服用抗风湿药物,尤其是非甾体抗炎药有关,很少由 RA 本身引起。

8. 肾脏损害 RA 累及肾脏并不少见,可表现为膜性肾病、肾小球肾炎、间质性肾炎以及肾脏淀粉样变等。此外,非甾体抗炎药及一些改变病情抗风湿药所引起的药物相关性肾损害也很常见。

9. 神经系统 神经受压是 RA 患者出现神经系统病变的常见原因,如正中神经在腕关节处受压而出现腕管综合征。受压的周围神经病变与相应关节的滑膜炎的严重程度相关,随着炎症的减轻,患者的神经病变逐渐减轻,但有时需要手术减压治疗。脊髓受压表现为渐进的双手感觉异常和力量的减弱,腱反射多亢进。多发性单神经炎则多因免疫复合物和补体等致炎因子引起的血管炎或神经末梢变性及脱髓鞘而致。

10. 血液系统 RA 患者的血液系统受累常表现为贫血和血小板增多。贫血程度通常和病情活动度相关,一般是正细胞正色素性贫血。病因多为长期慢性炎症所致慢性疾病性贫血(anemia of chronic disease,ACI),亦可因服用非甾体抗炎药及糖皮质激素而造成胃肠道长期少量出血所致。贫血多为轻、中度,常在炎症控制后得以改善。在病情活动的 RA 患者常见血小板增多,病情缓解后可下降,发生机制不详。

11. 干燥综合征 30%～40%的RA患者可继发干燥综合征，表现为口干、眼干。与原发干燥综合征相比，SSA、SSB等自身抗体阳性率低，并较少出现肾小管酸中毒、假性淋巴瘤等表现。

【实验室和其他辅助检查】

（一）血常规

有轻至中度贫血，多为正细胞正色素性贫血。活动期患者血小板可增高，在病情缓解后可降至正常。白细胞计数及分类多正常。

（二）炎性标志物

血沉和C反应蛋白（CRP）在疾病活动期常升高，病情缓解后可恢复正常，因此两者常作为判断疾病活动的指标之一。但注意血沉易受多种因素影响，并且约有5%的RA患者在疾病活动时血沉亦不增快。

（三）自身抗体

自身抗体检测对疾病的早期诊断及鉴别诊断有重要意义。

1. 类风湿因子 是针对变性的IgG分子的Fc段产生的一种自身抗体，可分为IgM、IgG和IgA型RF。在常规临床工作中主要检测IgM型RF，约70%RA患者血清中RF阳性，滴度一般与本病的活动性和严重性呈比例。但RF并非RA的特异性抗体，其他结缔组织病、一些感染性疾病及5%的正常人也可以出现低滴度的RF，因此RF阳性者必须结合临床表现，方能诊断本病，RF阴性者也不能排除本病的可能。

2. 抗角蛋白抗体谱 包括抗核周因子（APF）抗体、抗角蛋白抗体（AKA）、抗聚角蛋白微丝蛋白抗体（AFA）和抗环瓜氨酸肽（CCP）抗体。这些抗体敏感性低于RF，但在疾病的早期即可出现，且其诊断特异性较高。因此对于临床症状不典型、尤其是血清RF阴性的患者有助于早期诊断和鉴别诊断。

3. 其他抗体 60%RA患者抗核抗体、1/3患者抗中性粒细胞胞浆抗体阳性。除此之外，部分患者血清中可出现抗RA_{33}抗体、抗Sa抗体等阳性，这些自身抗体敏感性虽然不高，但诊断RA特异性较高，有助于疾病的早期诊断。

（四）免疫复合物和补体

70%患者血清中出现各种类型的免疫复合物。在急性期和活动期，患者血清补体可升高，只有在少数有血管炎者出现低补体血症。

（五）关节滑液

正常人关节腔内的滑液不超过3.5ml。RA患者滑液明显增多，多呈炎性特点，表现为白细胞增多，达$2000\times10^6/L$～$75\,000\times10^6/L$，其中中性粒细胞占优势。其黏度差，葡萄糖含量低于血糖，可检出RF及免疫复合物。

（六）影像学检查

1. X线平片 对RA诊断、关节病变分期、病变演变的监测均很重要。早期（Ⅰ期）：X线检查无破坏性改变，可见骨质疏松；中期（Ⅱ期）：除骨质疏松外，可有轻度的软骨破坏，有或没有软骨下骨质破坏，邻近肌肉萎缩，有关节外软组织病损，如结节和腱鞘炎；严重期（Ⅲ期）：骨质疏松加上软骨或骨质破坏，关节畸形，如半脱位，尺侧偏斜，无纤维性或骨性强直，广泛的肌萎缩，有关节外软组织病损，如结节或腱鞘炎；末期（Ⅳ期）：纤维性或骨性强直。

2. CT及MRI和超声检查 对诊断早期RA有帮助。CT检查对关节间隙的分辨能力优于MRI。MRI可以很好地分辨关节软组织早期病变，如滑膜水肿、骨破坏病变的前期表现骨髓水肿等。超声对软组织结构如滑膜、关节囊和肌腱等的分辨率较高，对肌腱损伤和肌腱炎的鉴别甚至优于 MRI。而高频超声能清晰显示关节腔、关节滑膜、关节积液、关节软骨厚度等形态结构，因而在 RA 诊断、鉴别诊断及穿刺定位中具有重要价值。

（七）病理检查

滑膜穿刺和关节镜活检可见炎性细胞浸润、滑膜细胞增生、血管翳形成等典型 RA 病理特点；而类风湿结节活检典型的病理改变亦有助于本病的诊断。

【诊断和鉴别诊断】 RA 的诊断主要依靠临床表现、实验室检查及影像学检查。自 20 世纪 50 年代美国风湿病协会（ACR）发表第一个 RA 诊断标准后，迄今为止，国际上已经先后提出了多个 RA 诊断或分类标准。目前 RA 的诊断普遍采用 ACR1987 年修订的分类标准：①关节内或周围晨僵持续至少 1 小时；②至少同时有 3 个关节区软组织肿或积液；③腕、掌指、近端指间关节区中，至少有一个关节区肿胀；④对称性关节炎；⑤有类风湿结节；⑥血清类风湿因子阳性（所用方法正常人群中不超过 5% 阳性）；⑦X 线片改变（至少有骨质疏松和关节间隙狭窄）。符合以上 7 项中 4 项可诊断为 RA（要求第 1 ~4 项病程至少持续 6 周），其敏感性和特异性分别为 91% ~94% 和 89%。

上述分类标准主要针对症状典型的 RA 患者，但患者达到诊断标准时病程多在 1 ~2 年，对于早期及不典型 RA 容易造成误诊或漏诊，所以该标准对早期 RA 的诊断价值有限。2010 年 ACR 和欧洲抗风湿病联盟（EULAR）提出了新的 RA 分类标准，见表 22-1：

表 22-1 2010 年 ACR 和 EULAR 类风湿关节炎分类标准

项目	评分
关节受累情况(0 ~5 分)	
1 个中大关节	0 分
2 ~10 个中大关节	1 分
1 ~3 个小关节	2 分
4 ~10 个小关节	3 分
>10 个小关节	5 分
血清学抗体(0 ~3 分)	
RF 或抗 CCP 抗体均阴性	0 分
RF 或抗 CCP 抗体低滴度阳性	2 分
RF 或抗 CCP 抗体高滴度阳性	3 分
滑膜炎持续时间(0 ~1 分)	
<6 周	0 分
≥6 周	1 分
急性期反应物(0 ~1 分)	
CRP 或 ESR 均正常	0 分
CRP 或 ESR 异常	1 分

小关节包括：掌指、近端指间关节、腕关节、第 2 ~5 跖趾关节，不包括第一腕掌关节、第 1 跖趾关节和远端指间关节；大关节指肩、肘、髋和踝关节。血清学低滴度阳性指 1 ~3 倍正常值，高低度阳性指>3 倍正常值

按表中所示评分系统进行评分，大于等于 6 分以上可诊断 RA。新的分类标准纳入了炎症标志物和抗 CCP 抗体，提高了诊断的敏感性，为早期诊断和早期治疗提供了重要依据。但是 RA 是一种异质性疾病，临床表现多种多样。因此，要结合具体临床情况，注意鉴别，降低误诊

率。对于小于6分不能确诊为RA的患者,仍需密切观察随访。

RA应注意与以下疾病进行鉴别。

(一) 骨关节炎

多见于50岁以上中老年人,除主要累及膝、脊柱等负重关节外,还可累及远端指间关节及近端指间关节。关节痛多在活动时加重,休息可减轻,晨僵时间常小于半小时。查体远端指间关节出现赫伯登(Heberden)结节,近端指间关节出现布夏尔(Bouchard)结节,膝关节有摩擦感,无皮下结节及血管炎等关节外表现。大多数患者血沉正常,RF阴性或低滴度阳性。X线示关节间隙呈不对称性狭窄、关节边缘呈唇样增生或骨疣形成。

(二) 强直性脊柱炎

多见于青壮年男性,有家族聚集倾向。主要侵犯脊柱,当外周关节累及时,表现为非对称性的下肢大关节炎,极少累及手关节。常伴有大转子、跟腱等肌腱或韧带附着点炎。可有虹膜睫状体炎、主动脉瓣关闭不全、IgA肾病等关节外表现。X线片可见骶髂关节侵蚀、破坏或融合等改变。90%以上患者HLA-B27阳性,血清RF阴性。

(三) 银屑病关节炎

本病多有皮肤银屑病史或银屑病家族史,部分多关节炎型患者与RA极为相似。但本病亦可累及远端指间关节、骶髂关节及脊柱,可有附着点炎和特征性指(趾)甲病变。血清RF多阴性,部分患者HLA-B27阳性。

(四) 系统性红斑狼疮

SLE部分患者以关节肿痛为首发症状常被误诊为RA。然而本病多见于生育年龄的女性,其关节病变较RA为轻,一般为非侵蚀性,且关节外的系统性症状如蝶形红斑、盘状红斑、光过敏、浆膜炎、蛋白尿、血液系统损害等较突出。而血清ANA、抗dsDNA抗体等多种自身抗体阳性有助于鉴别。

(五) 痛风

关节炎反复发作,伴皮下结节(痛风石)常被误诊为RA。本病多见于中老年男性,好发部位多为第一趾跖关节或跗关节。多为急性起病,表现为关节局部红、肿、热、痛,常因饮酒及进食高嘌呤饮食而诱发。血清RF阴性,而血清尿酸多升高。

(六) 其他病因的关节炎

风湿热的关节炎、肠道感染后或结核感染后反应性关节炎,均各有其原发病特点。

【治疗】 由于本病的病因和发病机制未完全明确,所以临床上尚不能根治。目前的治疗目标是早期RA患者应使疾病达到临床缓解,对长病程的患者即使不能达到临床缓解也应达到低疾病活动度,从而改善关节的功能和预后。为达到上述目标,应遵循早期、达标及个体化治疗的原则,密切监测病情,不断、及时调整治疗方案。

治疗措施包括:一般性治疗、药物治疗、外科手术治疗及其他治疗,其中以药物治疗最为重要。

(一) 一般性治疗

急性期要注意休息、关节制动,恢复期适当关节功能锻炼,物理疗法及外用药对缓解关节症状有一定的作用。

(二) 药物治疗

治疗RA的常用药物包括非甾体抗炎药、改变病情抗风湿药、糖皮质激素、植物药及生物制剂等。

1. 非甾体抗炎药（nonsteroidal anti-inflammatory drugs, NSAID）　通过抑制环氧化酶（COX），从而抑制花生四烯酸转化为前列腺素，而起到抗炎、解热、镇痛的作用。NSAIDs 可以改善 RA 患者的症状，但不能控制病情的进展，必须与改变病情抗风湿药同服。临床上根据对 COX 的两种同工酶抑制作用的不同将常用的 NSAIDs 大致分为两类：同时抑制 COX1 和 COX2 的称为非选择性 COX 抑制剂，而将主要抑制 COX2 者称为选择性 COX 抑制剂。应用 NSAIDs 治疗过程中应注意以下原则：注重 NSAIDs 的种类、剂量和剂型的个体化；只有在一种 NSAID 足量使用1～2 周后无效才更改为另一种，应避免两种或两种以上 NSAIDs 同时服用；老年人宜选用半衰期短的 NSAIDs 药物；对有溃疡病史的老年人，宜服用选择性 COX-2 抑制剂以减少胃肠道的不良反应；NSAIDs 可增加心血管意外事件的发生，对心血管高危人群应慎重使用。应用 NSAIDs 药物过程中要定期监测血常规和肝肾功能。

2. 改变病情抗风湿药（disease modifying antirheumatic drug, DMARD）该类药不具明显的抗炎和止痛作用，但可改善和延缓病情的进展。一般起效较慢，临床症状的明显改善大约需 1～6 个月。RA 一经确诊，都应尽早使用 DMARD。药物的选择和应用的方案要根据患者的病情活动性、严重性、有无预后不良的因素和关节外表现而定。如疾病活动度低、无明显预后不良因素可单用一种 DMARD；如疾病活动度高、有明显预后不良因素和关节外表现者应尽早采用两种或两种以上 DMARD 联合治疗。从临床研究疗效和费用等综合考虑，一般首选氨甲蝶呤，并将它作为联合治疗的基本药物。不同 DMARD 有其不同的作用机制及不良反应，在应用时需谨慎监测。临床常用的药物有：

（1）氨甲蝶呤（methotrexate, MTX）：本药抑制细胞内二氢叶酸还原酶，使嘌呤合成受到抑制，同时具抗炎作用。每周剂量为 7.5～25mg，以口服为主，亦可静注或肌注。4～6 周起效，疗程至少半年。不良反应有肝损害、胃肠道反应、骨髓抑制和口炎等，停药后多能恢复。偶见肺间质病变，是否引起流产、致畸和影响生育能力尚无定论。

（2）来氟米特（leflunomide, LEF）：主要选择性抑制二氢乳清酸脱氢酶活性，抑制嘧啶的从头合成，使活化淋巴细胞的生长受到抑制。其用法为 10～20mg，每日 1 次口服。主要不良反应有皮疹、脱发、胃肠道反应、高血压、肝损害和骨髓抑制等。因有致畸作用，故孕妇禁服。由于来氟米特和 MTX 两种药是通过不同环节抑制细胞增殖，故二者合用有协同作用，但服药期间应定期查血常规和肝功能。

（3）柳氮磺吡啶（sulfasalazine, SSZ）：可抑制淋巴细胞和白细胞的多种功能，抑制淋巴细胞的增殖和活化。剂量为每日 2～3g，分两次服用。主要不良反应是恶心、呕吐、腹痛、腹泻、皮疹、转氨酶升高和精子减少等。应从小剂量开始，逐渐加量会减少不良反应，对磺胺过敏者禁用。

（4）羟氯喹（HCQ）和氯喹：通过改变细胞溶酶体的 PH、减弱巨噬细胞的抗原提呈功能、减少淋巴细胞的活化而发挥治疗作用。前者每日 0.2～0.4g，分两次服，后者每日 0.25g，1 次服。长期服用可出现视物盲点，眼底有“牛眼”样改变，因此每 6～12 个月应做眼底检查，少数患者有胃肠道反应和神经系统症状。

（5）环磷酰胺（CTX）：不作为首选，一般在多种药物难以缓解时可酌情试用，或用于治疗合并肺间质病变、血管炎等危及生命的关节外表现的 RA 患者。副作用有：胃肠道反应、脱发、骨髓抑制、肝功能损害、性腺抑制、诱发感染、致畸、出血性膀胱炎及诱发肿瘤等。

(6) 其他 DMARD:①金制剂:口服初始剂量为3mg/d,2周增至6mg/d维持,适于早期或轻型患者,现已很少使用;②硫唑嘌呤:每日口服剂量为100mg,病情稳定后可改为50mg维持,不良反应有胃肠道反应、骨髓抑制和肝功能损害,服药期间需监测血象及肝功能;③环孢素:每日剂量为每3~5mg/kg,分1~2次口服,其突出的不良反应为血肌酐和血压上升,服药期间宜严密监测;④青霉胺:开始剂量为125mg,每日2~3次,无不良反应者则每2~4周后剂量加倍,至每日达500~750mg,待症状改善后减量维持,不良反应较多,现已很少使用。

3. 糖皮质激素(glucocorticoid,GC) 本药有强大的抗炎作用,能迅速改善关节肿痛和全身症状。但激素治疗RA是"双刃剑",应用过程中必须权衡利弊,严格掌握适应证。推荐在下列情况下RA患者可选用激素治疗:伴有心、肺、眼和神经系统等关节外表现的重症患者,可根据病情予以中到大剂量激素,症状控制后递减;不能耐受NSAIDs的RA患者作为"桥梁"治疗,一般不超过泼尼松每日10mg;其他治疗方法效果不佳的患者,剂量依病情的严重程度而定;局部应用:关节腔注射激素有利于减轻关节炎症状,改善关节功能。激素应用原则:小剂量、短疗程,使用GC时必须同时应用DMARDs。长期使用糖皮质激素可出现许多不良反应,即使局部应用一年内也不宜超过3次。过多的关节腔穿刺除了并发感染外,还可发生类固醇晶体性关节炎。使用GC应注意补充钙剂和维生素D,警惕高血压、血糖升高及感染等不良反应。

4. 生物制剂 目前临床治疗RA的生物制剂大概包括以下几种:针对炎性细胞因子的生物制剂,如TNF-α拮抗剂、IL-1拮抗剂、IL-6拮抗剂等;针对B细胞的特异性抑制剂如CD20单克隆抗体;针对T细胞的特异性抑制剂如细胞毒T细胞活化抗原-4(CTLA-4)抗体等,还有许多新的生物制剂正在研发过程中。其中目前临床上应用最广泛的是TNF-α拮抗剂,临床试验提示它们有抗炎及防止骨破坏的作用,疗效显著。推荐用于应用DMARDs治疗不能达标的重症患者,或存在预后不良因素的患者。对于合并重症感染、活动性结核、病毒性肝炎及肿瘤的患者不建议应用。为增加疗效和减少不良反应,本类生物制剂宜与MTX联合应用。其主要的副作用包括注射部位局部的皮疹,感染,尤其是结核感染,长期使用淋巴系统肿瘤患病率增加。

5. 植物药制剂 常用的植物药制剂包括:①雷公藤总苷:有抑制淋巴细胞、单核细胞及抗炎作用,用法:30~60mg/d,分3次服用,其不良反应为对性腺的毒性,出现月经减少、停经、精子活力及数目降低、皮肤色素沉着、肝损害等;②青藤碱:青藤碱60mg,饭前口服,每日三次,常见不良反应有皮肤瘙痒、皮疹等过敏反应,少数患者出现白细胞减少;③白芍总苷:常用剂量为0.6g,每日2~3次,其不良反应有大便次数增多,轻度腹痛,食欲缺乏等。植物药有缓解关节症状的作用,但可否延缓骨破坏还需要进一步研究,一般不单独使用。

(三) 外科手术治疗

RA患者经过积极内科正规治疗无效或严重关节功能障碍的患者可考虑手术治疗。常用手术包括关节置换和滑膜切除手术,前者适用于较晚期有畸形并失去功能的关节,后者可以使病情得到一定的缓解,但当滑膜再次增生时病情又趋复发,所以必须同时应用DMARDs。

(四) 其他治疗

对于少数规范药物治疗疗效欠佳且血清中存在高滴度自身抗体、免疫球蛋白明显增高的患者可考虑血浆置换或免疫吸附治疗。但应严格掌握适应证，并与 DMARDs 联用。

此外，自体干细胞移植、细胞疫苗对 RA 的疗效仍需进一步探讨。

（五）临床缓解的标准

关于 RA 的缓解标准先后提出很多种，有 DAS28、SDAI、CDAI 等多种，目前多采用 2010 年 ACR/EULAR 提出的建议，即满足下列 2 条中的一条视为临床缓解：

1. 以下指标均≤1　压痛关节数，肿胀关节数、CRP（mg/dl）及患者的总体评价（VAS 0～10）。

2. 简化的疾病活动指数（SDAI）≤3.3　SDAI＝TJC（28 个关节中的肿胀关节数）+SJC（28 个关节中的压痛关节数）+PGA（患者的总体评价 0～10）+MDGA（医生的总体评价 0～10）+CRP（mg/dl）。

【预后】　RA 患者的预后与病程长短、病情的严重程度及治疗有关。大多数 RA 患者病程迁延，在病程早期的 2～3 年内致残率较高，如未能及时诊断和及早合理治疗，3 年内关节破坏达 70%。相对来说起病时关节受累数多、血清中有高滴度自身抗体、早期出现骨破坏者及存在关节外表现的多提示预后差。近年来早期诊断、积极正规的治疗及以生物制剂为代表的新药的不断问世，使 RA 的预后明显改善，80% 以上 RA 患者能达到缓解，只有少数患者最终致残。与本病有关的死亡原因主要有：内脏血管炎、感染和肺间质纤维化。

第二节　系统性红斑狼疮

系统性红斑狼疮（systemic lupus erythematosus，SLE）是自身免疫介导的、以免疫性炎症为突出表现的一种慢性自身免疫性疾病。多系统受累及血清出现以抗核抗体为代表的多种自身抗体是 SLE 的主要临床特征。SLE 发病存在着明显的种族和地区性差异，全球平均患病率为（12～39）/10 万，我国的患病率高于世界平均水平，约为（30.13～70.41）/10 万。以女性多见，尤其是 20～40 岁的育龄女性，男女发病之比约为 1∶9。本病临床表现及预后个体差异较大，有肾、中枢神经等重要脏器损害者预后较差。随着对 SLE 研究的不断深入及治疗的逐渐规范，本病的预后较前明显改善。

【病因】　SLE 的病因至今尚未明确，目前认为并非单一因素引起，既有遗传、性激素等内在因素，也与环境因素和药物等外因有关。

（一）遗传

流行病学及家系调查资料显示 SLE 患者第 1 代亲属中患 SLE 者 8 倍于无 SLE 患者家庭，单卵双胞胎患 SIE 者 5～10 倍于异卵双胞胎，提示 SLE 存在遗传易感性。研究证明 SLE 的发病是多基因相互作用的结果，如 HLA 分子频率异常，补体基因缺陷及凋亡基因、免疫球蛋白受体基因（FcγRⅡ）的异常可能都参与了 SLE 的发病，而这些基因的异常又和临床亚型及自身抗体的种类有关。但是也有大部分病例不显示有遗传性。

（二）雌激素

SLE 女性患者明显高于男性，在更年期前阶段女男之比为 9∶1，而儿童及老人为 3∶1。另外妊娠、服用孕激素类避孕药常使 SLE 病情恶化均提示雌激素可能参与了疾病的发生。

（三）环境因素

1. 阳光　紫外线不但可使 SLE 皮疹加重，而且可以引起疾病复发或恶化，称为光过敏现象。原因是紫外线可使皮肤上皮细胞的某些分子如 DNA 变性,免疫原性增高而成为自身抗原,进而诱导机体产生自身抗体。

2. 某些含有芳香族胺集团或联胺集团的药物　如普鲁卡因胺、肼苯哒嗪等可以诱发药物性狼疮。而一些化学试剂、微生物病原体(流感病毒、麻疹病毒)等也可诱发疾病。

【发病机制及免疫异常】 病原体、药物等外来抗原作用于易感者引起 B 细胞活化。因免疫耐受性减弱,易感者体内的 B 细胞通过交叉反应与模拟外来抗原的自身抗原相结合,并将抗原提呈给 T 细胞,使之活化。由于 SLE 患者的 $CD8^+T$ 细胞和 NK 细胞功能失调,不能抑制 $CD4^+T$ 细胞,因此在 $CD4^+T$ 细胞的刺激下,B 细胞持续活化而产生大量的自身抗体。这些自身抗体与自身抗原有很高的亲和力,可以直接导致组织损伤和细胞的破坏;而由自身抗体和相应自身抗原相结合而成免疫复合物(IC)由于产生过多或不易清除等特点,大量沉积在组织中亦可造成组织损伤。持久而严重的组织损伤最终可引起器官功能障碍,从而引起一系列临床症状和体征。由于 T 细胞的功能异常导致新抗原不断出现,自身免疫持续存在;而在 T 细胞活化刺激下,B 细胞产生大量不同类型的自身抗体,是引起全身多器官系统损害及病情迁延不愈的基础。

【病理】 SLE 病理变化多种多样,但光镜下基本的病理变化为纤维蛋白样变性、黏液性水肿和坏死性血管炎,免疫复合物沉积或抗体直接侵袭是造成上述病变的主要原因。上述病理变化可出现在身体任何器官,从而导致全身组织器官的非特异性炎症和血管异常。而血管壁的炎症和坏死,继发的血栓可使管腔变窄或堵塞,导致局部组织缺血和坏死。受损器官还可出现一些像疣状心内膜炎、苏木紫小体、"洋葱皮样病变"等特征性改变,但阳性率不高。SLE 皮肤病理包括狼疮带试验,表现为皮肤的表真皮交界处有免疫球蛋白(IgG、IgM、IgA 等)和补体沉积。如做免疫荧光及电镜检查,几乎所有 SLE 患者都可发现肾脏病变,免疫荧光可见多种免疫球蛋白和补体沉积,称为"满堂亮"。

【临床表现】 SLE 是累及多脏器多系统的全身性疾病,早期症状往往不典型。关节炎和关节痛是首发症状中发生率最高的,其次为皮疹。此外,发热、疲乏、肾炎、浆膜炎、血小板及白细胞减少、溶血性贫血及神经系统损害等亦可能是本病的首发症状。因此,SLE 临床表现多种多样,复杂多变。

(一) 全身症状

活动期患者大多数有全身症状。约 90% 的患者在病程中出现各种热型的发热,尤以低、中度热为常见,也是 SLE 首发症状之一。此外尚可有疲倦、乏力。乏力可能是早期疾病活动的唯一指标,约 60% 的患者可体重下降。上述症状不具特异性,与一般感染症状无区别,临床上要注意鉴别。

(二) 皮肤与黏膜

80% 患者在病程中出现皮疹,其中包括特异性和非特异性皮疹。特异性皮疹有颊部呈蝶形分布的红斑、亚急性皮肤性红斑、盘状红斑、狼疮性脂膜炎等,其中以颊部蝶形红斑最具特征性;非特异皮疹有脱发、大疱性皮损、血管炎、网状青斑、雷诺现象、光过敏、口腔溃疡和甲周红斑等。SLE 皮疹多无明显瘙痒,明显瘙痒者提示过敏,免疫抑制剂治疗后的瘙痒性皮疹应注意真菌感染。

(三) 关节肌肉

关节痛和关节炎是 SLE 最常见的症状,常是其首发及就诊的主要原因之一。全身关节均可累及,但以近端指间关节、腕、膝、掌指关节最常见。多表现为对称性多关节疼痛、肿胀。虽然很少出现关节畸形，但10%的患者因关节周围肌腱受损而出现Jaccoud关节病。其特点为可复的非侵蚀性关节半脱位，关节X线片多无关节骨破坏。有小部分患者在病程中出现股骨头坏死，目前尚不能肯定是由于本病所致，还是糖皮质激素的不良反应之一。肌肉受累表现为肌痛和肌无力，肌痛很常见，但只有5%～10%出现肌炎，多见于活动性SLE。肌活检可见血管周围淋巴细胞及浆细胞浸润，很少出现肌细胞坏死。这类肌痛对激素反应较好。SLE患者可以出现激素或羟氯喹导致的继发性肌病。

（四）肾脏

肾脏是SLE最常受累的脏器，肾小球、肾小管、肾间质及肾血管均可累及。肾活检证实100%的患者有肾脏损害，而75%的患者可出现肾损害的临床表现，从单纯的尿液检查异常到典型的肾炎或肾病综合征，直至终末期肾衰竭轻重不等，个别患者首诊即为慢性肾衰竭。有肾脏受累的患者预后不良，是SLE死亡的主要原因之一。

（五）心血管

1. 心包炎　为纤维蛋白性心包炎或渗出性心包炎，心包填塞少见。轻者可无临床症状，也可表现为胸痛，严重者可有呼吸困难。

2. 心内膜炎　可出现疣状心内膜炎（Libman-Sack心内膜炎），其瓣膜赘生物常见于二尖瓣后叶的心室侧，不引起心脏杂音性质的改变。通常疣状心内膜炎不引起临床症状，但赘生物脱落可以引起栓塞，或并发感染性心内膜炎。

3. 心肌炎　约10%患者有心肌损害，表现为气促、心前区不适、心律失常，严重者可发生心力衰竭导致死亡。

4. 冠状动脉受累　表现为心绞痛和心电图ST-T改变，甚至出现急性心肌梗死。除冠状动脉炎可能参与了发病外，长期使用糖皮质激素加速了动脉粥样硬化，而抗磷脂抗体可导致冠状动脉血栓形成。

（六）肺

SLE经常累及肺部，包括胸膜、肺间质、肺血管、气道和肺实质。在整个病程中肺和胸膜受累可达50%～93%，可以是SLE首发症状，且与肺部感染容易混淆。

1. 胸膜炎　是SLE最常见的肺部表现，约35%的患者有胸腔积液，多为中小量、双侧性。除因浆膜炎所致外，部分是因低蛋白血症引起的漏出液。

2. 狼疮肺炎　可见于1%～4%的SLE患者。多急性起病，表现为发热、胸痛、干咳、呼吸困难和发绀。血气分析显示低氧血症，肺X线可见片状浸润阴影，多见于双下肺，有时与肺部继发感染很难鉴别。

3. 肺间质性病变　主要是急性和亚急性期的磨玻璃样改变和慢性期的纤维化，表现为活动后气促、干咳、低氧血症，肺功能检查常显示弥散功能下降。肺X线片早期可见“毛玻璃样”改变，随着疾病进展呈现为网状或蜂窝样改变。

4. 弥漫性肺泡出血（DAH）　约见于2%患者，病死率高达50%以上。临床主要表现为咳嗽、咯血、低氧血症、呼吸困难，胸片显示弥漫肺浸润，血红蛋白下降及血细胞比容减低常是较特征性表现。肺泡灌洗液或肺活检对于DAH的诊断具有重要意义。

5. 肺动脉高压　见于10%～20% SLE患者，主要表现为进行性加重的干咳和活动后气短。其发病机制包括肺血管炎、雷诺现象、肺血栓栓塞和广泛肺间质病变。

（七）神经系统

神经精神狼疮（neuropsychiatric lupus，NP-SLE）又称狼疮脑病，多发生在疾病活动期，可累及中枢和(或)周围神经。

中枢神经系统:主要表现为①精神症状:焦虑、性格改变、记忆力减退、认知障碍及精神病样症状等;②神经症状:轻者仅有偏头痛,重者可表现为脑血管病变、昏迷、癫痫持续状态等。引起 NP-SLE 的病理基础为脑局部血管炎的微血栓,来自心瓣膜赘生物脱落的小栓子,体内存在抗神经细胞的自身抗体及合并抗磷脂抗体综合征等。脑脊液检查蛋白量增高,白细胞数增高,少数病例葡萄糖量减少。结合影像学、脑脊液、脑电图等检查在排除感染、药物及代谢因素后可诊断 NP-SLE。

周围神经系统:可以是运动、感觉或混合的单神经或多神经病变,少数患者出现脊髓损伤,表现为截瘫、大小便失禁等。

(八) 消化系统

可有食欲减退、恶心呕吐、腹痛、腹泻、腹水、黑便等,其中部分患者以上述症状为首发表现。约 40% 患者血清转氨酶升高,肝大,一般不出现黄疸。少数可并发急腹症,如胰腺炎、肠坏死、肠梗阻。消化系统症状除与肠壁和肠系膜的血管炎有关外,药物及继发感染等也可出现上述表现,应注意鉴别。

(九) 血液系统表现

SLE 可以累及血液中任何一种细胞成分。

1. 贫血　见于 50% ~80% 的患者,分为免疫性贫血和非免疫性贫血两类。其中以慢性病性贫血、肾脏病性贫血等非免疫性贫血较常见,多为正细胞正色素性,网织红细胞较低。溶血性贫血见于 10% 的患者,Coombs 试验阳性,网织红细胞升高。

2. 白细胞减少　发生率高达 50%,白细胞低于 $2.0\times10^9/L$ 者不多见,以淋巴细胞绝对值减少较常见。

3. 血小板减少　与血清中存在抗血小板抗体、抗磷脂抗体以及骨髓巨核细胞成熟障碍有关。中度血小板减少不少见。

4. 淋巴结肿大　约 20% 患者有无痛性轻或中度淋巴结肿大,淋巴结病理往往表现为淋巴组织反应性增生,少数为坏死性淋巴结炎。约 15% 患者有脾大。

(十) 抗磷脂抗体综合征(antiphospholipid antibody syndrome, APS)

临床表现为动脉和(或)静脉血栓形成,胎盘功能不全导致的反复流产。如果患者血清不止一次出现抗磷脂抗体,加上上述表现之一则考虑存在继发性 APS。

(十一) 干燥综合征

部分患者继发干燥综合征,造成唾液腺和泪腺等外分泌腺功能不全,表现为口干、眼干。

(十二) 眼

眼部病损常见于急性活动期患者。最常受累的部位是视网膜,表现为出血、视盘水肿、视网膜渗出物等。其原因是视网膜血管炎。另外血管炎可累及视神经,两者均影响视力,重者可数日内致盲。其次是角膜炎和结膜炎,只有少部分患者表现为葡萄膜炎或巩膜炎。

【实验室和其他辅助检查】

(一) 一般检查

1. 血常规　可有贫血、白细胞减少和(或)血小板减少。

2. 尿常规　可出现蛋白尿、红细胞尿或管型尿。

3. 肝肾功能　异常代表 SLE 累及肝脏和肾脏,但治疗过程中出现异常可能为药物所致。

4. 急性时相反应物　活动期血沉增快,C 反应蛋白轻度升高,当 C 反应蛋白明显升高时往往提示 SLE 合并感染。

（二）自身抗体

血清中出现多种自身抗体是 SLE 的特征之一，这些抗体的检查对 SLE 的诊断、疾病活动性的判断具有重要意义。

1. 抗核抗体谱　出现在 SLE 的有抗核抗体（anti-nuclear antibody，ANA）、抗双链 DNA（ds-DNA）抗体、抗可提取核抗原（extractable nuclear antigens，ENA）抗体。

（1）ANA：敏感性高，见于 95% 以上的 SLE 患者，可作为 SLE 的筛选抗体，但其特异性低。除 SLE 外，其他结缔组织病及一些慢性感染患者的血清中也存在 ANA。因此，ANA 阳性不能作为 SLE 与其他结缔组织病鉴别的依据。

（2）抗 dsDNA 抗体：是 SLE 的标记抗体之一，敏感性为 70% 左右。多出现在 SLE 的活动期，与狼疮肾炎关系密切。其滴度与疾病活动性密切相关，经过治疗后可以转为阴性。

（3）抗 ENA 抗体谱：是一组临床意义不同的抗体，因其可溶于盐水而被提取，故称为可提取核抗原抗体。

1）抗 Sm 抗体：是 SLE 的标记抗体之一。特异性 99%，但敏感性仅 25%，其阳性有助于早期和不典型患者的诊断或回顾性诊断，但与病情活动性无关。

2）抗 RNP 抗体：阳性率 40%，对 SLE 诊断特异性不高，与 SLE 的雷诺现象和肌炎相关。

3）抗 SSA（Ro）、SSB（La）抗体：SSA 阳性率高于 SSB。这两种抗体阳性的 SLE 患者容易出现光过敏、血管炎、白细胞减少及合并干燥综合征。该类抗体阳性的母亲所产婴儿易患新生儿狼疮。

4）抗 rRNP 抗体：血清中出现本抗体代表 SLE 活动，同时往往提示有 NP-SLE 或其他重要内脏的损害。

2. 抗磷脂抗体　包括抗心磷脂抗体、狼疮抗凝物、血清梅毒试验假阳性等针对自身不同磷脂成分的自身抗体。SLE 该抗体阳性率为 30%，其阳性应注意有无继发 APS。

3. 抗核小体抗体（AuuA）　敏感性为 62% ~86%，特异性为 97%，AuuA 与 SLE 肾损害有明显关系。

4. 抗组织细胞抗体　包括抗红细胞膜抗体、抗血小板相关抗体、抗神经元抗体等，分别与溶血性贫血、血小板减少及 NP-SLE 有关。

5. 抗组蛋白抗体　对 SLE 诊断无特异性，但药物性狼疮患者该抗体阳性率较高。

6. 其他　部分患者血清中可出现 RF、抗中性粒细胞胞浆抗体等其他自身抗体。

（三）补体

SLE 患者总补体（CH50）、C3 和 C4 由于消耗而降低，对 SLE 的诊断及判断疾病活动有一定意义。

（四）免疫球蛋白

SLE 由于产生多种自身抗体，导致免疫球蛋白多克隆升高。蛋白电泳显示球蛋白升高，特别是 γ 球蛋白升高较为明显。

（五）肾活检病理

LN 病理表现多种多样，对狼疮肾炎的诊断、治疗和预后估计均有价值，尤其对指导狼疮肾炎治疗有重要意义。如肾组织示慢性病变为主，而活动性病变少则对免疫抑制剂治疗反应差；反之，治疗反应较好。2003 年国际肾脏病协会（ISN）及肾脏病理学会工作组（RPS）关于 LN 的病理分型见表 22-2。

表 22-2 2003 年 ISN 及 RPS 关于 LN 的病理分型

类型	特 点
Ⅰ型	系膜轻微病变性 LN,光镜下正常,免疫荧光可见系膜区免疫复合物沉积
Ⅱ型	系膜增殖性 LN,系膜细胞增生伴系膜区免疫复合物沉积
Ⅲ型	局灶性 LN(累及<50%肾小球)
Ⅲ(A)型	活动性病变:局灶增殖性
Ⅲ(A/C)型	活动性伴慢性病变:局灶增殖硬化性
Ⅲ(C)型	局灶硬化性
Ⅳ型	弥漫性 LN(累及≥50%肾小球)。S(A):节段增殖性;G(A):球性增殖性;S(A/C):节段增殖和硬化性;G(A/C):球性增殖和硬化性;S(C):节段硬化性;G(C):球性硬化性
Ⅴ型	膜性 LN,可以合并发生Ⅲ型或Ⅳ型,也可伴有终末性硬化性 LN
Ⅵ型	终末性硬化性 LN,≥90%肾小球呈球性硬化

(六)X 线及影像学检查

X 线、超声、CT、MRI 等检查有助于对胸膜、肺、心脏、腹部及脑部等器官损害做到早期发现、准确评估以便指导诊断和治疗。

【诊断和鉴别诊断】 目前普遍采用美国风湿病学会 1997 年推荐的 SLE 分类标准(表 22-3)。

表 22-3 美国风湿病学会 1997 年推荐的 SLE 分类标准

1. 颊部红斑	固定红斑,扁平或高起,在两颧突出部位
2. 盘状红斑	片状高起于皮肤的红斑,黏附有角质脱屑和毛囊栓;陈旧病变可发生萎缩性瘢痕
3. 光过敏	对日光有明显的反应,引起皮疹,从病史中得知或医生观察到
4. 口腔溃疡	经医生观察到的口腔或鼻咽部溃疡,一般为无痛性
5. 关节炎	非侵蚀性关节炎,累及 2 个或更多的外周关节,有压痛、肿或积液
6. 浆膜炎	胸膜炎或心包炎
7. 肾脏病变	尿蛋白>0.5g/24h 或+++,或管型(红细胞、血红蛋白、颗粒或混合管型)
8. 神经病变	癫痫发作或精神病,除外药物或已知的代谢紊乱
9. 血液学疾病	溶血性贫血,或白细胞减少,或淋巴细胞减少,或血小板减少
10. 免疫学异常	抗 ds-DNA 抗体阳性,或抗 Sm 抗体阳性,或抗磷脂抗体阳性(包括抗心磷脂抗体、或狼疮抗凝物、或至少持续 6 个月的梅毒血清试验假阳性三者中具备一项阳性)
11. 抗核抗体	在任何时候和未用药物诱发"药物性狼疮"的情况下,抗核抗体滴度异常

符合该分类标准的 11 项中的 4 项或 4 项以上者,不论同时或先后出现,在除外感染、肿瘤和其他结缔组织病后,可诊断 SLE。其敏感性和特异性分别为 95%和 85%。11 条分类标准中,免疫学异常和高滴度抗核抗体更具有诊断意义。一旦患者免疫学异常,即使临床诊断不够条件,也应密切随访,以便尽早作出诊断和及时治疗。2009 年系统性红斑狼疮国际协作组对 SLE 的分类标准(表 22-4)进行了修订,应用该标准诊断 SLE 敏感性为 97%,特异性 84%,目

前新的分类标准在临床应用日趋广泛。

表 22-4　2009 年系统性红斑狼疮国际协作组修订的 SLE 分类标准

临床标准
1. 急性或亚急性皮肤狼疮
2. 慢性皮肤狼疮
3. 口腔/鼻溃疡
4. 不留瘢痕的脱发
5. 炎症性滑膜炎,内科医生观察到的两个或两个以上关节肿胀或伴晨僵的关节触痛
6. 浆膜炎
7. 肾脏:尿蛋白/肌酐比值>0.5mg/mg,或 24 小时尿蛋白>0.5g/d,或有红细胞管型
8. 神经系统:癫痫发作,精神病,多发性单神经炎,脊髓炎,外周或颅神经病变,脑炎(急性精神混乱状态)
9. 溶血性贫血
10. 白细胞减少(至少一次<4.0×10^9/L)或淋巴细胞减少(至少一次<1.0×10^9/L)
11. 至少一次血小板减少(<100×10^9/L)
免疫标准
1. ANA 阳性
2. 抗 ds-DNA 阳性(ELISA 法需两次高于实验室参考值范围)
3. 抗 Sm 抗体阳性
4. 抗磷脂抗体　①狼疮抗凝物阳性;②梅毒血清学试验假阳性;③抗心磷脂抗体-至少两倍正常值或中高滴度;④抗 β2 糖蛋白 1 阳性
5. 低补体　①低 C3;②低 C4;③低 CH50
6. 在无溶血性贫血者,直接 coombs 试验阳性
确诊条件
1. 有活检证实为狼疮肾炎,并伴有 ANA 阳性或抗 ds-DNA 阳性
2. 患者满足分类标准中的 4 条,其中包括至少一条临床标准和一条免疫学标准

狼疮肾炎的诊断:在确诊 SLE 的基础上,如出现持续蛋白尿(>0.5g/24h 或+++)或管型(可为红细胞、血红蛋白、颗粒等),则可诊断为狼疮肾炎。

SLE 是一种多系统累及的疾病,对不同系统累及的患者应与相应系统的疾病进行鉴别。临床上主要注意与下述疾病鉴别:各种皮炎、特发性血小板减少性紫癜和原发性肾小球肾炎等,也需和其他结缔组织病如系统性血管炎、RA、混合性结缔组织病进行鉴别,同时注意排除药物性狼疮。对有多系统损害的患者应及时检测 ANA 谱及补体等检查,可资鉴别。

【病情的判断】　诊断明确后要对患者的病情进行判定,SLE 活动性和病情严重程度的评估是制订合适治疗方案的先决条件。

(一) 疾病的活动性

目前临床上 SLE 活动判定标准有:SLEDAI、SLAM、BILAG、SIS、ECLAM 等,以 SLEDAI 临床最常用。其总分为 105 分,总分≥10 分则考虑疾病活动。由于 SLEDAI 评分应用较复杂,临床上常通过一些临床症状,特别是最近新出现的或近期加重的临床症状,及与 SLE 相关的一些实验室指标来判断 SLE 疾病活动性。提示 SLE 活动的主要表现有:出现各种中枢神经系统表现、肾脏受累、发热、关节炎、血管炎、新出现的皮肤黏膜损害、血细胞减少、低补体血症、dsDNA 滴度升高、血沉增快等,上述表现在除外感染、药物等因素外,则考虑疾病活动。

(二) 疾病的严重程度

1. 轻型 无明显内脏损害者,如只有发热、关节炎、浆膜炎、皮疹及雷诺现象等症状者。

2. 重型 有明显重要脏器累及,但脏器功能基本正常的患者,如狼疮肾炎、血小板减少性紫癜、间质性肺炎等。

3. 狼疮危象 有重要脏器累及并存在危及患者生命的情况,如急进性肾小球肾炎、严重溶血性贫血、严重的中枢神经系统损害、严重心脏损害、严重血小板减少性紫癜、严重的血管炎及严重狼疮肺炎等。

【治疗】 虽然 SLE 尚不能根治,但多数患者经正规系统治疗后,病情可以得到控制,甚至完全缓解。由于 SLE 是一种高度异质性疾病,治疗关键是早期发现、早期治疗,根据疾病的活动性及严重程度制订个体化的治疗方案。治疗过程中要定期复查、监测药物的毒副反应,及时调整治疗方案,坚持长期规范治疗。同时要重视伴发病如高血压、骨质疏松、糖尿病、动脉粥样硬化等的治疗,从而保护患者重要脏器功能、延长患者寿命、改善生活质量。

(一) 一般治疗

正确认识疾病,保持乐观的情绪,消除恐惧心理;急性活动期要注意休息,保证充足的睡眠,避免过劳;避免强光和紫外线照射;生育年龄的女性患者要选择合适的方式避孕;避免使用诱发或加重病情的药物;预防并积极治疗感染;活动期不做预防接种,尽可能不用活疫苗;遵循医嘱配合治疗,学会自我认识疾病活动的征象,坚持定期随访。

(二) 药物治疗

药物治疗是 SLE 主要治疗手段,但是由于治疗 SLE 的药物多数有一定的不良反应,所以要充分评估治疗的风险与效益之比,严格掌握药物适应证。

1. 糖皮质激素(简称激素) 激素具有强大的抗炎和免疫抑制作用,因而被视为治疗 SLE 的最主要药物。

(1) 剂型的选择:激素制剂众多,疗效无明显差别,一般选用中效激素,如泼尼松、泼尼松龙或甲泼尼龙。

(2) 剂量及给药方法:由于不同剂量的激素药理作用有所侧重,病情不同,临床激素的剂量要个体化,根据患者病情严重程度而选择。对于轻症可不用或予以小剂量激素,如泼尼松 5~20mg/d;而对于重症患者,可予以大剂量激素,相当于泼尼松 1mg/kg 甚至更多;对于危重症 SLE 患者必要时可进行大剂量激素冲击治疗,即予以甲泼尼龙 500~1000mg 静脉点滴,每日一次,连用 3~5 天。除激素冲击或局部治疗外,激素给药方式一般以口服为主,通常早晨一次口服,必要时可分次给药。

(3) 减量方法:为尽量减少激素的不良反应,待病情稳定后 2 周或疗程 4~6 周内,开始以每 1~2 周减 10% 的速度缓慢减量,减至小于每日 0.5mg/kg 后,减药速度按病情适当调慢。如果病情允许,维持治疗的激素剂量尽量小于泼尼松每日 10mg。

(4) 副作用:长期使用激素会出现以下不良反应,如向心性肥胖、血糖升高、高血压、诱发感染、股骨头无菌性坏死和骨质疏松等,应注意预防。

2. 免疫抑制剂　为更好的控制病情、保护脏器功能、减少复发、减少激素的用量，绝大多数的患者尤其活动程度较严重的 SLE，在应用激素的同时加用免疫抑制剂。临床常用的免疫抑制剂有环磷酰胺、硫唑嘌呤、环孢素、吗替麦考酚酯、来氟米特、氨甲蝶呤、硫酸羟氯喹、他克莫司等。这类药物应用过程中可能出现胃肠道反应、骨髓抑制、肝肾损害、性腺抑制、诱发肿瘤等不良反应，应注意监测。

3. 其他药物

(1) 静脉注射大剂量免疫球蛋白(IVIG)：适用于某些病情严重和(或)并发全身性严重感染者，对重症血小板减少性紫癜有效。一般每日 0.4g/kg，静脉滴注，连续 3～5 天为一个疗程。

(2) 生物制剂：目前临床上可用于治疗 SLE 的生物制剂有抗 CD20 单抗(rituximab，利妥昔单抗)、贝利单抗(belimumab)、CTLA-4Ig 等，这些生物制剂针对 SLE 发病过程中某个特殊阶段进行靶向治疗，其疗效及不良反应还有待于进一步观察。

(三) 其他治疗

1. 血浆置换　将患者的血液引至血浆交换装置，将分离出的血浆弃去，再补充一定的血浆或代用液，通过这种方法来清除血浆中免疫复合物、游离的抗体、免疫球蛋白及其他免疫活性物质，从而起到缓解病情的作用。血浆置换只适用于伴有较高水平免疫复合物的危重患者或经多种治疗无效的患者，作为一种辅助治疗措施，不宜长期应用，也不能代替药物治疗。

2. 造血干细胞移植　通过预处理、干细胞分选以及回输等措施，可以去除自身激活的细胞，使免疫细胞对自身抗原产生免疫耐受而获得造血和免疫功能的重建。研究证实，造血干细胞移植可以使传统免疫抑制剂治疗无效的患者病情得以缓解，但其远期疗效尚有待进一步研究。

知识拓展

SLE 理想的治疗目标是通过纠正患者异常的免疫状态，从而获得持久的临床缓解甚至治愈。HSCT 是采用大剂量化疗或结合全身放疗，使机体达到过度的免疫抑制或免疫清除，继而回输自体或正常供者造血干细胞，重建患者的免疫和造血功能。迄今为止，HSCT 治疗 SLE 的机制尚未完全阐明，可能与以下两方面有关：①预处理可以摧毁患者免疫系统，减少治疗抵抗，并延长抗炎反应；②通过清除自身反应性细胞来修复自身免疫耐受，而输注的造血干细胞可激活胸腺活性，重建免疫系统。免疫重建过程中多种免疫细胞、免疫调节因子、抗体、补体等发生改变，可清除自身反应性淋巴细胞，或者诱导产生对自身抗原的免疫耐受，达到新的免疫平衡，使 SLE 得以长期缓解。关于 HSCT 治疗 SLE 的适应证，目前国内外尚无统一标准。但多数学者认为 HSCT 应限于疾病经标准免疫抑制治疗后无效、病情进展、复发后不能缓解或不能耐受免疫抑制剂累及毒性的 SLE 患者。经过 10 多年的临床探索和实践，HSCT 可用于治疗难治或严重的 SLE 患者已在国内外多数学者中达成共识，但目前仍有许多问题有待解决。制定 HSCT 治疗 SLE 的适应证标准、移植方案及疗效标准以规范今后的治疗，降低 HSCT 后复发是以后研究的重点。

(四) 治疗并发症

SLE 常见并发症有动脉粥样硬化、感染、高血压及糖尿病等，予以积极治疗。

(五) SLE 常用治疗方案

SLE 是一种异质性疾病，一定要根据病情选择个体化的治疗方案。用药前充分衡量药物效益/风险比，注意病情变化及时调整治疗方案，严密监测药物的不良反应，积极治疗并发症。

1. 轻型 以发热、皮损和(或)关节痛为主,可选用非甾体类抗炎药、羟氯喹等药。治疗无效者加用小、中等剂量激素,相当于泼尼松 0.5mg/kg。

2. 狼疮肾炎 足量激素联用 CTX 或 MMF 是诱导缓解常用的方案,治疗目标是争取在6~12 个月内达到缓解或部分缓解。LN 缓解的标准为:24 小时尿蛋白定量<0.5g,肾功能正常;部分缓解为 24 小时尿蛋白定量减少 50% 以上,肾功能基本正常。诱导缓解后可改为 AZA 或 MMF 减量维持治疗。对于诱导缓解不理想的患者,应根据肾活检结果及时调整治疗方案,可以 CTX、MMF 互换,或改用他克莫司、环孢素等其他免疫抑制剂。对于急进性肾小球肾炎,肾功能进行性恶化者,可给予大剂量激素及 CTX 冲击治疗,而对于终末期肾小球硬化为主的肾衰竭患者除维持透析外可考虑肾移植。

3. 系统性红斑狼疮合并肺动脉高压 SLE 肺动脉平均压静息状态>25mmHg、或运动状态>30mmHg 考虑患者合并肺动脉高压,可引起心力衰竭或猝死。除予以激素、CTX 等免疫抑制剂治疗外,应注意对症治疗。可选择钙离子拮抗剂、前列环素类似物、一氧化氮、内皮素受体阻断剂、5-磷酸二酯酶抑制剂来降低肺动脉压力,对合并心力衰竭的患者可给予利尿剂及洋地黄药物。

4. 狼疮脑病 甲泼尼龙冲击治疗,3~5 天后改为足量激素口服,相当于泼尼松每日 1mg/kg,同时 CTX 冲击治疗。对于全身应用激素、CTX 有禁忌的或其他系统疾病活动不明显的患者也可选用鞘内注射地塞米松 10mg 及氨甲蝶呤 10mg,每周一次。同时给抗癫痫药、降颅压等对症支持治疗。

5. 系统性红斑狼疮合并溶血性贫血 予以泼尼松每日 1~2mg/kg,对于重症或进展较快的患者,可采用大剂量甲泼尼龙冲击治疗,然后改为常规剂量口服。一般应用激素后 10d 网织红细胞开始下降,血红蛋白开始上升,但疗效不能持久,应及时加用 CTX、AZA 等免疫抑制剂。对部分难治性自身免疫性溶血性贫血可口服达那唑或静点免疫球蛋白,对内科治疗无效的可考虑脾切除。对严重贫血有影响重要脏器功能的可以临时输注“三洗”红细胞悬液,必要时可行血浆置换。

6. 系统性红斑狼疮合并血小板减少性紫癜 血小板$(5\sim10)\times10^9/L$为轻度血小板减少,$(2\sim5)\times10^9/L$为中度,而$<(2\sim5)\times10^9/L$则为重度,对于血小板重度减少伴自发出血倾向的患者要积极治疗。常用激素剂量:泼尼松每日 1~2mg/kg,对常规剂量治疗反应不佳者可给予甲泼尼龙冲击。静脉输注大剂量 IVIG 有效。还可应用长春新碱 1~2mg/周,总量不超过 6mg。环孢素无明显骨髓抑制作用,是常用的联合治疗药物,对于无骨髓增生低下的患者可加用 CTX、AZA 等免疫抑制剂。内科治疗无效也可考虑脾切除或脾栓塞。

7. 抗磷脂抗体综合征 除针对 SLE 治疗外,对于抗磷脂抗体阳性并伴有血栓或反复流产的抗磷脂抗体综合征患者应予以抗凝治疗,常用药物为肝素(或低分子肝素)、华法林,而羟氯喹可保护患者不发生血栓。用药过程中应检测 APTT 或 INR,调整药物用量,预防出血。

8. 缓解期治疗 SLE 目前病因不清楚,尚无根治的方法,治疗缓解后尚需接受长期维持治疗。应使用不良反应最少的药物和最小有效剂量,以达到抑制疾病复发的目的,例如可每日晨服泼尼松 5~10mg。

【SLE 与妊娠】 有生育要求的 SLE 患者,选择适当的生育时机很关键。对于病情缓解期达半年以上,没有中枢神经系统、肾脏或其他脏器严重损害,泼尼松用量低于每日 10mg,且停用环磷酰胺、甲氨蝶呤、吗替麦考酚酯、雷公藤多苷等免疫抑制剂半年以上的患者可以考虑妊娠。妊娠可诱发 SLE 活动，而 SLE 患者妊娠，流产、早产和死胎儿率增加，要定期到风湿科和妇产科随诊。如果出现疾病活动，可增加泼尼松用量，硫酸羟氯喹对胎儿是安全的，必要时可静点免疫球蛋白。经过上述处理，疾病仍不能很好控制或出现重要脏器损害的，应及时终止妊娠。非缓解期的 SLE 患者不适合妊娠应避孕。对于合并抗磷脂抗体综合征的患者，如之前有流产史，应给予肝素抗凝治疗。产后避免哺乳。

【预后】 随着对疾病认识的不断深入、早期诊断的手段增多和治疗 SLE 水平的提高，SLE 预后已明显改善、生存时间不断延长，目前 10 年存活率已达 90% 以上。急性期患者死亡的主要原因是肾脏、神经系统等重要脏器严重损害和感染；慢性肾功能不全、激素及免疫抑制剂等药物长期应用带来的不良反应，冠状动脉粥样硬化性心脏病等，逐渐成为 SLE 远期死亡的主要原因。

第三节　脊柱关节炎

一、概　　述

脊柱关节炎（spondyloarthritis，SpA）又称血清阴性脊柱关节病（seronegative spondyloarthropathies），是一类累及脊柱和外周关节，伴有特征性关节外表现、类风湿因子阴性的慢性炎症性疾病。包括强直性脊柱炎（ankylosing spondylitis，AS）、反应性关节炎（reactive arthritis，ReA）、银屑病关节炎（psoriatic arthritis，PsA）、炎性肠病关节炎（inflammatory bowel disease arthritis，IBDA）、未分化脊柱关节炎（undifferentiated spondyloarthritis，USpA）和幼年脊柱关节炎（juvenile-onset spondyloarthritis）。这类疾病是一组具有许多相同的临床、放射学和血清学的特征，有家族性和遗传倾向的异质性疾病。

【病因】

（一）遗传因素

HLA-B27 即人类白细胞抗原-B27，与脊柱关节炎存在着密切的关系。脊柱关节炎包括的所有疾病中 HLA-B27 抗原均显著增高。据流行病学调查，AS 患者 HLA-B27 阳性率高达 90% ~96%，而普通人群 HLA-B27 阳性率仅 4% ~9%；HLA-B27 阳性者 AS 发病率约为 10% ~20%，而普通人群发病为 1‰~2‰。AS 一级亲属患 AS 的危险性比一般人高出 20 ~40 倍。约有 60% ~80% 的反应性关节炎患者 HLA-B27 阳性，HLA-B27 携带者发生反应性关节炎的机会增加 50 倍，HLA-B27 阳性的患者关节炎和关节外症状较重，并预示病程迁延。所以，目前认为 HLA-B27 在脊柱关节炎的发病机制中起着重要的作用，但是 HLA-B27 阳性者并不全部都发生脊柱关节炎，且有 5% ~20% 脊柱关节炎患者检测 HLA-B27 呈阴性，因此 HLA-B27 在脊柱关节炎表达中是一个重要的遗传因素，但并不是影响本病的唯一因素。

（二）环境因素

环境方面的最常见的病因是感染：研究发现，多数 AS 患者有肠道或泌尿生殖系细菌感染的病史，先后报道了肺炎克雷伯菌、沙门菌、志贺菌、耶尔森菌、弯曲菌以及衣原体和支原体等与 AS 存在关联。约 60% 以上的 AS 患者伴有肠道的亚临床炎症改变，而且血清 IgA 抗体水平明显升高，IgA 血清浓度与 C 反应蛋白水平密切相关。反应性关节炎的常见病原微生物包括肠道、泌尿生殖道、咽部及呼吸道感染菌群，甚至病毒、衣原体及原虫等。这些微生物大多数为革兰氏染色阴性，具有黏附黏膜表面侵入宿主细胞的特性。研究发现，许多反应性关节炎患者的滑膜和滑膜白细胞内可检测到沙眼衣原体的 DNA 和 RNA 及志贺杆菌的抗原成分，而衣原体热休克蛋白（HSP）、耶尔森菌热休克蛋白-60 及其多肽片段均可诱导反应性关节炎患者 T 细胞增殖。

外伤是比较明确的 PsA 的致病因素。银屑病皮损多出现在损伤区域，约有 9% 的 PsA 患者曾经有外伤发生。PsA 患者血清显示的高水平的链球菌感染的抗体提示细菌是诱发 PsA 的致病原。

（三）免疫因素

肿瘤坏死因子-α（TNF-α）在免疫反应中具有介导炎症和免疫调节作用，通过对脊柱关节炎患者外周血和关节液单核细胞的基因谱的研究，证实 TNF-α 与脊柱关节炎的发生发展密切相关。

许多研究表明，免疫介导的过程在 PsA 关节和皮肤病变中发挥作用。PsA 患者的皮肤和关节均有显著的淋巴细胞浸润，由激活的 T 细胞聚集在真皮乳头和关节衬里基质以及发炎的肌腱中。在 PsA 的滑膜和皮肤中以 T 细胞产生的细胞因子为主，如 IL-1、IL-2、IL-10、TNF-α 等。

【病理】 脊柱关节炎最初炎症过程的主要靶点在附着点、软骨和较小范围的滑膜，随着新骨在纤维瘢痕组织上的形成，导致关节强直和中轴与外周关节不可逆的骨化。

【临床表现】

（一）中轴关节受累

脊柱关节炎中 AS 和 PsA 脊柱病型以中轴关节受累为主。广义的中轴范围是指从骨盆到颈椎，其中包括髋关节，狭义的中轴关节受累主要指累及颈、胸、腰椎和骶髂关节。中轴脊柱炎包括骨关节、韧带肌腱和附着点炎等。中轴关节受累早期主要表现为炎性腰背痛，晚期的临床表现非常明显，包括骶髂关节炎、脊柱部分或全程受累、患者体型体态变化、活动受限、影像学变化。

（二）外周关节受累

外周关节是指包括除脊柱（中轴关节）以外的所有关节。很多脊柱关节炎患者病程中先出现外周关节肿痛，经过数年后才出现腰背痛症状，这些患者极易被误诊为其他类型的关节炎。脊柱关节炎外周关节发病率的高低与患者年龄有关，呈现发病年龄越小，外周关节受累越明显，致残性越高的特点。

（三）附着点炎

附着点炎是脊柱关节炎的特征性病变。在脊柱，附着点炎可见于滑囊和韧带的附着处，也见于椎间盘、肋椎关节和肋横突关节，脊柱关节的疼痛、僵硬和活动度受限多源自附着点炎。附着点炎也累及很多中轴外部位，表现为相应部位的局部肿痛，常见部位有：足跟部、膝关节周边的局部肿痛、坐骨结节、髂前上棘、耻骨联合以及肋骨软骨连接处。

（四）皮肤、黏膜受累

PsA 伴有银屑病皮疹，指（趾）甲顶针样凹陷是 PsA 的特征性表现。反应性关节炎以及合并肠道病变的脊柱关节炎患者常见口腔溃疡和肠炎。其他皮肤黏膜表现还可能出现溢脓性皮肤角化病、结节性红斑、结膜炎，漩涡状龟头炎等。

（五）其他表现

1. 全身症状　反应性关节炎较常出现中高度发热，而其他类型脊柱关节炎在病情较重时常出现低至中等度发热。病情较重时体重减轻、贫血和全身乏力亦较为常见。

2. 其他器官受累表现 眼部损害最常表现为葡萄膜炎。AS可累及心脏,表现包括心脏瓣膜功能不全、心脏传导系统功能异常和左心室功能不全,还可以出现双上肺的纤维化病变。AS的肾脏病变最常见的是继发淀粉样变性、IgA肾病、系膜增殖性肾小球肾炎。

【辅助检查】

(一) 实验室检查

活动期患者可见血沉(ESR)增快、C反应蛋白(CRP)增高、血小板增多及轻度贫血。类风湿因子(RF)阴性和免疫球蛋白轻度升高。

(二) 影像学检查(X线、CT、MRI)

X线表现对AS具有诊断意义。典型的骶髂关节炎在X线片上显示软骨下骨缘模糊,骨质糜烂,关节间隙模糊,骨密度增高及关节融合。脊柱可出现椎体骨质疏松和方形变,椎小关节模糊,椎旁韧带钙化以及骨桥形成。晚期广泛而严重的骨化性骨桥表现称为"竹节样脊柱"。耻骨联合、坐骨结节和肌腱附着点的骨质糜烂,伴邻近骨质的反应性硬化及绒毛状改变,新骨形成,这些主要是附着点炎的放射学表现,和骶髂关节炎可以同时出现于脊柱关节炎患者。对于临床可疑病例,而X线片尚未显示明确的Ⅱ级以上的双侧骶髂关节炎改变者,可采用CT检查。MRI对于骶髂关节炎症以及脊柱炎症的判断价值要优于CT,MRI通过观察AS骶髂关节滑膜软骨和关节面下骨的形态和信号改变,可以达到早期发现和诊断强直性脊柱炎的目的。

(三) 肌肉骨骼超声

肌肉骨骼超声逐渐成为炎性关节炎评估的有力方法,在脊柱关节炎肌腱端炎、滑膜炎、滑囊炎及囊肿、骨与软骨病变等方面的判断,以及对脊柱关节炎疾病活动性、预后及治疗效果等方面的评估上均有其独特的优势。

【诊断】 脊柱关节炎的诊断与分类标准主要包括以下几个:

1. ESSG分类标准 1991年欧洲脊柱关节病研究小组(ESSG)提出了一套适于整组脊柱关节炎的分类标准。炎性脊柱痛或非对称性以下肢关节为主的滑膜炎,并附加以下项目中的任何一项,即:

(1) 阳性家族史:一级或二级亲属有以下任何一项:强直性脊柱炎、银屑病、急性葡萄膜炎、反应性关节炎、炎症性肠病。

(2) 银屑病:过去或目前有医生诊断的银屑病。

(3) 炎性肠病:过去或目前有医生诊断且放射影像学检查或内镜检查证实的克罗恩病或溃疡性结肠炎。

(4) 关节炎前1个月内的尿道炎、宫颈炎或急性腹泻。

(5) 双侧臀部交替疼痛:过去或目前有左右臀部的交替性疼痛。

(6) 肌腱末端病:过去或目前有跟腱或足底筋膜止点自发性疼痛或检查时压痛。

(7) 骶髂关节炎。

2. Amor标准

(1) 夜间腰背痛或晨僵(1分)。

(2) 非对称性少关节炎(2分)。

(3) 臀区痛(单侧1分,双侧2分)。

(4) 腊肠样指(趾)(2分)。

(5) 足跟痛或肯定肌腱端炎(2分)。

(6) 虹膜炎(2 分)。

(7) 关节炎伴(或不伴)一月前急性腹泻(1 分)。

(8) 关节炎伴(或不伴)一月前非淋菌性尿道炎(1 分)。

(9) 有银屑病或龟头炎或炎性肠病(2 分)。

(10) 骶髂关节炎的 X 线证据,单侧Ⅲ级以上,双侧Ⅱ级以上(3 分)。

(11) HLA-B27 阳性或有强直性脊柱炎、银屑病、虹膜炎或赖特综合征家族史(2 分)。

(12) 对非甾体抗炎药治疗反应好(2 分)。

以上积分满 6 分则可诊断脊柱关节炎。

3. ASAS 标准 脊柱关节炎国际评价协会(ASAS)于 2009 年完成了中轴脊柱关节炎的标准:影像学骶髂关节炎加上至少 1 条脊柱关节炎的特点或 HLA-B27 阳性加上至少 2 条其他的脊柱关节炎的特点:

脊柱关节炎的特点:炎性腰背痛;关节炎;跟腱炎;葡萄膜炎;趾炎;银屑病;克罗恩病/结肠炎;非甾体抗炎药治疗有效;脊柱关节炎家族史;HLA-B27 阳性;CRP 升高。

【治疗】

(一) 非药物治疗

脊柱关节炎患者应注意康复锻炼,以取得和维持脊柱关节的最好位置。避免促进屈曲畸形的体位。减少或避免引起持续性疼痛的体力活动。炎性关节或其他软组织的疼痛选择必要的物理治疗。

(二) 一般药物治疗

1. 非甾体类抗炎药(nonsteroidal anti-inflammatory drug,NSAID) NSAIDs 具有抗炎作用而非单纯止痛,可迅速改善患者腰髋背部疼痛和发僵,减轻关节肿痛,本类药物的不良反应中较多的是胃肠不适,少见的有头痛、头晕,肝、肾损伤,血细胞减少,水肿,高血压及过敏反应等。应针对每例患者的具体情况选用一种 NSAIDs 药物。如一种药物治疗 2~4 周疗效不明显,应改用其他不同类别的抗炎药。同时使用 2 种或 2 种以上的抗炎药不仅不会增加疗效,反而会增加药物不良反应。NSAIDs 通常需要使用 2 个月左右,待症状完全控制后减少剂量,以最小有效量巩固一段时间,再考虑停药。

2. 糖皮质激素(glucocorticoid) 糖皮质激素长期口服治疗不仅不能阻止本病的发展,还会带来较多的不良反应。本病伴发的外周关节炎,可行长效皮质激素关节腔注射。重复注射应间隔 3~4 周,一般不超过 2~3 次。对其他治疗不能控制的臀部疼痛,在 CT 引导下行糖皮质激素骶髂关节注射,部分患者可改善症状。

3. 柳氮磺吡啶(sulfasalazine) 该药可改善脊柱关节炎的关节疼痛、肿胀和僵硬,并可降低血清 IgA 水平及其他实验室活动性指标,特别适用于改善脊柱关节炎患者的外周关节炎,并对本病并发的前葡萄膜炎有预防复发和减轻病变的作用,但该药中轴关节病变的治疗作用及改善疾病预后的作用均缺乏证据。通常推荐用量为 2.0~3.0g,分 2~3 次口服。本品起效较慢,需维持 1 年以上。不良反应包括消化道症状、皮疹、血细胞减少、头痛、头晕以及男性精子减少及形态异常(停药多可恢复)。磺胺过敏者禁用。

4. 氨甲蝶呤(methotrexate,MTX) MTX 在临床上被广泛用于治疗脊柱关节炎,但本品仅对外周关节炎、腰背痛、发僵及虹膜炎等表现以及 ESR 和 CRP 水平有改善作用,而对中轴关节的放射线病变无改善证据。通常用量为 7.5~15mg,口服或注射,每周 1 次。其不良反应包括胃肠不适、肝损伤、肺间质炎症和纤维化,血细胞减少、脱发、头痛及头晕等。

5. 沙利度胺(thalidomide)　沙利度胺对多数强直性脊柱炎患者疗效较好使患者外周血单个核细胞中的 TNF-α 的转录水平显著减少,但本品的不良反应相对偏多,常见的有嗜睡、头晕、口渴、便秘、头皮屑增多,少见的不良反应有白细胞下降、肝酶升高、镜下血尿及指端麻刺感等。对长期用药者应定期做神经系统检查,以便及时发现可能出现的外周神经炎。妊娠期女性服用该药可导致胎儿呈短肢畸形,因此对于妊娠期女性以及近期拟生育的患者(包括男性)应禁用本药。初始剂量 50mg/d,每 2 周递增 50mg,至 150 ~ 200mg/d 维持。该药容易引起困倦,适于晚间服用。

6. 来氟米特(leflunomide)　本药对强直性脊柱炎的外周关节炎疗效较佳,对虹膜炎、发热等亦有较好的改善作用,因此在临床上主要用于强直性脊柱炎的脊柱外表现的治疗。该药通常以 10mg/d 剂量应用,病情较重者可加至 20mg/d。最常见副作用是肝损害,食欲减退、瘙痒性皮疹(常于用药较长一段时间出现)、体重下降等亦可在该药治疗过程中出现。

(三) 生物制剂

1. 常用的 TNF-α 抑制剂

(1) 依那西普:注射用重组人Ⅱ型肿瘤坏死因子受体-抗体融合蛋白,它的作用机制为竞争性地与血中 TNF-α 结合,阻断它和细胞表面 TNF 受体结合,降低其活性。它还可以和 TNF-β(淋巴毒素 α)结合,在机体的免疫功能尤其是淋巴器官的形成和炎症过程中发挥作用。推荐用法为:50mg,皮下注射,每周 1 次或 25mg,皮下注射,每周 2 次。

(2) 英夫利昔单抗:是人/鼠嵌合的抗 TNF-α 特异性 IgG1 单克隆抗体。能与 TNF-α 的可溶形式及跨膜形式高度结合,从而使 TNF-α 失去活性,但本药不抑制 TNF-β 的活性。

(3) 阿达木单抗:是一个全人源化的抗 TNF-α 特异性 IgG1 单克隆抗体,可特异性地与 TNF-α 结合并阻断其与 p55 和 p75 细胞表面 TNF 受体的相互作用。本品不与 TNF-β 结合或使之失活。

目前,上述三种制剂均已被美国 FDA 和我国 SFDA 批准用于治疗强直性脊柱炎。该类药物有起效快、疗效好的特点,大多数患者的病情可迅速获得显著改善,特别是可使一些新近出现的脊柱活动障碍得到恢复。在足量使用该类制剂 2 ~ 3 个月病情得到控制后,可以逐渐拉长用药间隔时间,同时并用 NSAIDs 和其他改善病情类抗风湿药。

2. TNF-α 抑制剂的不良反应　TNF-α 抑制剂可能出现的不良反应包括结核感染、注射部位皮肤反应、输液反应、增加感染风险、使隐性感染患者病情活动或活动性乙型病毒性肝炎加重、充血性心衰、神经系统改变、增加自身抗体的发生率等。在应用 TNF-α 抑制剂时需注意监测这些不良反应的发生。

(四) 关节镜治疗

通过关节镜进入病变关节,用旋转刨削刀切除滑膜组织并将其吸出,可以有效地缓解脊柱关节炎难治性关节滑膜炎症。关节镜操作的微创性显著减少了传统开放手术对关节及其周围组织的损伤,使患者术后康复期大大缩短。关节镜检查术还可用于检查关节软骨、获取滑膜组织。

(五) 外科治疗

对于脊柱前屈或侧弯畸形较为严重导致明显生活障碍者,可考虑脊柱椎体截骨纠正畸形,但该类手术风险较大,可能使脊髓受损而导致下肢截瘫,因此对于畸形并不非常严重者不建议手术矫正。对于髋关节间隙出现明显狭窄或股骨头坏死变形的患者,可考虑行人工全髋关节置换术。

（六）心理治疗

强直性脊柱炎患者可出现焦虑、抑郁、恐惧等不良情绪，还有一些患者会出现疲劳，应采用躯体治疗和心理治疗相结合的治疗方案，必要时可应用抗抑郁类药物。

【预后】 本类疾病临床表现的轻重程度差异较大，有的患者病情反复持续进展，有的长期处于相对静止状态，可以正常工作和生活。几种脊柱关节炎病情逐渐进展，都可能发展成典型的强直性脊柱炎，而经过治疗，病情也可能得到控制。发病年龄较小，髋关节受累较早，反复发作虹膜睫状体炎，诊断延迟，治疗不及时和不合理，以及不坚持长期功能锻炼者预后较差。

二、强直性脊柱炎

强直性脊柱炎（ankylosing spondylitis，AS）是一种原因尚不很明确，主要累及中轴骨骼和肌腱韧带骨附着点，可侵犯骶髂关节、脊柱骨突、脊柱旁软组织及外周关节，并可伴发关节外表现，严重者可发生脊柱畸形和关节强直的慢性自身免疫性疾病。

【流行病学】 AS 在我国的患病率为 0.09%～0.44%。AS 可以发生在任何年龄，但通常在 10～40 岁发病。以往认为 AS 男性比女性多见，据资料统计：国外男女的发病率之比为 9∶1，国内报道为 10.6∶1，但是近年来报告女性 AS 患者数量有上升趋势，男女之比为 2∶1 到 3∶1。

【临床表现】

（一）全身症状

强直性脊柱炎一般起病隐匿，早期可无任何临床症状，或出现乏力、体重下降、低热、轻度贫血等。少数急重症患者有高热、消瘦、贫血或其他器官受累。患者还可能伴有抑郁等不良的心理状态。

（二）关节表现

1. 中轴关节受累

（1）炎性腰背痛（inflammatory back pain，IBP）：绝大多数 AS 患者有炎性腰背痛。初期疼痛的部位常位于腰骶部，多在一侧呈间断性，数月后疼痛多在双侧呈持续性。疼痛严重时可放射到髂嵴、耻骨联合、坐骨结节的大腿后方，休息时疼痛反而加重，甚至在睡眠中痛醒，翻身困难，并出现腰椎活动受限。

2009 年 ASAS 设立了炎性腰背痛的诊断标准：①活动后症状改善；②夜间痛；③隐匿性起病；④40 岁以前发病；⑤休息后症状无改善。如果患者慢性背痛大于 3 个月，并且符合上面 5 条中的至少 4 条，即考虑为炎性腰背痛。

（2）交替性左右臀区痛：多表现为臀部难以定位的深在隐痛并活动受限，起初疼痛常为单侧性或间歇性，随着病情进展逐渐发展为双侧或左右交替的持续性深部钝痛。

（3）脊柱病变：3% 的患者先从颈椎发病，其他都来自上行性扩展。患者可有颈椎部疼痛，向头部臂部放射，头部活动受限。由于胸椎受累和胸肋及胸骨柄关节附着点炎的发生，患者可能感觉到胸痛，常伴有胸肋关节的压痛。随着病情发展，可出现明显脊柱后凸、胸廓活动受限。当疼痛严重时，患者为了减轻疼痛而采取脊柱前屈姿势，久之成驼背畸形。腰椎受累时，多数表现为下背部和腰部活动受限。由于椎体压缩性骨折、椎间盘退节行性变等原因使脊柱不稳可引起脊柱侧弯。围绕脊柱前、后的所有韧带都骨化，椎体上下边缘骨赘，逐渐增大至连成骨桥，脊柱活动严重受限，并增加了骨折的风险。脊柱强直是疾病进展的特征之一。

（4）晨僵：AS 患者在早晨起床后或久坐起立时腰骶部或其他疼痛不适的关节会感到僵

硬。轻者晨僵活动数分钟后可缓解，病情严重者可持续数小时甚至整日。一次晨僵时间越长，说明病情越严重。

2. 外周关节 外周关节炎可发生在脊柱炎之前，也可以发生在脊柱炎之后。AS 的外周关节炎的特征是非对称性、一般多发生于大关节，下肢多于上肢。主要表现为关节痛及关节肿胀，晨僵等，病理特征为继发性滑膜炎。髋关节是 AS 患者最多受累的外周关节之一，多为双侧，并且 94% 的髋部症状发生在发病头 5 年内。临床表现为腹股沟、髋部的疼痛及关节活动受限。除髋关节外，膝和其他关节的关节炎多为暂时性，极少或不引起关节破坏和残疾。

（三）关节外表现

AS 除关节受累外，还可侵犯全身多个系统，并伴发多种疾病。

1. 眼 眼损害以急性前葡萄膜炎和急性虹膜炎多见，也可发生急性结膜炎。一般为急性发作，常单侧发病。轻度者炎症消退后无后遗症，而严重的患者伴有剧烈的眼痛、红、畏光症状，可导致虹膜后粘连，继发性青光眼和并发白内障，未经恰当治疗可致失明。

2. 肾 肾受累临床可表现为：血尿、蛋白尿、管型尿，甚至高血压和肾功能不全。AS 肾损害涉及的可能机制包括：血清及免疫复合物沉积、与 HLA-B27 抗原相关、慢性炎症所致淀粉样变性、药物性肾损伤等。病理类型以继发性肾淀粉样变和 IgA 肾病最为常见。

3. 肺 呼吸系统受累可出现胸闷、气短，咳嗽等。部分患者病情进展较快，出现双肺上部的纤维化，甚至有空洞形成。晚期胸廓活动进一步受限，肺功能受损，易继发呼吸道感染。

4. 心血管系统 心血管系统受累时可能出现以下表现：主动脉瓣关闭不全、二尖瓣关闭不全、传导阻滞、心肌病变等，冠状动脉系统受累可发生心绞痛。

5. 血液系统 AS 患者可出现贫血，一般较轻，严重的贫血罕见，如 AS 患者出现严重的贫血，需要警惕是否是服用非甾体抗炎药引起的胃肠道出血，或者是 AS 合并炎症性肠病。还可出现血小板计数增高和血小板平均体积（MPV）下降，且与病情活动相关。

6. 神经系统 AS 的神经系统合并症主要表现为脊髓和周围神经受压而产生相应的症状。脊髓受压的原因包括骨折、脊椎的半脱位或破坏或慢性纤维炎性组织增生等，骨折如果出现在颈椎，由于出现相应的脊髓损伤，可出现致命性的后果，是死亡率最高的并发症。AS 后期可侵犯马尾，发生马尾综合征。

7. 胃肠道 胃肠道损害的症状主要表现为恶心呕吐，反酸嗳气，腹痛腹泻等。原因除了与 AS 本身的胃肠道炎症、黏膜免疫有关，还可能与患者服用非甾体抗炎药的不良反应有关。此外，长期的过度情绪异常也可导致胃肠功能受损。

8. 皮肤、黏膜 可表现为溢脓性皮肤角化病、结节性红斑、坏疽性脓皮病、口腔溃疡、旋涡状龟头炎等。

（四）体征

AS 常伴有一些特征性的体征，包括脊柱前屈度试验（Schober 试验）、下肢 4 字试验（Patrick 试验）、耻骨联合按压试验、胸廓扩展试验等阳性，枕-墙距>0 等，这些特殊的体征常为诊断提供重要的依据。

【实验室和影像学检查】

（一）实验室检查

1. 血常规 血常规白细胞计数正常或升高，少数患者有轻度贫血，活动期可能会出现血小板计数增加。

2. 尿常规 尿常规检查结果一般正常。如发现尿蛋白升高，应警惕继发淀粉样变性或药物不良作用。

3. 血沉和 CRP 在 AS 急性活动期 CRP 和血沉水平明显升高。

4. 免疫球蛋白、补体 AS 患者血清中 IgA 可轻中度升高，其升高的水平与 AS 病情活动相关，伴有外周关节受累者还可有 IgG 及 IgM 升高。

5. 其他生化检查 约半数病例血清碱性磷酸酶升高，但与疾病活动性或病程无关。磷酸肌酸激酶也可能升高，且与病情活动关系较为密切。

6. HLA-B27 下列条件下，HLA-B27 的检测具有较大的临床意义：①临床上高度怀疑血清阴性脊柱关节病诊断又缺乏典型 X 线影像学证据时；②在患有炎性关节病变的儿童中；③在腰背疼痛及强直的患者中，且不伴有银屑病及炎性肠病时，HLA-B27 阴性有利于除外 AS 诊断。

7. 关节液检查 AS 的关节液检查结果同一般炎症性关节炎。关节液中补体一般正常，部分病例可检出单核吞噬细胞。

8. 滑膜组织学检查 最初也是滑膜细胞增生，淋巴细胞和巨噬细胞浸润，形成淋巴小结。过氧化物酶及抗过氧化物酶染色可见包含 IgG、IgA、IgM 的浆细胞浸润。

（二）影像学检查

1. X 线

（1）骶髂关节改变：约 98% ~100% 病例早期即有骶髂关节的 X 线改变，是本病诊断的重要依据。

AS 的骶髂关节早期表现主要有关节面边界模糊，斑片状骨质疏松，软骨下可有局限性毛糙或小囊变，这种改变主要发生于关节的髂骨侧，关节间隙大多正常。病变至中期时，关节软骨破坏，关节间隙宽窄不等，关节面呈毛刷状或锯齿状及囊变，软骨下关节面硬化，可有部分强直。AS 晚期，关节间隙变窄或消失，有粗糙条状骨小梁，并可伴有明显的骨质疏松。

通常按 X 线片骶髂关节炎的病变程度分为 5 级：

0 级：为正常，关节间隙正常，关节面光滑；

Ⅰ级：可疑异常，关节面欠清晰，可疑的轻微骨质硬化；

Ⅱ级：有轻度异常，有轻度骶髂关节炎，可见局限性侵蚀、硬化，但关节间隙正常；骶髂关节边缘模糊，略有硬化和微小侵蚀病变，关节腔轻度变窄；

Ⅲ级：有明显异常，有中度骶髂关节炎，骶髂关节两侧硬化，关节边缘模糊不清，有侵蚀病变伴关节腔消失；

Ⅳ级：严重异常，为关节融合强直，关节完全融合或强直伴或不伴残存的硬化。

（2）脊柱的病变：可出现椎体骨质疏松和方形变，椎小关节模糊，椎旁韧带钙化以及骨桥形成等表现。晚期广泛而严重的骨化性骨桥表现称为“竹节样脊柱”。

（3）髋关节改变：可出现骨囊性变，关节面虫蚀样破坏，关节间隙狭窄或消失，关节边缘常见明显的增生骨赘形成，继而可出现股骨颈环形骨赘形成，关节面硬化，关节周围骨质疏松，晚期出现髋关节骨性强直。

2. CT CT 检查有利于发现骶髂关节轻微的变化，能更清晰显示关节间隙有无狭窄，并发现 X 线所不能显示的软骨下囊变、骨质疏松及边缘轻度硬化、关节间隙变窄等改变，有利于本病的早期诊断。

3. MRI MRI 可明确软组织和软骨的改变，对显示关节滑膜及受累骨的急、慢性炎症比平片及 CT 效果显著，对 AS 的早期诊断非常重要。

4. 超声影像学　超声并不能直接显示骶髂关节滑膜组织的形态学病变，但彩色多普勒超声可通过局部病变的异常血流信息为临床诊断提供帮助。经超声引导下经皮穿刺引流术及药物注射等治疗性检查，尤其适用于处于深部的髋关节，或者是结构复杂及局部血流丰富的关节，可以协助定位。

【诊断和鉴别诊断】

（一）诊断

近年来AS有不同标准，但现仍沿用1966年纽约标准或1984年修订的纽约标准。

1. 纽约标准（1966年）　有X线片证实的双侧或单侧骶髂关节炎（按前述0～Ⅳ级分级），并分别附加以下临床表现的1条或2条，即：

（1）腰椎在前屈、侧屈和后伸的3个方向运动均受限。

（2）腰背痛史或现有症状。

（3）胸廓扩展范围小于2.5cm。

根据以上几点，诊断肯定的强直性脊柱炎要求有：X线片证实的Ⅲ～Ⅳ级双侧骶髂关节炎，并附加上述临床表现中的至少1条；或者X线证实的Ⅲ～Ⅳ级单侧骶髂关节炎或Ⅱ级双侧骶髂关节炎，并分别附加上述临床表现的1条或2条。

2. 修订的纽约标准（1984年）

（1）下腰背痛的病程至少持续3个月，疼痛随活动改善，但休息不减轻。

（2）腰椎在前后和侧屈方向活动受限。

（3）胸廓扩展范围小于同年龄和性别的正常值。

（4）双侧骶髂关节炎Ⅱ～Ⅳ级或单侧骶髂关节炎Ⅲ-Ⅳ级。

如果患者具备（4）分别附加（1）～（3）条中的任何1条可确诊为强直性脊柱炎。

（二）鉴别诊断

1. 类风湿关节炎　类风湿关节炎常为对称性多关节炎，多侵及近端指间关节、掌指关节、腕关节、颞颌关节等，累及脊柱一般只影响颈椎，很少有骶髂关节病变。可出现类风湿结节，肺纤维化等关节外表现，类风湿因子和抗环瓜氨酸抗体等自身抗体滴度常明显升高。

2. 银屑病关节炎　多发生在30岁左右。其关节表现的特点是以指关节，跖趾关节等小关节为主，远端指间关节最易受累。部分患者可有骶髂关节炎和（或）脊柱炎，脊柱炎多为节段性不连续的跳跃性改变。约80%银屑病关节炎患者有指（趾）甲病变，也可伴有发热、虹膜睫状体炎等关节外表现。

3. 髂骨致密性骨炎　多见于青年女性，常在妊娠后出现，主要表现为慢性间歇性的下腰痛或腰骶部疼痛，多为一侧性，可下放射至两侧臀部和大腿。临床检查可表现为腰部肌肉紧张，骶髂关节部叩痛及压痛。X线典型表现为在髂骨沿骶髂关节之中下2/3部位有明显的骨硬化区，呈三角形者尖端向上，密度均匀，骶髂关节间隙整齐清晰，无骨质破坏、无关节狭窄或糜烂。

4. 弥漫性特发性骨肥厚（diffuse idiopathic skeletal hyperostosis，DISH）　DISH是一种软组织尤其是肌腱和肌腱附着点钙化及骨化的非炎症性疾病。该病多发生在老年男性，常有脊椎痛、僵硬感以及脊柱运动受限。X线的特点为韧带钙化，常累及颈椎和低位胸椎，可见连接至少4节椎体前外侧的流注形钙化与骨化，骨赘大量增生，有时可融合在一起。无骨突关节的骨强直或侵蚀硬化或骶髂关节的骨融合。

【治疗】　AS尚无根治方法，但是患者如能及时诊断及合理治疗，可以控制症状并改善预后。AS 治疗的目的在于通过非药物、药物和手术等综合治疗,控制炎症,减轻或缓解疼痛,维持正常姿势和最佳功能位置,防止脊柱或关节变形。

(一) 非药物治疗

保持精神愉快、坚持经常锻炼、保持正确的姿势:如行走、坐位和站立时尽量保持腰背部挺直的姿势,防止驼背和髋、膝关节屈曲畸形。

(二) 药物治疗

1. 非甾体类抗炎药 这一类药物有消炎止痛、减轻僵硬和肌肉痉挛作用,可迅速改善患者腰髋背部疼痛和发僵,减轻关节肿胀和疼痛,无论早期或晚期 AS 治疗都是首选的。2010 年 ASAS/欧洲抗风湿病联盟明确指出:NSAIDs(包括昔布类)仍是治疗有疼痛和晨僵的 AS 患者的一线用药,病情持续活动、有持续临床症状的患者需要持续使用 NSAIDs 治疗。

2. 柳氮磺吡啶 柳氮磺吡啶可改善 AS 的关节疼痛、肿胀和发僵,并可降低血清 IgA 水平及其他实验室活动性指标。临床上应用柳氮磺吡啶治疗 AS 主要是针对有外周关节炎而且足量 NSAIDs 疗效不佳的患者。

3. 二膦酸盐 二膦酸盐可以选择性地富集于炎症骨破坏生成活跃的部位,并且有抑制炎症的作用,静脉注射二膦酸盐可用于 NSAIDs 治疗反应不佳,尤其是不适合进行抗 TNF 治疗的患者。帕米膦酸盐有时会引起输液反应,还可能发生淋巴细胞一过性减少以及 CRP 升高,输注治疗时应予注意。

4. 来氟米特 该药在临床上主要用于 AS 的脊柱外表现的治疗。

5. 沙利度胺 沙利度胺有免疫抑制、免疫调节作用。对难治性强直性脊柱炎病例,可以试用沙利度胺。

6. 雷公藤多苷 有报道雷公藤多苷能非常有效地抑制 HLA-B27 基因的表达,提示雷公藤多苷对 AS 有潜在的治疗作用。近年来国内用以治疗强直性脊柱炎也取得疗效,对控制 AS 患者的关节疼痛,减轻晨僵有一定效果。

7. 糖皮质激素 糖皮质激素具有很强的消炎、镇痛作用,但是不能控制本病的病情发展,且有较多的副作用,尤其不宜大、中剂量长期使用。对有下列情况的患者,可适当应用:①个别对 NSAIDs 治疗抵抗的严重外周关节炎,②长期单关节积液,可行长效糖皮质激素关节腔注射,③急性发作伴高热,外周关节明显肿痛,并发关节外症状如急性虹膜炎、肺受累时。

8. 生物制剂治疗 TNF-α 拮抗剂已被发现能够改善 AS 患者因炎症引起的临床症状和关节损害,延缓骨质侵蚀,早期应用可阻止关节破坏,降低致残率,与传统药物相比,具有较低的不良反应和良好疗效,能明显提高患者的生活质量。以下是常见的几种用于治疗强直性脊柱炎的生物制剂:

(1) 依那西普:依那西普可明显改善 AS 的疾病活动性。中国专家组对依那西普治疗 AS 的建议:①之前经≥2 种 NSAID 充分治疗皆失败;②有髋关节受累者,或持续外周关节炎患者经传统 DMARDs 充分治疗但疗效欠佳者,可以联合使用依那西普与传统 DMARDs;③常规治疗无效的有肌腱端炎症状的患者;④其他 TNF-α 拮抗剂疗效欠佳或不能耐受者。用法和用量:皮下注射,50mg 每周 1 次。

(2) 英夫利西单抗:适应证为中轴关节受累的对常规和传统治疗疗效不佳的强直性脊柱炎。用法与用量:静脉输注,分别在 0、2、6 周按 5mg/kg 静脉输注 3 次,以后每 6～8 周按相同剂量静脉输注。

(3) 阿达木单抗:适用于活动性强直性脊柱炎。用法与用量:皮下注射,40mg,1 次/2 周。

(4) 戈利木单抗:戈利木单抗是另一新的完全人源的 TNF 单克隆抗体。获准的适应证为:缓解对常规疗法无充分响应的活动型 AS 成人患者的症状与体征。用法与用量:皮下注射,50mg,每月 1 次。

(5) 赛妥珠单抗:赛妥珠单抗是一种聚乙二醇化抗肿瘤坏死因子制剂。用于治疗中度至重度活动期 RA 患者。它也是一种潜在的治疗 AS 的生物制剂,但仍需进一步的临床研究进行观察。

(三) 外科治疗

对于髋关节病变导致难治性疼痛或关节残疾及有放射学证据的结构破坏,无论年龄多大都应该考虑全髋关节置换术。对有严重残疾畸形的患者可以考虑脊柱矫形术。在急性脊柱骨折的 AS 患者中应该进行脊柱手术。

【预后】 本病一般不影响寿命,但可影响患者正常生活和工作甚至残疾。仅少数会出现严重脊柱和关节畸形。髋关节受累、HLA-B27 阳性、持续的血沉、C 反应蛋白增高和幼年起病等常是预后不良的相关因素。近年来认为吸烟也是 AS 的预后不良因素之一。

三、银屑病关节炎

银屑病关节炎(Psoriatic arthritis,PsA)是一种与银屑病相关的炎性关节炎,具有银屑病皮疹,关节和周围软组织疼痛、肿胀、功能障碍,晚期可出现关节强直,导致残疾。

【流行病学】 银屑病关节炎的发病率为(3~23)/10 万,我国的患病率为(10~100)/10 万。本病可发生在任何年龄,发病高峰年龄在 30~50 岁,男女无明显差异。银屑病患者中有 7%~42% 会发生银屑病关节炎。

【病理】 银屑病关节炎的基本病变为滑膜炎。病变早期滑膜细胞轻度增生和肥大,伴少量纤维素样物渗出。滑膜细胞下轻度水肿和纤维组织增生,小血管明显增生、充血,伴少量淋巴细胞、浆细胞浸润。病变晚期滑膜纤维组织明显增多,残留小血管增厚、管腔狭窄。过度的纤维组织反应引起关节融合,尤其在近端指间关节及腕关节。远端指间关节的晚期病变为关节破坏,骨吸收及在肌腱附着处的骨质增生。增宽的关节间隙由细胞纤维组织替代,不残留滑膜痕迹。用免疫学方法检查病变滑膜可发现 IgG 和 IgA 沉积。

【临床表现】 本病多隐匿起病,也有少数急性起病,约 75% 的患者皮疹出现在关节炎之前,约 10% 出现在关节炎之后,同时出现者约 15%。银屑病关节炎是一种累及关节和关节外的系统性炎性疾病。

(一) 关节表现

根据受累关节的特点不同,可分为以下五型:

1. 非对称性寡关节炎型 最多见,常表现为大关节受累的寡关节炎及 1~2 个指(趾)间关节炎和指(趾)炎,伴关节肿胀和腱鞘炎,使指(趾)呈腊肠状。

2. 对称性多关节炎型 常表现为累及手足小关节、腕、踝、膝和肘关节的对称性多关节炎。患者可表现出类似类风湿关节炎的临床特点,出现晨僵,近端指间关节梭形肿胀,晚期向尺侧偏斜,偶有类风湿结节或类风湿因子阳性。

3. 远端指间关节型 主要累及远端指(趾)间关节。表现为红肿、畸形,常从足趾开始,以后累及其他关节。指骨无尺侧偏斜,常伴指甲营养不良,男性较多见。

4. 毁损性关节炎型 为严重关节破坏型。多侵犯手、足多个关节和骶髂关节。特征为进行性关节旁侵蚀,以致骨质溶解,伴或不伴骨质增生硬化。此型的皮肤银屑病常广泛而严重,为脓疱型或红皮病型。

5. 脊柱关节炎型 男性，年龄大者多见，以脊柱和骶髂关节病变为主，脊柱病变为非边缘性韧带骨赘，多见于胸椎和腰椎，骨突关节间隙狭窄和硬化，椎间盘连接处侵蚀和椎体前缘骨性增生，主要发生于颈椎下部。周围关节炎累及远端指(趾)关节，表现为双侧对称性或单侧不对称性侵蚀性关节炎。

(二) 皮肤表现

皮肤损害好发于头皮和四肢伸侧，尤其肘、膝部位，呈散在或泛发性分布。典型的皮损边界清楚，表面覆以丰富的银白色磷屑，鳞屑去除后显露发亮的薄膜，去除薄膜可见点状出血，形状可多样，皮肤损害的严重性与关节炎症程度并无相关。

(三) 指(趾)甲变化

80%的患者伴指(趾)甲改变，常见的甲变化有：顶针样凹陷、横断、纵嵴、变色、甲下角化过度、甲剥离等，其中顶针样凹陷是银屑病关节炎的特征性变化，可提供早期诊断线索。

(四) 其他表现

1. 全身症状 有发热、消瘦、贫血等。

2. 系统损害 常见的有急性前葡萄膜炎、结膜炎、巩膜炎、干燥性角膜炎、炎性肠病和胃肠道淀粉样变性、主动脉瓣关闭不全等。另有其他少见表现如上肺纤维化等。

3. 附着点炎 包括趾(指)炎、腱鞘滑膜炎和肌腱端炎。趾(指)炎见于50%以上的患者，以伴远端、近端和掌指关节或跖趾关节的全趾(指)弥漫肿胀为特点。足跟痛是一种肌腱端炎的表现，可以为严重的和致残性的。

【辅助检查】

(一) 实验室检查

本病无特殊性实验室检查，病情活动时血沉加快，C反应蛋白增加，可伴有轻度正细胞正色素性贫血。滑液呈非特异性反应，白细胞轻度增加，以中性粒细胞为主，类风湿因子阴性，少数患者可有低滴度类风湿因子和抗核抗体。约半数患者HLA-B27阳性，且与骶髂关节和脊柱受累显著相关。

(二) 影像学检查

常见的影像学改变：手和足小关节的骨性强直、指(趾)间关节破坏伴关节间隙增宽、末节指骨基底骨性增生及末节指骨吸收；兼有近端指骨变尖和远端指骨骨性增生，造成"带帽铅笔"样畸形；长骨骨干"绒毛状"骨膜炎；骶髂关节受累多为单侧；伴有骨桥的不典型脊柱炎。

【诊断】 银屑病关节炎无公认的诊断或分类标准。目前认为当患者有银屑病而又表现出炎性关节炎即可诊断。主要的参考标准有两个：

1. 1999年Moll和Wright的银屑病关节炎分类标准

(1) 至少有一个关节炎并持续3个月以上。

(2) 至少有银屑病皮损和(或)一个指(趾)甲上有20个以上顶针样凹陷的小坑或甲剥离。

(3) 血清IgM型类风湿因子阴性(滴度<1∶80)。

2. CASPAR标准 2006年新西兰、加拿大等国风湿病学专家组成的研究小组，提出了新的分类标准即CASPAR标准。炎症性关节病(关节、脊柱或肌腱)，并具备以下3分以上：

(1) 新近银屑病(2分)。

（2）银屑病史(1 分)。

（3）银屑病家族史(1 分)。

（4）银屑病指甲损伤(1 分)。

（5）类风湿因子阴性(1 分)。

（6）近期指趾炎(1 分)。

（7）指趾炎病史(1 分)。

（8）放射学证据有近关节端的新骨形成(1 分)。

对于银屑病出现在关节炎之后的患者，诊断比较困难，这时临床和放射学表现，如关节炎类型、受累关节分布、存在脊柱关节病，可能有助于诊断。另外类风湿因子阳性则需排除银屑病和类风湿关节炎的合并存在。

【鉴别诊断】

（一）骨关节炎

多见于老年人，以远端指间关节、近端指间关节及膝关节受累为多，常以疼痛为主，活动时重，休息可缓解，关节呈骨性隆起，膝关节有骨摩擦感，血沉和 C 反应蛋白等炎性指标正常。X 线片多为增生性改变，无侵蚀性破坏，无指（趾）甲病变。这些特点有助于与银屑病关节炎的鉴别。

（二）类风湿关节炎

多关节炎型的银屑病关节炎与典型类风湿关节炎较难鉴别，但银屑病关节炎多无晨僵和皮下结节，可有远端指间关节受累，类风湿因子阴性，有银屑病家族史和指甲病变，X 线片无骨质疏松却有侵蚀性骨破坏等，有助于与类风湿关节炎的鉴别。

（三）强直性脊柱炎

银屑病关节炎的寡关节炎型和脊柱炎型与强直性脊柱炎之间难以鉴别，甚至当银屑病皮疹未出现或被忽略时，长期被误诊为强直性脊柱炎或某一种脊柱关节炎。此时多关节受累、远端关节受累、腊肠指（趾）、指（趾）甲病变、银屑病家族史、X 线片单侧骶髂关节炎和跳跃性椎体骨赘有助于银屑病关节炎的诊断。

（四）反应性关节炎

本病与急性发作非对称性寡关节炎型银屑病关节炎不易区别。反应性关节炎无银屑病皮损和指甲改变，也无末端指节基底部增宽和近端指节远端溶解而形成特征性“笔帽征”，而多有前驱感染如尿道炎和腹泻史。

【治疗】　本病的治疗目的在于缓解疼痛症状，延缓关节破坏，保护关节功能，防治关节畸形和残疾，控制皮肤损害，从而提高生活质量，尽可能延长优质生活质量时间。

（一）一般治疗

适当休息，避免过度劳累和关节损伤，适度参与社会活动和关节功能锻炼，忌烟、酒和刺激性食物，避免皮疹复发可能的诱因。

（二）药物治疗

1. 非甾类抗炎药　非甾类抗炎药有抗炎、止痛和消肿的作用，是一线药物，但只能缓解关节肿痛和僵硬，而不能阻止关节病变进展，也不能改善银屑病皮损，不能使炎症指标改善。

2. 传统抗风湿药

（1）甲氨蝶呤：甲氨蝶呤对银屑病患者皮损和关节症状均有效。常用开始剂量为 5mg，每周一次，以后每周增加 2.5mg，至 10～25mg/周，病情控制后，逐渐减量，以 5～7.5mg/周维持。

治疗期间应观察药物对骨髓、肝和肺的影响。

（2）柳氮磺吡啶：能减轻活动性外周关节炎患者的关节疼痛、肿胀和晨僵，但对中轴关节病变、皮肤损害几乎无效。

（3）环孢素（cyclosporine，CsA）：有研究表明，环孢素对银屑病关节炎银屑病皮损和关节病变均有效，FDA 已通过并将其应用于重症银屑病的治疗。需注意其毒性，尤其是肾毒性和高血压。

（4）来氟米特：来氟米特可抑制非特异性免疫、体液免疫、细胞免疫、淋巴因子分泌，抑制淋巴细胞再生、局部结缔组织增生、局部炎症及关节炎全身反应。有国际多中心、随机、双盲、对照研究证实，来氟米特治疗多关节炎型银屑病关节炎不仅可以改善关节症状，而且银屑病皮损也得到控制，并可阻止关节的放射学进展。

（5）糖皮质激素：不主张全身使用，一方面对关节炎无效，另一方面可能加重皮损病变。局部糖皮质激素注射可作为外周关节炎的辅助治疗。

3. 生物制剂　有研究表明，TNF-α 在银屑病及银屑病关节炎的发病中起着关键作用，因此可通过阻断肿瘤坏死因子-α 来治疗银屑病及银屑病关节炎。目前研究较多的用于治疗银屑病关节炎的 TNF-α 抑制剂有依那西普、英夫利西单抗和阿达木单抗。研究结果显示，用 TNF-α 抑制剂可很好地改善银屑病关节炎患者关节症状、关节功能和生存质量，并显著延缓关节放射学进展，同时可缓解银屑病的其他临床症状，如皮肤损害、肌腱端炎和指炎等，且患者的耐受性较好。目前，依那西普、英夫利西单抗和阿达木单抗已被 FDA 批准用于银屑病关节炎的治疗。

（三）外科治疗

对已出现关节畸形和功能障碍者可采用关节成形术或关节置换术。

【预后】　银屑病关节炎的病程常以发作和缓解为特征，是一种较良性的疾病，仅小部分患者有侵蚀或畸形性关节炎。幼年起病、女性和关节炎急性发作，在重症关节炎患者更为常见。一项大规模的门诊观察表明，银屑病关节炎患者死亡率较一般人群高，女性平均死亡率是 1.59%，男性是 1.65%，总体死亡风险增加 65%。初次就诊前血沉高于 15mm/h、过多使用药物、放射线损害和无指甲病变与总体死亡率增高相关。

四、反应性关节炎

反应性关节炎（reactive arthritis，ReA）是一种发生于（关节外）某些特定部位（如肠道和泌尿生殖道）感染之后而出现的急性非化脓性关节炎。早在 1916 年，Hans Reiter 报道了以关节炎、尿道炎及结膜炎为特征的病例，并命名为赖特综合征。1969 年，Ahvonen 提出反应性关节炎的概念。1981 年，美国风湿病学会提出的反应性关节炎的定义是伴随尿道炎、宫颈炎之后、持续 1 个月以上的关节炎。近年发现，包括细菌、病毒、衣原体、支原体、螺旋体等在内的绝大多数微生物感染后均可引起反应性关节炎，因此广义的反应性关节炎范围甚广，是临床上常见的关节炎之一，然而经典的反应性关节炎仅指某些特定的泌尿生殖系或胃肠道感染后短期内发生的一类外周关节炎。

本病主要有 2 种起病形式：性传播型和肠道型。前者主要见于 20～40 岁男性，因衣原体或支原体感染泌尿生殖系统后发生。后者男女发病率基本相等，肠道感染菌多为革兰阴性杆菌，包括志贺菌属、沙门菌属、耶尔森菌属及弯曲杆菌属等。对于链球菌感染及呼吸道衣原体感染后反应性关节炎已有不少报道，现被认为是反应性关节炎的两种不同类型。

【病理】 反应性关节炎滑膜的病理改变为非特异性炎症。韧带及关节囊附着点的炎症性病变是反应性关节炎病变活动的常见部位。最近有研究认为，骨骼上的肌腱附着点可能是反应性关节炎最初的免疫及病理反应发生的部位之一，并且是肌腱端炎发生的病理基础。

【临床表现】

（一）全身症状

全身症状常突出，一般在感染后数周出现发热、体重下降、乏力等。热型为中至高热。每日 1～2 个高峰，多不受退热药影响。通常持续 10～40 天，可自行缓解。

（二）关节炎

首发症状以急性关节炎多见，典型的关节炎出现在尿道或肠道感染后 1～6 周。主要累及膝、踝等下肢大关节，呈非对称分布的单或寡关节炎。肩、腕、肘、髋关节及手和足的小关节也可累及。大多患者会出现肌腱端病和指(趾)炎。受累关节呈热、肿胀、剧痛和触痛，膝关节常有明显肿胀及大量积液。有时患者会出现下背痛，6%～9% 的患者可发生放射线上的骶髂关节炎，更常见于慢性或复发的病例。关节炎一般持续 1～3 个月，个别病例可长达半年以上。初次发病症状通常在 3～4 个月内消退，并可恢复正常。但有复发倾向，某些患者可在反复发作过程中发生关节畸形、强直、骶髂关节炎和(或)脊柱炎。

（三）关节外表现

1. 泌尿生殖道炎症 典型患者是在性接触或痢疾后 7～14 天发生无菌性尿道炎。男性患者有尿频和尿道烧灼感，排尿困难以及尿道口黏液分泌物，但有时也可出现前列腺炎或附睾炎。旋涡状龟头炎为阴茎龟头和尿道口无痛的浅表性红斑溃疡，见于 20%～40% 的男性患者。女性患者可有排尿困难、脓性宫颈炎或阴道炎。

2. 皮肤黏膜表现 超过 50% 的患者可出现皮肤黏膜症状。溢脓性皮肤角化症为病变皮肤的过度角化，见于 10%～30% 的患者。通常出现于足底和手掌，也可累及指甲周围、阴囊、阴茎、躯干和头皮。类似于银屑病的指甲角化也可见于约 6%～12% 的患者。ReA 患者中出现的口腔溃疡，通常较浅且多为无痛性。结节红斑常见于女性、HLA-B27 阴性及缺乏胃肠道症状的患者。

3. 眼部症状 主要是结膜炎，见于 30% 的患者，通常症状较轻，常在关节炎发作时出现，可以是单侧或双侧受累，伴有无菌性分泌物，并且与病情相关，急性前葡萄膜炎表现为眼睛疼痛、发红和畏光，预后一般较好，但是如不治疗可出现失明。角膜炎、角膜溃疡、巩膜炎、视神经和球后神经炎、前房出血也可见于持续性或慢性患者。

4. 其他 心脏表现可包括主动脉病变和传导异常，可表现为主动脉瓣关闭不全和房室传导阻滞，肾脏受累可出现蛋白尿、镜下血尿或无菌性脓尿。严重的系统性坏死性血管炎、血栓性浅表性静脉炎、紫癜、淀粉样变性、颅神经和周围神经病也是慢性病患者少见的并发症。

【辅助检查】

（一）病原学检查

病原学检查是 ReA 诊断的重要实验室检查部分，从患者标本中分离出致病微生物，例如在肠道感染急性期，可从粪便中分离到病原体。但是在关节炎并发症出现之前，患者的胃肠炎等可能已经恢复，此时通常依赖于血清特异性抗体的检测。

（二）炎症指标

白细胞增多在急性期较常见，少数情况也可出现血小板增多，急性期反应物，包括 C 反应蛋白和血沉多数升高，血清免疫球蛋白特别是 IgA 也常见升高，类风湿因子和抗核抗体通常阴性。

（三）影像学检查

疾病早期，关节 X 线片一般无异常改变。在有足跟痛症状的患者，有时可发现足底腱膜和跟腱的跟骨附着点处存在骨质侵蚀破坏，在其他有肌腱端炎症状的部位，受累关节周围或临近的骨干部位，有时可出现骨膜炎和新骨形成。偶尔有足或手小关节炎和不典型的韧带骨化，其中骶髂关节炎常为单侧性，而韧带骨化与强直性脊柱炎相比，则多为不对称性，且形状多不规则。

【诊断】 反应性关节炎有典型临床表现者，如外周关节炎为以下肢为主的非对称性寡关节炎，常有肌腱端炎、眼炎、炎性下腰痛、阳性家族史及 HLA-B27 阳性等，有以上表现者诊断并不困难，但由于各种表现可在不同时期出现，所以诊断有时需要数月。

1. Kingsley 与 Sieper 标准 目前多沿用 1996 年第三届国际反应性关节炎研讨会 Kingsley 与 Sieper 提出的反应性关节炎的分类标准：

（1）外周关节炎：下肢为主的非对称性寡关节炎。

（2）前驱感染的证据：

1）如果 4 周前有临床典型的腹泻或尿道炎，则实验室证据可有可无；

2）如果缺乏感染的临床证据，必须有感染的实验室证据；

（3）排除引起单或寡关节炎的其他原因，如其他脊柱关节炎、感染性关节炎、莱姆病及链球菌反应性关节炎。

（4）HLA-B27 阳性。

2. 2004 年美国风湿病学会标准 在随后的临床实践中发现 KS 诊断标准特异性较差，所以 2004 年美国风湿病学会提出了另一个诊断标准：

（1）病程长于 1 个月的关节炎并葡萄膜炎或宫颈炎。

（2）病程长于 1 个月的关节炎伴尿道炎或双侧结膜炎。

（3）发作性关节炎伴结膜炎。

（4）发作性关节炎合并尿道炎及结膜炎。

【鉴别诊断】

（一）化脓性关节炎

化脓性关节炎是关节腔内的化脓性感染，多为单关节炎，急性发病，常伴高热和乏力等感染中毒症状。关节局部多有较明显的红、肿、热、痛，还可出现身体其他部位感染表现，甚至败血症表现，一般无眼炎、骶髂关节炎和皮肤黏膜损害等。关节滑液为重度炎性改变，白细胞计数常$>50\times10^9/L$，中性粒细胞比例多在 75% 以上。滑液培养可发现致病菌。

（二）痛风性关节炎

多发于中老年男性，最初表现为反复发作的急性关节炎，最常累及足第一跖趾关节和跗骨关节，表现为关节红、肿和剧烈疼痛，多有高嘌呤饮食史，血清中血尿酸水平往往升高，滑液中有尿酸盐结晶。

（三）银屑病关节炎

本病好发于中年人，起病多较缓慢，反应性关节炎主要与其 5 种临床类型中的非对称性少关节炎型相鉴别。此型常累及近端指（趾）间关节、掌指关节、跖趾关节、膝和腕关节等四肢大小关节，少数可遗留关节残毁。银屑病关节炎患者常有银屑病皮肤和指（趾）甲病变可作为鉴别要点。

（四）炎性肠病关节炎

本病除可有类似反应性关节炎的急性非对称性少关节炎外，还伴有明确的肠道症状如反复腹痛、脓血便和里急后重等，纤维结肠镜检查可明确克罗恩病或溃疡性结肠炎的诊断。

（五）白塞病

本病基本病变为血管炎，全身大小动静脉均可受累，有反复口腔黏膜、生殖器溃疡伴眼炎。虽可有关节痛、关节炎，但常较轻。本病有较为特异的皮肤损害，如针刺反应和结节红斑等。可有动脉栓塞和静脉血栓形成。

【治疗】　反应性关节炎目前尚无特异性或根治性治疗方法，治疗的目的在于控制和缓解疼痛，防止关节破坏，保护关节功能，降低致残率，避免病情迁延。

（一）一般治疗

病情活动期可卧床休息，避免受累肢体负重活动，局部可给予冰敷减轻肢体肿胀疼痛等局部症状。当急性炎症症状缓解后，应尽早开始关节功能锻炼。

（二）抗生素

抗生素的治疗仍有争议。对于获得性反应性关节炎，短期使用抗生素治疗并发的尿道感染可能减少有反应性关节炎病史患者的关节炎复发风险，但对于已有的关节炎本身是否有益尚缺乏证据，另外也不推荐长期抗生素治疗慢性反应性关节炎。

（三）非甾类抗炎药（NSAIDs）

NSAIDs 治疗反应性关节炎的基本用药之一，应在反应性关节炎早期开始足量使用，通常能有效缓解关节肿痛，并有效缩短反应性关节炎病程。对于多数 ReA 患者，连续使用 NSAIDs 2～4 周可实现关节及肌腱端肿痛缓解。

（四）糖皮质激素

反应性关节炎很少需要全身使用糖皮质激素，在下列情况下可考虑应用：①出现严重的全身多个关节肌腱端受累时使用；②对非甾类抗炎药不能缓解症状的个别患者；③出现严重的关节外器官受累，如房室传导阻滞；④局部注射糖皮质激素适用于受累关节数量较少，但局部症状明显的反应性关节炎患者。

（五）慢作用抗风湿药

当非甾类抗炎药不能控制关节炎，关节症状持续 3 个月以上或存在关节破坏的证据时，可加用慢作用抗风湿药，应用最广泛的是柳氮磺吡啶，对于重症不缓解者可试用甲氨蝶呤和硫唑嘌呤等免疫抑制剂。

（六）生物制剂

肿瘤坏死因子抑制剂在反应性关节炎治疗中的应用仍存在争议。一些小样本的开放研究或病例报道表明肿瘤坏死因子抑制剂不仅能缓解反应性关节炎引起的关节症状，还可能在一定程度上缓解病情发展。但是 ReA 的发生和发展与感染有密切关系，故使用肿瘤坏死因子抑制剂可能引起病原体难以清除甚至感染复燃，不利于 ReA 病情缓解。

【预后】　大多数反应性关节炎患者的预后较好。第一次发作的寡关节炎多在 3～6 个月内缓解，也有少数患者病程可超过 2 年，另外有 1% 的患者，特别是伴溢脓性皮肤角化症者可能预后更差。但该病有复发倾向，肠道、泌尿生殖道及呼吸道感染可能是复发的直接诱因，更长期的随访发现，第一次发病 3～4 年后部分患者可出现包括外周关节炎、肌腱端炎、虹膜炎或其他关节外症状的复发。髋关节受累、持续性的血沉升高以及对非甾类抗炎药反应不好提示预后不良。部分患者可出现与强直性脊柱炎难以鉴别的中轴关节病病变。

五、炎性肠病关节炎

炎性肠病关节炎是指发生于溃疡性结肠炎和克罗恩病的关节炎。二者的关节炎症状相似,均可累及中轴关节,出现骶髂关节炎或脊柱炎,也可出现外周单关节的关节炎,关节炎的轻重与肠道病变的严重程度有关。

【病因】 炎性肠病关节炎的病因不清,已有的证据表明遗传因素、肠道通透性的改变在发病中起了重要的作用。

(一) 遗传因素

在通过内窥镜技术收集的强直性脊柱炎和类风湿关节炎的空肠液中,检测有抗肺炎克雷伯菌抗体、抗埃希杆菌抗体和抗奇异变形杆菌抗体。像几种慢性关节炎的常见表现一样,在肠道局部也出现抗各种微生物的免疫反应的增强。敲除基因小鼠提示 IL-2、IL-10 和转化生长因子-β 可能是保护性因子,而 HLA-B27 可能影响细胞因子的表达。因此,肠道内细胞因子平衡的改变也许是重要的致病因素。

(二) 肠道通透性

肠道通透性的增加已经被证实是发病机制中重要的因素。从炎性肠病患者肠腔内获取的细菌可以被 IgG 抗体、分泌型 IgA 和 IgM 结合。由于炎症性黏膜外漏的增加使得补体结合 IgG 外移增加,这又引发炎症,反过来进一步增加通透性。

【临床表现】

(一) 外周关节受累

10% ~20% 的患者发生外周关节炎,关节炎常常是非破坏性的可逆性的,但也可发生侵蚀性破坏。外周关节病变被分为两型,一型是寡关节炎型,另一型为多关节炎型。最常受累的关节依次为足趾关节、近端指间关节、膝和踝关节。肩关节受累在溃疡性结肠炎更常见,而关节的受累两者明显相似。寡关节炎型多数呈急性发病,多在 6 周内缓解,而多关节炎型患者病情常持续。

(二) 中轴关节受累

10% ~20% 的患者会出现脊柱受累。它可以无症状,也可以先于炎性肠病的发生或在其后出现。临床表现与典型强直性脊柱炎相似,但是肠病患者的病变轻,绝大多数的放射学表现并无不同。脊柱受累的症状表现,并不随肠道疾病的活动而变化,特发的骶髂关节炎常常无症状。

(三) 其他表现

杵状指、葡萄膜炎和皮肤表现在炎性肠病均可见到,并且在克罗恩病发生率更高。坏疽性皮病是一种痛性的溃疡性皮肤反应,常常与全身疾病相伴。结节性红斑最可能是机体对微生物感染全身表现的反应。葡萄膜炎是脊柱关节病的一个常见的关节外表现,常见于强直性脊柱炎和反应性关节炎中,而在炎性肠病的患者,葡萄膜炎更多是双侧。

【诊断】 目前无统一的炎性肠病关节炎的诊断标准。在确诊有溃疡性结肠炎或克罗恩病以后,才能够根据其所伴有的脊柱炎症表现和(或)外周关节炎诊断有炎性肠病关节炎。而对于关节炎或脊柱炎先于肠道炎症表现,炎性肠病未确诊以前,是无法诊断炎性肠病关节炎的。

【鉴别诊断】

(一) 强直性脊柱炎

多为年轻男性,以炎性腰背痛为突出表现,表现为夜间疼痛、休息痛、夜间翻身困难,晨僵,活动可缓解，部分患者可伴有外周关节表现，多以下肢为主，膝、髋受累最多，90%以上的患者HLA-B27阳性，有影像学的骶髂关节炎的改变。

（二）反应性关节炎

多为年轻男性，在腹泻、泌尿生殖道或呼吸道感染后3天~1个月后，出现的以下肢为主的关节炎，多累及膝、踝关节，并可伴有结膜炎、足跟痛或腊肠指（趾），部分患者可出现骶髂关节炎。

（三）未分类脊柱关节病

该病也常有腹痛或腹泻等肠道表现，并伴有腰背痛或下肢寡关节炎、葡萄膜炎、肌腱端炎、HLA-B27阳性等其他脊柱关节炎常见表现，有时与溃疡性结肠炎和克罗恩病的表现不易区别，但在这组疾病的肠道多为较轻的非特异性炎症改变，纤维肠镜可鉴别。

【治疗】 炎性肠病关节炎的治疗原则是控制炎症，消除肠道症状，保护关节功能。尽量选用对肠道有好处，又对关节炎有帮助的药物。

柳氮磺吡啶能够控制肠道病变，又可以抑制关节炎的发展，是本组疾病首选药物。其他免疫抑制剂可选用甲氨蝶呤和硫唑嘌呤。而小剂量糖皮质可以控制外周滑膜炎，但对于中轴关节受累无效，也可以用于关节内注射或口服治疗。非甾体抗炎药能够很好地控制关节的疼痛，但它能够抑制肠道的前列腺素的合成，而加重溃疡性结肠炎的症状。

生物制剂：TNF-α抑制剂英夫利西单抗，可以使克罗恩病患者戏剧性缓解，并使肠道损害长期痊愈。已有证据表明，TNF-α抑制剂对炎性肠病关节炎的关节表现均有效。

六、未分化脊柱关节炎

未分化脊柱关节炎是指一组具有脊柱关节炎的某些临床和（或）放射学特征，而又表现不典型，但尚未达到已确定的任何一种脊柱关节炎诊断标准的疾病。它不是一个单一的疾病，它可以是某一肯定脊柱关节炎如强直性脊柱炎、银屑病关节炎等的早期表现，随时间推移而逐渐表现出某一肯定脊柱关节炎的特点。未分化脊柱关节炎可以表现为一种或多种症状，可间歇出现，可有不同轻重和不同病程。

【临床表现】 起病多隐匿，男女均可受累，但以男性多发，发病年龄在16~23岁之间。由于女性病变较轻，受累关节少，其平均发病年龄较男性高。主要临床表现有：

（一）关节表现

1. 炎性腰背痛　可以是最早出现的症状，它可放射到臀区和大腿部，卧床休息后加重，活动后减轻。

2. 下肢为主的周围关节炎　膝、髋、踝关节是最常受累的关节，常为不对称多关节炎。关节炎症较轻，更多表现为关节疼痛、僵硬和活动受限，严重肿胀少见。

3. 肌腱端病　如附着点炎，足跟痛。

4. 骶髂关节炎、脊柱炎，其他中轴关节炎　如椎间关节炎、头颈关节炎和肋椎关节炎等。

（二）关节外表现

1. 特征性系统表现　如结膜炎或虹膜炎、皮肤黏膜病变。皮肤黏膜病变常见的有溢脓性皮肤角化病、龟头炎、口腔溃疡，偶见坏疽性脓皮病；

2. 其他临床表现　还可有泌尿生殖系统病变、炎性肠病、心脏受损等多种表现。50岁以后发病的HLA-B27阳性的患者少数可有下肢可凹性水肿。口干、眼干症状，可能为非特异性炎症累及唾液腺引起的继发性干燥综合征。

【辅助检查】

1. 类风湿因子及抗核抗体　多为阴性,个别患者有低滴度阳性。

2. HLA-B27　部分患者 HLA-B27 阳性,其与关节外症状关系密切,HLA-B27 阳性的患者易导致炎症向较严重程度发展。

3. 血沉、C 反应蛋白和血小板　在急性期可增快,慢性期可有贫血。

4. 关节液检查　对 USpA 诊断及其他类型关节炎的鉴别具有重要意义。USpA 的滑液多是炎症性,白细胞计数多在 $2\times10^9/L$ 以上,而不超过 $100\times10^9/L$。

5. 影像学检　X 线、CT 和 MRI 检查可显示骶髂关节炎和脊柱炎。

【诊断】　按照 SpA 的欧洲脊柱关节病研究组(ESSG)分类标准或 Amor 脊柱关节病诊断判断是否符合脊柱关节病。然后在可能的情况下,进一步分类为不同的脊柱关节病类型,其中未能诊断为某种明确的脊柱关节病者,就是未分化脊柱关节病。

【鉴别诊断】

1. 强直性脊柱炎　与强直性脊柱炎患者相比有以下不同特点:症状轻,不典型;无脊柱活动受限;不一定有骶髂关节炎;HLA-B27 阳性率较强直性脊柱炎组低;女性比例较强直性脊柱炎患者明显高。

2. 痛风性关节炎　多见于青年男性,关节炎发作主要累及下肢,并多呈单关节,发病突然,与饮酒、饮食有关,血尿酸高,1 周左右可自发缓解。

3. 弥漫性特发性骨肥厚　老年男性多见,多表现为腰背活动受限,X 线脊柱有类似竹节样改变,无骶髂关节炎表现,无炎性腰背痛,无肌腱端病有助于鉴别。

【治疗】

(一) 非甾体抗炎药物

一部分未分化脊柱关节病的患者由于仅有轻微的症状和体征,可以无需特殊治疗,或进行理疗改善症状,明显炎症患者可选用非甾体类抗炎药。

(二) 糖皮质激素

一般不推荐长期使用糖皮质激素治疗,少数急性或炎症高度活动的患者,可全身使用皮质激素。对一些关节炎症状较重和有附着点病的患者可在受累关节内或炎症部位注射糖皮质激素。

(三) 改善病情的慢作用药

病程较长的慢性患者,有持久关节炎和附着点病,如单用非甾体类抗炎药不能完全控制症状时,可加用免疫抑制剂,如柳氮磺胺吡啶、甲氨蝶呤、来氟米特等。抗肿瘤坏死因子-α 的单克隆抗体对严重的 USpA 有肯定的疗效,能缓解外周关节炎、肌腱端病、脊柱症状等。对于经正规内科治疗半年,仍无缓解的外周大关节,可考虑外科手术,包括关节镜滑膜切除术,关节置换等。

【预后】　本病约有 30% 左右患者经过若干年后最终会发展为强直性脊柱炎,HLA-B27 阳性的患者比例相对高一些。5% ~10% 可发展为其他脊柱关节病,约 26% 有复发性少关节炎,其余患者不再进展。X 线异常出现在多年之后,如骶髂关节改变需 9 ~ 14 年,脊柱病变需 11 ~ 16 年。10 年追踪后确诊为强直性脊柱炎的患者,大多数脊柱功能良好,故总的预后佳。

第四节　干燥综合征

干燥综合征(Sjogren syndrome,SS)是一种以外分泌腺受累为主的慢性炎症性自身免疫病。临床上以唾液腺、泪腺功能下降而出现口干、眼干为主要特征，除此之外，尚有其他外分泌腺及腺体外其他器官如肺、肝、胰腺、肾脏及血液系统、神经系统等受累而出现多系统损害的症状。本病分为原发性和继发性两类，后者是指继发于另一诊断明确的弥漫性结缔组织病如SLE、RA和系统性硬化病等的干燥综合征。本章主要叙述原发性干燥综合征（primary sjogren syndrome，pSS）。

pSS属于全球性疾病，可以发生于任何年龄，多发于30～60岁。女性多于男性，成年女性患病率为0.5%～1.56%，男女比为1∶9～10。初步调查我国pSS患病率为0.29%～0.77%，而老年人pSS患病率为2%～4.8%。

【病因】 pSS确切病因不明，考虑为感染、遗传因素、内分泌因素等多因素相互作用的结果。

（一）感染因素

一些病毒如巨细胞病毒、EB病毒、丙型肝炎病毒和HIV等与本病的发生和延续有关，可能是触发pSS自身免疫反应的重要原因之一。

（二）遗传因素

流行病学调查证明患者家族中本病的发病率高于正常人群的发病率，有研究表明某些HLA基因与本病自身抗体的产生和病情严重程度相关，但这种相关可因种族不同而异，目前尚未发现公认的HLA易感基因。

（三）内分泌因素

pSS性别差异显著，女性占90%以上，考虑雌激素可能参与了本病的发生和病情进展。

【发病机制】 干燥综合征的发病机制目前尚未阐明。一般认为是感染等环境因素作用于遗传易感者，通过分子模拟机制使易感人群或其组织隐蔽抗原暴露而成为自身抗原，由于唾液腺上皮细胞起了抗原提呈细胞的作用，细胞识别后促使T、B淋巴细胞增殖。以T-B淋巴细胞为中心，相互作用而引起一系列异常免疫炎症反应，产生大量免疫球蛋白及自身抗体，并进一步通过各种细胞因子和炎症介质造成组织损伤。

【病理】 本病主要累及由柱状上皮细胞构成的外分泌腺体。唾液腺、泪腺、皮肤、呼吸道黏膜、胃肠道黏膜、阴道黏膜以及具外分泌腺体结构的组织，包括肾小管、胆小管、胰腺管等均可受累。表现为受累腺体内大量淋巴细胞浸润、有时可形成淋巴滤泡并有生发中心形成，腺体导管管腔扩张和狭窄，最终导致腺体结构破坏，进而使功能受到严重损害。炎症细胞侵及血管壁导致血管炎也是本病的一个基本病变，主要侵及小血管，可出现管腔狭窄导致局部组织缺血。上述两种病变尤其是外分泌腺体炎症是造成本病特殊临床表现的基础。

【临床表现】 起病多缓慢、隐匿，临床表现多样，病情轻重差异较大。

（一）局部表现

1. 口干燥症　因唾液腺病变使唾液分泌量或唾液黏蛋白减少而引起下列症状：①口干：常常是患者的首发症状。由于唾液分泌减少70%～80%，患者诉有口干，讲话时需频频饮水，进食固体食物时必需伴以流质送下，有时夜间起床饮水等。检查可见舌面干裂，舌质暗红，舌乳头萎缩而光滑。②猖獗性龋齿：是本病的特征之一。约50%的患者出现难以控制的龋齿，牙齿逐渐变黑，继而小片脱落，最终只留残根。③唾液腺肿大：以腮腺最为多见，颌下腺亦可见，而舌下腺少见。表现为腺体弥漫性肿大伴疼痛及压痛，累及单侧或双侧，10天左右可自行消退，反复发作，少数持续性肿大。对部分腮腺持续性肿大者，应警惕有恶性淋巴瘤的可能。④口腔黏膜出现溃疡或继发感染。

2. 干燥性角结膜炎 因泪腺分泌的黏蛋白减少而出现眼干涩、异物感、少泪等症状，甚至哭时无泪，部分患者有眼睑缘反复化脓性感染、结膜炎、角膜炎等，少数患者可有泪腺肿大。

3. 其他外分泌腺受累 除此之外鼻、气管、阴道黏膜等外分泌腺体均可受累，分别表现为鼻腔干燥、气道分泌物黏稠且不易咳出、阴道分泌物减少、阴道炎及交媾困难等症状。累及甲状腺可导致自身免疫性甲状腺炎，甚至出现甲状腺功能低下。

（二）系统表现

除口眼干燥表现外，疾病早期可出现乏力、低热等全身症状，一般较轻微，但少数病例可出现高热，约有23%患者出现全身的系统损害。

1. 皮肤 由于汗腺分泌减少，可出现皮肤干燥、瘙痒、脱屑。约1/4患者有不同皮疹，特征性表现为反复出现的紫癜样皮疹，多位于下肢，为米粒大小边界清楚的红丘疹，压之不褪色，持续时间约为10天，可自行消退而遗有褐色色素沉着。还可有荨麻疹样皮疹、结节红斑等，雷诺现象多不严重，一般不引起指端溃疡。皮肤病变的病理基础为局部血管炎。

2. 骨骼肌肉 70%～80%的患者有关节痛，但只有其中10%有关节肿胀，多呈一过性，一般不出现骨破坏及关节畸形。约3%～14%的患者有肌炎表现，但极少引起血清肌酶持续、显著增高。

3. 肾 据国内报道约有30%～50%患者有肾损害，主要累及远端肾小管导致亚临床或完全型肾小管性酸中毒。临床表现为低血钾性肌肉麻痹、肾性尿崩症、泌尿系结石、肾组织钙化及肾性软骨病。近端肾小管损害较少见。部分患者出现明显的肾小球损害，表现为大量蛋白尿、低白蛋白血症甚至肾功能不全，肾活检提示为膜性肾病、局灶增殖性肾炎或系膜增殖性肾炎等。

4. 呼吸系统 主要表现为间质性肺疾病和肺动脉高压。间质性肺疾病早期多无症状，随着疾病进展逐渐出现干咳、呼吸困难，肺功能检查多为弥散功能障碍及限制性通气功能障碍，少数患者可因呼吸衰竭死亡，高分辨率CT有助于早期发现肺间质病变。另外有小部分患者出现肺动脉高压和胸膜炎。有重度肺间质病变及肺动脉高压的患者预后不佳。

5. 消化系统 由于唾液分泌减少和食道干燥，约75%的患者出现吞咽困难，而胃肠道黏膜层的外分泌腺体受累可引起萎缩性胃炎、胃酸减少、慢性腹泻等非特异性症状。肝脏损害见于约20%的患者，临床上可无相关症状或出现肝功能损害等不同表现，部分患者合并自身免疫性肝炎或原发性胆汁性肝硬化。胰腺的外分泌功能异常并不多见，当患者出现慢性腹痛及脂肪泻时要考虑慢性胰腺炎的可能。

6. 神经系统 约5%的患者可因血管炎累及神经系统。中枢神经系统和周围神经系统均可受累，但以周围神经损害为多见，可出现感觉、运动神经异常，表现为对称性周围神经病和多发单神经炎，亦有无菌性脑膜炎和多发性硬化的报道。

7. 血液系统 可以是pSS的首发症状，表现为白细胞减少、贫血或（和）血小板减少，伴有出血现象的严重血小板减少并不少见。本病出现淋巴瘤几率显著高于正常人群，持续腮腺肿大、紫癜、体重下降、白细胞减少、免疫球蛋白由多克隆增高转为单克隆增高、冷球蛋白血症及尿中出现本周蛋白等提示发展为淋巴瘤的可能。

【实验室及其他检查】

（一）血、尿常规及其他常规检查

1. 血常规 患者出现正细胞正色素型贫血、白细胞减低和（或）出现血小板减少。

2. 尿常规 继发肾小管性酸中毒时尿中可滴定酸减少，尿pH>6.0。部分亚临床肾小管酸中毒患者可做氯化铵负荷试验，结果显示血pH或CO_2CP降低，而尿pH值不能降至5.5以下。部分累及肾小球的患者可出现蛋白尿或血尿。

3. 炎性标志物　60% ~70% 患者血沉增快,C 反应蛋白也可增高。

（二）自身抗体

本病多种自身抗体阳性,对疾病的诊断有一定的帮助,但与疾病的活动性无关。

1. ANA　45.7% 的患者 ANA 滴度升高,多为斑点型。

2. 抗 SSA、抗 SSB 抗体　二者的阳性率分别为 70% 和 40%,目前被列为 pSS 的诊断标准之一,其中抗 SSB 抗体特异性更高。除干燥综合征外,SLE 和其他结缔组织病二者也可阳性。

3. 抗 α-胞衬蛋白抗体(α-fodrin)　协助诊断可疑患者,但少数 SLE 继发 SS 患者亦可出现,此抗体在 pSS 诊断中的意义还有争议。测定抗毒蕈碱受体 3(M3)抗体是诊断 pSS 和继发性 SS 的新抗体,可能参与 pSS 眼干的发生。

4. 器官特异性抗体　抗唾液腺导管上皮细胞抗体阳性率在 pSS 为 25%,抗甲状腺球蛋白抗体和抗胃壁细胞抗体阳性率各为 30%,有 10% 的患者可出现抗线粒体抗体阳性。

5. 其他抗体　43% 患者 RF 阳性,约 20% 的患者抗心磷脂抗体阳性,U1RNP 抗体和抗着丝点抗体阳性率均为 5% ~10%,这些抗体对诊断疾病不具特异性。

（三）高球蛋白血症

高球蛋白血症是本病的特点之一,见于 90% 以上的患者,其特点是多克隆性,以 IgG 增高最明显。与皮肤紫癜、血沉快、肺部病变、唾液腺肿大有一定的相关性。巨球蛋白血症和混合性冷球蛋白血症较为少见,出现这些情况需警惕淋巴瘤的可能。

（四）其他检查

1. 唾液腺功能检测

(1) 唾液流量的测定:是检查口干燥症的敏感指标之一,未经刺激唾液流量>0.5ml/min 为正常,≤1.5ml/15min 为阳性。

(2) 腮腺造影:在腮腺导管内注入造影剂,可见各级导管不规则、狭窄或扩张,碘液在末端腺体积聚呈葡萄状。

(3) 唾液腺放射性核素检查:患者腮腺、颌下腺摄取、浓缩和排泌功能可有不同程度减低。

2. 泪腺功能检查

(1) Schirmer 试验(滤纸试验):用一片 5mm×35mm 的滤纸,距一端 5mm 处折成直角,消毒后将该端置入下眼睑结膜囊内,闭眼 5 分钟后取出,滤纸浸湿 15mm/5min 为正常,≤5mm/5min 则为阳性。

(2) 角膜染色试验:将荧光素或孟加拉红溶液滴入双侧结膜囊内,随即用生理盐水洗去,在裂隙灯下检查角膜和球结膜,一侧染色点≥10 个即为异常。

(3) 泪膜破碎时间:<10 秒为阳性。

3. 唇腺活检　≥50 个淋巴细胞聚集为 1 个灶,如果 $4mm^2$ 的唇腺组织内见到≥1 个灶即为阳性,此法对于诊断 pSS 敏感而特异。

【诊断和鉴别诊断】

（一）诊断标准

自 20 世纪 70 年代后,共提出了 10 个 pSS 诊断标准,但仍缺乏特异的诊断标准,目前 2002 年修订的 pSS 国际分类标准(表 22-5)在诊断 pSS 中普遍被采用。其诊断敏感性为 88.3% ~

89.5%，特异性为95.2%～97.8%。2012年ACR提出新的分类标准（表22-6），新的标准更注重客观依据。

表22-5 2002年干燥综合征国际分类（诊断）标准

Ⅰ 口腔症状：3项中有1项或1项以上

1. 每日感口干持续3个月以上
2. 成年后腮腺反复或持续肿大
3. 吞咽干性食物时需用水帮助

Ⅱ 眼部症状：3项中有1项或1项以上

1. 每日感到不能忍受的眼干持续3个月以上
2. 有反复的沙子进眼或砂磨感觉
3. 每日需用人工泪液3次或3次以上

Ⅲ 眼部体征：下述检查任1项或1项以上阳性

1. Schirmer试验（+）（≤5mm/5min）
2. 角膜染色（+）（≥4van Bijsterveld计分法）

Ⅳ 组织学检查：下唇腺病理示淋巴细胞灶≥1（指4mm^{2}组织内至少有50个淋巴细胞聚集于唇腺间质者为一个灶）

Ⅴ 唾液腺受损：下述检查任1项或1项以上阳性

1. 唾液流率（+）（≤15ml/15min）
2. 腮腺造影（+）
3. 唾液腺放射性核素检查（+）

Ⅵ 自身抗体：抗SSA或抗SSB（+）（双扩散法）

1. 原发性干燥综合征　无任何潜在疾病的情况下，有下述2条之一则可诊断：
   a. 符合上述4条或4条以上，但必须含有条目Ⅳ（组织学检查）和（或）条目Ⅵ（自身抗体）
   b. 条目Ⅲ、Ⅳ、Ⅴ、Ⅵ 4条中任3条阳性
2. 继发性干燥综合征　患者有潜在的疾病（如任一结缔组织病），而符合条目Ⅰ和Ⅱ中任1条，同时符合条目Ⅲ、Ⅳ、Ⅴ中任2条
3. 必须除外　颈头面部放疗史，丙肝病毒感染，AIDS，淋巴瘤，结节病，移植物抗宿主疾病。抗乙酰胆碱药的应用（如阿托品、莨菪碱、溴丙胺太林、颠茄等）

表22-6 2012年ACR干燥综合征分类（诊断）标准

具有SS相关症状/体征的患者，以下3项客观检查满足2项或两项以上，可诊断为SS

1. 血清中SSA和（或）SSB（+），或类风湿因子阳性同时伴ANA≥1∶320
2. 唇腺病理示淋巴细胞灶≥1个/4mm^2（4mm^{2}组织内至少有50个淋巴细胞聚集）
   干燥性角结膜膜炎伴OSS（ocular staining score）；染色评分≥3分（患者当前未因青光眼而日常使用滴眼液，且近五年无角膜手术及眼睑整形手术史）

必须除外：颈头面部放疗史，丙肝病毒感染，艾滋病，结节病，淀粉样变，移植物抗宿主疾病，IgG4相关疾病

（二）鉴别诊断

由于起病缓慢，表现多样，患者可能因为某一症状突出到相关科室就诊而被误诊，因此本病特别需与以下疾病鉴别：

1. 系统性红斑狼疮　SLE多见于年轻女性，可有以蝶形红斑为代表的多种皮疹，肾脏损害以肾小球病变为主，多有中枢神经系统受累，血清中出现抗dsDNA、Sm、核小体抗体等多种特异性抗体，活动期补体多降低。而pSS多出现在中老年妇女，发热尤其是高热不多见，无蝶形红斑，口眼干明显，肾损害以肾小管酸中毒为常见，神经系统损害多以周围神经为主，很少出现中枢神经系统表现，高球蛋白血症明显，低补体血症少见，多有SSA、SSB阳性，预后一般好于SLE。

2. 类风湿关节炎　pSS关节炎症状多呈非侵蚀性，极少有关节骨破坏、畸形和功能受限，血小板及白细胞减少常见，血清中抗SSA和抗SSB抗体常阳性。除外药物及Felty综合征RA很少出现白细胞减少，而活动期血小板多升高，关节畸形常见，血清中除RF外可有多种抗角蛋白抗体阳性。

3. 其他因素的口干　老年性腺体功能下降、糖尿病性或一些药物均可导致口干，病史、临床表现再结合实验室检查结果可以鉴别。

【治疗】　目前本病尚无根治方法。治疗目标是改善症状、抑制因免疫反应而引起的组织器官的损害，保护脏器的功能，密切随诊，减少淋巴瘤的发生。

（一）对症治疗

1. 口干燥症　应停止吸烟、饮酒及避免服用引起口干的药物如阿托品等，保持口腔清洁，减少龋齿和口腔继发感染的可能。通过经常咀嚼无糖的口香糖刺激增加唾液分泌。选用乙酰胆碱能受体激动剂如salagen（匹罗卡品）等以刺激唾液腺中尚未破坏的腺体分泌。也可用人工唾液替代治疗。改善口干症状比较困难，目前尚未有证据证明糖皮质激素及其他免疫抑制剂能增加唾液分泌。

2. 干燥性角结膜炎　可以应用人工泪液滴眼以减轻眼干症状，预防角膜损伤，减少眼部并发症。常用药物有卡波姆滴眼液、羟甲基纤维素、环孢素滴眼液等，患者可以根据自己的情况选用。若泪腺完全丧失功能时，可试行泪点封闭术。

3. 肾小管酸中毒　对于合并低钾血者应给予钾盐替代治疗，根据病情的轻重、急缓分别予以静脉补钾或口服钾盐，大部分患者需终身服用。针对肾小管酸中毒可口服碱性药物如碳酸氢钠或枸橼酸合剂。

4. 关节肌肉疼痛　可选用非甾体抗炎药，对部分出现滑膜炎患者可应用羟氯喹治疗，由于破坏性关节病变很少见，一般很少应用其他改善病情抗风湿药。

（二）系统性治疗

有系统损害者应根据受损器官的严重程度、病情进展的速度酌情给予糖皮质激素和免疫抑制剂。如肺间质改变、血小板减少、肾小球肾炎、血管炎及神经等系统改变的患者，应予糖皮质激素、免疫抑制剂等药物积极治疗。糖皮质激素具体用法和用量可根据不同情况而定。免疫抑制剂则选用甲氨蝶呤、环磷酰胺、硫唑嘌呤及环孢素等，应用过程中要定期监测药物的不良反应。出现淋巴瘤时应根据组织类型、部位及范围采用相应的化疗和（或）放疗治疗。

（三）生物制剂

自身反应性B细胞的异常激活是pSS发病的重要因素之一。由于抗CD20单克隆抗体可以抑制B细胞的生成,对常规治疗效果不佳的患者,可以选用抗CD20单克隆抗体(Rituximab)治疗。但其能否最终改变pSS的病程还有待于进一步观察。

【预后】 本病预后较好。若无内脏受累,生存时间接近普通人。有内脏损害者经适当治疗后大多可以控制病情,但如出现进行性肺纤维化、中枢神经病变、肾功能不全、恶性淋巴瘤者预后较差,如不及时治疗,病情恶化甚至可能危及生命。

第五节 原发性血管炎

一、概 论

血管炎(vasculitides)是一组由不同病因引起的血管壁炎症和坏死进而导致多系统损害的自身免疫性疾病,可分为原发性和继发性两类。继发性血管炎是指血管炎继发于另一确诊的疾病:如感染、肿瘤、弥漫性结缔组织病(系统性红斑狼疮、干燥综合征、类风湿关节炎)等。原发性血管炎是指不合并有另一种已明确疾病的系统性血管炎,即指本章所叙述的血管炎。

知识拓展

系统性血管炎即血管炎19世纪初才逐渐被认为是一组独立的疾病,最早的文献记载见于1801年,当时Heberden报道了1例5岁男孩的血管炎病例,也是后来Schonlein(1837年)和Henoch(1847年)分别报道的Schonlein-Henoch紫癜(Henoch-Schonlein purpura,HSP)。1852年,Rokitansky报道了结节性多动脉炎(Polyarteritis nodosa,PAN)的病理特征,十多年后(1866年)Kussmaul和Maier对PAN做了较全面的描述。在随后的许多年里几乎所有的血管炎都被称为PAN。直到20世纪才开始对系统性血管炎有了较全面的认识和研究。1908年,Takayasu发现了用他名字命名的Takayasu大动脉炎。1931年,德国医学生H. Flinger报道了第1例上下呼吸道和肾脏受累的系统性血管炎,即韦格纳肉芽肿(Wegener's granulomatosis,WG)。后来另一位德国医生F. wegener对这种血管炎做了详细描述。在1937年,Behcet医生报道了Behcet综合征(Behcet's syndrome,BS)。1951年Churg和Strauss报道了伴有嗜酸性粒细胞增多的结节性多动脉炎样综合征,即Churg-Strauss综合征(Churg-Strauss syndrome,CSS)。20世纪80年代中期,发现了胞浆型抗中性粒细胞胞浆抗体(antineutrophil cytoplasmic antibodies,ANCA)为WG的诊断提供了新的工具,也为更深入了解WG的发病机制提供了重要线索。1990年,美国风湿病协会制订了7种主要的血管炎(PAN、CSS、WG、过敏性血管炎、HSP、巨细胞动脉炎和Takayasu动脉炎)分类标准。1994年美国Chapel Hill召开的血管炎会议上发表了新的分类定义标准,并将"显微镜下多血管炎(microscopic polyangitis,MPA)"与其他的血管炎区别开来。

【分类】 血管炎的病因、发病机制不完全清楚,临床症状又多重叠,缺乏一致的病理改变,至今尚未有一个满意的分类。2012年Chapel Hill会议主要根据受累血管的大小对系统性血管炎进行了命名和分类(见表22-7)。此分类的优点是简单、宜于临床工作,目前应用较多。

表 22-7 2012 年 Chapel Hill 会议血管炎分类

大血管炎	大动脉炎 巨细胞(颞)动脉炎
中血管炎	结节性多动脉炎 川崎病
小血管炎	
ANCA 相关性血管炎	显微镜下多血管炎 肉芽肿性多血管炎 嗜酸性肉芽肿性多血管炎
免疫复合物性小血管炎	抗肾小球基底膜病 冷球蛋白性血管炎 IgA 性血管炎 低补体血症性荨麻疹性血管炎
变异性血管炎	贝赫切特病 科根综合征
单器官血管炎	皮肤白细胞破碎性血管炎 皮肤动脉炎 原发性中枢神经系统血管炎 孤立性主动脉炎
与系统性疾病相关的血管炎	狼疮性血管炎 类风湿性血管炎 结节病性血管炎
与可能的病因相关的血管炎	丙肝病毒相关性冷球蛋白血症性血管炎 乙肝病毒相关性血管炎 梅毒相关性主动脉炎 血清病相关性免疫复合物性血管炎 药物相关性免疫复合物性血管炎 药物相关性 ANCA 相关性血管炎 肿瘤相关性血管炎

【病因和发病机制】

(一)病因

病因不完全清楚。多为有遗传基础、潜在免疫异常的易感者,通过环境中的微生物、毒素等促发血管炎的发生。

1. 感染因素 Kawasaki 病的发生有一定的季节性并偶可呈流行性提示可能与感染有关,许多微生物和毒素如葡萄球菌属、链球菌属及 EB 病毒等多可能与 Kawasaki 病的发生有关。部分病毒性肝炎患者除有肝脏病变外,尚有血管炎表现。如结节性多动脉炎患者 10% 有乙型肝炎病毒感染,混合型冷球蛋白血症患者 80% 有丙型肝炎病毒感染。人免疫缺陷病毒(HIV)及巨细胞病毒(CMV)感染者也可出现血管炎表现。60% ~70% 的韦格纳肉芽肿患者是金黄色葡萄球菌的带菌者。川崎病的发生可能与金黄色葡萄球菌和链球菌感染有关。还发现细小病毒感染与巨细胞动脉炎的发生有一定关系。各种微生物通过 T 淋巴细胞 Vβ 链基因促发 T、B 淋巴细胞活化而导致血管炎。但目前尚无直接的证据证明微生物感染可导致血管炎的发生。

2. 遗传因素 WG、显微镜下多血管炎、Takayasu 动脉炎、巨细胞动脉炎和白塞病的发生都有一定的家族聚集性，提示遗传性因素可能在血管炎的发病机制中起作用。现已发现巨细胞动脉炎和风湿性多肌痛与 HLA-Ⅱ类抗原 DR4 有关，特别是当巨细胞动脉炎和风湿性多肌痛同时存在时，与 DR4 的关系更密切。

3. 其他因素 某些药物及毒素可诱导血管炎的发生，例如氯化汞能诱发动物血管炎的发生。抗甲状腺药丙硫氧嘧啶和抗高血压药肼屈嗪与血管炎的发生有关。环境因素，如接触某类物质及硅成分等可增加血管炎的发病风险。

可以看出，不同的血管炎病有不同的遗传基础并与环境中不同微生物相关。

（二）发病机制

发病机制与人体的天然免疫系统、细胞免疫和体液免疫相关。其中中性粒细胞、巨噬细胞、内皮细胞、淋巴细胞以及它们各自分泌的细胞因子都参与了血管炎的发病过程。

1. 抗中性粒细胞胞浆抗体（ANCA） ANCA 见于系统性坏死性血管炎，包括 GPA（WG）、CSS、MPA 等疾病中。ANCA 是第一个被证实与原发血管炎相关的自身抗体。ANCA 的靶抗原为中性粒细胞胞浆内各种成分：丝氨酸蛋白酶 3（PR3）、髓过氧化物酶（MPO）、弹性蛋白酶、乳铁蛋白等，其中 PR3 和 MPO 是主要的靶抗原。

ANCA 通过以下途径引起小血管的炎症：当中性粒细胞被外来或自身抗原攻击后，巨噬细胞释放细胞因子（TNF、IL-1），这些细胞因子将中性粒细胞胞浆内的靶抗原（PR3、MPO）转移到细胞膜表面，部分被中性粒细胞释放到细胞外，在黏附分子作用下附着于血管内皮细胞表面，与形成的 ANCA 相结合，导致中性粒细胞脱颗粒、出现反应性氧分子、释放蛋白溶解酶等过程，使局部血管受到损害。故 ANCA 除是诊断小血管炎的标记外，尚参与了血管炎的发病。

2. 抗内皮细胞抗体（AECA） AECA 出现在多种血管炎病，如大动脉炎（Takayasu arteritis，TA）、川崎病、GPA、显微镜下多血管炎等。它通过补体途径或抗体介导的细胞毒反应，导致内皮细胞持续或进一步损伤。血管内皮是分隔血管腔内外的界面，具有屏障、止血、调节血管张力、调节白细胞黏附和渗透等功能。血管内皮细胞的这些调节功能与它分泌的前列腺素、血小板活化因子等有关，内皮细胞还分泌多种细胞因子，调节免疫反应。体外试验证明，内皮细胞经刺激后可分泌大量的白细胞介素-1、白细胞介素-6、白细胞介素-8 及 α-干扰素等，内皮细胞表面还表达重要的免疫调节分子，如组织相容性抗原，这对于 T 细胞介导的血管炎起重要作用。另外，内皮细胞还表达黏附分子在血管炎的发生过程中也起重要作用。

3. 免疫复合物 免疫复合物介导血管炎症的机制是基于对血清病的动物模型和 Arthus 反应的系统研究得到的结果：免疫复合物可沉积于血管壁，能增加血管的通透性，活化补体和诱导多形核白细胞吸附于血管壁。T 淋巴细胞、B 淋巴细胞、单核细胞及补体等因素均参与免疫复合物的形成和沉积过程。免疫复合物并非导致组织损伤的直接原因，而是始动因素。有证据证明免疫复合物介导的免疫反应与过敏性血管炎、过敏性紫癜（HSP）、冷球蛋白性血管炎及乙型肝炎病毒相关的 PAN 的发生有关。间接免疫荧光研究发现这些疾病的早期阶段有抗原（细菌、微生物和病毒）、免疫球蛋白和补体 C3 的沉积。

4. 淋巴细胞 现已证明 T 细胞，特别是 $CD4^+$T 细胞可能直接参与大动脉炎的血管炎症损伤。Weyand 等发现巨细胞动脉炎和风湿性多肌痛患者的病理过程中 $CD8^+$T 细胞减少，同时 $CD4^+$T 细胞识别动脉壁上的抗原而被活化，产生 Th1 型细胞因子，如 γ-干扰素等，继而进一步活化吞噬细胞，引起血管的炎症损伤。其过程类似于迟发型超敏反应。肉芽肿性血管炎如

WG中，肉芽肿说明有T细胞介导的超敏反应。WG受累组织的活检也显示病变部位有T细胞浸润，从肉芽肿组织中克隆的T细胞主要表达和分泌Th1型细胞因子。多数WG患者外周血中存在针对自身抗原蛋白酶-3的自身反应性T细胞。WG外周循环中可溶性白细胞介素-2受体及可溶性CD30的浓度均明显升高，且与疾病的活动性相关，两者都是T细胞活化的标志，间接说明了T淋巴细胞活化并参与了WG的病理过程。

【病理】 血管炎的基本病理改变是：①血管壁被包括中性粒细胞、巨噬细胞、淋巴细胞等各种炎性细胞浸润，在嗜酸性肉芽肿性血管炎，可见嗜酸性粒细胞浸润；②血管壁弹力层和平滑肌层受损形成动脉瘤和血管扩张，此种病变见于累及带肌层动脉的血管炎；③血管壁的各层纤维素样增生和内皮细胞增生形成管腔狭窄。尽管在血管炎分类标准中，是按受累血管的大小而划分血管炎的，但在各个血管炎，其受累血管的大小及病理改变有重叠性。同一个血管炎患者可同时有大小不同的血管受累，而上述病理改变往往不同时出现在同样大小的血管，在同一受累的血管，其病变也常呈节段性，这些都影响了病理活检的诊断和鉴别诊断的准确性，免疫荧光检查可为诊断提供一定的帮助。

血管炎中炎性细胞浸润的类型与受累血管的大小有关。在组织学病理上可见到一些特殊类型的血管炎，如坏死性血管炎、小血管节段性纤维素样坏死（MPA）、坏死性肉芽肿和坏死性血管炎（GPA）、嗜酸性粒细胞浸润、坏死性血管炎和血管外肉芽肿形成（CSS）。

【诊断】 血管炎诊断较困难，需根据临床表现、实验室检查、病理活检及影像学资料等综合判断，以确定血管炎的类型及病变范围。

（一）临床表现

血管炎的临床表现因受累血管的类型、部位及程度的不同而异。常见的共同的临床表现包括全身症状如乏力、发热、体重减轻，各种皮疹，关节及肌肉疼痛等，累及肺脏、肾脏、胃肠道、神经系统等常出现相应的临床表现。病变的程度和范围轻重不一，有的表现为致命性的多器官受累，病情发展迅速难以控制，有的仅表现为轻微的皮肤损害。各种血管炎的临床表现可相互重叠，同一疾病在不同的患者或同一患者在不同的时期表现差异也很大。不同的血管炎可以有相同器官的受累，如WG、显微镜下多血管炎、变应性肉芽肿血管炎都可因累及肾小球而出现蛋白尿、血尿、肾功能不全，但它们各自的肾外系统的症状有特征性差异，如WG的肺表现为迁移性浸润和薄壁空洞，变应性肉芽肿血管炎则为哮鸣音。

（二）特殊检查

1. ANCA的测定　抗中性粒细胞胞浆抗体（Antineutrophil Cytoplasm Auto-antibodies，ANCA），最初由Davies报道，系一种以中性粒细胞和单核细胞胞浆成分为抗原的自身抗体。1985年，Woude首先发现在韦格纳肉芽肿即肉芽肿性血管炎（GPA）患者血液中存在这种抗体，引起了众多学者的广泛兴趣和重视。研究证实ANCA与小血管炎相关，如c-ANCA与GPA相关，p-ANCA与显微镜下多血管炎（MPA）及变应性肉芽肿血管炎（EGPA）相关。在中、大血管炎中极少有ANCA阳性者。因此有学者将GPA、MPA、EGPA统称为ANCA相关性血管炎。检测本抗体的方法不少，但现在临床上用得最普遍的还是间接免疫荧光法（IIF）和酶联免疫吸附试验（ELISA）两种。前者如中性粒细胞胞浆呈荧光阳性则称为c-ANCA阳性，如中性粒细胞的细胞核周围呈荧光阳性，则为p-ANCA阳性。鉴于间接免疫荧光法只能检出和区分p-ANCA和c-ANCA这两种抗体，而不能准确区分和表达所属靶抗原，故需行抗原特异性酶联免疫吸附法以作为确证试验。p-ANCA阳性者以ELISA法测定时往往呈MPO抗体阳性，即MPO-ANCA。c-ANCA阳性者在ELISA法测定时往往呈PR3抗体阳性，即PR3-ANCA阳性。

2. AECA 的测定 AECA 参与多种疾病的发病，尤其与血管炎的关系密切。在 GPA 中，AECA 滴度的消长与疾病活动性相关；在川崎病中，AECA 可作为标记抗体，具有诊断意义。

3. 病理 受累组织的活检是血管炎得以确诊的金标准。在病理标本中能找到血管壁或周围炎症性改变及特点，如受累血管大小、种类；血管病理性质，肉芽肿样、坏死性、栓塞性等；免疫荧光镜检所示管壁免疫复合物种类等，这些对血管炎的鉴别诊断也有极大帮助。然而，未见阳性发现的组织活检不能排除血管炎的可能。

4. 血管造影 对大、中血管病变者有极大帮助，也是了解病变范围最确切可靠的方法。肠系膜动脉或其他中动脉的动脉瘤等血管炎的特征对诊断结节性多动脉炎可提供有力的证据。

5. 血管彩色多普勒 是一种非创伤性检查，宜于检查较浅表血管管腔的狭窄和管壁状况，且可在病程中进行随诊、比较。其不足之处是其准确性不如血管造影，且与检查者的经验有关。

6. CT、MRI 随着影像学技术的发展，血管 CT、MRI 对诊断血管炎可以提供很好的帮助。

【治疗原则】 血管炎的治疗原则是早期诊断、早期治疗。目前血管炎的治疗药物主要有糖皮质激素和细胞毒药物两大类。因其都需要长期应用，而长期应用药物不良反应发生几率增加，因此，有效地控制炎症反应又要避免治疗药物所带来的严重并发症是治疗血管炎应遵循的原则。糖皮质激素是血管炎的基础治疗，其剂量及用法因血管炎的病变部位而异。凡有心、肺、肾及其他重要内脏受累者，除糖皮质激素外，还应及早加用免疫抑制剂。免疫抑制剂中最为常用的是环磷酰胺（CTX），疗效较明确，但不良反应多且严重，应用过程中必须密切监测患者的血常规、肝肾功能、性腺功能等。其他常用的免疫抑制剂有甲氨蝶呤、环孢素、硫唑嘌呤、麦考酚酯等。急性期和危重患者可进行血浆置换、免疫吸附、静脉注射大剂量免疫球蛋白等。近年来，应用利妥昔单抗（rituximab）治疗 ANCA 相关血管炎取得了一定的疗效，TNF-α 拮抗剂如英夫利昔单抗有应用于系统性血管炎治疗的报道，其疗效还有待进一步的研究证实。与感染有关的血管炎，如乙型肝炎病毒相关的结节性多动脉炎宜积极治疗乙型病毒性肝炎。

血管炎病程呈复发与缓解交替，因此治疗要根据不同病期进行调整。

【预后】 血管炎的预后与受累血管大小、种类、部位及程度有关。重要器官的小动脉或微动脉受累者预后差，早期诊治是改善预后的关键。

二、大 动 脉 炎

大动脉炎（Takayasu arteritis，TA）是指累及主动脉及其主要分支的慢性非特异性炎症性疾病，可引起不同部位动脉狭窄或闭塞，少数也可引起动脉扩张或动脉瘤出现相应部位缺血表现。历史上有不同病名描述本病，如无脉症、主动脉弓综合征、高安病等。有关本病的最早记录见于 18 世纪，在 1908 年日本眼科医师高安氏（Takayasu）首先报道了 1 例 21 岁女性出现眼底视盘周围动静脉吻合后，有关本病的报道才增多。1951 年 Shimizu 等首次对本病进行了较详细的描述，并命名为“无脉症”，1952 年 Caccamise 和 Whitman 将此类病症命名为高安病（Takayasu’s disease）。

本病好发于亚洲、中东地区，西欧与北美少见。好发于年轻女性，发病年龄多为 5～45 岁，30 岁以前发病者占约 90%。男女之比日本为 1∶9.4，中国为 1∶3.2。

【病因】 本病病因未明，多认为与遗传因素、内分泌异常、感染（链球菌、结核分枝杆菌、病毒等）后机体发生免疫功能紊乱以及细胞因子的炎症反应有关。

【病理】 基本病变呈急性渗出、慢性非特异性炎症和肉芽肿表现。早期血管壁为淋巴细胞、浆细胞浸润，偶见多形核中性粒细胞及多核巨细胞。受累血管可为全层动脉炎。主要累及弹力动脉，如主动脉及其主要分支、肺动脉、冠状动脉等。约 84% 患者病变侵及 2 支以上动脉，以主动脉分支起始部较显著，从动脉中层及外膜开始波及内膜的全层动脉壁病变，呈节段性而不规则的增生和纤维化，受累动脉管腔有不同程度狭窄或闭塞，偶合并血栓形成。部分动脉壁弹力纤维和平滑肌断裂，动脉壁变薄，致使动脉局限性扩张或形成动脉瘤。

【临床表现】 起病时可有全身不适、易疲劳、发热、食欲缺乏、恶心、多汗、体重下降、肌痛、关节炎和结节红斑等全身症状和头痛、头晕、视力减退、动脉搏动减弱或消失等血管狭窄或闭塞后导致的组织或器官缺血症状。根据受累动脉的不同，临床常见类型如下：

（一）头臂动脉型（主动脉弓综合征）

占 30% 左右，病变位于左锁骨下动脉、左颈总动脉和（或）无名动脉起始部，颈动脉和椎动脉狭窄和闭塞可引起头部不同程度缺血，表现为头晕、眩晕、头痛、视物昏花、视野缩小甚至失明、咀嚼无力等。少数患者因局部缺血产生鼻中隔穿孔，上腭及耳郭溃疡，牙齿脱落和面肌萎缩。少数患者脑缺血严重者可有反复晕厥、抽搐、失语、偏瘫。上肢缺血可出现单侧或双侧上肢无力、发凉、酸痛、麻木。体格检查可发现颈动脉、桡动脉、肱动脉搏动减弱或消失，颈部、锁骨上、下窝可闻及血管杂音。患侧上肢动脉血压低于健侧 10mmHg 以上。

（二）胸腹主动脉型

占 20% 左右。病变累及胸降主动脉和（或）腹主动脉及其主要分支。由于病变造成的狭窄或闭塞可引起单侧或双侧下肢供血不足，产生双下肢无力、发凉、酸痛、易疲劳和间歇性跛行等症状。肾动脉开口处狭窄，因肾缺血而出现高血压、头痛、头晕。体格检查可于背部、腹部闻及血管杂音，下肢血压低于上肢血压。

（三）广泛型

占 40% 左右，具有上述两种类型的表现与相应体征。病变广泛而多变，多数患者病情严重。

（四）肺动脉型

上述三型约 50% 病例可同时合并肺动脉受累，主要累及单侧或双侧肺叶动脉或肺段动脉，病变呈多发性改变。尚未见单纯肺动脉受累者。临床可见心悸、气短，肺动脉瓣区可闻及杂音和第二心音亢进，晚期可并发肺动脉高压，如合并严重肺动脉高压时可出现右心功能衰竭的症状和体征。

（五）其他

累及冠状动脉开口处，可出现心绞痛，甚至心肌梗死。累及肠系膜动脉可有腹痛等腹部症状。

【辅助检查】

（一）实验室检查

大动脉炎病因不明，无特异性血液学检验指标。活动期可见血沉快，C 反应蛋白增高，ASO 增高，白细胞高，α_1、α_2、β、γ 球蛋白增高等，但特异性差。抗核抗体谱通常为阴性。血清 AECA 及抗主动脉抗体阳性对诊断有一定帮助。因结核分枝杆菌感染常可触发疾病活动，部分患者结核分枝杆菌素试验阳性。

（二）胸部 X 线检查

可见轻度左心室扩大，升主动脉扩张、膨隆，降主动脉内收、不光滑等。

（三））眼底检查

在头臂动脉型患者可出现较特异的眼底改变。眼组织对缺血反应敏感，因血管狭窄头部供血减少，可出现各种眼症状，尤其眼底变化最多见，如视网膜脉络膜炎，视网膜、玻璃体积血，甚至可见典型高安病眼底改变（视盘周围动静脉花冠状吻合）。

（四）血管彩色多普勒超声

可探及主动脉及其主要分支狭窄、闭塞或瘤样扩张及血流速度改变等。

（五）特殊检查

可作动脉造影、数字减影血管造影（DSA）、磁共振血管造影（MRA）等检查以确定血管病变部位与程度。

【诊断及鉴别诊断】 有下列表现一种以上者应怀疑本病：①单侧或双侧肢体出现缺血症状，伴患侧动脉搏动减弱或消失，血压降低或测不出；②脑动脉缺血症状，伴单侧或双侧颈动脉搏动减弱或消失，颈部闻及血管杂音；③近期发生高血压或顽固性高血压，伴有腹部血管杂音（肾动脉周围）；④不明原因低热，伴血管杂音及四肢脉搏异常；⑤典型大动脉炎眼底改变（见前）。凡具有上述一条或一条以上者应做相应的辅助检查以明确诊断。

诊断标准目前多采用1990年美国风湿病学会制定的大动脉炎分类标准（见表22-8）。

表22-8 1990年美国风湿病学会（ACR）关于大动脉炎分类标准

标准	说明
1. 发病年龄≤40岁	出现症状或体征时年龄≤40岁
2. 肢体间歇性跛行	活动时一个或更多肢体出现乏力、不适或症状加重，尤以上肢明显
3. 肱动脉搏动减弱	一侧或双侧肱动脉搏动减弱
4. 血压差>10mmHg	双上肢收缩压差>10mmHg
5. 锁骨下动脉或主动脉杂音	一侧或双侧锁骨下动脉、腹主动脉闻及血管杂音
6. 动脉造影异常	主动脉及其一级分支、上肢或下肢近端大动脉的狭窄或闭塞病变常为局灶或节段性，且并非由动脉硬化、肌纤维发育不良或类似原因引起

凡上述6项中3项或3项以上符合者可诊断本病，同时需除外先天性主动脉狭窄、肾动脉纤维肌性结构不良、动脉粥样硬化、血栓闭塞性脉管炎、贝赫切特病、结节性多动脉炎（PAN）及胸廓出口综合征。该标准诊断大动脉炎的敏感性和特异性分别是90.5%和97.8%。

【治疗】 根据患者病情采用不同治疗方法。对在发现时病情已稳定，而且无并发症的患者可随访观察。对发病早期有上呼吸道、肺部或其他部位感染的患者，应有效积极控制感染。对于有活动性结核病变者应同时抗结核治疗，这对防止病情的发展有一定意义。对活动期患者应尽早采取有效治疗措施以抑制病情进展，防止组织和器官的进一步损伤。可用泼尼松（龙）1mg/（kg·d），病情好转后递减，直至病情稳定，5～10mg/d维持。对糖皮质激素疗效不佳者可合用免疫抑制剂，常用甲氨蝶呤，其次可选用环磷酰胺（CTX）、硫唑嘌呤、雷公藤总苷等。近年来有报道TNF-α拮抗剂如依那西普、英夫利昔单抗治疗动脉炎，症状及炎性指标均有好转。对静止期患者，因重要血管狭窄、闭塞，影响脏器供血可考虑手术治疗，如介入治疗、人工血管重建术、内膜血栓清除术、肾切除术、血管搭桥术等。对症治疗可用周围血管扩张药、改善微循环药物、抗血小板药物、降压药等。

【预后】 本病多缓慢起病，受累动脉易形成侧支循环，因此只要不累及重要脏器供血多数患者预后良好。5年生存率为93.8%，10年生存率为90.9%，患者的预后主要与病情的严重程度（即有无顽固性高血压、主动脉反流、眼视网膜病变、动脉瘤等）、组织和器官的功能状态及并发重要器官（如心、肾、脑）病变等情况有关。常见死亡原因为心功能衰竭、心肌梗死、卒中、动脉瘤破裂以及肾功能不全等。

三、巨细胞动脉炎和风湿性多肌痛

巨细胞动脉炎（giant cell arteritis，GCA）是一种病因未明的中动脉与大动脉血管炎，常累及一个或多个颈动脉分支，尤其是颞动脉受累及相关症状表现突出，故又称为颞动脉炎（temporal arteritis，TA）或颅动脉炎。典型表现呈颞侧头痛、间歇性下颌运动障碍和视力障碍三联征。本病多见于50岁以上老年人，发病率从0.49/10万到27.3/10万，患病率地区性差异甚大。女性发病明显高于男性，约为2～4∶1。

GCA多合并风湿性多肌痛（polymyalgia rheumatica，PMR）。风湿性多肌痛（PMR）是一种发生于老年人的以肌肉疼痛为主的临床综合征。主要表现为四肢近端及躯干部肌肉僵硬及疼痛，尤以肩胛带、骨盆带肌肉表现突出。可与巨细胞动脉炎同时存在，而单独发病更为常见。PMR也易发展成GCA。

遗传因素和环境因素交互作用导致机体免疫异常，在疾病的发病中起了重要作用，年龄因素也与发病密切相关。

【病理】 GCA主要累及起源于主动脉弓的分支动脉，颞浅动脉最常受累，其次是椎动脉、眼动脉及后睫状动脉，病理改变为肉芽肿性动脉炎，可见到血管壁全层的白细胞浸润，一般呈节段性或斑片状分布，常有内膜增生和内弹力层断裂。于中层与内膜交界处可见巨细胞，病变血管可见血栓形成，致使血管腔狭窄闭合。

风湿性多肌痛（PMR）无特征性病理学改变，其基本病变为滑膜炎，在肩关节、胸锁关节等处可发现淋巴细胞性滑膜炎。部分临床无颞动脉炎表现的患者行颞动脉活检也可发现巨细胞动脉炎样变化，说明两种疾病可重叠。

【临床表现】 巨细胞动脉炎（GCA）发病年龄在50岁以上，起病多缓慢，有时突然发病，全身症状类似“流感”，可有发热、全身不适、疲劳、关节肌肉疼痛、体重减轻等。70%患者表现为特异性头痛，一侧或双侧颞部头痛，头皮触痛，局部可有红斑，颞浅动脉增粗变硬，呈结节状，有压痛，偶尔枕后、颜面及耳后动脉亦可受累。头皮结节如沿颞动脉走向分布，具有诊断价值。头痛可持续性也可间歇性发作，头痛剧烈程度与血管炎严重程度不一定一致。典型的颞动脉受累表现为动脉屈曲、怒张、搏动增强。也可因血管闭塞致搏动消失。30%患者有头颈动脉缺血症状，表现为视力障碍、复视、眼肌麻痹，甚至失明，听力减退，眩晕，颞颌部间歇性运动障碍（长时间咀嚼或谈话时，患侧颞颌部明显疼痛、无力，休息后可消失）。15%患者主动脉弓及其分支受累，可出现上肢缺血表现，麻木、无力、脉弱或无脉，血压降低或测不出，双上肢血压不等，颈部及锁骨上、下窝可闻及血管杂音。40%～60%患者伴有PMR。

风湿性多肌痛（PMR）以发热最为常见，体重减轻及乏力也较常见。肌痛是本病的典型表现，临床表现为颈部、肩胛带、骨盆带肌肉酸痛和晨僵，但肌压痛及肌力减弱不显著，肌活检、肌酶谱、肌电图均正常，有别于多发性肌炎。

【实验室检查】 血沉明显增快，常增快至50～100mm/h。可有贫血，C反应蛋白、碱性磷酸酶、血清IgG、血小板计数和补体水平升高。

颞动脉活检可明确巨细胞动脉炎诊断，由于病变呈跳跃性分布，活检应取3～5cm长的颞动脉，做不同水平的切片以免遗漏病变。有时一侧活检阴性有必要行对侧检查。阳性结果可发现有淋巴细胞、吞噬细胞、多核巨细胞在弹性层的混合浸润以及血管狭窄。

彩色多普勒可显示血管急性炎症期内膜炎症改变情况(血管腔内暗晕形成)、血流速度变化和狭窄及节段性堵塞的情况。

风湿性多肌痛患者行肩关节滑膜检查,发现83%有滑膜炎表现,主要为T细胞和吞噬细胞浸润。MRI可提示滑膜炎。

【诊断】

(一)巨细胞动脉炎诊断

50岁以上新近出现头痛、发热、下颌运动障碍应考虑巨细胞动脉炎的可能。一侧或双侧颞部头痛,颞浅动脉搏动减弱或消失,动脉增粗、变硬,活检为肉芽肿性动脉炎可确诊GCA。目前采用ACR 1990年GCA分类诊断标准(表22-9)。

表22-9 ACR 1990年GCA分类标准

1. 发病年龄≥50岁	50岁以后出现症状和阳性体征
2. 新近出现的头痛	新发生或与过去不同类型的头痛
3. 颞动脉有压痛	颞动脉触痛,搏动减弱(排除颈动脉粥样硬化)
4. 血沉增快	ESR≥50mm/h(魏氏法)
5. 颞动脉活检异常	活检显示动脉炎症,表现以单个核细胞为主的浸润或肉芽肿性炎症,并且常有多核巨细胞

上述标准具备3条即可诊断GCA。敏感性为93.5%,特异性为91.2%

(二)风湿性多肌痛诊断

风湿性多肌痛诊断多为临床诊断。可采用Healey标准(1984年),必须符合下列全部条件:①有颈、肩胛、骨盆带三处中至少两个部位的持续僵硬和疼痛,持续至少1个月;②晨僵1小时以上;③对小剂量糖皮质激素治疗有效(泼尼松≤20mg/d);④无其他导致肌肉骨骼症状的疾病;⑤年龄大于50岁;⑥血沉≥40mm/h。2011年中华风湿病学杂志《风湿性多肌痛和巨细胞动脉炎治疗指南》提出如满足上述标准中①、⑤、⑥3条或小剂量糖皮质激素有效也可做出诊断。

【治疗】 巨细胞动脉炎对糖皮质激素反应十分敏感,泼尼松(龙)40~60mg/d,1周内症状可消失,1个月后逐渐减量到7.5~10mg/d,维持1~2年,大多数患者可完全缓解。但激素减量过快易复发,有激素抵抗者可合并应用免疫抑制剂(如环磷酰胺、硫唑嘌呤、甲氨蝶呤等)。

风湿性多肌痛对小剂量糖皮质激素敏感,非甾体抗炎药物可缓解部分症状但不可能替代糖皮质激素进行治疗。小剂量泼尼松10~20mg/d即能缓解症状,症状缓解后即可减量,减量速度宜慢,减至2.5~7.5mg/d维持6~12个月以后,在泼尼松2.5mg维持口服下无任何临床症状且血沉、CRP正常时可停药。

【预后】 巨细胞动脉炎可导致多系统严重病变,尤其是视力丧失,大血管受累是致死的原因之一。及时发现和积极治疗可减少严重并发症及降低病死率。风湿性多肌痛治疗效果不佳时应考虑到合并巨细胞动脉炎的可能,此两种疾病经数月至数年大多可自然缓解,预后较好。

四、结节性多动脉炎

结节性多动脉炎(polyarteritis nodosa,PAN)是一种累及中、小动脉的坏死性血管炎。疾病的严重程度个体之间差异很大,可累及全身多个脏器,以皮肤、关节、外周神经、胃肠道和肾脏受累最常见。结节性多动脉炎是最早描述的血管炎。1866 年 Kussmaul 和 Maier 最先详细报道了1例27岁的患者,表现为发热、体重下降、腹痛、多神经病变、偏瘫,最终死亡。尸检发现其肌性动脉呈结节样肿胀故将之命名为结节性多动脉炎。

【病因】 迄今病因与发病机制不清,是一种少见疾病。被认为是免疫复合物介导的血管炎的一个范例。结节性多动脉炎可出现乙肝表面抗原和乙肝表面抗体的循环免疫复合物水平在血循环中增加,血管损伤中发现有 HBsAg、IgM、IgG 和补体 C3 的存在,病毒感染也见于结节性多动脉炎患者。此外各种药物(如苯丙胺)、疫苗等也都被认为可能与发病有关。表明不同抗原均可能诱导致病性免疫复合物的形成。

【病理】 一般表现为中、小动脉的局灶性全层坏死性血管炎,病变好发于血管分叉处。机体任何部位动脉均可受累,但却很少累及肺和脾动脉。急性期血管炎症损伤的特点主要表现为纤维素样坏死和多种炎症细胞浸润,正常血管壁结构被完全破坏,同时可见动脉瘤和血栓形成。

【临床表现】 PAN 的临床表现多种多样,有的只表现为轻微的局限性病变,多数表现严重的全身多器官受损,并迅速恶化,甚至死亡。结节性多动脉炎可累及全身除肺脏以外的任何器官,患者最常见的主诉是由肌炎、关节炎、外周神经炎、睾丸缺血或肠系膜血管炎引起的疼痛。

(一) 全身症状

可有不规则发热、头痛、乏力、周身不适、食欲减退、体重下降等。

(二) 系统症状

随受累器官不同可出现相应的临床表现。

1. 皮肤 25% ~52% 患者出现血管性紫癜、结节红斑样皮肤结节、网状青斑、远端指(趾)缺血或坏死及雷诺现象等。

2. 关节肌肉 46% ~63% 患者可有关节炎或关节痛、肌痛和间歇性跛行。约1/3 患者骨骼肌血管受累产生恒定的肌痛,以腓肠肌痛多见。

3. 神经系统 36% ~72% 患者有神经系统受累,以外周神经受累为主,偶有脑组织血管炎。外周神经炎表现为多发性单神经炎和(或)多神经炎、末梢神经炎。根据受累的神经部位不同而出现不同症状,如肢体感觉异常、腕下垂、足下垂等。中枢神经系统受累可表现为弥散性或局限性单侧脑或多部位脑及脑干的功能紊乱,出现抽搐、意识障碍、脑血管意外等。

4. 肾 临床上有 30% ~60% 患者出现不同程度的肾损害,以肾脏血管损害为主,常表现为较严重的高血压及轻到中度的氮质血症。可出现轻中度的蛋白尿和血尿,肾血管病变可导致肾的多发性梗死而发生急性肾功衰竭,一般无肾小球肾炎表现。

5. 胃肠道 消化系统受累提示病情较重,约见于 50% 患者。常见腹痛、腹泻、恶心、呕吐、肠梗死和穿孔、胃肠道出血、肝功能异常等。

6. 心脏 可有心脏扩大、心律失常、心绞痛,甚至可发生心肌梗死、心力衰竭。心脏损害发生率约 36% ~65%,是引起死亡的主要原因之一。

7. 肺部 肺部很少受累。

8. 生殖系统 尸检发现 80% 的男性患者有附睾和睾丸受累,临床表现睾丸疼痛和硬结肿胀。卵巢也可受累。

【辅助检查】

（一）实验室检查

一般无特异性，可见轻度贫血、白细胞轻度升高，尿液检查可见蛋白尿、血尿、管型尿，还可见血沉增快、C 反应蛋白增高、白蛋白下降、球蛋白升高、ANCA 阴性，部分病例 HBsAg 阳性。

（二）血管造影

常见有肾、肝、肠系膜及其他内脏器官的中、小动脉有微小动脉瘤形成和节段性狭窄。肠系膜血管造影最具有诊断价值，出现明显腹痛的患者宜采用肠系膜动脉造影，可显示广泛分布的动脉瘤。即使在没有胃肠道症状的患者，肠系膜动脉造影仍可显示微动脉瘤的证据。

（三）病理

在临床或动脉造影可疑病变部位进行病理活检，有助于诊断。结节性多动脉炎是以透壁坏死和血管壁均匀嗜酸性表现（纤维性坏死）为特征的全动脉炎。由于结节性多动脉炎呈不规则的节段性分布，炎症、坏死和正常血管可交替存在，因而较困难获取有价值的活检标本，因此扩大活检范围有助于诊断。

【诊断】 PAN 初始临床表现各不相同，又缺少特征性表现，早期不易确诊，易与其他多种疾病混淆导致误诊。因此发现可疑病例应尽早做病理活检和血管造影，进行综合分析、诊断。目前临床上应用较广泛的是美国风湿病学会（ACR）1990 年的分类标准（表 22-10）。

表 22-10 ACR 关于结节性多动脉炎的分类标准

标准	定义
1. 体重下降	病初即有，无节食或其他因素
2. 网状青斑	四肢或躯干呈斑点及网状斑
3. 睾丸痛或触痛	并非由于感染、外伤或其他因素所致
4. 肌痛、无力或下肢触痛	弥漫性肌痛（不包括肩部、骨盆带肌）或肌无力，或小腿肌肉压痛
5. 单神经炎或多发性神经炎	单神经炎、多发性单神经炎或多神经炎的出现
6. 舒张压≥90mmHg	出现舒张压≥90mmHg 的高血压
7. 尿素氮或肌酐升高	血尿素氮≥14. 3mmol/L，或血肌酐≥133μmol/L，非因脱水或阻塞所致
8. 乙型肝炎病毒	HBsAg 阳性或 HBsAb 阳性
9. 动脉造影异常	显示内脏动脉闭塞或动脉瘤，除外其他原因引起
10. 中小动脉活检	血管壁有中性粒细胞或中性粒细胞、单核细胞浸润

在上述标准 10 项中有 3 项或 3 项以上阳性者即可诊断为 PAN，但应排除其他结缔组织病并发的血管炎。此标准诊断的敏感性为 82. 2%，特异性为 86. 6%。

【治疗】 糖皮质激素为治疗本病首选药物，泼尼松每日 1mg/（kg · d），病情缓解后逐渐减量维持。对糖皮质激素抵抗者或重症病例应联合使用环磷酰胺 2mg/（kg · d）口服或静脉大剂量冲击治疗。巩固维持阶段可以应用硫唑嘌呤。对有 HBV 感染者不宜用环磷酰胺，可用糖皮质激素合并抗病毒药（阿糖腺苷与干扰素 α）治疗。可以考虑血浆置换治疗。肠穿孔和肠系膜动脉瘤破裂是结节性多动脉炎危及生命的严重并发症，需要紧急手术治疗。

【预后】 PAN 预后取决于是否有内脏和中枢神经系统的受累及病变严重程度。未经治疗者预后差，其5年生存率<15%，多数患者死亡发生于疾病的第一年，早期诊断及糖皮质激素和（或）环磷酰胺等免疫抑制剂的应用、抗病毒治疗和血浆置换有效地改善了患者的预后，提高了生存率，若能积极合理治疗10年生存率可达83%，且大部分患者可长期缓解。

五、显微镜下多血管炎

显微镜下多血管炎（microscopic polyangitis，MPA）是一种主要累及小血管（小动脉、微小静脉、微小动脉和毛细血管）的系统性血管炎，常见受累器官为肾脏与肺，表现为坏死性肾小球肾炎及肺的毛细血管炎，无或很少有免疫复合物沉积于血管壁。

【病理】 MPA在组织病理学上表现为以小动脉、微小动脉、微小静脉和毛细血管受累为主，但有时也可累及中、小动脉。主要表现为局灶性坏死性的全层血管炎，病变部位可见纤维素样坏死和中性粒细胞、淋巴细胞、嗜酸性粒细胞多种细胞的浸润。在肾的病变除有肾小血管的炎症改变外，主要表现为坏死性新月体肾小球肾炎，这是其特征性改变之一，因无免疫复合物沉积而不同于系统性红斑狼疮的肾病变。另一特征是肺毛细血管炎。肺的病理改变是坏死性毛细血管炎和纤维素样坏死，部分毛细血管血栓形成、Ⅱ型上皮细胞过度增生。

【临床表现】 本病可见于任何年龄，平均发病年龄为50岁，男女之比为1.8∶1，发病急缓不一，可急性起病，表现为快速进展性肾小球肾炎和肺出血，也可非常隐匿起病数年，以间断紫癜、轻度肾脏损害、间歇的咯血等为表现。典型病例多具有皮肤-肺-肾的临床表现。

1. 全身症状　可有发热、乏力、厌食、关节痛和体重减轻。

2. 皮肤表现　可出现各种皮疹，以紫癜及可触及的充血性斑丘疹多见。还可有网状青斑、皮肤溃疡、皮肤坏死、坏疽以及肢端缺血、坏死性结节、荨麻疹等，血管炎相关的荨麻疹常持续24h以上。

3. 肾脏损害　是本病最常见的临床表现，约78%患者有肾受累，常表现为镜下血尿和红细胞管型尿、蛋白尿，不经治疗急剧恶化可出现肾功能不全。但是极少数患者可无肾脏病变。

4. 肺部损害　约50%患者肺受累，出现肺泡壁毛细血管炎，12%～29%的患者有弥漫性肺泡出血。由于弥漫性的肺间质改变及炎症细胞的肺部浸润，约1/3的患者出现咳嗽、咯血、贫血，大量的肺出血导致呼吸困难，甚至死亡。部分患者可在弥漫性肺泡出血的基础上出现肺间质纤维化。

5. 神经系统　57.6%患者神经系统受累，最常累及腓神经、桡神经、尺神经等，表现为受累神经分布区麻木和疼痛，继之发生运动障碍。还可有中枢神经系统受累，常表现为癫痫发作。

6. 消化系统　表现为消化道出血、胰腺炎以及由肠道缺血引起的腹痛，严重者可出现穿孔等。

7. 心血管系统　部分患者可出现胸痛和心力衰竭症状，临床可见高血压、心肌梗死以及心包炎。

8. 其他　部分患者也可出现耳鼻喉的表现，如鼻窦炎。此时较易与肉芽肿性多血管炎（GPA）相混淆。少数患者还可有关节炎、关节痛和睾丸炎所致的睾丸痛。眼部症状包括眼部红肿和疼痛以及视力下降，眼科检查表现为视网膜出血、巩膜炎以及葡萄膜炎。

【辅助检查】

1. 实验室检查 血常规检查可见贫血、白细胞总数和中性粒细胞可正常或增高，血小板增高。尿液检查见有镜下血尿、各种管型及蛋白尿。常出现肾功能异常。急性期血沉增快，C反应蛋白增高，C3、C4 正常。84.6%的患者 ANCA 阳性，大部分为 p-ANCA 阳性，少部分为 c-ANCA 阳性。

2. 影像学改变 胸片早期可发现无特征性的双侧不规则的结节片状阴影或小泡状浸润影，肺空洞少见，可见继发于肺泡毛细血管炎和肺出血的弥漫性肺实质浸润影，中晚期可出现肺间质纤维化。

3. 组织病理 病变累及肾脏、皮肤、肺和胃肠道，病理特征为小血管的节段性纤维素样坏死，无坏死性肉芽肿性炎，在小动脉、微动脉、毛细血管和静脉壁上，有多核白细胞和单核细胞浸润，可有血栓形成。肾脏病理特征为肾小球毛细血管丛节段性纤维素样坏死、血栓形成和新月体形成，坏死节段内和周围偶见大量中性粒细胞浸润。免疫学检查极少有免疫复合物沉积，这具有重要的诊断意义。肺组织活检示肺毛细血管炎、纤维化，无或极少免疫复合物沉积。

【诊断】 本病尚无统一的诊断标准，如出现系统性损害并有肺部受累、肾脏受累及可触及的紫癜应考虑 MPA 的诊断，尤其是 p-ANCA 阳性者。肾活检及皮肤或其他内脏活检有利于 MPA 的诊断。部分患者需除外感染性心内膜炎。确定诊断之前，需与结节性多动脉炎（PAN）和肉芽肿性多血管炎（GPA）相鉴别。以下情况有助于 MPA 的诊断：①中老年，以男性多见；②具有上述起病的前驱症状；③肾脏损害表现：蛋白尿、血尿或（及）急进性肾功能不全等；④伴有肺部或肺肾综合征的临床表现；⑤伴有胃肠道、心脏、眼、耳、关节等全身各器官受累表现；⑥ANCA阳性；⑦肾、肺活检有助于诊断。

【治疗】 治疗可分 3 个阶段：诱导期、维持缓解期和治疗复发。

1. 诱导期和维持缓解期的治疗

(1) 糖皮质激素：泼尼松（龙）1mg/(kg·d)，晨顿服或分次服用，一般服用 4～8 周后减量，病情缓解后以维持量治疗，小剂量泼尼松（龙）（10～20mg/d）维持 2 年或更长。对于重症患者和肾功能进行性恶化的患者，可采用甲泼尼龙冲击治疗，每次 0.5～1.0g 静脉滴注，每日或隔日 1 次，3 次为 1 个疗程，1 周后视病情需要可重复。激素治疗期间注意防治不良反应。不宜单用泼尼松治疗。

(2) 环磷酰胺：可口服，剂量一般 2～3mg/(kg·d)，持续 12 周；也可环磷酰胺静脉冲击疗法，剂量 0.5～1g/m^2体表面积，每月 1 次，连续6 个月，严重者用药间隔可缩短为 2～3 周，以后每 3 个月 1 次，至病情稳定 1～2 年（或更长时间）可停药观察。口服不良反应高于冲击治疗。用药期间需监测血常规和肝功能、肾功能。

(3) 硫唑嘌呤：由于环磷酰胺长期使用不良反应多，诱导治疗一旦达到缓解（通常 4～6 个月后）也可改用硫唑嘌呤，1～2mg/(kg·d)口服，维持至少 1 年。应注意不良反应。

(4) 霉酚酸酯：1.0～1.5g/d，用于维持缓解期和治疗复发的 MPA，有一定疗效。

(5) 氨甲蝶呤：口服或静脉注射治疗有效，应注意不良反应。

(6) 免疫球蛋白：采用大剂量静脉免疫球蛋白（IVIG）0.4g/(kg·d)，3～5 天为 1 个疗程，部分患者有效。在合并感染、体弱、病重等原因导致无法使用糖皮质激素和细胞毒药物时可单用或合用。

(7) 血浆置换：当同时出现抗肾小球基底膜抗体、存在严重肺泡出血者或病程急性期存在严重肾脏病变时可考虑血浆置换。

（8）生物制剂：针对肿瘤坏死因子（TNF-α）、CD20 等的单克隆抗体，主要应用于难治性患者或经常规治疗多次复发者，最终疗效还需要更多的临床资料证实。

2. 暴发性 MPA 治疗　此时可出现肺 - 肾衰竭，常有肺泡大量出血和肾功能急骤恶化，可予以甲泼尼龙和环磷酰胺联合冲击治疗，对症支持治疗的同时采用血浆置换疗法。该疗法对部分患者有效，不良反应有出血、感染等。血浆置换对肌酐、尿素氮等小分子毒素清除效果差，如患者血肌酐明显升高宜联合血液透析治疗。

3. 透析和肾移植　少数进入终末期肾衰竭者，需要依赖维持性透析或进行肾移植，肾移植后仍有很少数患者会复发，复发后仍可用糖皮质激素和免疫抑制剂治疗。

【预后】　经治疗 90% 的 MPA 患者能得到改善，75% 的患者能完全缓解，约 30% 的患者在 1～2 年后复发。本病治疗后的 2、5 年生存率大约为 75%、74%。与 PAN 相似，本病的主要死亡原因是不能控制的病情活动、肾衰竭和继发感染以及肺脏受累。疾病过程中应密切监测 ESR 水平。MPA 中 ANCA 的滴度与病情活动相关性较差。

六、嗜酸性肉芽肿性多血管炎

嗜酸性肉芽肿性多血管炎（eosinophilic granulomatosis with polyangiitis，EGPA）是以过敏性哮喘、嗜酸性粒细胞增多、发热和全身性肉芽肿血管炎为特征的疾病，原来称为变应性肉芽肿血管炎、Churg-Strauss 综合征（CSS），其病理特点是坏死性血管炎，组织中有嗜酸性粒细胞浸润和结缔组织肉芽肿形成。本病较少见，确切患病率不详。

【临床表现】　可发生于任何年龄，平均发病年龄为 44 岁，男女之比为 1.3∶1。

1. 全身症状　可有发热、乏力、厌食和体重减轻。

2. 皮肤表现　约 50% 以上的 EGPA 患者可出现各种皮疹，常见 3 种皮疹，分别是红色斑丘疹性皮疹、出血性皮疹、皮肤或皮下结节。其中皮肤或皮下结节对 EGPA 有高度特异性。

3. 呼吸系统　①过敏性或变应性鼻炎：变应性鼻炎常是 EGPA 的初始症状，约 70% 的患者可疑出现此类表现，伴有反复发作的鼻窦炎和鼻息肉。患者的主要症状为鼻塞，排出脓性或血性分泌物。②哮喘：哮喘是 EGPA 的主要表现之一。约 80%～100% 的患者病程中出现哮喘。病变早期，症状较轻微，发作次数少，间隔时间较长，不易引起注意。其后，病情常呈进行性加剧，可无诱因而频繁发作，听诊可闻及哮鸣音和干啰音，一般药物不宜控制病情。变应性鼻炎和哮喘可在确诊血管炎前 3～7 年出现。③其他呼吸系统表现：可出现胸腔积液，严重者出现肺泡出血，咯血、呼吸困难，部分患者可并发肾脏病变。

4. 神经系统　主要为外周神经受累，常见多发性单神经炎、对称性多神经病变或不对称性多神经病变。少数病例可累及颅神经，中枢神经系统受累较少。

5. 心血管系统　心脏是 EGPA 的主要靶器官之一，是由嗜酸性粒细胞浸润心肌及冠状动脉血管引起，主要病变为急性缩窄性心包炎，心力衰竭和心肌梗死，有时可见二尖瓣脱垂。占死亡原因的 50% 以上。

6. 消化系统　大量嗜酸性粒细胞浸润胃肠道时，表现为嗜酸性粒细胞性胃肠炎，以腹痛、腹泻及消化道出血常见，缺血严重时可导致胃肠道黏膜受损引起穿孔。部分患者可出现胃肠梗阻、腹胀、腹部包块等。

7. 泌尿系统　EGPA 的肾脏受累没有 GPA 及 PAN 常见。尿道或前列腺可见嗜酸性粒细胞肉芽肿，肾损害较轻。

8. 其他 EGPA 较少出现眼部受累，偶有嗜酸性粒细胞浸润引起的结膜、巩膜、色素膜相应部位的炎症，可表现为角膜边缘溃疡形成以及巩膜结节。EGPA 血管炎期可出现关节炎、肌肉痉挛，以腓肠肌痉挛性疼痛最具特征性。

【实验室检查】 大部分患者均有外周血嗜酸性粒细胞增多，部分患者血清 IgE 升高，尿常规可有蛋白尿和红细胞管型。约 2/3 患者 ANCA 阳性，且多为 p-ANCA。X 线检查可见一过性片状或结节性肺浸润或弥漫性间质性病变。病变组织活检多见坏死性微小肉芽肿，常伴有嗜酸性粒细胞浸润。

【诊断】 成人如出现变应性鼻炎和哮喘、嗜酸性粒细胞增多及脏器受累者应考虑 EGPA 的诊断。1990 年 ACR EGPA 分类标准为：①哮喘；②外周血白细胞分类嗜酸性粒细胞增多 >10%；③单发或多发性神经病变；④游走性或一过性肺浸润；⑤鼻窦病变；⑥血管外嗜酸性粒细胞浸润。凡具备上述 4 条或 4 条以上者可诊断。应注意与 PAN、白细胞破碎性血管炎、GPA、慢性嗜酸性粒细胞性肺炎等鉴别。

【治疗】

1. 首选糖皮质激素 大剂量糖皮质激素的应用，使本病预后明显改善，5 年生存率从 25% 上升至 50% 以上。对于病情相对局限的患者，一般用泼尼松 1～2mg/(kg·d)，治疗后外周血嗜酸性粒细胞计数很快下降至正常，哮喘、皮疹、变应性鼻炎、肺内浸润等常于 1 周内缓解。糖皮质激素疗程一般不宜超过 1 年。

2. 免疫抑制剂 病情较重或合并主要器官功能受损者需要加用免疫抑制剂，如环磷酰胺、硫唑嘌呤、酶酚酸酯等。

【预后】 EGPA 主要死于充血性心力衰竭和心肌梗死。哮喘发作频繁及全身血管炎进展迅速者预后不佳。影响 EGPA 预后的危险因素包括氮质血症、蛋白尿、心肌病、胃肠道受累、中枢神经系统受累。

七、肉芽肿性多血管炎

肉芽肿性多血管炎（granulomatosis with polyangiitis，GPA）原来称为韦格纳肉芽肿（Wegner granulomatosis，WG），是一种坏死性肉芽肿性血管炎，病变累及全身小动脉、静脉及毛细血管，上、下呼吸道及肾最常受累。通常从鼻黏膜和肺组织的局灶性肉芽肿性炎症开始，逐渐进展为血管的弥漫性坏死性肉芽肿性炎症。

本病病因未明，其发病率为每年 0.4/10 万，任何年龄均可发病，30～50 岁多见，男女比 1.6∶1，早期病变有时只限于上呼吸道某一局部，常易误诊。

【临床表现】 GPA 临床表现多样，可累及多系统。典型的 GPA 有三联征：上呼吸道、肺和肾病变。

1. 早期表现 为全身性非特异性症状，如发热、全身不适、体重减轻、关节痛和肌痛等。

2. 特异性表现

（1）上呼吸道：70% 以上患者的上呼吸道最先受累，表现为慢性鼻炎、鼻窦炎，症状有鼻塞、鼻窦部疼痛、脓性或血性分泌物。病情加重时可见鼻咽部溃疡、鼻咽部骨与软骨破坏引起鼻中隔或软腭穿孔，甚至“鞍鼻”畸形。咽鼓管的阻塞能引发中耳炎，导致听力丧失，而后者常是患者的第一主诉。部分患者可因声门下狭窄出现声音嘶哑及呼吸喘鸣。气管受累常导致气管狭窄。

（2）肺部：肺病变见于 70%～80% 患者，约 50% 的患者起病时即有肺部表现，80% 以上的患者整个病程中出现肺部病变。胸闷、气短、咳嗽、咯血以及胸膜炎是最常见的症状。大量肺泡性出血较少见，但一旦出现，则可发生呼吸困难和呼吸衰竭。约34%的患者出现迁移性或多发性肺病变，X线检查可见中下肺野结节和浸润，有的呈空洞，亦可见胸腔积液，肺功能检查示肺活量和弥散功能下降。

（3）肾脏：约70%~80%患者在病程中出现不同程度的肾小球肾炎，常见的表现为血尿、蛋白尿、细胞管型，重者可因进行性肾病变导致肾衰竭，是GPA的重要死因之一。

（4）眼：约15%的患者为首发症状，GPA可累及眼的任何结构，表现为眼球突出、视神经及眼肌损伤、结膜炎、角膜溃疡、表层巩膜炎、虹膜炎、视网膜血管炎、视力障碍等。

（5）皮肤黏膜：多数患者有皮肤黏膜损伤，表现为下肢可触及的紫癜、多形红斑、斑疹、瘀点（斑）、丘疹、皮下结节、坏死性溃疡形成以及浅表皮肤糜烂等。其中皮肤紫癜最为常见。

（6）神经系统：约1/3的患者出现神经系统病变，以外周神经病变最常见，多发性单神经炎是主要的病变类型，临床表现为对称性的末梢神经病变。

（7）关节病变：约30%的患者发病时有关节病变，全部病程中可有约70%的患者关节受累。多数表现为关节痛及肌痛，1/3的患者可出现对称性、非对称性及游走性关节炎。

（8）其他：累及心脏可出现心包炎、心肌炎；累及胃肠道可出现腹痛、腹泻及出血；泌尿生殖系统（不包括肾脏），如膀胱炎、睾丸炎、附睾炎等受累较少见。

【辅助检查】

1. 实验室检查　血沉增快、C反应蛋白增高、白细胞升高、轻度贫血、轻度高免疫球蛋白血症、RF低滴度阳性等均为非特异性改变。在典型病例（上、下呼吸道肉芽肿血管炎伴肾小球肾炎）中大约90%为c-ANCA阳性，而缺乏肾病变者阳性率降至70%，病情缓解时c-ANCA滴度下降或转阴。其他血管炎及结缔组织病c-ANCA阳性率甚低，因此该抗体可作为本病诊断与治疗观察的重要参考指标。

2. 组织病理　鼻窦及鼻病变组织活检示坏死性肉芽肿和（或）血管炎。血管炎类型可多种多样，常呈节段性坏死性血管炎，病变累及小动脉、细动脉、小静脉、毛细血管及其周围组织。肾活检示局灶性节段坏死性肾小球肾炎，皮肤活检示白细胞破碎性血管炎。

【诊断】　对临床表现有上、下呼吸道病变与肾小球肾炎三联征者，实验室检查c-ANCA阳性，组织病理检查呈坏死性肉芽肿炎者可确诊（表22-11）。

表22-11　美国风湿病学会1990年GPA分类诊断标准

1. 鼻或口腔炎症	痛或无痛性口腔溃疡、脓性或血性鼻分泌物
2. 胸部X线异常	胸片示结节、固定浸润灶或空洞
3. 尿沉渣异常	镜下血尿（>5个红细胞/HP）或红细胞管型
4. 病理	动脉壁、动脉周围或血管外部区域有肉芽肿炎症

注：有2项阳性即可诊断Wegner肉芽肿

但有时只有二联征或仅局限某一部位病变，组织病理不典型或不能进行活检时，则诊断有一定困难，常需与败血症（特别是真菌和分枝杆菌感染）、淋巴瘤性肉芽肿、嗜酸性肉芽肿性多血管炎（EGPA）、复发性多软骨炎、肺出血-肾炎综合征（Goodpasture syndrome）及中线恶性网状细胞增多症等鉴别。

【治疗】　治疗可分为3期，即诱导缓解、维持缓解以及控制复发。糖皮质激素加环磷酰胺联合治疗有显著疗效，特别是肾脏受累及具有严重呼吸系统疾病的患者，应作为首选治疗方案。对轻型或局限型早期病例可单用糖皮质激素治疗,若疗效不佳应尽早使用环磷酰胺。对有肾受累或下呼吸道病变者,开始治疗即应联合应用糖皮质激素与环磷酰胺。泼尼松(龙)1~2mg/(kg·d),至少用药4周,症状缓解后逐渐减量维持。对危重症可用大剂量甲泼尼龙冲击治疗。环磷酰胺是治疗本病首选的免疫抑制剂,常用剂量为2mg/(kg·d),口服或静脉注射。对环磷酰胺不能耐受者可选用甲氨蝶呤,每周一次,每次15~25mg,维持至病情缓解。对上述治疗效果不佳者可试用环孢素、硫唑嘌呤、麦考酚酯、雷公藤总苷等。也可以考虑应用生物制剂如利妥昔单抗等。

【预后】 因为早期诊断,合理治疗,已使本病预后有了明显改观,80%患者存活时间已超过5年。若延误诊断,未经合理治疗者,死亡率仍很高。影响预后的主要因素是高龄、难以控制的感染和不可逆的肾脏损害。

八、超敏性血管炎

超敏性血管炎(hypersensitivity angiitis)又称白细胞破碎性血管炎(leukocytoclastic vasculitis)、变应性血管炎(allergic vasculitis),是由多种因素引起的,主要累及皮肤的细小血管(尤其是毛细血管后静脉),并以中性粒细胞浸润和其核破碎为病理特征的血管炎病。常见致敏原为药物或化学品,也可以是某些自身免疫病、淋巴增生性疾病或肿瘤、系统性血管炎或某种感染所致,所有这些原因致病,不仅皮疹形态和系统症状相似,其组织病理改变也相近似,发病机制主要与Ⅲ型超敏反应有关。

【临床表现】 常呈急性发病,在接触某种致病因素后迅速出现各种皮损,如紫癜、荨麻疹、斑丘疹、结节、瘀斑、大疱、坏死性溃疡等;可伴有全身症状,如发热、肌痛、关节痛。临床表现差异甚大,病情轻者仅见少数几个皮疹,而重者可有蛋白尿、血尿、甚至肾功能不全、肺炎、末梢神经炎等广泛的系统性病变。

【辅助检查】 实验室检查无特异改变,可有血沉增快,血清补体正常或C4下降,偶见有嗜酸性粒细胞增多。组织病理可见微静脉、微动脉、毛细血管壁中性粒细胞或淋巴细胞浸润,白细胞核破碎及血管壁纤维素样坏死。

【诊断】 本病无特异性临床表现及实验室检查所见,因此诊断较困难。若皮肤活检有血管炎表现,且能找到诱发药物或化学品,脱离诱因后于数天或数周内消失,可以诊断。美国风湿病学会(ACR)1990年超敏性血管炎分类诊断标准为:①发病年龄>16岁;②发病前服药史;③隆起性紫癜,压之不褪色;④斑丘疹(一处或多处皮肤出现、大小不等、扁平、突出表皮);⑤皮肤活检示微动脉或微静脉血管壁或血管外围有中性粒细胞浸润。以上5项中具备3项或以上者即可诊断超敏性血管炎。但有些患者找不到诱发因素,而症状持续不减,呈慢性经过者,常需与过敏性紫癜、冷球蛋白血症、显微镜下多血管炎等鉴别。

【治疗】 本病在病因去除后可自限,因此需制订个体化治疗方案。首先应停止接触可疑过敏药物或化学品,如有感染积极治疗感染,若有内脏损害或皮损较重可用糖皮质激素,泼尼松30~60mg/d。对无皮肤溃疡的下肢皮肤血管炎可试用秋水仙碱0.5mg,2~3次/日。上述治疗无效或活动性病例还可试用氨苯砜,75~150mg/d。对皮肤坏死或糖皮质激素不能耐受者可用环磷酰胺或硫唑嘌呤。

九、贝赫切特病

贝赫切特病(Behcet's disease,BD,也称白塞病)是1937年土耳其Behcet教授首先描述的一种以口腔和外阴溃疡、眼炎及皮肤损害为临床特征，并累及多个系统的慢性疾病。病情呈反复发作和缓解的交替过程，部分患者因眼炎遗有视力障碍，除少数因内脏受损死亡外，大部分患者的预后良好。

本病根据其内脏系统的损害不同而分为血管型、神经型、胃肠型等。血管型指有大、中动脉和（或）静脉受累者；神经型指有中枢或周围神经受累者；胃肠型指有胃肠道溃疡、出血、穿孔等。

【流行病学】　本病有较强的地区性分布，多见于地中海沿岸国家、中国、朝鲜、日本。调查证明各地区的患病率（每 10 万人口）大致如下：土耳其（北部）100～370，伊朗 15，中国（北方）110，美国 6.6，英国 0.6。本病男性发病略高于女性。我国则以女性略占多数，但男性患者中眼葡萄膜炎和内脏受累较女性高 3～4 倍。

【病因和发病机制】　不明确，可能与遗传因素及病原体感染有关。

【病理】　在皮肤黏膜、视网膜、脑、肺等受累部位可以见到血管炎改变。血管周围有炎症细胞浸润，严重者有血管壁坏死，大、中、小、微血管（动、静脉）均可受累，出现管腔狭窄和动脉瘤样改变。

【临床表现】

1. 基本症状

（1）口腔溃疡：每年发作至少 3 次，发作期间在颊黏膜、舌缘、唇、软腭等处出现不止一个的痛性红色小结，继以溃疡形成，溃疡直径一般为 2～3mm。有的以疱疹起病，约 7～14 天后自行消退，不留瘢痕。亦有持续数周不愈最后遗有瘢痕，溃疡此起彼伏。本症状见于 98% 以上的患者，且是本病的首发症状，它被认为是诊断本病最基本而必需的症状。

（2）外阴溃疡：与口腔溃疡性状基本相似，只是出现的次数较少，数目亦少。常出现在女性患者的大、小阴唇，其次为阴道，在男性则多见于阴囊和阴茎，也可以出现在会阴或肛门周围，见于约 80% 的患者。

（3）皮肤病变：呈结节性红斑、假性毛囊炎、痤疮样毛囊炎、浅表栓塞性静脉炎等不同表现。其中以结节性红斑最为常见且具有特异性，见于 70% 的患者，多见于下肢的膝以下部位，对称性，每个至少像铜板样大，表面呈红色的浸润性皮下结节，有压痛，分批出现，逐渐扩大，7～14 天后其表面色泽转为暗红，有的可自行消退，仅在皮面留有色素沉着，很少破溃。

另一种皮疹为带脓头或不带脓头的毛囊炎，见于 30% 的患者，多见于面、颈部，有时躯干、四肢亦有。这种皮疹和痤疮样皮疹很难与正常人青春期或服用糖皮质激素后出现的痤疮鉴别，故易被忽视。针刺后或小的皮肤损伤后出现反应也是 BD 一种较特异的皮肤反应。栓塞性浅静脉炎也常在下肢可以见到，急性期在静脉部位出现条形红肿、压痛症状，急性期后可以扪及索条状静脉。

（4）眼炎：最常见的眼部病变是葡萄膜炎，视网膜血管炎可造成视网膜炎，眼炎的反复发作可致视力障碍甚至失明。男性合并眼炎的明显多于女性患者，尤其是年轻男性发病率更高，且多发生在起病后的两年内。前葡萄膜炎即虹膜睫状体炎伴或不伴前房积脓，对视力的影响较轻。视网膜炎使视神经萎缩，致视力下降。眼炎可先后累及双侧，出现眼炎 4 年后 50% 以上的患者有较严重的视力障碍。

2. 系统性症状　除上述基本症状外，部分患者因局部血管炎可引起内脏系统的病变，系统病变大多出现在基本症状之后。

（1）消化道：消化道损害又称肠白塞病，出现在许多发作期患者，按症状出现的频率最多见腹痛并以右下腹痛为常见，伴有局部压痛和反跳痛，其次为恶心、呕吐、腹胀、食欲缺乏、腹泻、吞咽困难等。通过胃肠道X线检查、内镜检查及手术探查都证实消化道的基本病变是多发性溃疡，可见于自食管至降结肠的任一部位，其发生率可高达50%。重者合并溃疡出血、肠麻痹、肠穿孔、腹膜炎、瘘管形成、食管狭窄等并发症，甚至可因此死亡。

(2) 神经系统：又称神经白塞病，可有多部位受累，见于20%的患者，除个别外都在基本症状出现后的数月到数年内出现。脑、脊髓的任何部位都可因小血管炎而受损(即使在同一患者，神经系统可多部位受累)，临床表现随其受累部位的不同而不同。患者多发病急骤，根据其症状可分为脑膜脑炎、瘫痪、脑干损害、良性颅内高压、脊髓损害、周围神经系统损害等类型。腰椎穿刺示有颅内压增高，脑脊液检查约80%有轻度白细胞增高，单核细胞、多核细胞各占一半，33%～65%有蛋白的升高，葡萄糖多在正常范围。脑CT对诊断有一定的帮助，脑磁共振检查对小病灶就更为灵敏。神经病变的复发率和死亡率都很高，约77%患者经治疗病情缓解，但仍遗有后遗症，死亡多出现在神经系统发病后的1～2年内。

(3) 心血管：本病血管病变所指的是大、中血管病变，见于10%的患者。大、中血管病变包括体内任何部位的大、中动脉炎和大、中静脉炎。

1) 大、中动脉炎：不论是体循环抑或是肺循环的动脉受累后可出现狭窄和动脉瘤，甚至在同一血管这两种病变节段性交替出现，大动脉受累较中动脉受累更为常见。

2) 大、中静脉炎：本病静脉受累的特点是除管壁炎症外尚有明显的血栓形成。大静脉炎主要表现为上、下腔静脉的狭窄和梗阻，在梗阻的远端组织出现水肿，并有相应表现。中静脉的血栓性静脉炎多见于四肢、尤其是下肢，亦见于脑静脉。大、中血管炎的诊断有赖于病史及细致的体格检查，血管造影、多普勒检查是明确诊断和受累范围的可靠检查。

3) 心脏：心脏受累不多。可出现主动脉瓣关闭不全、二尖瓣狭窄和关闭不全。亦有房室传导阻滞、心肌梗死、心包积液出现。

4) 关节炎：关节痛见于30%～50%的BD患者，表现为单个关节或少数关节的痛、肿，甚至活动受限。其中以膝关节受累最为多见。大多数仅表现为一过性的关节痛，可反复发作并自限。偶尔可在X线上表现出关节骨面有穿凿样破坏，很少有关节畸形。

5) 肺病变：并发肺部病变者较少见。肺的小动脉炎引起小动脉瘤或局部血管的栓塞而出现咯血、胸痛、气短、肺栓塞等症状。大量咯血可致死亡。有肺栓塞者多预后不良。约4%～5%的患者可以出现肺间质病变。

6) 泌尿系统病变：表现为血尿、蛋白尿，均不严重，多为一过性，多不影响肾功能。膀胱镜检查在膀胱黏膜发现多发性溃疡。

7) 附睾炎：约见于4.5%的患者。可以累及双侧或单侧，表现为附睾肿大、疼痛和压痛。

8) 其他症状：有部分患者在疾病活动或有新的脏器受损时出现发热，以低热多见。妊娠可使多数患者病情加重，可有胎儿宫内发育迟缓，产后病情大多加重。

【辅助检查】

1. 实验室检查　BD无特异血清学检查。其ANA谱、ANCA、抗磷脂抗体均无异常。补体水平及循环免疫复合物亦系正常，仅有时有轻度球蛋白增高，血沉轻至中度增快。PPD试验约40%强阳性。

2. 针刺反应　这是本病目前唯一的特异性较强的试验。它的做法是消毒皮肤后用无菌皮内针头在前臂屈面的中部刺入皮内然后退出，48小时后观察针头刺入处的皮肤反应，局部若有红丘疹或红丘疹伴有白疱疹则视为阳性结果。同时进行多部位的针刺试验时，有的出现阳性结果,但有的却为阴性。患者在接受静脉穿刺的检查或肌内注射治疗时,也往往出现针刺阳性反应。静脉穿刺出现阳性率高于皮内穿刺。此实验特异性较高且与疾病活动性相关。

3. 特殊检查　神经白塞病常有脑脊液压力增高,白细胞数轻度升高。急性期磁共振成像(MRI)的检查敏感性高达96.5%,可发现脑干、脑室旁白质和基底节处的增高信号。胃肠钡剂造影及内窥镜、血管造影、彩色多普勒检查有助诊断病变部位及范围。肺X线片可表现为单或双侧大小不一的弥漫性渗出或圆形结节状阴影,肺梗死时可表现为肺门周围的密度增高的模糊影。高分辨率CT或肺血管造影、同位素肺通气灌注扫描等均有助于肺部病变诊断。

【诊断】　本病的诊断标准如下:有下述5项中3项或3项以上者可诊为本病。

1. 反复口腔溃疡　指每年至少有3次肯定的口腔溃疡出现,并有下述4项症状中的任何两项相继或同时出现者。

2. 反复外阴溃疡　经医师确诊或本人确有把握的外阴溃疡或瘢痕。

3. 眼炎　包括前葡萄膜炎、后葡萄膜炎、视网膜血管炎、裂隙灯下的玻璃体内有细胞出现。

4. 皮肤病变　包括有结节性红斑,假性毛囊炎,丘疹性脓疱疹,未用过糖皮质激素、非青春期者而出现的痤疮样结节。

5. 针刺试验呈阳性结果。

其他与本病密切相关并有利于本病诊断的症状有:关节炎/关节痛、皮下栓塞性静脉炎、深静脉血栓、动脉血栓或动脉瘤、中枢神经病变、消化道溃疡、附睾炎、阳性家族史。

【鉴别诊断】　本病以某一系统症状为突出表现者易误诊为其他系统疾病。以关节症状为主要表现者,应注意与类风湿关节炎、赖特(Reiter)综合征、强直性脊柱炎相鉴别;皮肤黏膜损害应与多形红斑、结节性红斑、梅毒、Sweet病、Steven-Johnson综合征、寻常性痤疮、单纯疱疹感染、热带口疮(sprue)、系统性红斑狼疮、周期性粒细胞减少、艾滋病(AIDS)相鉴别;胃肠道受累应与克罗恩病(Crohn病)和溃疡性结肠炎相鉴别;神经系统损害与感染性、变态反应性脑脊髓膜炎、脑脊髓肿瘤、多发性硬化、精神病相鉴别;附睾炎与附睾结核相鉴别。

【治疗】　治疗可分为对症治疗、眼炎和血管炎治疗。

1. 对症治疗　根据患者的不同临床症状而应用不同的药物。

(1) 非甾体抗炎药:具消炎镇痛作用,对缓解发热、皮肤结节红斑、生殖器溃疡疼痛及关节炎症状有一定疗效,多种NSAIDs可供选用。

(2) 秋水仙碱:对有关节病变及结节性红斑者可能有效,有时对口腔溃疡者也有一定疗效。剂量为0.5mg,每日3次。应注意肝肾损害、粒细胞减少等不良反应。

(3) 糖皮质激素制剂的局部应用:①口腔溃疡者可涂抹软膏,可使早期溃疡停止进展或减轻炎症性疼痛;②眼药水或眼药膏对轻型的前葡萄膜炎有一定的疗效。

(4) 沙利度胺:对黏膜溃疡、特别是口腔黏膜溃疡有较好的疗效,每日剂量25~100mg,妊娠妇女禁用,有引起海豹胎畸形的不良反应,另外有引起神经轴索变性的不良反应。

2. 内脏血管炎和眼炎的治疗　内脏系统的血管炎主要是应用糖皮质激素和免疫抑制剂,可根据病变部位和进展来选择药物的种类、剂量和途径。现将糖皮质激素和免疫抑制剂在本病中系统应用时剂量和方法分述如表22-12。服药期间必须根据临床表现而不断调整剂量,同时严密监测可能的不良反应。出现异常者应及时减量、停药或改用其他药物。

表 22-12 治疗贝赫切特病的药物用法和指征

药 物	剂 量	指 征
糖皮质激素		
泼尼松(或泼尼松龙)	30～40mg/d 口服	眼炎、血管炎,大量口腔溃疡、外阴溃疡伴发热、消化道溃疡
甲泼尼龙	1000mg/d 静滴,连续 3 天	严重眼炎、中枢神经系统病变、严重血管炎
免疫抑制剂		
硫唑嘌呤	2～2.5mg/(kg·d)口服	眼炎、血管炎
甲氨蝶呤	每周 7.5～15mg 口服	眼炎、血管炎
环磷酰胺	1～2mg/(kg·d)或每月 1g 静滴	严重眼炎、中枢神经系统病变、严重血管炎
环孢素	3～5mg/(kg·d)	顽固性眼炎
雷公藤总苷	20mg,每日 3 次	眼炎、黏膜溃疡

3. 生物制剂 对于新发的后葡萄膜炎(单侧受累,视力<0.2;或双侧受累),或顽固的后葡萄膜炎、中枢神经系统受累、肠白塞、皮肤黏膜受累、关节炎,经常规治疗无效,可考虑使用肿瘤坏死因子拮抗剂。针对重要血管受累,生物制剂尚无足够循证医学证据。

4. 手术 一般不主张手术治疗,动脉瘤具有破裂风险者可考虑手术治疗。慢性期患者应首选糖皮质激素联合环磷酰胺治疗。重症肠白塞病并发肠穿孔时可行急诊手术治疗,但术后复发率可高达 50%,故选择手术治疗应慎重。血管病变手术后也可于术后吻合处再次形成动脉瘤,采用介入治疗可减少手术并发症。手术后应继续应用免疫抑制剂可减少复发。眼失明伴持续疼痛者可手术摘除。

5. 其他治疗 抗血小板药物(阿司匹林、潘生丁)及抗纤维蛋白疗法(尿激酶、链激酶):目前尚无直接证据可用于治疗白塞病的血栓疾病,使用时应谨慎,以免引起血管瘤破裂出血。抗结核治疗:如患者有结核病或有结核病史,结核分枝杆菌素纯蛋白衍生物(PPD)皮试强阳性(5U 有水疱)时,可试行抗结核治疗(三联)至少 3 个月以上,并观察疗效。

【预后】 大部分患者预后良好。然而有眼病者可以使视力严重下降,甚至失明。近年来经早期积极对眼炎进行治疗,并预防健侧眼的受累,使失明有所减少,但仍有部分患者遗有严重的视力障碍。

胃肠道受累后引起溃疡出血、穿孔、肠瘘、吸收不良、感染等都是严重的并发症,死亡率很高。有中枢神经系统病变者死亡率亦高,存活者往往有严重的后遗症。大、中动脉受累后因动脉瘤破裂、心肌梗死等而出现突然死亡者亦非罕见。

第六节 特发性炎症性肌病

特发性炎症性肌病(idiopathic inflammatory myositis,IIM)是一组病因未明的以四肢近端肌无力为主要表现的异质性疾病。主要包括多发性肌炎(polymyositis,PM)、皮肌炎(dermatomyositis,DM)、儿童皮肌炎(childhood,DM)、无肌病性皮肌炎、肿瘤或其他结缔组织病相关的多发性肌炎或皮肌炎以及包涵体肌炎(inclusion body myositis,IBM)。其中以 PM 和 DM 最为常见,我国 PM/DM 的发病率尚不十分清楚,国外报道发病率约为(0.5～8.4)/10 万人,其发病年龄有两个高峰，即10～15岁和45～60岁，包涵体肌炎常发生于50岁以后。除包涵体肌炎外，女性患病率为男性的两倍，而包涵体肌炎则男性为女性的两倍。

【病因和发病机制】

（一）病因

本病的确切病因尚不清楚，目前多认为遗传和感染与本病的发生有关。

1. 遗传因素　IIM的发病有明显种族差异，黑人与白人的发病比例为3～4∶1。本病在同卵孪生子和一级亲属中出现提示它有遗传倾向性。研究发现，携带HLA-DR3的个体易患多发性肌炎和幼年皮肌炎，HLA与IIM的自身抗体关联更为紧密，抗Jo-1抗体阳性的患者均有HLA-DR52，几乎所有抗PM-Scl抗体阳性的患者都携带HLA-DR3或HLA-DRw52。除HLA基因外，某些非HLA基因在IIM的发病机制中可能也扮演着重要的角色，如细胞因子及其受体基因、免疫球蛋白基因、T细胞受体基因等。

2. 感染因素　已发现多种病原体（包括细菌、病毒、真菌和寄生虫等）感染可能与IIM的发生有关，特别是与病毒感染的关系更密切。实验研究表明柯萨奇病毒可诱导动物实验性肌病的发生，患者在感染了细小核糖核酸病毒后，可逐渐发生慢性肌炎。

（二）发病机制

IIM的确切发病机制尚不清楚，用免疫技术对肌活检标本进行检查，结果显示细胞免疫和体液免疫在肌肉的破坏中起着重要作用。PM与DM在免疫病理机制上存在明显的不同，PM是细胞免疫介导的HLA限制性抗原特异性地针对肌纤维的自身免疫反应，它的靶器官是肌纤维；而DM则是体液免疫介导为主的微血管病变，它的靶器官是血管。

【病理】　IIM病理特点主要表现为三个方面：①肌肉炎性浸润为特征性表现。炎性细胞以淋巴细胞为主，巨噬细胞、浆细胞、嗜酸性粒细胞、嗜碱性粒细胞和中性粒细胞也可出现，浸润位于间质、血管周围。②肌纤维变性、坏死、被吞噬。初期轻度改变可见个别肌纤维肿胀，呈灶性透明变性或颗粒变性。在进行性病变中肌纤维可呈玻璃样、颗粒状和空泡变性，甚至坏死。③肌细胞再生及胶原结缔组织增生。

PM和DM免疫病理不同，细胞免疫在PM的发病中起主要作用，典型的浸润细胞为$CD8^+$ T细胞，呈多灶状分布于肌纤维周围及肌纤维内，在DM患者中，体液免疫在发病中起更大作用，细胞浸润主要在血管周围，浸润细胞主要为B细胞和$CD4^+$T细胞。皮肤病理改变通常无显著特异性，主要表现为表皮轻度棘层增厚或萎缩，基底细胞液化变性。

【临床表现】　PM主要见于成人，儿童少见。DM可见于成人和儿童。PM/DM常隐匿起病，病情于数周、数月甚至数年发展至高峰，仅少数患者可急性起病。其主要临床表现是对称性四肢近端肌无力，常伴有关节肿痛、晨僵、乏力、厌食、体重减轻和发热等全身症状。

（一）骨骼肌受累的表现

对称性四肢近端肌无力是IIM的特征性表现，50%患者伴有自发性肌痛与肌肉压痛。上肢近端肌肉受累时，可出现抬臂困难，不能梳头和穿衣。下肢近端肌肉受累时，常表现为上楼梯和上台阶困难，难以蹲下或起立。半数患者有颈屈肌无力，表现为平卧时抬头困难，头常呈后仰。1/4的患者可见吞咽困难，四肢远端肌群受累者不常见，但可有不同程度的远端肌无力表现，眼肌及面部肌肉几乎不受影响。

（二）皮肤受累的表现

皮肤病变可出现在肌肉受累之前、也可与肌炎同时或在肌炎之后，且与肌肉受累程度常不平行。典型皮疹包括：①眶周皮疹（又称向阳性皮疹）：是DM特征性的皮肤损害，发生率约为

60%～80%。表现为以上眼睑为中心的眶周水肿性紫红色斑，可为一侧或双侧，光照后加重。这种皮疹还可出现在颈前及上胸部"V"字形区和肩颈后（披肩征）。②Gottron 征：表现为掌指关节、指间关节伸面和肘、膝关节伸侧面以及内踝附近的紫红色斑丘疹，边缘不整或融合成片，常伴有皮肤萎缩、毛细血管扩张、色素沉着或减退，上覆细小鳞屑。这是 DM 另一特征性的皮肤损害。③"技工手"：部分患者双手外侧掌面皮肤出现角化、裂纹及粗糙脱屑，如同长期从事手工作业的技术工人手，故名"技工手"。④甲周病变：甲根皱襞处可见毛细血管扩张性红斑或瘀点，甲皱及甲床有不规则增厚，局部出现色素沉着或色素脱失。⑤其他皮肤黏膜改变：皮肤血管炎和脂膜炎也是 DM 较常见的皮肤损害。本病皮疹通常无瘙痒及疼痛，缓解期皮疹可完全消失或遗留皮肤萎缩、色素沉着或脱失、毛细血管扩张或皮下钙化，皮疹多为暂时性，但可反复发作。

（三）皮肤和骨骼肌外受累的表现

1. 肺部受累　间质性肺炎、肺纤维化、胸膜炎是 PM/DM 最常见的肺部表现，可在病程中的任何时候出现。表现为胸闷、气短、干咳、呼吸困难等，少数患者有少量胸腔积液，大量胸腔积液少见，严重者出现呼吸衰竭，肺部受累是影响 PM/DM 预后的重要因素之一。

2. 心脏受累　PM/DM 可有心脏受累，但有明显临床症状者较少见，最常见的表现是心律不齐和传导阻滞，较少见的严重表现是充血性心力衰竭和心包填塞。这也是患者死亡的重要原因之一。

3. 消化道受累　累及咽、食管上端横纹肌较常见，表现为吞咽困难、饮水呛咳。食管下端和小肠蠕动减弱与扩张可出现反酸、腹胀痛及吸收障碍等。

4. 肾脏受累　少数 PM/DM 可累及肾脏，出现蛋白尿、血尿、管型尿、肾衰竭等。

5. 关节表现　关节痛/关节炎并不少见，由于肌肉挛缩可引起关节畸形。

6. 其他　PM/DM 可伴发恶性肿瘤，称恶性肿瘤相关的 PM/DM，以 DM 为多，恶性肿瘤可在 PM/DM 确诊之前、同时或之后出现。大部分患者两种病变在 1 年内相继出现，偶见两种病变同时发生。发病年龄越高，伴发肿瘤机会越大，常见肿瘤是肺癌、卵巢癌、乳腺癌、前列腺癌、胃肠道癌和淋巴瘤，对 40 岁以上 PM/DM 患者应注意检查潜在的恶性肿瘤。PM/DM 与系统性红斑狼疮、系统性硬化病或类风湿关节炎同时存在时为"重叠综合征"，病情重、预后差。

包涵体肌炎多见于中老年人，特别是老年男性，40 岁以下较少见，儿童中罕见。起病隐袭，进展缓慢，病程较长。四肢远、近端肌肉均可累及，出现肌无力，但肌无力和肌萎缩对称性差，指屈肌无力和足下垂常见，肌痛和肌肉压痛罕见，一般无皮疹。20%患者出现吞咽困难，随着肌无力的加重，常伴有肌萎缩和深部腱反射减弱或消失，可有心血管受累，以高血压为最常见。肌电图呈神经或神经肌肉混合改变。诊断主要依靠病理特点，特征性病理变化是肌细胞质和（或）核内有嗜碱性包涵体和镶边空泡纤维，电镜下显示肌细胞质和（或）核内有管状或丝状包涵体。

【辅助检查】

（一）一般检查

血常规可见轻度贫血、白细胞增高，2/3 可有血沉增快。血清 IgG、IgA、IgM、免疫球蛋白复合物以及 α_2 和 γ 球蛋白可增高。补体 C3、C4 可减少。血肌酸增高，肌酐下降，血清肌红蛋白增高，尿肌酸排泄增多。

（二）血清肌酶谱

在疾病过程中，血清中肌肉来源的酶可增高，其敏感性由高到低依次为肌酸激酶

(creatine kinase,CK)、醛缩酶(ALD)、天门冬酸氨基转移酶(AST)、丙氨酸氨基转移酶(ALT)、乳酸脱氢酶(LDH),尤以 CK 升高最敏感。CK 升高的程度与肌肉损伤的程度平行。同时还应认识到其他情况也可引起肌酶增高,如剧烈运动、癫痫、钝挫伤、心肌梗死、心肌炎、甲状腺功能低下、肿瘤以及一些药物等,因此肌酶对肌炎诊断虽然敏感性高,但特异性不强。

(三) 自身抗体

1. 肌炎特异性抗体(myositis specific autoantibodies,MSAs)　MSAs 主要包括以下三大类:①抗氨酰 tRNA 合成酶抗体(抗 Jo-1、EJ、PL-12、PL-7 和 OJ 抗体等):其中抗 Jo-1 抗体最常见也最具临床意义,此类抗体阳性的患者常有发热、肺间质病变、关节炎、雷诺现象和“技工手”等临床表现而被称为“抗合成酶综合征”(antisynthetase syndrome,ASS)。②抗 SRP 抗体:主要见于 PM,抗 SRP 抗体阳性的患者临床表现呈异质性,其确切的临床特点及预后尚需更大样本的观察分析。此抗体阳性虽对 PM 更具特异性,但敏感性很差。③抗 Mi-2 抗体:多见于 DM,而 PM 中较少见,故有人认为是 DM 的特异性抗体,此抗体阳性者 95% 可见皮疹,但少见肺间质病变,预后较好。

2. 肌炎相关性抗体　约 60% ~80% 的患者抗核抗体阳性,约 20% 的患者类风湿因子阳性,但滴度低。伴发干燥综合征或系统性红斑狼疮的患者中可见抗 SSA 抗体和 SSB 抗体阳性,伴发系统性硬化病的患者中可见 Scl-70 抗体阳性。

(四) 肌电图

本病约 90% 病例出现肌电图异常,50% 的患者可表现为典型三联征改变:①短时限、小型的多相运动电位。②纤颤电位,正弦波。③插入(电极)性激惹和异常高频放电。

(五) 肌活检

肌活检病理是 PM/DM 诊断和鉴别诊断的重要依据。约 2/3 病例呈典型肌炎病理改变;另 1/3 病例肌活检呈非典型变化,甚至正常。免疫病理学检查有利于进一步诊断。

【诊断及鉴别诊断】

(一) 诊断

目前诊断 PM/DM 大多仍采用 1975 年 Bohan/Peter 的诊断标准(简称 B/P 标准):①对称性四肢近端肌无力;②肌酶谱升高;③肌电图示肌源性改变;④肌活检异常;⑤皮肤特征性表现。前 4 条具备 3 条加第 5 条为确诊皮肌炎。仅具备前 4 条为确诊多发性肌炎。前 4 条具备 2 条加第 5 条为“很可能皮肌炎”。具备前 4 条中 3 条为“很可能多发性肌炎”。前 4 条具备 1 条加第 5 条为“可能皮肌炎”。仅具备前 4 条中 2 条者为“可能多发性肌炎”。在诊断前应排除肌营养不良、肉芽肿性肌炎、感染、横纹肌溶解、代谢性疾病、内分泌疾病、重症肌无力、药物和毒物诱导的肌病症状等。

B/P 标准会导致对 PM 的过度诊断,它不能将 PM 与包涵体肌炎等其他炎性疾病相鉴别。因此欧洲神经肌肉疾病中心和美国肌肉研究协作组在 2004 年提出了另一种 IIM 分类诊断标准(表 22-13)。该标准与 B/P 标准最大的不同是:①将 IIM 分为 5 类:PM、DM、包涵体肌炎(IBM)、非特异性肌炎(NSM)和免疫介导的坏死性肌病(IMNM),其中 NSM 和 IMNM 是首次被明确定义。②对无肌病性皮肌炎提出了较明确的诊断标准。但无肌病性皮肌炎并不是固定不变的,部分患者经过一段时间可发展成典型的 DM。

表 22-13 国际疾病协作组建议的 IIM 分类诊断标准

诊断要求	诊断标准
1. 临床标准 包含标准: A. 常>18 岁发作,非特异性肌炎及 DM 可在儿童期发作 B. 亚急性或隐匿性发作 C. 肌无力:对称性近端>远端,颈屈肌>颈伸肌 D. DM 典型的皮疹:眶周水肿性紫色皮疹;Gottron 征,颈部V型征,披肩征 排除诊断: A. IBM 的临床表现:非对称性肌无力,腕/手屈肌与三角肌同样无力或更差,伸膝和(或)踝背屈与屈髋同样无力或更远 B. 跟肌无力,特发性发音困难,颈伸>颈屈无力 C. 药物中毒性肌病,内分泌疾病(甲状腺功能亢进,甲状旁腺功能亢进症,甲状腺功能低下),淀粉样变,家族性肌营养不良病或近端运动神经病 2. 血清 CK 水平升高 3. 其他实验室标准 A. 肌电图检查 包含标准:(Ⅰ)纤颤电位的插入性和自发性活动增加,正相波或复合的重复放电;(Ⅱ)形态测定分析显示存在短时限,小幅多相性运动单位动作电位(MUAPs) 排除诊断:(Ⅰ)肌强直性放电提示近端肌强直性营养不良或其他传导通道性病变;(Ⅱ)形态分析显示为长时限,大幅多相性(MUAPs);(Ⅲ)用力收缩所募集的 MUAP 类型减少 B. 磁共振成像(MRI) STIR 显示肌组织内弥漫或片状信号增强(水肿) C. 肌炎特异性抗体 4. 肌活检标准 A. 炎性细胞(T 细胞)包绕和浸润至非坏死肌内膜 B. $CD8^+$T 细胞包绕非坏死肌内膜但浸润至非坏死肌内膜不确定,或明显的 MHC-Ⅰ分子表达 C. 束周萎缩 D. 小血管膜攻击复合物(MAC)沉积,或毛细血管密度降低,或光镜见内皮细胞中有管状包涵体,或束周纤维 MHC-Ⅰ表达 E. 血管周围,肌束膜有炎性细胞浸润 F. 肌内膜散在的 $CD8^+$T 细胞浸润,但是否包绕或浸润至肌纤维不肯定 G. 大量的肌纤维坏死为突出表现,炎性细胞不明显或只有少量散在血管周,肌束膜浸润不明显 H. MAC 沉积于小血管或 EM 见烟斗柄状毛细管,但内皮细胞中是否有管状包涵体不确定 I. 可能是 IBM 表现:镶边空泡,碎片性纤维,细胞色素过氧化物酶染色阴性 J. MAC 沉积于非坏死肌纤维内膜,及其他提示免疫病理有关的肌营养不良	多发性肌炎(PM) 确诊 PM: 1. 符合所有临床标准,除外皮疹 2. 血清 CK 升高 3. 肌活检包括 A,除外 C,D,H,I 拟诊 PM(probable PM): 1. 符合所有临床标准,除外皮疹 2. 血清 CK 升高 3. 其他实验室标准中的 1/3 条 4. 肌活检标准包括 B,除外 C,D,H,I 皮肌炎(DM) 确诊 DM: 1. 符合所有临床标准 2. 肌活检包括 C 拟诊 DM: 1. 符合所有临床标准 2. 肌活检标准包括 D 或 E,或 CK 升高,或其他实验室指标的 1/3 条 无肌病性皮肌炎: 1. DM 典型的皮疹:眶周皮疹或水肿;Gottron 征,V型征,披肩征 2. 皮肤活检证明毛细血管密度降低,沿真皮-表皮交界处 MAC 沉积,MAC 周伴大量角化细胞 3. 没有客观的肌无力 4. CK 正常 5. EMG 正常 6. 如果做肌活检,无典型的 DM 表现 可疑无皮炎性皮肌炎(possible DM sine dermatitis): 1. 符合所有临床标准,除外皮疹 2. 血清 CK 升高 3. 其他实验室指标的 1/3 条 4. 肌活检标准中符合 C 或 D 非特异性肌炎: 1. 符合所有临床标准,除外皮疹 2. 血清 CK 升高 3. 其他实验室指标的 1/3 条 4. 肌活检包括 E 或 F,并除外所有其他表现 免疫介导的坏死性肌病: 1. 符合所有临床标准,除外皮疹 2. 血清 CK 升高 3. 其他实验室指标的 1/3 条 4. 肌活检包括 G,除外所有其他表现

（二）鉴别诊断

多种疾病可引起皮肤及肌肉病变。如果有典型的皮疹和肌无力的表现，DM 一般不难诊断。临床上最容易误诊的是 PM，它需要与多种疾病如感染相关性肌病、内分泌肌病、代谢性肌病、重症肌无力、肌营养不良、药物和毒物诱导的肌病症状等鉴别。

【治疗】　治疗应遵循个体化原则，治疗开始前应对患者的临床表现进行全面评估。

（一）一般性治疗

支持疗法、对症处理等不容忽视。有呼吸肌、吞咽肌受累的患者，呼吸道的护理、必要时机械通气，胃肠道或静脉营养支持，维持水电解质酸碱平衡，防治感染、抗生素合理使用等至关重要。重症患者应卧床休息，但应早期进行被动运动和功能训练，随着肌炎好转，应逐渐增加运动量，以促进肌力恢复。

（二）糖皮质激素

到目前为止，糖皮质激素仍然是治疗 PM/DM 的首选药物，一般可口服泼尼松（龙），1～2mg/(kg·d)，经治 1～4 周病情即可见改善，一般认为初始治疗时较大剂量的泼尼松通常需要维持 1～2 个月，然后开始缓慢减量，激素的减量应遵循个体化原则，约 90% 患者病情明显改善，部分患者可完全缓解，但易复发。对重症者可用甲泼尼龙静脉滴注，方法是甲泼尼龙每日 500～1000mg，静脉滴注，连用 3 天。

（三）免疫抑制剂

对于激素治疗 6 周以上而无效的病例，或初期有效，但以后不再改善的病例；或虽对激素治疗有效，但因副作用较大不能耐受的病例；以及激素减量易复发的病例应考虑加用免疫抑制剂，其中最常用的为甲氨蝶呤和硫唑嘌呤。对于严重病例主张早期应用免疫抑制剂与糖皮质激素联合治疗。

1. 甲氨蝶呤（MTX）　MTX 是治疗 PM/DM 最常用的二线药。MTX 不仅对控制肌肉的炎症有帮助，而且对改善皮肤症状也有益处。常用剂量 5～25mg，口服、肌注或静注，每周一次。

2. 硫唑嘌呤（AZA）　治疗 PM/DM 的剂量为 2～3mg/(kg·d)，起效时间较慢，通常应在用药 6 个月后才能判断是否有明显的治疗效果。

3. 其他　目前环孢素用于 PM/DM 的治疗逐渐增多，主要用于 MTX 或 AZA 治疗无效的难治性病例。环磷酰胺有一定疗效，但远期疗效及肺间质病变者疗效不肯定。皮肤损害者可加用羟氯喹。

（四）静脉注射免疫球蛋白

对危重患者、复发性或难治性的患者可用大剂量免疫球蛋白静脉冲击治疗，常规治疗剂量是 0.4g/(kg·d)，每月用 5 天，连续用 3～6 个月以维持疗效，不良反应较少。

（五）生物制剂

近年来，生物制剂如 CD20 单抗、抗 B 细胞抗体或抗补体 C5 应用于少数病例并取得较好疗效，确切的疗效有待于进一步临床验证。

【预后】　在糖皮质激素、免疫抑制剂及其他治疗手段得到广泛应用后，本病的预后已有明显改观。提示预后不良的主要因素有：全身性肌无力；有呼吸肌受累、吞咽困难者；肺、心脏等重要脏器受累者；发病年龄大、合并恶性肿瘤者和激素抵抗者。

第七节　系统性硬化病

系统性硬化病（systemic sclerosis，SSc）曾称硬皮病（scleroderma）、进行性系统性硬化，是一种原因不明，临床上以皮肤炎性、变性、增厚和纤维化进而硬化和萎缩为特征，也可影响内脏（消化道、肺、心脏和肾等器官）的全身性疾病。

【流行病学】 本病分布很广，可见于世界所有地区和种族，其发病与季节、地理环境、职业和社会经济状况无直接关系。确切的发病率和患病率尚不清楚。发病高峰年龄30～50岁，女性多见，男女比例1∶3～1∶4。育龄女性为发病的高峰人群，该年龄段男女患者比例可高达1∶15；儿童相对少见，局限性者则多见于儿童和中年。

【病因和发病机制】

（一）病因

本病确切病因不明，一般认为与遗传、环境因素（化学物质、病毒感染）及性激素等多种因素有关。

1. 遗传因素 有研究认为SSc的发病与HLA-A1、B8、DRl、DR2、DR3、DR5、DR52基因等相关联，MHC的DNA水平分析提示C4AQ0和DQA2与SSc的发病有很强的相关性。

2. 环境因素 目前已经明确，化学因素或病毒感染是影响疾病易感性的环境因素。如长期暴露于聚氯乙烯、有机溶剂、生物源性氨基酸、尿酸甲醛、环氧树脂、L-色氨酸、污染的种子油、博来霉素、喷他佐辛等可诱发硬皮样皮肤改变与内脏纤维化。也有报道吸烟、饮酒和饲养宠物可增加患SSc的危险性，病毒与SSc自身抗原的同源性提示病毒对疾病的易感性有潜在的作用。

3. 性别 育龄妇女患病率明显高于男性，提示发病可能与雌激素有关。

（二）发病机制

尚不清楚。目前认为，具有遗传易感性的个体，在某些环境因素影响下，免疫系统功能失调，分泌多种自身抗体、细胞因子，引起血管内皮细胞损伤和活化，刺激成纤维细胞合成胶原增多，导致血管壁和组织的纤维化。但血管、结缔组织和免疫系统三者在硬皮病发生发展中的相互作用的确切关系和机制尚不清楚。

【病理】 SSc的病理特点是广泛的小血管病变、胶原的增殖和组织的纤维化。皮肤的真皮层增厚，胶原的含量明显增加，皮肤附件萎缩，小动脉可发生玻璃样病变，表皮层变薄。淋巴细胞和浆细胞浸润仅见于病变早期。血管也出现明显变化，如在四肢末端甲床下，可见到微血管的阻滞和扩张，也可见到血管堵塞后形成的无血管区，伴有微血管性的出血，都表现了局部循环的障碍。微小动脉和小动脉的内皮细胞增生和成纤维细胞增生，导致管腔狭窄。肾脏主要表现为肾入球小动脉和叶间动脉除有内皮细胞增生外尚有血管壁的纤维性坏死，可继发肾皮质缺血坏死，肾小球也可有病变。

【临床表现】

（一）早期表现

SSc最多见的初期表现是雷诺现象和隐袭性肢端和面部肿胀，并有手指皮肤逐渐增厚。约70%的患者首发症状为雷诺现象，可先于本病的其他表现（如手指肿胀、关节炎、内脏受累）1～2年或与其他症状同时发生。多关节病同样也是突出的早期症状。胃肠道功能紊乱或呼吸系统症状等，偶尔也是本病的首发表现。

（二）皮肤

皮肤病变为本病的特征性表现，一般呈对称性，皮肤病变分为三期，分别为水肿期、硬化期和萎缩期。①水肿期：表现为手指肿胀呈腊肠样，一般先出现于手指、手背和面部，逐渐向上肢、颈、肩等处蔓延。皮肤变厚、紧绷，皱纹消失，呈非凹陷性或可凹陷性水肿，颜色苍白或淡黄,皮温偏低,出汗减少,活动不灵活。有些患者可有皮肤红斑,皮肤瘙痒。此期可持续数周或数月。②硬化期:皮肤增厚变硬如皮革,手指、手背发亮、紧绷,早期皮肤可发红,表面有蜡样光泽,不出汗,毛发稀少,皮肤不易被提起。面部皮肤受累可出现面部紧绷,正常面纹消失,使面容刻板,鼻尖变小,鼻翼萎缩变软,嘴唇变薄、内收,口周有皱褶,张口度变小,称"面具脸",为本病特征性表现之一。皮肤病变可以逐渐向手臂、颈部、上胸部、腹部及背部蔓延,两腿很少受累。③萎缩期:经5~10年后进入萎缩期。皮肤萎缩,变得光滑而细薄,紧贴骨面上,关节屈曲挛缩不能伸直,指端及关节处易发生顽固性溃疡和指骨吸收。也可出现毛细血管扩张、皮下组织钙化如胡椒粉一样,称"椒盐征"。

（三）关节、肌肉

60%~80%的患者可出现关节症状,多见于手指、腕、膝、踝等四肢关节,关节痛是SSc的早期非特异性症状,与关节周围肌腱、筋膜、皮肤纤维化有关。腕腱鞘纤维性增厚可表现为腕管综合征。晚期组织挛缩造成关节僵直多固定在屈曲畸形位置,关节屈曲处皮肤可发生溃疡,近端指间关节多见。只有少数病例出现侵蚀性关节病。SSc可出现肌痛和肌无力,肌无力多为失用性肌萎缩引起,但另外还有两种不同的肌病引起,最常见的是一种单纯的非进行性病变,其特征为近端肌无力,无或仅轻度肌酶升高,病理表现为肌纤维被纤维组织代替而无炎症细胞浸润;另一种则是少数重叠综合征患者所有的一种典型的炎症性肌病。

（四）胃肠道

约70%患者出现消化道异常。是SSc最常累及的系统之一,可以是SSc的首发症状。消化道的任何部位均可受累,其中食管受累最常见,表现为吞咽食物后有哽噎感,以及反酸、胸骨后烧灼感,这些均为食管蠕动功能障碍、食管下段括约肌受损、胃排空能力下降等因素所致。反流性食管炎还可引起狭窄。1/3硬皮病患者食管可发生Barrett化生。胃部和肠道可出现毛细血管扩张,引起消化道出血。胃部扩张的黏膜下毛细血管在内镜下呈宽条带,被称为"西瓜胃"。十二指肠与空肠、结肠均可受累,因全肠低动力症,蠕动缓慢、肠道扩张,肠道憩室,肠内容物淤滞,有利于细菌繁殖,导致吸收不良综合征。大肠受累,大肠壁肌肉萎缩常引起横结肠和降结肠出现无症状性广口憩室,这是SSc特异性的损害。肛门括约肌纤维化可引起大小便失禁和直肠脱垂。

（五）肺部

SSc中普遍存在肺功能的受损,是本病死亡的主要原因。最早出现的症状为活动后气短,运动耐力下降,后期出现干咳,一般不引起胸痛。肺间质纤维化和肺动脉血管病变常同时存在,但往往是其中一个病理过程占主导地位,肺间质纤维化多见于弥散型,而肺动脉高压则多见于CREST综合征中。肺动脉高压是由于肺间质与支气管周围长期纤维化或肺间小动脉内膜增生的结果,最终进展为右心衰竭。其预后非常差,平均生存期不到2年。

（六）心脏

包括心包、心肌、心传导系统病变,多见于晚期患者,与心肌纤维化有关。临床表现千变万化,但临床症状轻。最常见为缓慢发展的无症状心包积液,发生率约为30%~40%,明显的心包积液不常见。心肌受损多见于弥漫皮肤型,表现为劳累后呼吸困难、心悸、心前区痛、水肿等。还可见不同程度的各种传导阻滞和心律失常。临床心肌炎和心包填塞不多见。有心肌病变者是预后不良的指征。

（七）肾

肾脏损害是SSc的主要死亡原因之一,提示预后不佳,应引起早期重视。多见于弥漫型的早期(起病4年内)。临床表现不一,初期可无症状,实验室检查发现蛋白尿、镜下血尿、内生肌酐清除率下降、氮质血症等。有时无预兆即可出现急进性恶性高血压和(或)急性肾衰竭。上述两种情况均称为硬皮病肾危象(renal crisis)。肾危象的主要受损部位在弓形动脉、小叶间动脉以及小动脉。

(八) 其他

50%的SSc患者常有抑郁的表现。性功能减退也比较常见。本病常伴有眼干和(或)口干,与外分泌腺结构破坏有关。神经系统受累多见于局限型,包括三叉神经痛、腕管综合征、自主神经病、周围神经病等。20%~40%的患者有甲状腺功能减退,与甲状腺纤维化或自身免疫性甲状腺炎有关,约半数出现抗甲状腺抗体。本病与胆汁性肝硬化及自身免疫性肝炎相关密切。

【分型】 SSc根据皮肤受累情况,可分为五种亚型:

(一) 弥漫皮肤型SSc(diffuse cutaneous systemic sclerosis)

特点为皮肤纤维化累及远端、近端肢体,广泛对称性面部、躯干皮肤增厚。病情进展迅速,早期出现内脏损害如肺、心脏、胃肠道或肾累及,预后较差,10年生存率50%左右。抗Scl-70抗体阳性率高,而抗着丝点抗体(ACA)少见。

(二) 局限皮肤型SSc(limited cutaneous systemic sclerosis)

特点为皮肤病变局限于手指、前臂远端,可有颜面和颈部受累。进展缓慢,内脏病变出现较晚。ACA多阳性。

(三) CREST综合征(CREST syndrome)

表现为手指软组织钙化(calcinosis)、雷诺现象(Raynaud phenomenon)、食管运动功能障碍(esophageal dysmotility)、硬指(sclerodactyly)及毛细血管扩张(telangiectasis),为本病的一种特殊类型,ACA阳性率高,预后相对较好,10年生存率70%以上。

(四) 无皮肤硬化的SSc(systemic sclerosis sine scleroderma)

无皮肤硬化的表现,但具有SSc的雷诺现象、特征性的内脏表现和血清学异常。

(五) 硬皮病重叠综合征(scleroderma overlap syndrome)

上述三种情况中的任意一种与诊断明确的类风湿关节炎、系统性红斑狼疮、多发性肌炎/皮肌炎同时出现。

【实验室及其他辅助检查】

(一) 一般检查

一般无特殊异常。部分患者可有贫血,最常见的是与慢性炎症有关的增生低下性贫血,亦可因胃肠道受累导致铁、叶酸、维生素B_{12}吸收障碍而继发缺铁性贫血或巨幼红细胞性贫血。肾脏受累时可出现蛋白尿、血尿、各种管型、血肌酐、尿素氮升高。血沉可正常或轻度升高,可有轻度血清白蛋白降低,免疫球蛋白增高。

(二) 免疫学检查

血清抗核抗体阳性率达90%以上。抗拓扑异构酶(Scl-70)抗体是本病的特异性抗体,见于20%~56%患者,该抗体与弥漫性皮肤受累、肺间质病变和其他内脏器官受累有关。ACA则多见于局限型,尤其在CREST综合征较多见。抗核仁抗体阳性率约30%~40%,以弥漫型多见,包括抗RNA聚合酶Ⅰ/Ⅲ抗体、抗PM-Scl等。抗RNP、抗SSA抗体亦时有出现,但抗dsDNA抗体极罕见。约30%的患者类风湿因子阳性。

（三）病理检查

硬变皮肤活检见网格状真皮致密胶原纤维增多，表皮变薄，表皮突消失，皮肤附属器萎缩。真皮和皮下组织可见T细胞大量聚集。

（四）影像学检查

钡餐检查可显示食管、胃肠道蠕动减弱或消失，以至整个食管扩张或僵硬，近侧小肠扩张，结肠袋可呈球形改变。肺间质纤维化的患者常规胸片显示蜂窝状变化，高分辨CT对早期病变最为敏感。无创性超声心动检查可发现早期肺动脉高压。双手X线可出现指端骨质吸收、软组织内钙盐沉积。

【诊断和鉴别诊断】

（一）诊断

根据雷诺现象、皮肤表现、内脏受累以及特异性抗核抗体（抗Scl-70抗体和ACA）等，诊断一般不难。1980年美国风湿病学会制定的SSc分类诊断标准可供参考：

1. 主要指标　近端皮肤硬化：对称性手指及掌指或跖趾近端皮肤增厚、紧硬，不易提起。类似皮肤改变同时累及肢体的全部、颜面、颈部和躯干。

2. 次要指标　①指端硬化：硬皮改变仅限于手指；②指端凹陷性瘢痕或指垫变薄：由于缺血导致指端有下陷区，或指垫消失；③双肺底纤维化：标准立位胸片双下肺出现网状条索、结节、密度增加，亦可呈弥漫斑点状或蜂窝状，并已确定不是由原发于肺部疾病所致。

具备上述主要指标或≥2个次要指标者，可诊断为SSc。

（二）鉴别诊断

1. 局部硬皮病　特点为皮肤界限清楚的斑片状（硬斑病）或条状（线状硬皮病）硬皮改变，主要见于四肢。累及皮肤和深部组织而无内脏和血清学改变。

2. 嗜酸性粒细胞性筋膜炎　多见于青年人，剧烈活动后发病。表现为四肢皮肤肿胀，绷紧并伴有肌肉压痛、松弛。无雷诺现象，无内脏病变，ANA阴性，血嗜酸性粒细胞增加。皮肤活检也可鉴别。

3. 其他内脏损害性疾病　SSc有内脏损害者（如消化道、呼吸系统等）应与神经性胃无力、原发性肺纤维化、遗传性出血性毛细血管扩张症鉴别。

4. 其他　食用毒油或长期接触二氧化硅、聚氯乙烯、L-色氨酸等可发生硬皮样综合征。

【治疗】　本病尚无特效药物。早期治疗的目的在于阻止新的皮肤和脏器受累，而晚期治疗的目的在于改善已有的症状。应注意治疗的个体化。

（一）雷诺现象的治疗

轻者只需注意手足保暖，避免精神紧张和过度劳累及戒烟即可控制。反复发作或症状比较严重者，但尚无指间萎缩者，可加用钙通道阻滞剂。反复发作，伴有指尖萎缩，但无开放性溃疡发生者，除用钙通道阻滞剂外，可加用影响交感神经活性的药物。反复发作且缺血严重、皮肤呈青色、指（趾）端开放性溃疡或坏死者，可静脉滴注血管扩张药前列腺素。

（二）糖皮质激素

糖皮质激素对本病效果不显著，通常对皮肤病变的早期（水肿期）、关节痛、炎性肌病、间质性肺病的炎症期有一定疗效。糖皮质激素与SSc肾危象的风险增加有关，应用时需仔细监测血压和肾功能。

（三）免疫抑制剂

主要用于合并脏器受累时。常用的有环孢素A、环磷酰胺、硫唑嘌呤、甲氨蝶呤等，有报道甲氨蝶呤可改善早期弥漫型 SSc 的皮肤硬化，与糖皮质激素合并应用，常可提高疗效和减少糖皮质激素用量。

（四）传统的抗纤维化治疗

有 D-青霉胺。早期使用可能减轻硬皮、减少肾受累和肺间质纤维化。目前对其疗效还有质疑。其他如秋水仙碱、γ 干扰素等为试验性治疗。

（五）肺间质纤维化

早期可用糖皮质激素以抑制局部免疫反应，同时静脉用药或口服环磷酰胺，连续 2 年，可能有助于改善肺功能和肺间质病变。

（六）肺动脉高压

主要措施包括：①氧疗：对低氧血症患者应给予吸氧；②利尿剂和强心剂：对于合并右心功能不全的肺动脉高压患者，应给予利尿剂，密切监测血钾，对于收缩功能不全的充血性心力衰竭或合并快速心房颤动患者，给予洋地黄药物治疗；③抗凝；④肺动脉血管扩张剂：目前临床上应用的有钙通道阻滞剂、前列环素及其类似物、内皮素-1 受体拮抗剂及 5 型磷脂二酯酶抑制剂等，内皮素-1 受体拮抗剂被推荐用于治疗 SSc 相关的肺动脉高压，是治疗心功能Ⅲ～Ⅳ级肺动脉高压首选治疗。

（七）肾危象

肾危象用血管紧张素转换酶抑制剂（ACEI）治疗可能有效果。肾衰竭可行血液透析或腹膜透析治疗。即使患者已经开始透析治疗，仍应继续应用 ACEI。

（八）抗酸药

可用抗酸药以保护食管黏膜。对反流性食管炎要少食多餐，餐后取立位或半卧位。可服用质子泵抑制剂降低胃酸。如有吞咽困难、早饱等胃肠道运动功能障碍的表现，可应用促胃肠动力药物。营养不良者应积极补充蛋白质、维生素和微量元素。

（九）其他

有肌肉、关节疼痛者可给予非甾体抗炎药。有肌炎者需用糖皮质激素，甚至加用免疫抑制药物。

【预后】 本病通常呈慢性病程，预后与分型及确诊时间密切相关。局限型预后一般较好。弥漫型（尤其是年长者）由于肺、肾、心脏的损害容易导致死亡，故预后较差。

第八节 混合性结缔组织病

混合性结缔组织病（mixed connective tissue disease，MCTD）是一种血清中有高滴度的斑点型抗核抗体（ANA）和抗 U1RNP（nRNP）抗体，临床上有雷诺现象、双手肿胀、多关节痛或关节炎、肢端硬化、肌炎、食管运动功能障碍、肺动脉高压等特征的临床综合征。部分患者随疾病的进展可成为某种确定的弥漫性结缔组织病，如系统性硬化病（SSc）、系统性红斑狼疮（SLE）、多发性肌炎/皮肌炎（PM/DM）、类风湿关节炎（RA）。

【流行病学】 MCTD 从儿童到老年均可罹患，80% 的患者为女性，我国 MCTD 发病率不明，但并非少见。

【病因及发病机制】 尚不明确。目前认为 B 细胞的高反应性导致高滴度的抗 U1RNP 抗体及抗 U1-70 000 抗体，外周血中抗 U1-70 000 反应性 T 细胞的存在及 T 细胞的活化，U1-70 000抗原的凋亡修饰和针对修饰抗原的自身免疫以及与人类白细胞抗原（HLA）-DRBI *

04/＊15 的遗传学相关因素参与 MCTD 发病。

【病理】 MCTD 的组织学改变主要为血管的病变，表现为血管内膜增生、中层变厚、管腔狭窄，大小血管都可侵犯，血管的炎性浸润不突出。其次是组织的淋巴细胞和浆细胞浸润。

【临床表现】 患者可表现出组成本疾病的各种结缔组织病（SLE、SSc、PM/DM 或 RA）的临床症状。然而 MCTD 具有的多种临床表现并非同时出现，重叠的特征可以相继出现，不同的患者表现亦不尽相同。在该病早期与抗 U1RNP 抗体相关的常见临床表现是双手肿胀、关节炎、雷诺现象、炎性肌病和指端硬化等。

（一）发热

不明原因发热可能是 MCTD 最显著的临床表现和首发症状。

（二）关节

关节疼痛和僵硬几乎是所有患者的早期症状之一。60% 患者最终发展成典型的关节炎。常伴有与 RA 相似的畸形，如尺侧偏斜、天鹅颈和纽扣花畸形。

（三）皮肤黏膜

大多数患者在病程中出现皮肤黏膜病变。雷诺现象是 MCTD 最常见和最早期的表现之一，在 MCTD 病程中其发生率高达 90%，常伴有手指肿胀或全手肿胀。有些患者表现为狼疮样皮疹，尤其是面颊红斑和盘状红斑。黏膜损害包括颊黏膜溃疡、干燥性复合性口生殖器溃疡、青斑血管炎、皮下结节和鼻中隔穿孔。

（四）肌肉病变

肌痛是 MCTD 常见的症状，但大多数患者没有明确的肌无力、肌电图异常或肌酶的改变。多数患者的肌炎往往在全身疾病活动的背景下急性发作，而轻症炎性肌病者常隐匿起病。

（五）心脏

心脏全层均可受累。20% 的患者心电图（ECG）不正常，最常见的改变是右心室肥厚、右心房扩大和心脏传导异常。心包炎是心脏受累最常见的临床表现，见于 10% ～30% 的患者，出现心包填塞少见。

（六）肺脏

75% 的患者有肺部受累，早期通常没有症状。30% ～50% 的患者可发生间质性肺病，早期症状有干咳、呼吸困难、胸膜炎性胸痛。未经治疗的间质性肺病通常会进展，可发展为严重肺间质纤维化。肺动脉高压是 MCTD 最严重的肺并发症。

（七）肾脏

25% 患者有肾脏损害。高滴度的抗 U1RNP 抗体对弥漫性肾小球肾炎的进展有相对保护作用。弥漫性肾小球肾炎和实质间质性病变很少发生，通常为膜性肾小球肾炎，有时也可引起肾病综合征，但大多数患者没有症状。有些患者出现肾血管性高血压危象，与硬皮病肾危象类似。

（八）消化系统

胃肠道受累约见于 60% ～80% 患者。表现为上消化道运动异常，食管上段和下段括约肌压力降低，食管远端 2/3 蠕动减弱，进食后发噎和吞咽困难。并可有腹腔出血、胆道出血、十二指肠出血、巨结肠、胰腺炎、腹腔积液、蛋白丢失性肠病、原发性胆汁性肝硬化、自身免疫性肝炎、吸收不良综合征等。

（九）神经系统

中枢神经系统病变并不是本病显著的临床特征。最常见的是三叉神经病变。头痛是常见症状，多数可能是血管性头痛。有些患者头痛伴发热、肌痛，有些表现类似病毒感染综合征。另外也可出现无菌性脑膜炎、癫痫、器质性脑病、多发性周围神经病变、脑栓塞和脑出血等。

（十）血液系统

75%的患者有贫血、白细胞减少、特别是淋巴细胞减少，尽管60%的患者 Coombs 试验阳性，但溶血性贫血并不常见。血小板减少、血栓性血小板减少性紫癜、红细胞发育不全相对少见。

（十一）其他

患者可有干燥综合征、慢性淋巴细胞性甲状腺炎（桥本甲状腺炎）和持久的声音嘶哑。1/3 患者有发热、全身淋巴结肿大、肝脾肿大。

【辅助检查】

（一）一般检查

75%的 MCTD 患者有贫血，75%的 MCTD 患者有白细胞减少，以淋巴细胞系为主，25%的 MCTD 患者有蛋白尿。补体低，肌酶增高，尤其是肌酸激酶。

（二）免疫学检查

有高滴度斑点型 ANA 和高滴度抗 U1RNP 抗体阳性，而抗 Sm 抗体阴性。50%患者 RF 阳性，尤其是同时伴有抗 A2/RA33 抗体。

（三）影像学检查

1. CT 检查　高分辨率 CT（HRCT）是诊断间质性肺病最敏感的检查方法。HRCT 的最常见早期征象是小叶间隔增厚、周边和下肺叶为主的磨砂玻璃样改变。

2. 食管钡餐检查　显示食管蠕动功能降低。

【诊断及鉴别诊断】

（一）诊断及标准

对有雷诺现象、关节痛或关节炎、肌痛、手肿胀的患者，如果有高滴度斑点型 ANA 和高滴度抗 U1RNP 抗体阳性，而抗 Sm 抗体阴性者，要考虑 MCTD 的可能，高滴度抗 U1RNP 抗体是诊断 MCTD 必不可少的条件。如果抗 Sm 抗体阳性，应首先考虑 SLE。目前尚无 MCTD 的美国风湿病学会（ACR）诊断标准，但对照研究显示：Alarcon-Segovia（1986 年）和 Kahn（1991 年）提出的 2 个诊断标准敏感性和特异性较高（表 22-14）。部分患者起病时倾向 MCTD 诊断，进一步发展的临床表现更符合 SLE 或 RA，在长期随诊中仍有 50%以上的患者符合 MCTD 的诊断标准。

表 22-14　混合性结缔组织病诊断标准

项目	Alarcon-Segovia 标准	Kahn 标准
血清学标准	抗 U1 RNP≥1∶1600（血凝法）	存在高滴度抗 U1RNP 抗体，相应斑点型 ANA 滴度≥1∶1200
临床标准	1. 手肿胀	1. 手指肿胀
	2. 滑膜炎	2. 滑膜炎
	3. 肌炎（生物学或组织学证实）	3. 肌炎
	4. 雷诺现象	4. 雷诺现象
	5. 肢端硬化	
确诊标准	血清学标准及至少 3 条临床标准，须包括滑膜炎或肌炎	血清学标准及至少 3 条临床标准，必须包括滑膜炎或肌炎

（二）鉴别诊断

首先应与 SLE、SSc、PM/DM、RA、SS 等弥漫性结缔组织病鉴别。MCTD 患者存在高滴度斑点型 ANA 和抗 U1RNP 抗体，并有雷诺现象、滑膜炎或肌炎、手肿胀，可与其他弥漫性结缔组织病鉴别。此外，MCTD 可能在某一时期以 SLE 样症状为主要表现，在另一时期又以 SSc 或 PM/DM、RA 样症状为主要表现，或最终转为某一特定的结缔组织病。因此，即使对已确诊为 MCTD 的患者，仍要密切观察病情发展。

MCTD 还应与未分化结缔组织病（UCTD）及其他重叠综合征如硬皮病重叠综合征、肌炎重叠综合征鉴别。结缔组织病早期阶段仅表现出 1、2 个可疑的临床和实验室特征，如有雷诺现象，伴有或不伴有不可解释的多关节痛和 ANA 阳性，通常不足以诊断一种明确的弥漫性结缔组织病和 MCTD，在这种情况下，诊断为 UCTD 较为适当。

【治疗】 本病的治疗以 SLE、PM/DM、RA 和 SSc 的治疗原则为基础。

（一）疲劳、关节和肌肉痛者

可应用非甾体抗炎药、抗疟药、小剂量泼尼松（<10mg/d）。

（二）以关节炎为主要表现

轻者可应用非甾体抗炎药，重症者加用抗疟药或甲氨蝶呤或肿瘤坏死因子（TNF）抑制剂。

（三）雷诺现象

注意保暖，避免手指外伤和使用 β-受体阻滞剂、戒烟等。应用二氢吡啶类钙通道阻滞剂，如硝苯地平，每日 30mg；α-受体阻滞剂如哌唑嗪。

（四）急性起病的指坏疽

局部药物性交感神经阻断（受累指趾基部利多卡因浸润）、抗凝、局部应用硝酸盐类药物；输注前列环素；可使用内皮素受体拮抗剂，如波生坦（bosentan）。

（五）以肌炎为主要表现者

给予泼尼松 1～1.5mg/（kg·d），难治者加用甲氨蝶呤、静脉滴注免疫球蛋白（IVIG）治疗。

（六）肺动脉高压

是 MCTD 患者致死的主要原因，应该早期、积极治疗原发病。

1. 无症状的肺动脉高压　试用糖皮质激素和环磷酰胺、小剂量阿司匹林和血管紧张素转换酶抑制剂（ACEI）如卡托普利 12.5～25mg，每日 2～3 次；酌情使用内皮素受体拮抗剂，口服波生坦。

2. 伴有症状的肺动脉高压　静脉注射前列环素、应用 ACEI、抗凝、内皮素受体拮抗剂，口服波生坦；酌情使用西地那非。

（七）肾脏受损

1. 肾脏病变者、膜性肾小球肾病　轻型不需要处理；进展性蛋白尿者试用 ACEI 或小剂量阿司匹林联合双嘧达莫；严重者酌情使用泼尼松 15～60mg/d，加环磷酰胺冲击治疗每个月 1 次或瘤可宁（chlorambucil）每日给药。

2. 肾病综合征　单独应用肾上腺皮质激素通常效果不佳；小剂量阿司匹林联合双嘧达莫预防血栓形成；ACEI 减少蛋白丢失；试用泼尼松 15～60mg/d，加环磷酰胺冲击治疗每个月 1 次或瘤可宁每日给药。必要时可进行透析。

（八）消化道病变

1. 食管功能障碍者　吞咽困难轻者无需治疗；伴反流者应用质子泵抑制剂，严重者使用抑酸与促动药联合治疗；内科治疗无效者，可采取手术治疗。

2. 肠蠕动减退　使用胃肠促动药，如甲氧氯普胺。小肠细菌过度繁殖可应用四环素、琥乙红霉素。

3. 胃灼热、消化不良　戒烟、避免咖啡因；应用 H_2 受体阻断药、质子泵抑制剂；酌情使用甲氧氯普胺和抗幽门螺杆菌药物。

（九）心肌炎

试用糖皮质激素和环磷酰胺，避免应用地高辛。不完全性传导阻滞，避免应用氯喹。

在使用上述药物时应定期查血、尿常规，肝、肾功能，避免不良反应。

【预后】　大多数 MCTD 患者预后相对良好，与早期诊断、早期治疗有关。重要脏器受累者预后差。

第九节　风　湿　热

风湿热（rheumatic fever，RF）是由咽部 A 组乙型溶血性链球菌（group A streptococcus，GAS）感染后引起的一种全身性自身免疫性疾病，可累及关节、心脏、皮肤和皮下组织、中枢神经、血管、肾脏等多器官系统。急性期多表现为关节炎、心脏炎、皮下结节、环形红斑和舞蹈病等。本病发作呈自限性但有反复发作倾向，急性期过后，常造成轻重不等的心脏损害，尤以瓣膜病变最为显著。如瓣膜炎症反复发作可导致慢性风湿性心脏病（rheumatic heart disease，RHD）或风湿性瓣膜病（rheumatic valvular disease）。

风湿热发病可见于任何年龄，但多发于青少年，初发年龄以 5～15 岁多见，3 岁以内的婴幼儿极为少见，男女患病几率大致相等。本病一年四季均可发病，但以冬春季多见。20 世纪中期，西方发达国家本病的发病率已有大幅度下降，但在发展中国家，如东南亚、非洲和中南美洲广大地区的发病率仍高。我国风湿热和风湿性心脏病的发病率低于其他发展中国家，但仍高于西方发达国家，总发病率约为 22/10 万，其中风湿性心脏病患病率为 0.22%。流行病学显示近 20 年 RF 发病率开始回升，而其临床表现也发生变异，轻症、不典型及隐匿型病例增多。

【病因和发病机制】

（一）病因

风湿热的发生与咽部 A 组乙型溶血性链球菌感染有关已得到公认。根据是：①RF 发病前常有咽部 A 组乙型溶血性链球菌感染的病史。该菌感染引起的咽峡炎患儿约 0.3%～3% 于 1～4 周后会发生风湿热，而且疾病初期可在患者咽部培养出 A 组乙型溶血性链球菌，并可测到患者血清抗链球菌的抗体效价升高。②RF 与 A 组乙型溶血性链球菌感染的季节和地域分布相一致。其多发于冬春阴雨季节，寒冷和潮湿是重要的诱因。居室拥挤、经济条件差、医药缺乏的地区，有利于链球菌的繁殖和传播，易构成本病流行。③在链球菌感染初期应用抗生素不但可降低风湿热的发病率而且可预防其复发。此外，某些病毒如柯萨奇病毒 B4 感染也可能参与风湿热发病，但还需进一步研究证实。风湿热和其他自身免疫性疾病一样，存在遗传易感性。多种基因可能与风湿热发病密切相关，研究提示，D8/17 抗原是识别风湿热高危人群的标志基因。

（二）发病机制

风湿热的发病机制目前尚未完全明确。但研究证实，风湿热患者体内存在高滴度的自身抗体及免疫复合物，患者受损组织中大量淋巴细胞和巨噬细胞浸润，提示风湿热的发生与体液和细胞免疫介导的免疫损伤有关。

由于A组乙型溶血性链球菌的抗原性比较复杂，各种抗原分子结构与机体器官抗原存在同源性，如由透明质酸组成的荚膜与人体的关节及滑膜、细胞壁外层蛋白质与人体心肌和心脏瓣膜、细胞膜的脂蛋白与人体心肌、下丘脑下核和尾状核等均有共同抗原。A组乙型溶血性链球菌感染后，机体针对其多种抗原成分产生的抗体通过分子模拟与自身组织成分发生交叉反应，导致器官损害。目前已在RF患者体内检出多种自身抗体，如抗心肌抗体、抗M蛋白抗体、抗心瓣膜多糖抗体、抗神经元抗体等。该类抗体不仅与链球菌有关抗原发生反应，同时也可作用于自身心肌、心瓣膜、神经组织及结缔组织的有关抗原，造成自身免疫反应，导致相应组织损伤，引起风湿热的发生。在风湿热的发生发展过程中，病灶局部有大量T淋巴细胞浸润，血循环中有淋巴细胞反应增强以及一系列细胞免疫反应标记物激活，表明细胞免疫在风湿热发病过程中亦起重要作用。

【病理】

（一）变质渗出期

为RF的早期改变，此期可持续1个月。在心脏、浆膜、关节、皮肤等病变部位的结缔组织基质有黏液样变性和胶原的纤维素样坏死，有少量淋巴细胞和浆细胞浸润。同时心包有纤维素性渗出，关节腔有浆液性渗出。

（二）增生期或肉芽肿期

此期特点是在心肌、心内膜和皮下组织、肌肉中及其他结缔组织中形成风湿小体，也称阿少夫小体（Aschoff body）。小体中央为胶原纤维素样坏死物质，外周有淋巴细胞、浆细胞和巨大的多核细胞。风湿小体是诊断风湿热的病理依据，此期可持续2～3个月。

（三）瘢痕期或愈合期

风湿小体中央变性，坏死细胞逐渐被吸收，纤维组织增生最后形成梭形小瘢痕。此期病变可持续2～3个月。

上述整个病程约在4～6个月，由于风湿热具有反复发作的特点，在受累的组织和器官中常可见新旧病变同时存在的现象。

【临床表现】　风湿热多呈急性起病，亦可为隐匿性进程，临床表现轻重不一，取决于疾病侵犯部位和程度。除游走性多发性关节炎外，风湿热还可表现为心脏炎、皮下结节、环形红斑和舞蹈病等。这些表现可以单独或合并出现，反复发作。

（一）一般表现

在典型症状出现前1～6周，可有咽峡炎或扁桃体炎等上呼吸道感染表现，如发热、咽痛、颌下淋巴结肿大、咳嗽等。并可伴有不适、疲倦、食欲缺乏、面色苍白、多汗、鼻衄等非特异性表现。急性起病者发热在38～40℃之间，无一定热型，1～2周后转为低热。隐匿起病者仅为低热或无发热，半数以上患者前驱症状轻微或短暂而未注意。

（二）关节炎

是急性期最常见的临床表现，约占总数的50%～60%。以膝、踝、肘、肩等大关节受累为主，多为游走性、多发性关节炎，局部可有红、肿、热、痛，活动受限。关节疼痛很少持续一个月以上，通常在2周内消退，急性期过后不留关节畸形。轻症及不典型病例可呈单或寡关节受累，或累及一些不常见的关节如髋关节、指关节、下颌关节、胸锁关节、胸肋间关节。

（三）心脏炎

发生率为40%～50%，一般在起病1～2周内出现。心肌、心内膜和心包均可累及，是RF特征表现之一。心脏炎可以单独出现，也可与其他症状合并出现。

1. 心肌炎 轻者可无症状;而窦性心动过速常是心肌炎的早期表现,心率与体温升高不成比例;严重心肌炎则可导致心力衰竭,临床表现为心悸、呼吸困难、咳嗽、端坐呼吸,查体可见:心尖搏动弥散,心脏扩大,心音低钝,可闻及奔马律,心电图检查提示PR间期延长,伴有T波低平和ST段异常,或有心律失常。风湿性心脏炎初次发作有5%~10%发生充血性心力衰竭,再发时发生率更高。

2. 心内膜炎 主要侵犯二尖瓣和(或)主动脉瓣,造成关闭不全。二尖瓣关闭不全表现为心尖部可闻及吹风样全收缩期杂音,向腋下传导,有时可闻及二尖瓣相对狭窄所致舒张中期杂音。主动脉瓣关闭不全时胸骨左缘第三肋间可闻及舒张期叹气样杂音。急性期瓣膜损害多为充血性水肿,恢复期可逐渐消失。如多次复发可造成心瓣膜永久性瘢痕形成,导致风湿性心瓣膜病。

3. 心包炎 积液量很少时,临床上难以发现,有时可有心前区疼痛,心底部听到心包摩擦音;积液量多时可有心尖搏动消失、心音遥远、颈静脉怒张、肝大等心包填塞表现,临床上有心包炎表现者,提示心脏炎严重。

(四)皮肤表现

1. 环形红斑 多分布在四肢近端和躯干,为淡红色环状红斑,中央苍白,压之褪色,搔痒不明显。发生率为6%~25%,常在链球菌感染后较晚出现,骤起,数小时或1~2天消退,亦可迁延数周。

2. 皮下结节 为稍硬、无痛、直径0.1~1.0cm的小结节,多位于肘、膝、腕、踝等关节伸面,或枕部、前额头皮以及胸、腰椎棘突等突起部位的皮下组织,与皮肤不粘连。发生率为2%~16%,多与心脏炎同时出现,是风湿活动的表现之一。

(五)舞蹈病

国内报告其发生率为3%左右,而国外报告发生率可高达30%。多见于4~7岁儿童,表现为一种不自主的躯干或肢体动作。面部表现为挤眉眨眼、摇头转颈、努嘴伸舌。肢体表现为各方向无节律的交替动作,在兴奋或注意力集中时加重,睡眠时消失,伴肌无力,情绪不稳定。常在其他症状出现后数周或数月出现,如风湿热发作较轻,舞蹈病可能为首发症状。病程3个月左右,少数患儿遗留有不同程度的神经精神后遗症,如性格改变、细微动作不协调等。

(六)其他症状

有时可出现腹痛,酷似急性阑尾炎和急腹症,为肠系膜血管炎所致。有肾损害时,尿中可出现红细胞及蛋白。肺炎、胸膜炎及脑炎比较少见。

【辅助检查】

(一)链球菌感染的证据

1. 20%~25%患者咽拭子培养可发现A组乙型溶血性链球菌。

2. 抗链球菌溶血素O(ASO)测定 链球菌感染后2周50%~80%的风湿热患者血清ASO滴度开始升高,2个月后开始下降。发病早期用过抗生素或激素者,ASO可不增高。

3. 同时检测抗脱氧核糖核酸酶B(anti-DNase B)、抗链球菌激酶、抗透明质酸酶则链球菌感染的阳性率可提高到95%。

应该注意的是:以上各项检查的阳性发现仅代表链球菌感染的可能,并不是风湿热的直接证据。

（二）风湿热活动指标

急性期80%的患者血沉（ESR）增快，C-反应蛋白（CRP）、白细胞计数、中性粒细胞、α_2球蛋白和黏蛋白升高。上述指标仅能反映疾病活动，对疾病诊断无特异性。

（三）免疫学检查

1. 50% ~60%患者血清补体C3、循环免疫复合物（CIC）、免疫球蛋白IgA、IgG可增高。

2. 抗心肌抗体（AHRA） 用间接免疫荧光法和ELISA法测定阳性率分别为48.3%和70%，抗A组链球菌菌壁多糖抗体（ASP）阳性率为70% ~80%，外周血淋巴细胞促凝血活性试验（PCA）阳性率在80%以上，后两者对判断有无心脏受累有较高的敏感性和特异性。

（四）心电图和影像学检查

1. 心电图检查 心脏炎患者心电图检查可见窦性心动过速、房室传导阻滞（P-R间期延长较多见）、房性及室性期前收缩，亦可有ST-T改变，心房纤颤等。

2. 超声心动图检查 有助于发现早期、轻症心脏炎，对心包积液及瓣膜病变较敏感。

3. X线检查 X线胸片检查有助于发现心脏增大。

【诊断和鉴别诊断】

（一）诊断

1. Jones诊断标准 1992年美国心脏协会修订的Jones诊断标准（表22-15）在20世纪90年代沿用多年。

表22-15 Jones（1992年）诊断标准

主要表现	次要表现	链球菌感染证据
1. 心脏炎	1. 临床表现	1. 近期患过猩红热
（1）杂音	（1）既往风湿热病史	2. 咽培养溶血性链球菌阳性
（2）心脏增大	（2）关节痛[a]	3. ASO或其他抗链球菌抗体增高
（3）心包炎	（3）发热	
（4）充血性心力衰竭		
2. 多发性关节炎	2. 实验室检查	
3. 舞蹈症	（1）血沉增快、C反应蛋白阳性、白细胞增多、贫血	
4. 环形红斑	（2）心电图[b]：PR间期延长、QT间期延长	
5. 皮下结节		

注：a. 如关节炎已列为主要表现，则关节痛不能作为一项次要表现；b. 如心脏炎已列为主要表现，则心电图不能作为一项次要表现

如有前驱的链球菌感染证据，并有两项主要表现或一项主要表现加两项次要表现者，高度提示可能为急性风湿热。但对以下三种情况，又找不到其他病因者，可不必严格遵循上述诊断标准，即：以舞蹈病为唯一临床表现者；隐匿发病或缓慢发生的心脏炎；有风湿热史或现患风湿性心脏病，当再感染A组链球菌时，有风湿热复发高度危险者。应该强调的是在应用上述标准时，必须结合临床表现和实验室检查进行综合分析，并进行鉴别诊断后才可做出诊断。

2. 2002 年~2003 年 WHO 修订标准(表 21-16)

表 22-16 2002~2003 年 WHO 对风湿热和风湿性心脏病诊断标准

诊断分类	标准
初发风湿热[a]	2 项主要表现或 1 项主要及 2 项次要表现加上前驱的 A 组链球菌感染证据
复发性风湿热不患有风湿性心脏病[b]	2 项主要表现或 1 项主要及 2 项次要表现加上前驱的 A 组链球菌感染证据
复发性风湿热患有风湿性心脏病	2 项次要表现加上前驱的 A 组链球菌感染证据[c]
风湿性舞蹈病 隐匿发病的风湿性心脏炎[b]	其他主要表现或 A 组链球菌感染证据可不需要
慢性风湿性心瓣膜病(患者第一时间表现为单纯二尖瓣狭窄或复合性二尖瓣病和/或主动脉瓣病)[d]	不需要其他任何标准即可诊断风湿性心脏病
主要表现	心脏炎、多关节炎、舞蹈病、环形红斑、皮下结节
次要表现	临床上:发热,多关节痛 实验室:急性期反应物升高(ESR 或白细胞数) 心电图:P-R 间期延长
近 45 天内有支持前驱的链球菌感染证据	抗链球菌溶血素 O 或其他链球菌抗体升高,咽拭子培养阳性或 A 组链球菌抗原快速试验阳性或新近患猩红热

a. 患者可能有多关节炎(或仅有多关节痛或单关节炎)以及有数项(3 个或 3 个以上)次要表现,联合有近期 A 组链球菌感染证据。其中有些病例后来发展为风湿热,一旦其他诊断排除,应慎重地把这些病例视为"可能风湿热",建议进行继发预防。这些患者予以密切追踪和定期检查其心脏情况。这尤其适用于高发地区和易患年龄患者

b. 感染性心内膜炎必须被排除

c. 有些复发性病例可能不满足这些标准

与 1992 年 Jones 诊断标准相比,2002~2003 年 WHO 修订的标准对伴有风湿性心脏病的复发性 RF、对隐匿发病的风湿性心脏炎和舞蹈病的诊断标准放宽,而对多关节炎、关节痛或单关节炎可能发展为 RF 给予重视,以免误诊及漏诊。

(二) 鉴别诊断

对于不典型或轻症风湿热需与下列疾病进行鉴别:

1. 类风湿关节炎 为多发性对称性小关节炎,晨僵明显,临床上心脏损害较少。类风湿因子及抗环瓜氨酸肽抗体等自身抗体阳性,X 线显示关节面破坏,关节间隙变窄,邻近骨组织有骨质疏松,不积极治疗常出现关节畸形。

2. 反应性关节炎 有肠道或泌尿系感染史,以下肢关节炎为主。伴肌腱端炎、腰痛,HLA-B27 阳性。

3. 结核分枝杆菌感染过敏性关节炎(Poncet 病) 虽有反复发作的关节炎、低热,但一般情况良好,X 线显示无骨质破坏。非甾体抗炎药疗效不佳,抗结核治疗有效。

4. 亚急性感染性心内膜炎 多见于原有心瓣膜病变者。有进行性贫血,脾脏肿大,瘀点瘀斑,杵状指,可有脑、肾或肺等不同部位的栓塞症状,反复血培养阳性。超声心动图可在瓣膜上发现赘生物。

5. 白血病 10% 白血病患者可出现发热和急性多发性关节炎症状,且关节炎表现可先于

周围血象的变化，因而导致误诊。但患者有贫血、出血倾向，肝、脾及淋巴结肿大，外周血片可见幼稚白细胞，骨髓象检查可鉴别。

6. 病毒性心肌炎　发病前常有呼吸道或肠道病毒感染，主要累及部位在心肌，偶可累及心包，极少侵犯心内膜，心律失常多见。可有关节痛，但无关节炎，无环形红斑、皮下结节。实验室检查示白细胞减少或正常，血沉、ASO、C 反应蛋白均正常。病毒抗体效价明显增高。

【治疗】　治疗目标：清除链球菌感染，去除诱发风湿热的病因；控制临床症状，改善患者生活质量；处理各种并发症，改善患者预后。

（一）一般治疗

注意保暖，避免潮湿和受寒。急性期应卧床休息，关节炎患者应待 ESR、体温正常后开始活动，而有心脏受累者要在心动过速控制后或心电图异常明显改善后，继续卧床休息 2～3 周（总卧床时间不少于 4 周），然后逐步恢复活动。

（二）控制链球菌感染

目的是彻底清除咽部链球菌感染，避免风湿热反复发作。目前青霉素仍然是公认的最有效的杀灭链球菌的药物。如青霉素过敏可改用头孢菌素或红霉素族等其他有效抗生素。

（三）抗风湿治疗

1. 单纯关节炎　首选非甾体抗炎药，常用乙酰水杨酸（阿司匹林）。成人开始剂量 3～4g/d，儿童为 80～100mg/（kg·d），最大量≤3g/d，分 3～4 次口服，疗程为 6～8 周。亦可选用其他非甾体抗炎药，如萘普生、吲哚美辛等。

2. 心脏炎　应早期使用糖皮质激素，常用泼尼松，开始剂量成人 30～40mg/d，儿童 1～1.5mg/（kg·d），分 3～4 次口服，病情缓解后减量至 10～15mg/d 维持治疗。为防止激素停药后出现反跳现象，可于停用激素前 2 周或更早时间加用阿司匹林，待激素停用 2～3 周后再停用阿司匹林。总疗程至少 12 周，如病情迁延，应根据临床表现及实验室检查，延长治疗至病情完全恢复。

3. 亚临床心脏炎　既往无心脏炎病史，近期有过风湿热，无需特殊处理，定期追踪及坚持长效青霉素预防。对曾患心脏炎或现患风湿性心脏病者如仅有轻微体征改变而实验室、超声心动图、心电图检查正常者，无需抗风湿治疗，追踪观察；如实验室检查变化明显且无其他原因解释，可试行 2 周的抗风湿治疗，实验室检查恢复正常，则不需进一步处理，如实验室检查仍不正常，可再继续抗风湿治疗 2 周后复查，若仍不阴转，又有可疑症状及体征或超声心动图或心电图改变者，需进行正规抗风湿治疗。

4. 舞蹈病　在上述治疗基础上，首选丙戊酸。该药无效或严重舞蹈病如瘫痪的患者可选用卡马西平，其他多巴胺受体拮抗药如氟哌啶醇等也可应用。应尽量避免强光、噪音刺激。

（四）并发症和合并症的治疗

对有充血性心力衰竭时应视为心脏炎复发，应及时注射大剂量糖皮质激素，多数情况下 2～3 天症状即可改善。除此之外应低盐饮食、限制液体入量、吸氧，必要时给予利尿剂、洋地黄制剂和血管扩张剂。在风湿热治疗或风湿性心脏病反复风湿活动过程中，患者易患肺部感染，应针对不同病情，选择有效抗生素。患者有时并发心内膜炎、高脂血症、高血糖、高尿酸血症，高龄患者还会合并冠心病甚至急性心肌梗死，应提高警惕，及时发现并处理。

【预防】　风湿热的预防包括一级预防和二级预防。

（一）一级预防

即预防危险因子。通过加强保健和卫生宣教工作，阻断 A 组乙型溶血性链球菌感染的传播，阻止风湿热的发生。具体措施包括：①改善居住环境，居室宜通风通气以避免链球菌的传播；②加强体育锻炼，增强体质，提高抗病能力；③防寒、防潮，积极预防上呼吸道感染，彻底治疗链球菌感染的急慢性病灶；④卫生宣教。

（二）二级预防

是指对有 RF 史或已患 RHD 者应持续应用特效抗生素，避免 A 组乙型溶血性链球菌侵入而导致疾病复发。凡有过风湿热史或已患风湿性心脏病者，若再有 A 组乙型溶血性链球菌感染，约 20% ~70% 患者会复发，复发多于前次发病后 5 年内发生。目前仍公认青霉素为再发预防的首选药物，对青霉素过敏者，可考虑用磺胺类或红霉素。要根据患者年龄、链球菌易感程度、风湿热发作次数、有无瓣膜病遗留决定继发预防期限。对单纯关节炎，预防期限可稍缩短，儿童患者最少至 21 岁或持续 8 年，成人患者最少 5 年。年幼患者、有易感倾向，反复风湿热发作，有过心脏炎或遗留瓣膜病者，预防期限最少 10 年或至 40 岁，甚至终身预防。对曾有心脏炎，但无瓣膜病遗留者，预防期限最少 10 年，儿童患者至成年为止。

【预后】 急性风湿热的预后好坏取决于风湿热的表现类型，复发次数多少，病程演变快慢及长短，并与脏器受累多少有关。单纯多关节炎预后较好，绝大多数可获痊愈，大约 70% 的风湿热患者可在 2 ~3 个月内恢复。急性期 65% 左右出现心脏受累，如不及时合理治疗，70% 可发生瓣膜病。

（王秀珍　冯欣　李云霞　任立冰　高薇）

第二十三章

免疫缺陷和免疫缺陷病

免疫缺陷病（immunodeficiency disease，IDD）是免疫系统先天性发育不全或后天性损伤导致的免疫功能缺陷引起的一组临床综合征，可由遗传因素或其他多种原因造成（图 23-1）。

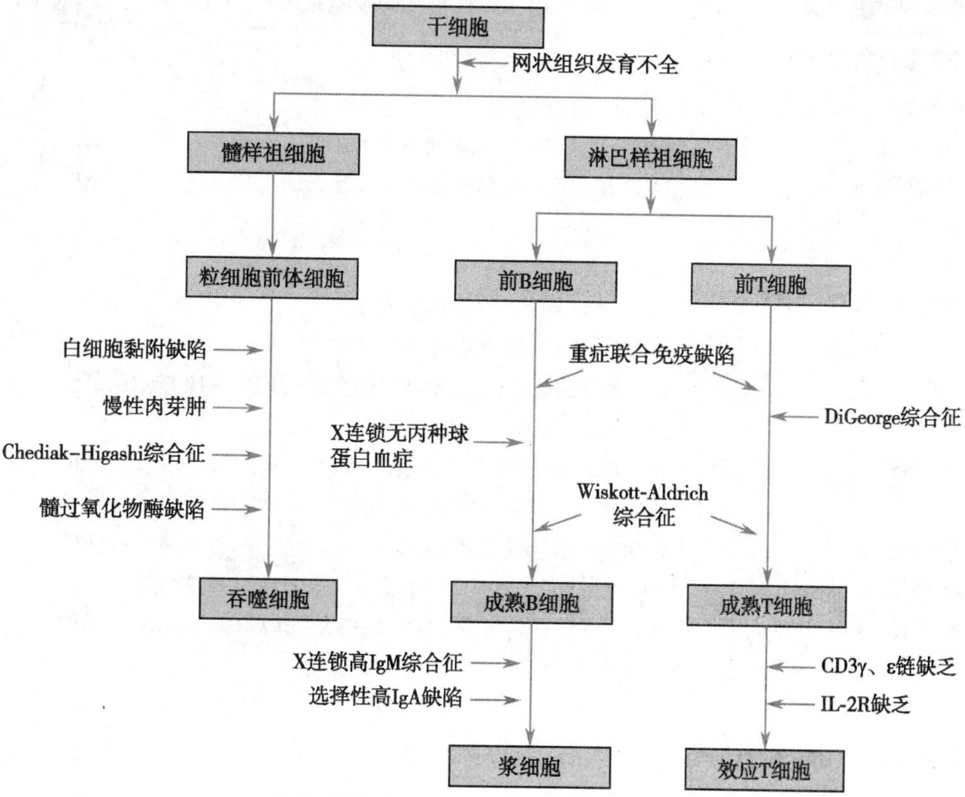

图 23-1　部分免疫细胞发育异常与免疫缺陷病

根据病因 IDD 可以分为原发性免疫缺陷病（primary immunodeficiency disease，PIDD）和获得性免疫缺陷病（acquired immunodeficiency disease，AIDD）两大类。IDD 的临床表现特点为：①感染：反复、慢性和难以控制的感染是免疫缺陷病最常见和最重要的临床表现。感染的性质与缺陷类型有关。例如，体液免疫缺陷多以化脓性细菌感染为主；细胞免疫缺陷时，主要是病毒、真菌、胞内寄生菌感染；联合免疫缺陷患者则对各类病原体的易感性均增加。②自身免疫病和炎症性疾病：免疫功能障碍、失调，常导致自身免疫病的发生，发生率高达 14%。③肿瘤：

以白血病和淋巴系统恶性肿瘤居多。④超敏反应：由于免疫功能失调，免疫缺陷病患者中变态反应性疾病的发病率高。⑤多数 PIDD 有遗传倾向。

第一节 原发性免疫缺陷病

PIDD 又称为先天性免疫缺陷病(congenital immunodeficiency disease, CIDD)，是由于先天性免疫系统发育不全或免疫系统遗传基因异常所致的免疫功能障碍引起的疾病，多发生于婴幼儿，且发生机制较为复杂。2011 年 WHO 和国际免疫协会(IUIS)联合组织会议将 200 多种 PIDD 分为八大类，即 T、B 细胞联合免疫缺陷；以抗体缺陷为主的免疫缺陷病；其他定义明确的免疫缺陷综合征；免疫失调性疾病；吞噬细胞数量、功能先天性缺陷；天然免疫缺陷；自身炎性反应性疾病和补体缺陷(表 23-1)。

表 23-1 部分原发性免疫缺陷病及基因缺失

分类及病名	发病机制/免疫缺陷	遗传方式
T、B 细胞联合免疫缺陷		
1. T-B+SCID		
a. XSCID	IL-2、-4、-7、-9、-15、-21 受体 γ_c 缺陷	XL
b. JAK3 缺陷	JAK3 信号通路激酶缺陷	AR
2. T-B-SCID		
a. Rag1/Rag2 缺陷	重组活化基因缺陷	AR
b. 网状系统发育不良	AK-2 基因突变，T、B 和髓样细胞(干细胞缺陷)成熟缺陷	AR
c. ADA 缺陷	腺苷脱氨酶缺乏，淋巴毒性代谢产物(dATP、S 腺苷、同型胱氨酸)增高	AR
3. PNP 缺陷	PNP 缺乏，毒性代谢产物(如 dATP)增加导致 T 细胞和神经系统损害	AR
4. CD3γ 缺陷	TCR-CD3 表达或功能受损	AR
5. ZAP-70 缺陷	Zeta 链相关蛋白 70(ZAP-70)缺陷，ZAP-70 信号激酶缺陷	AR
6. MHC Ⅱ类缺陷	MHC Ⅱ类蛋白转录因子(C2TA、RFX5、RFXAP、RFXANK)突变导致 MHC Ⅱ类分子功能缺陷	AR
7. 裸淋巴细胞综合征	启动子缺陷，无 MHC Ⅱ类分子	AR
以抗体缺陷为主的免疫缺陷病		
X 连锁无免疫球蛋白血症(XLA)	Bruton 酪氨酸激酶(Btk)缺陷，无成熟 B 细胞	XL
普通变异型免疫缺陷病(CVID)	遗传方式不定，病因尚未明确	可变
选择性 lgA 缺陷	遗传方式不定，病因尚未明确	可变
吞噬细胞数量、功能先天性缺陷		
X 连锁慢性肉芽肿病	细胞色素 b-β 亚单位(CYBB)基因突变，导致中性粒细胞、单核细胞杀伤功能受损	XL
白细胞黏附分子缺陷Ⅰ型(LADI)	ITGB2 基因突变，单核细胞、中性粒细胞黏附趋化及吞噬功能受累，同时伴 T 和 NK 细胞细胞毒性功能障碍	AR

续表

分类及病名	发病机制/免疫缺陷	遗传方式
补体缺陷		
补体固有成分缺陷	补体固有成分缺陷	AR
阵发性夜间血红蛋白尿	PICA 基因突变导致补体介导的溶血	获得性 XL 突变
遗传性血管神经性水肿	由 C1INH 基因缺陷所致	AD
其他定义明确的免疫缺陷综合征		
Wiskott-Aldrich 综合征(WAS)	湿疹、血小板减少伴免疫缺陷综合征，WASP 基因突变，细胞骨架缺陷，影响造血干细胞分化	XL
共济失调毛细血管扩张症	ATM 基因突变，细胞周期检控点和 DNA 双链断裂修复缺陷	AR
DiGeorge 综合征	T、B 胸腺发育不全，细胞发育障碍	AD
免疫失调性疾病		
自身免疫性多内分泌腺病伴念珠菌病和外胚层发育不良	自身免疫调控因子(AIRE)基因突变缺陷	AR
免疫失调性多内分泌腺病肠病	编码 T 细胞转录因子的 Foxp3 基因突变	XL
天然免疫缺陷		
疣状表皮发育不良	疣状表皮发育不良基因 1(EVER1)、EVER2 基因突变，角质细胞和白细胞受累	AR
锥虫病	载脂蛋白 I(APOL-I)基因突变	AD
自身炎性反应性疾病		
早发性炎性肠病	IL-10 或 IL-10 受体基因突变导致 INF-γ 及其他一些前炎症因子增多	AD

注：AR：常染色体隐性遗传；AD：常染色体显性遗传；XL：X 连锁遗传；ADA：腺苷脱氨酶；PNP：嘌呤核苷磷酸化酶

一、T、B 细胞联合免疫缺陷

重症联合免疫缺陷病(severe combined immunodeficiency disease，SCID)是 T 细胞和 B 细胞发育障碍或缺乏细胞间相互作用所致的疾病，存在严重的体液免疫和细胞免疫缺陷，是最严重的原发性免疫缺陷病的一种。此症常发生反复难以控制的细菌、病毒和真菌感染，多见于新生儿和婴幼儿。T、B 细胞联合免疫缺陷病根据患者体内有无 B 细胞大致可分为 T-B+SCID 和 T-B-SCID 两大类。其血清学特点如表 23-2：

（一）T 细胞缺陷、B 细胞正常的重症联合免疫缺陷(T-B+SCID)

T-B+SCID 包括 X-连锁 SCID 和 Jak-3 缺陷。临床表现为出生后不久即发生严重呼吸道感染、慢性腹泻。γc 链为 IL-2、IL-4、IL-7 等的受体共有链，参与多种细胞因子的信号转导并调控 T、B 细胞分化发育和成熟，其基因突变使 T 细胞发育停滞，NK 细胞发育受阻。由于缺乏 T 细胞辅助，B 细胞虽然数量正常但产生抗体缺陷。IL-7Rα、CD45、CD3δ/ε/ξ 等基因缺陷为常染色体隐性遗传，均导致 T 细胞的发育受阻，但 B 细胞和 NK 细胞发育未受损，表现为不同程度的皮肤红斑、肝脾肿大、淋巴结肿大、反复感染等。

表 23-2　联合免疫缺陷病

	血清 Ig	B 细胞	T 细胞
1. T-B+SCID			
X-连锁 SCID	↓	→/↑	↓↓
Jak3 缺陷	↓	→/↑	↓↓
2. T-B-SCID			
Rag1/Rag2 缺陷	↓	↓↓	↓↓
ADA 缺陷	↓	↘	↘
网状发育不良	↓	↓↓	↓↓

1. X-连锁 SCID　是 γ 链基因突变导致细胞内信号传递受阻引起的免疫缺陷病。T-B+ SCID 患者中 γc 链缺陷占 SCID 的 40%，为 X 连锁遗传。发病机制是 IL-4、IL-7、IL-9、IL-15 和 IL-21 受体含有共同 γ 链，该链基因突变导致细胞内信号传递受阻。外周血 T 细胞和 NK 细胞数量极少，NK 细胞功能明显受损，B 细胞数量可正常，但其抗体产生能力明显低下。生后早期（甚至新生儿期）发生严重感染，慢性腹泻和夭折；接种卡介苗可发生严重疫苗感染。皮肤疾病较为常见，另可患慢性肝炎及慢性肝硬化。易发生移植物抗宿主反应，表现为输入未经灭活的血液制品或在母血进入胎儿体内后发生皮疹、黄疸、腹泻、肝脾淋巴结肿大等。

2. Jak-3 缺陷　常染色体隐性遗传 SCID 是 Jak-3 缺陷引起的疾病，属常染色体隐性遗传，但与 X-SCID 患儿有相同的表型。

（二）T、B 均缺如的重症联合免疫缺陷（T-B-SCID）

T-B-SCID 特征为循环淋巴细胞极度减少、各种 Ig 缺乏。T-B-SCID 均为常染色体隐性遗传，包括 Rag1/Rag2 缺陷，腺苷脱氨酶（ADA）缺陷和网状发育不全。

1. Rag1/Rag2 缺陷病　为常染色体隐性遗传性疾病。其发病机制是 Rag1/Rag2 缺陷使淋巴细胞发育过程中 VDJ 重组过程受阻，导致严重的 T、B 细胞功能障碍，临床表现与 X-SCID 相似。部分 Rag1/Rag2 基因缺陷称为 Omenn 综合征，除有 X-SCID 的临床表现外，尚有脱屑性红皮病、嗜酸性粒细胞增多、肝脾淋巴结肿大、血清 IgE 增高、T 淋巴细胞显著增加等（往往伴有 GVH 反应）。

2. 腺苷脱氨酶（ADA）缺陷病　腺苷脱氨酶（adenosine deaminase，ADA）缺陷病占 SCID 的 10% ~15%。ADA 基因突变引起的酶完全缺陷时，嘌呤代谢发生障碍，脱氧腺苷和脱氧三磷腺苷等毒性中间代谢产物不能进一步形成次黄嘌呤，在体内大量堆积，损伤 T 细胞和 B 细胞。此病在新生儿即可发病，临床表现与其他 SCID 无法区别，但有 50% 出现骨骼异常（如肋软骨连接处凹陷，闭合不全，以及骨盆发育不全等）。约 1% ~5% 的 ADA 活性丧失者则表现为晚发性免疫缺陷，可发生于 1 ~2 岁的婴儿，免疫球蛋白进行性下降；儿童期发病者可发生反复感染、淋巴细胞减少、高 IgE 血症、嗜酸性细胞增高和自身免疫病；极少部分 ADA 缺陷或嵌合体者可无任何临床表现。

3. 网状发育不全（reticular dysgenesis）　网状发育不全属于非常罕见的常染色体隐性遗传病，是 AK-2 基因突变引起的 T 细胞、B 细胞和髓系前体细胞成熟障碍。一般出生后数天即可发现感染、呕吐、腹泻，且病情迅速恶化，一般于2～3个月内可使患者死亡。实验室检查淋巴细胞及粒细胞数均显著减少，血小板正常或偏低为特征。

二、以抗体缺陷为主的免疫缺陷病

这是以抗体生成及抗体功能缺陷为特征的疾病，一般均有血清免疫球蛋白的减少或缺乏。

（一）X连锁无免疫球蛋白血症（X-linked agammaglobulinemia，XLA）

XLA又称Bruton病，是第一个被发现的PIDD，也是最常见的以抗体缺陷为主的PIDD，是X连锁遗传，由B细胞成熟缺陷所致。此病的特征是血清Ig严重降低伴B细胞显著降低或缺如。其发病机制为X染色体上的酪氨酸激酶（Bruton tyrosine kinase，Btk）基因缺陷导致B细胞发育停滞于前B细胞状态，造成成熟B细胞数目减少甚至缺失。多见于男性婴幼儿，通常出生6～9个月后开始发病，临床表现为反复化脓性细菌感染。约20%伴有自身免疫病，注射免疫球蛋白能控制感染，但由于无法提高呼吸道黏膜的SIgA，鼻部、肺部的感染极易复发。患者外周血和淋巴组织中B细胞和浆细胞减少或缺乏、扁桃体缺如、各类Ig缺乏、特异性抗体水平低下，而T细胞成熟过程、数量及功能正常。

（二）普通变异型免疫缺陷病（common variable immunodeficiency，CVID）

CVID是一种较常见的低丙种球蛋白血症，曾被称为获得性（或成人型、迟发性）低丙种球蛋白血症。病因尚不清楚，多为散发病例，有遗传倾向，主要影响抗体合成的PIDD。多在幼儿或青春期发病，主要表现为反复感染和淋巴结、脾肿大。感染常呈慢性过程，导致支气管扩张、慢性中耳炎或其他器官的器质性损害。CVID易并发多种自身免疫性疾病，且并发恶性肿瘤的概率也较高（8.5%～10%）。患者血清免疫球蛋白水平全面降低，外周血细胞计数基本正常，T细胞计数亦正常，B细胞正常或减少，浆细胞缺乏等。

三、吞噬细胞数量、功能先天性缺陷

吞噬细胞数量减少、功能异常、趋化作用和黏附能力异常、杀菌功能发生障碍，均可导致吞噬细胞功能缺陷。

（一）X连锁慢性肉芽肿病（chronic granulomatous disease，CGD）

慢性肉芽肿病是常见的吞噬细胞功能缺陷性疾病，是细胞色素b-β亚单位（CYBB）基因突变，导致吞噬细胞（中性粒细胞和单核巨噬细胞）NADPH氧化酶系统功能障碍所致。吞噬细胞吞噬病原菌后因缺乏主要氧化酶辅助因子NADPH，氧的中间产物（ROI）产生受阻，不能有效地杀死病原菌所致。CGD多为X连锁隐性遗传，患者多为男性；少数为常染色体隐性遗传，男女均可发病。常在生后数月出现临床表现，于生后第2年出现严重的感染。几乎所有的CGD患儿都并发肺部疾病，包括反复发生的肺炎及肉芽肿形成。脓肿形成是CGD的重要表现，可发生在机体的任何部位，尤其常见于肝、脾、肺及骨骼。典型的损害是耳鼻周围皮肤湿疹样改变，逐渐进展为脓皮病。感染反复发生，出现组织坏死，可引起吞噬细胞在局部聚集，并持续刺激$CD4^+$T细胞形成肉芽肿，淋巴结肿大。

（二）白细胞黏附分子缺陷Ⅰ型（leukocyte adhesion deficiency Ⅰ，LAD Ⅰ）

白细胞黏附分子缺陷Ⅰ型是由CD18基因（ITGB2）突变引起的白细胞黏附分子β2整合素的缺乏或减少所致的疾病。β2整合素的缺乏导致白细胞黏附依赖性功能障碍，包括黏附异常、趋化以及杀伤作用受阻。临床表现为反复感染和创伤愈合障碍。

四、补 体 缺 陷

补体缺陷多为常染色体隐性遗传(少数为显性遗传),是最为罕见的免疫缺陷病。此类遗传性疾病是补体系统的固有成分、调节蛋白或补体受体的缺陷导致的。补体固有成分缺陷可直接影响吞噬功能、免疫复合物的清除及炎症反应。所以,易发生化脓性感染以及免疫复合物疾病(如系统性红斑狼疮样综合征)。补体调节蛋白缺陷,可导致补体激活障碍以及补体固有成分过度消耗,除了抗感染能力有不同程度降低外,还表现某些特有的症状和体征,如遗传性血管神经性水肿和阵发性夜间血红蛋白尿。补体受体缺陷症是因 CD18 基因突变所致,故又称白细胞黏附缺陷症。

(一) 遗传性血管神经性水肿

遗传性血管神经性水肿是由 *C1INH* 基因缺陷所致,是常染色体显性遗传病。补体调节蛋白缺乏可引起 C2 裂解失控,C2a 产生过多,导致血管通透性增高。患者表现为周期性的皮肤黏膜水肿以及由此引起的腹痛、呕吐、腹泻、呼吸道阻塞,若水肿发生于喉头可导致窒息死亡。

(二) 阵发性夜间血红蛋白尿(paroxysmal nocturnal hemoglobinuria,PNH)

阵发性夜间血红蛋白尿是补体调节成分衰变加速因子(DAF/CD55)和膜反应性溶破抑制物(MIRL/CD59)缺陷引起的疾病。DAF 和 MIRL 都是补体溶细胞效应的抑制因子,它们通过细胞膜糖基化磷脂酰(glycosyl phosphatidyl inositol,GPI)锚定在红细胞、内皮细胞等细胞膜上。PNH 患者因 *PIGA* 基因突变导致 GPI 合成障碍,红细胞不能锚定 DAF 和 MIRL,导致补体介导的溶血,引起慢性溶血性贫血、全血细胞减少和静脉血栓形成,晨尿中出现血红蛋白。

五、其他定义明确的免疫缺陷综合征

这是一类不属其他分类,但临床表型、致病基因已经明确的免疫缺陷综合征。Wiskott-Aldrich 综合征(WAS)属此类免疫缺陷病。WAS 是伴湿疹和血小板体积、数量减少为特征的免疫缺陷病,故称为湿疹、血小板减少伴免疫缺陷综合征。WAS 是 X 连锁遗传,男性发病。发病机制是位于 X 染色体短臂的 WAS 蛋白(*WASP*)基因缺陷。WASP 表达于胸腺、脾和血小板,能调节细胞骨架的组成。T、B 细胞相互作用时,T 细胞的细胞骨架重新定向,可向 B 细胞处聚集。WASP 缺陷使细胞骨架移动、造血细胞移动功能及形态学发生改变,导致免疫细胞间的相互作用受阻,T 细胞数目减少及功能障碍,以及对多糖抗原的抗体应答能力降低。WAS 新生儿、婴儿期即开始发病,临床表现以反复的细菌感染、血小板减少症(血小板数目减少,寿命缩短)和皮肤湿疹三联症。典型的湿疹见于大约 80% 的 WAS 病儿。随着淋巴细胞减少和功能障碍,可伴发自身免疫病和恶性肿瘤的同时存在血小板减少、反复感染、湿疹只占 27%。50% 的病例在诊断前以血小板减少为唯一表现。

第二节 获得性免疫缺陷病

获得性免疫缺陷病(acquired immunodeficiency disease,AIDD)是后天因素造成的、继发于某些疾病或由其他因素所致的免疫缺陷病。

一、诱发获得性免疫缺陷病的因素

1. 非感染性因素

（1）营养不良:营养缺乏是诱发获得性免疫缺陷病的最常见因素,易造成淋巴样组织损伤和功能不全。

（2）恶性肿瘤:霍奇金淋巴瘤(hodgkin disease,HD)、非霍奇金淋巴瘤、骨髓瘤等免疫系统肿瘤,可损伤免疫系统,引起免疫功能障碍。

（3）医源性免疫缺陷:长期使用环孢素 A(cyclosporin A,CsA)、肾上腺皮质激素、甲氨蝶呤(methotrexate,MTX)等免疫抑制药物,长期大剂量的使用激素、细胞毒药物和某些抗生素,或大剂量的放射性损伤可造成永久性的免疫缺陷。

2. 感染　许多病毒、细菌、真菌及原虫感染常可影响机体免疫系统,导致获得性免疫缺陷。如麻疹病毒、风疹病毒、巨细胞病毒、严重的结核分枝杆菌或麻风杆菌感染均可引起患者 T 细胞功能下降。尤以人类免疫缺陷病毒 HIV(human immunodeficiency virus,HIV)引发的 AIDS(acquired immune deficiency syndrome,AIDS)最为严重。

二、获得性免疫缺陷综合征

AIDS 简称艾滋病,是 HIV 感染机体,引起的一种以细胞免疫严重缺陷、反复机会性感染、恶性肿瘤和神经系统退行性病变为特征的临床综合征。

AIDS 的传染源主要是无症状的 HIV 携带者和 AIDS 患者。AIDS 主要以性接触传播、血液传播和母婴垂直传播为传染途径。

（一）HIV 的分子生物学特征

HIV 属逆转录病毒科的慢病毒属,可分为 HIV-1 和 HIV-2 两型,两者引起的临床症状相似,但其基因组结构和抗原性不同。约 95% 的 AIDS 由 HIV-1 引起。HIV-2 型致病能力较弱,病程较长,症状较轻,主要局限于非洲西部。

（二）HIV 的致病机制

1. HIV 侵入免疫细胞的机制　HIV 主要感染 $CD4^+T$ 细胞和单核/巨噬细胞、树突状细胞、神经胶质细胞以及 EB 病毒转化的 B 淋巴母细胞等。HIV 通过其外膜的糖蛋白 gp120 与宿主细胞膜表面 CD4 分子结合,诱导 gp120 的构象发生变化。构象的改变可使 gp120-CD4 与表达于靶细胞膜表面的趋化因子受体 CXCR4(T 细胞)或 CCR5(巨噬细胞或 DC)结合,形成 CD4-gp120-CCR5(或 CXCR4)三分子复合物,暴露 gp41。gp41 的 N 末端的一段高度保守的疏水序列(融合肽),直接插入靶细胞膜,将病毒包膜和细胞膜拉近,利用其疏水作用介导病毒包膜与细胞膜融合,使病毒核心进入靶细胞(图 23-2)。

2. HIV 损伤免疫细胞的机制　HIV 在靶细胞内迅速增殖,产生的大量病毒颗粒,通过直接或间接途径损伤多种免疫细胞。

（1）$CD4^+T$ 细胞:$CD4^+T$ 细胞是 HIV 在体内感染的主要靶细胞。患者体内的 $CD4^+T$ 细胞的数量降低以及功能改变,表现为 IL-2 产生减少、IL-2 受体表达降低以及对抗原反应活化能力丧失等,使 HIV/AIDS 患者易发生各种感染。HIV 感染损伤 $CD4^+T$ 细胞的机制为:

1）HIV 直接杀伤靶细胞:①病毒包膜糖蛋白(gp41)插入细胞膜或病毒颗粒以出芽方式从细胞释放,引起细胞膜损伤和通透性增加,使致死量的钙离子进入细胞内,诱发渗透性溶解和细胞凋亡;②病毒在细胞内繁殖过程中可抑制细胞膜磷脂合成,影响细胞膜功能;③感染的

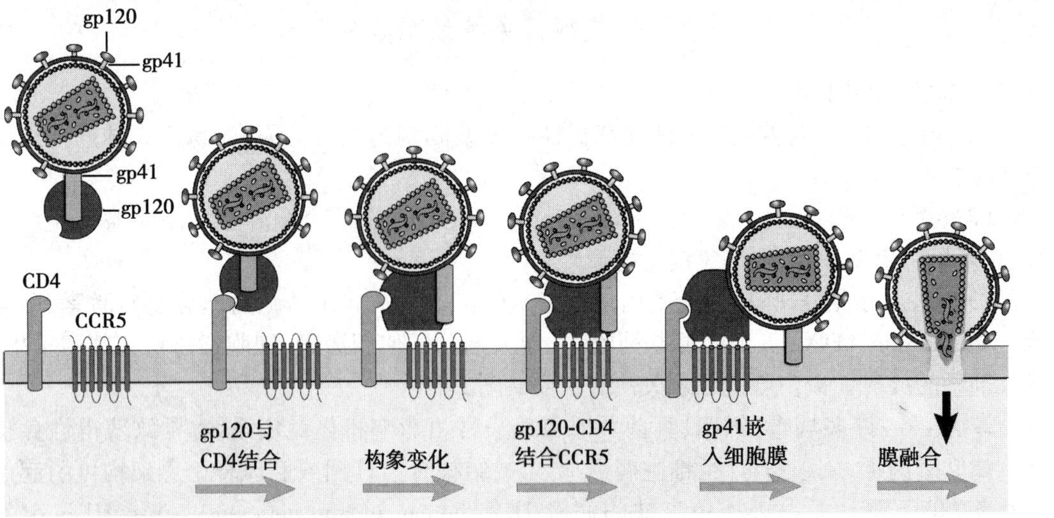

图 23-2 HIV 侵入免疫细胞的机制示意图

$CD4^+T$ 细胞表面表达的 gp120 与未感染细胞的 CD4 结合，导致细胞融合或形成多核巨细胞，缩短细胞寿命；④存在于胞浆内的未整合的病毒 DNA，RNA 及病毒核心抗原在胞质内大量积聚，干扰宿主细胞的正常代谢，对感染的 $CD4^+T$ 细胞具有毒性作用，影响细胞的生理功能；⑤HIV 感染骨髓 $CD34^+$ 前体细胞，在造成细胞损伤的同时，还削弱其生成增殖性骨髓细胞克隆的能力；⑥HIV 感染骨髓基质细胞，使骨髓微环境发生改变，导致造血细胞生成障碍。

2）HIV 间接杀伤靶细胞：①HIV 诱导感染细胞产生细胞毒性细胞因子，导致 $CD4^+T$ 细胞慢性活化和凋亡；②HIV 诱导特异性 CTL 或抗体，通过特异性细胞毒作用或 ADCC 作用杀伤表达病毒抗原的 $CD4^+T$ 细胞；③HIV 编码的超抗原可引起表达 TCRVβ 链的 $CD4^+T$ 细胞过度激活，最终导致细胞无反应性或细胞死亡。

3）HIV 直接诱导细胞凋亡：①可溶性 gp120 以及 HIV 感染的树突状细胞表面的 gp120 与 T 细胞表面 CD4 分子交联，通过激活钙通道而使胞内 $Ca2^+$ 浓度升高，导致细胞凋亡；②gp120 与 CD4 分子形成交联，诱导靶细胞表达 Fas 分子，通过 Fas/FasL 途径诱导细胞凋亡；③HIV 编码的 tat 蛋白可增强 $CD4^+T$ 细胞对 Fas/FasL 效应的敏感性，促进细胞凋亡；④HIV 感染增强内源性细胞因子的分泌（IL-4，IL-10 等），促进 Th1 细胞的凋亡。

知识拓展

如今已确定 HIV 如何劫持机体自身防御系统来促进感染的机制。限制因子 APOBEC3G 通常在 HIV 感染期间发挥分子路障的作用，防止病毒到达其靶细胞——$CD4^+T$ 细胞。但当 HIV 蛋白 Vif 结合到人类蛋白质 CBFβ 时，Vif 被强化，APOBEC3G 降解。这种降解削弱了 ABOBEC3G 阻止 HIV 的能力，病毒可持续感染 $CD4^+T$ 细胞。

（2）B 细胞：gp41 的羧基末端肽（C 末端）能诱导多克隆 B 细胞激活，导致高丙种球蛋白血症并产生多种自身抗体。因 B 细胞功能紊乱及 Th 细胞的辅助能力降低，进而抗体应答能力也下降，影响体液免疫。

（3）巨噬细胞：①HIV 可感染并损伤单核/巨噬细胞，影响其趋化、黏附和杀菌功能；②HIV 感染的单核/巨噬细胞表面 MHC Ⅱ类分子表达水平降低，导致其抗原提呈能力降低；

③巨噬细胞虽然能被 HIV 感染但不易被 HIV 杀死的特性，使其成为 HIV 的天然庇护所，可随巨噬细胞游走至全身许多组织细胞，造成多脏器损害。

（4）树突状细胞：树突状细胞与巨噬细胞相似，是 HIV 感染的重要靶细胞和病毒的庇护所。滤泡树突状细胞通过 Fc 受体结合病毒-抗体复合物，成为 HIV 的贮存库，并不断与周围的巨噬细胞和 $CD4^+T$ 细胞相互作用，可将 HIV 传播给后者，导致 HIV 的播散。HIV 感染后，组织和外周血中 DC 数目大幅减少，功能下降。

（5）NK 细胞：NK 细胞被 HIV 病毒感染后，NK 细胞数并不减少，但分泌 IL-2、IL-12 等细胞因子的能力下降。正常情况下，人体约 90% 的 NK 细胞表型为 $CD16^+/CD56^+$，但 HIV 患者体内 CD16 弱阳性 CD56 阴性的 NK 细胞数目增多，降低 ADCC 效应及 IFN-γ 和 TNF-α 分泌水平。

3. HIV 逃逸免疫攻击的机制　侵入人体的 HIV 可通过多种机制避开机体的免疫系统攻击，以利于病毒在体内长期存活并不断复制。

（1）表位序列变异与免疫逃逸：HIV 的突变率很高，常常发生基因组的点突变，导致 HIV 抗原表位频繁发生变异，从而影响 CTL 识别和攻击，产生免疫逃逸的病毒株。

（2）树突状细胞与免疫逃逸：树突状细胞表面的 DC-SIGN（dendritic cell specific intracellular adhesion molecule-grabbing nonintegrin，DC-SIGN）为 HIV 受体，能与 gp120 高亲和性地特异性结合，使树突状细胞完整地包裹病毒颗粒，致使 HIV 免于失活和被吞噬。在适当条件下，树突状细胞可直接或间接将病毒颗粒传递给 CD4+T 细胞或其他靶细胞，从而提高病毒感染率并有效地保持病毒的传染性。

（3）潜伏感染与免疫逃逸：HIV 感染细胞后，或者不断复制，或者进入潜伏状态。其机制为：①潜伏感染的细胞表面并不表达 HIV 抗原，有利于逃避机体免疫系统识别和攻击；②HIV 的 Nef 蛋白可使细胞表面 CD4 和 MHC Ⅱ 分子的表达下降，干扰 CTL 对感染细胞的识别和攻击；③HIV 可通过包膜蛋白的构象改变逃避特异性抗体与之结合。

（三）HIV 诱导的机体免疫应答

HIV 感染机体后，机体通过不同的防御机制发挥抗 HIV 作用，包括体液和细胞免疫应答两种类型。

1. 体液免疫应答　HIV 感染后的 6～9 周，机体可产生不同的抗病毒抗体。

（1）中和抗体：HIV 的中和抗体一般针对病毒包膜蛋白。中和抗体可阻断 HIV 病毒向淋巴器官播散。因诱发中和抗体的抗原表位常被遮蔽，故体内中和抗体的效价一般较低。低效价抗体使 HIV 有时间改变其抗原表位。此外，多数抗包膜抗体无法识别完整病毒以及中和抗体一般为毒株特异性，一旦胞膜蛋白发生表位突变，即丧失中和作用。

（2）抗 P24 壳蛋白抗体：抗 P24 抗体对 HIV 感染病程的影响较小，通常与 $CD4^+T$ 细胞下降及出现艾滋病症状相关联，但还需要进一步研究。

（3）抗 gp120 和抗 gp41 抗体：在大多数 HIV 感染者血清中存在此类抗体，主要为 IgG，可通过 ADCC 而损伤靶细胞。

2. 细胞免疫应答　细胞免疫应答是机体防御 HIV 感染的主要机制。

（1）$CD8^+T$ 细胞应答：HIV 感染可特异性活化 $CD8^+T$ 细胞，由其分化的 CTL 可识别 HIV 编码的所有蛋白，如 gag、pol、env、调节蛋白等，杀伤 HIV 感染的靶细胞。几乎所有 HIV 感染者体内均存在包膜蛋白特异性 CTL。研究报道，体外培养中的 $CD8^+$ CTL 能明显抑制 HIV 在 $CD4^+T$ 细胞中复制。CTL 细胞毒效应和血浆中病毒水平直接与病程及预后有关：如在急性期，机体产生特异性抗体和 CTL 可抑制 HIV 复制；而在疾病晚期，HIV 特异性 CTL 也开始下降，对病毒复制的抑制作用降低，导致病毒数目大幅增加。

（2）$CD4^+T$ 细胞应答：HIV 感染的 $CD4^+T$ 细胞可分泌多种细胞因子，辅助体液免疫和细胞免疫应答。在无症状期，AIDS 患者外周血淋巴细胞主要分泌 IL-2、IFN-γ（Th1 型细胞因子）；出现临床症状后，则以分泌 IL-4、IL-10 为主（Th2 型细胞因子）。这提示 Th1 介导的细胞免疫应答对宿主具有一定的保护作用。

（四）临床分期及免疫学特征

HIV 感染的过程可分为急性期、潜伏期、症状期和 AIDS 发病期。HIV 感染的不同时期具有不同的临床特点及免疫学特征。

1. HIV 感染急性期　患者感染后，2～6 周出现急性 HIV 综合征，多数患者仅表现为流感样症状，但此时外周血出现高 HIV 病毒血症，并大量复制释放至体液中，因此具有传染性。急性期血浆中可检出抗病毒外膜蛋白（gp41、gp120）和抗核心蛋白 p24 的抗体，并可检出 p24 特异性 CD8+CTL。这些指标对急性期清除 HIV 病毒有着重要的临床意义。

2. 潜伏期　急性期后出现的无临床症状阶段，一般可持续 6 个月至 10～12 年。HIV 损伤免疫系统的主要表现为：①外周血 $CD4^+T$ 细胞逐渐下降，$CD8^+T$ 细胞数相对稳定，CD4/CD8 比值降低甚至倒置（<1）；②外周淋巴组织中 $CD4^+T$ 细胞、巨噬细胞和 FDC 等免疫细胞都被感染，成为 HIV 持续大量复制的场所，导致 AIDS 病情不断发展；③$CD4^+T$ 细胞数目不断减少，淋巴组织结构逐渐破坏，导致免疫系统渐渐衰竭。

3. 症状期　$CD4^+T$ 细胞持续下降，当降至 200～300 个细胞/μL 以下时，出现发热、盗汗、消瘦、腹泻和全身淋巴结肿大等 AIDS 相关综合征（AIDSrelated complex，ARC）。此期，免疫功能极度衰退，并出现 HIV 病毒血症。

4. 典型 AIDS 发病期　是疾病的终末期，主要出现三大症状：①机会感染：是患者的主要死亡原因。病原体包括白念珠菌、卡氏肺囊虫、巨细胞病毒、EB 病毒、单纯疱疹病毒、新型隐球菌及弓形虫等；②恶性肿瘤：常并发 Kaposi 肉瘤和恶性淋巴瘤，也是常见的死亡原因；③神经系统异常：可出现中枢神经系统疾病，如 AIDS 痴呆症等。

（五）免疫学诊断

HIV 感染的免疫学诊断方法主要包括检测病毒抗原、抗病毒抗体、病毒核酸、免疫细胞数目和功能等。

1. HIV 抗原检测　HIV 的 p24 核心抗原出现于急性感染期和 AIDS 晚期，可作为早期或晚期病毒量的间接指标，而在潜伏期，该抗原常为阴性。

2. 抗 HIV 抗体检测　检测抗 HIV 抗体，用于筛查性诊断和监测。

3. $CD4^+T$ 淋巴细胞和 $CD8^+T$ 淋巴细胞计数　通过检测 $CD4^+T$ 淋巴细胞和 $CD8^+T$ 淋巴细胞的数量，辅助临床对疾病进行分期、评估疾病进展、判断预后以及评价疗效，可用于评价 HIV 感染者的免疫状况。如当 $CD4^+T$ 淋巴细胞<200μL 时，应给予抗肺孢子菌肺炎的预防性治疗。

4. HIV 核酸检测　利用核素标记的 cDNA 与患者血细胞进行杂交，能够定性或定量检测 HIV 核酸，可用于疾病的早期诊断、疑难样本的辅助诊断、HIV 遗传变异监测及耐药性监测、病程监控及预测和指导抗病毒治疗及疗效判定等。

（六）预防和治疗

1. 预防　预防 HIV 感染的主要措施是控制和切断传播途径以及接种疫苗，包括：禁毒、控制性行为传播、对血液和血制品进行严格的检验和管理；防止医院交叉感染。

迄今为止,尚无有效的HIV疫苗。主要原因是HIV病毒株的多样性和高度变异性。目前研制中的HIV疫苗主要有减毒活疫苗、亚单位疫苗、重组疫苗、抗独特型抗体疫苗、人工合成短肽以及DNA疫苗等。

2. 治疗 目前临床常用的有三类抗病毒药,可联合应用反转录酶抑制剂、蛋白酶抑制剂等。

第三节 免疫缺陷病的实验室诊断和治疗原则

免疫缺陷病的临床表现因其性质不同,其特征比较复杂,因此应采取多方面的、综合性的检测方法。

实验室检测方法主要有:①外周血淋巴细胞计数;②淋巴结,直肠黏膜活检,观察淋巴细胞或浆细胞;③检测骨髓细胞的发育和增生状况;④免疫学检测是主要的手段,如免疫球蛋白浓度测定、抗体功能测定、T/B细胞缺陷试验、吞噬细胞缺陷试验、补体缺陷试验等;⑤分子生物学方法检测(基因诊断):主要是通过染色体DNA序列分析,采用分子生物学检查手段,利用基因组DNA聚合酶链反应(PCR)直接分析相应致病基因的分子序列。

免疫缺陷病的基本治疗原则为:减少感染机会并及时控制感染;通过移植免疫细胞或免疫器官以重建免疫系统。

1. 抗感染 感染是引起免疫缺陷病患者死亡的主要原因。应用抗生素、抗真菌、抗原虫、抗支原体、抗病毒药物治疗,积极控制感染以缓解病情。

2. 免疫重建 根据免疫缺陷的类型和机制选择免疫重建,借助骨髓造血干细胞移植等手段,以补充免疫细胞重建机体免疫功能。目前临床上,此方法已应用于治疗SCID、Wiskott-Aldrich、DiGeorge综合征和CGD等疾病。

3. 基因治疗 在一些原发性免疫缺陷病(如ADA或PNP缺乏导致的联合免疫缺陷、白细胞黏附缺陷病等)的治疗中,可获得良好的疗效。例如,分离患者$CD34^+$细胞,转染正常ADA基因后再回输体内,可成功治疗ADA缺乏导致的SCID。

4. 免疫制剂 静脉输入免疫制剂,即补充各种免疫球蛋白或细胞因子,以达到增强机体免疫功能。例如,用混合丙种球蛋白治疗抗体缺乏的免疫缺陷病,以维持患者血清免疫球蛋白水平,预防普通的细菌感染;应用基因工程单克隆抗体预防特异病原体感染;利用重组IFN-γ治疗CGD,应用重组IL-2增强患者免疫功能;应用重组ADA治疗ADA缺乏所致的SCID等。

PBL:男,35岁,于半年前无明显诱因发热,呈低热,不超过38℃,伴乏力、全身不适和厌食,逐渐消瘦。无腹痛腹泻,无恶心,无脓血、无咳嗽和咳痰。病初,化验血、尿、便常规未见异常,服中药,不见好转,体重下降,睡眠尚可。既往10年前做手术并输过血,无其他病史,无过敏史,吸烟15年。有冶游史。经检查右颈部和左腋窝各有1个3cm×2cm淋巴结,活动无压痛。实验室检查发现HIV阳性。初步诊断为艾滋病,Kaposi肉瘤。分析与讨论:艾滋病的发病机制?患者的免疫状况如何评估?实验室检查和治疗原则是什么?

小 结

免疫缺陷病(IDD)是免疫系统先天发育不全或后天损伤所致的一组临床综合病症,分为原发性免疫缺陷病(PIDD)和获得性免疫缺陷病(AIDD)两类。PIDD是遗传因素或先天性免疫系统发育不全所造成的;AIDD则由后天因素,如营养不良、感染、药物、恶性肿瘤、放射线等原因所造成的免疫功能障碍。AIDS 是 HIV 感染 CD4+T 细胞所致 AIDD。HIV 主要侵犯宿主以及表达 CD4 分子的单核/巨噬细胞、树突状细胞和神经胶质细胞等。临床表现以 $CD4^{+}T$ 细胞数目不断减少,反复机会感染,恶性肿瘤及中枢神经系统病变为特点。目前预防 HIV 感染的主要方法是切断传播途径,严格管理和控制血制品,防止交叉感染。

问题与思考

1. 简述免疫缺陷的主要临床特点。
2. 简述 AIDS 的病因、传播与预防原则。
3. 试述 AIDS 的主要特点和发病机制。
4. 哪些免疫学指标可用于监测 HIV 感染过程?
5. 简述免疫缺陷病的分类。对一可疑免疫缺陷病患者,需做哪些检查加以确诊?

(金梅花)

第二十四章

免疫学检测技术

免疫学检测技术是生命科学研究不可缺少的工具，已被广泛应用于医学基础研究和临床工作之中。免疫学检测主要可分为体液免疫和细胞免疫两大方面。体液免疫测定是利用抗原与相应抗体在体外发生特异性结合，并在一些辅助因子参与下呈现反应，从而用已知抗原或抗体来测定未知抗体或抗原。测定内容不限于抗原和抗体，也包括体液中的各种可溶性免疫分子，如补体、免疫球蛋白、循环复合物、溶菌酶等。细胞免疫测定法是根据各种免疫细胞表面所具有的独特标志和在免疫应答时产生的细胞因子等变化，测定各种免疫细胞及其亚群的数量和功能。在临床医学中，免疫学检测可用于免疫相关疾病的诊断、发病机制的研究，病情监测与疗效评价等。随着免疫学理论和相关技术的进步，免疫检测技术不断拓展，新方法层出不穷。本章仅就医学免疫常用检测技术的基本原理和应用作一简要介绍。

第一节　抗原抗体检测技术

抗原和抗体是特异性体液免疫中的关键成分。抗原与抗体发生特异性结合的物质基础是抗原的抗原决定基与抗体的抗原结合部位之间存在结构互补性，二者相互结合，在适当条件下能够被检测，从而使我们能够对抗原或抗体的存在作出定性或定量判断。

一、抗原抗体反应的原理

抗原与抗体的结合是基于两种分子间的结构互补性与亲和性。通常有四种力参与并促进抗原抗体间的特异性结合：

1. 电荷引力（库伦引力或静电引力）　是指抗原抗体分子不同化学基团因带有相反电荷而产生的相互吸引力，例如赖氨酸中阳离子化的氨基残基与天门冬氨酸阴离子化的羧基相遇时即可产生静电引力。

2. 范德华引力　是指原子与原子、分子与分子互相接近时产生的一种吸引力。这种引力的能量小于静电引力。

3. 氢键结合力　是指由氢原子与电负性大的原子（如氮、氧等）相互吸引而形成的结合力，其较范德华引力强。

4. 疏水作用力　是指抗原抗体分子侧链上的非极性氨基酸（如亮氨酸、缬氨酸等）在水溶液中与水分子间不形成氢键，当抗原表位与抗体结合点靠近时排斥了两者之间的水分子，导致相互间亲水层消失，从而促进抗原与抗体间的相互吸引与结合。

由于抗体及大多数抗原为蛋白质，它们在水中以亲水胶体溶液形式存在。这种亲水胶体的形成机制是因蛋白质含有大量的氨基和羧基残基，在溶液中带有电荷，使蛋白质分子周围形成带相反电荷的电子云，因而不会自发沉淀。抗原抗体的结合使电荷减少，电子云减弱或消失，蛋白质由亲水胶体转化为疏水胶体。当浓度及电解质等条件适当时，疏水胶体物会相互靠拢，形成可见的抗原抗体复合物。

二、抗原抗体反应的基本特征

1. 相互识别的高度特异性　抗原与抗体的结合具有高度特异性，这种特异性是由抗原表位与抗体分子中的超变区互补结合所决定的。空间构型互补程度越高，抗原表位与抗体可变(V)区之间结合力越强，抗原抗体结合的特异性越强，亲和力也越高。

2. 表面基团间结合的可逆性　抗原抗体结合除了空间构象互补外，主要以氢键、静电引力、范德华力和疏水键等分子表面的化学基团之间的非共价方式结合。这种非共价键不如共价键结合稳定，易受温度、酸碱度和离子强度的影响而解离，解离后抗原和抗体仍具有原有的特性。

3. 抗原抗体反应检测的条件性　抗原抗体结合后能否被检测与两者的浓度和比例等有关。例如，若反应体系中的抗原或抗体过剩，抗原-抗体复合物体积小、数量少，可能不出现肉眼可见的反应。故在具体实验过程中要适当调整两者浓度和比例，避免假阴性的发生。

三、抗原抗体反应的影响因素

除上述抗原与抗体浓度及分子间的结构互补性与亲和性外，其他影响抗原抗体反应的因素主要有：

1. 电解质　作为蛋白质分子，抗原、抗体的等电点通常在 pH 3 ~ 6 不等，在中性或弱碱性条件下，表面带有较多的负电荷，适当浓度的电解质会使他们失去部分负电荷而易于相互结合，呈现肉眼可见的凝集沉淀。

2. 温度　适当提高反应温度可增加抗原与抗体分子的碰撞机会，加速抗原抗体复合物的形成。在一定范围内，温度越高，形成可见反应的速度越快。但温度过高(56℃以上)，可使抗原或抗体变性失活，影响实验结果。通常 37℃是抗原抗体反应的最适温度。

3. 酸碱度　抗原抗体反应较合适的 pH 一般在 6 ~ 9 之间，pH 过高或过低均可影响抗原抗体的理化性质。当抗原抗体反应液的 pH 接近抗原或抗体的等电点时，抗原抗体所带正、负电荷相等，由于自身吸引而出现凝集，导致非特异性反应，即假阳性反应。

四、抗原抗体检测的体外试验

抗原与相应抗体相遇可发生特异性结合，并可在体外适当的反应体系中呈现出可检测的某种反应，如凝集或沉淀，借此可用已知抗原(或抗体)检测未知抗体(或抗原)。实验所采用的抗体常存在于血清中，因此习惯上将体外的抗原-抗体反应称之为血清学反应或血清学试验。

(一) 凝集反应

细菌或红细胞等颗粒性抗原与相应抗体特异结合后，在适量电解质存在的条件下，可出现肉眼可见的凝集现象称为凝集反应。反应中的抗原称为凝集原(agglutinogen)，抗体称为凝集素(agglutinin)。

凝集试验既是一个定性的检测方法，即根据凝集现象的出现与否可判定抗原或抗体是否存在;也是一个半定量的检测方法,即将标本作一系列倍比稀释后进行反应,以出现阳性反应的最高稀释度作为量化指标。由于凝集反应方法简便,敏感度高,因而在临床检验中被广泛应用。

根据检测对象不同,可采用直接凝集试验、间接凝集试验和间接凝集抑制试验等不同方法检测凝集反应。

1. 直接凝集(direct agglutination)　细胞表面成分等结构形成颗粒性抗原,与相应抗体直接结合所产生的凝集现象。常见检测方法有玻片法和试管法。

(1) 玻片凝集试验:多用作定性试验。一般是用已知诊断血清与受检菌液或细胞悬液,在玻片上混匀后,短时间内用肉眼观察结果。出现颗粒凝集的为阳性反应。此法简便、快速,适用于从患者标本中分离得到的抗原的定性检测,多用于菌种的诊断或分型,也常用于红细胞ABO血型鉴定。

(2) 试管凝集试验:多用作半定量试验。检测时常将已知抗原与一系列稀释的受检血清混合,在一定时间内观察每管呈现的凝集程度,以产生明显凝集现象的最高稀释度作为血清中抗体的效价,亦称为滴度。由于电解质浓度和pH不适当等原因可引起非特异性凝集(假阳性反应),必须设不加抗体的稀释液作阴性对照。

2. 间接凝集(indirect agglutination)　将可溶性抗原(或抗体)吸附于适当大小与免疫特异性无关的颗粒性载体的表面制成人工免疫微球(或致敏载体),然后与相应抗体(或抗原)作用,称间接凝集反应或被动凝集反应。该反应适合各种抗体和可溶性抗原的定性检测,其敏感度高于沉淀反应,因此常用于测定针对病原微生物的抗体及某些自身抗体等临床检验。

(1) 间接血凝试验:血凝试验是红细胞凝集试验的简称。间接血凝试验是将可溶性抗原吸附于红细胞制成抗原致敏红细胞,与相应抗体作用可产生红细胞凝集现象(图24-1)。

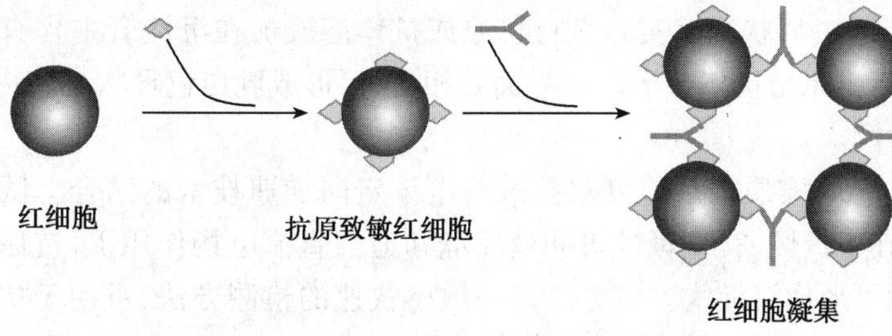

图24-1　间接血凝试验原理示意图

(2) 反向间接血凝试验:将纯化的抗体吸附到醛化红细胞上制成抗体致敏的红细胞,与相应可溶性抗原结合后引起红细胞凝集,即为反向间接血凝试验(图24-2)。常用于检查乙肝表面抗原(HBsAg)、甲胎蛋白、新型隐球荚膜抗原等可溶性抗原。

(3) 间接凝集抑制试验:将待测样品中的抗原与适量已知抗体作用以消除游离抗体,再与连接在乳胶颗粒上的相应抗原混合,乳胶颗粒表面的抗原因不能与适量抗体结合而无法形成凝集现象,即凝集被抑制。临床常用此法检测是否妊娠:孕妇尿液中含人绒毛膜促性腺激素(HCG),取待检尿样用抗HCG与之结合后,再加入HCG乳胶,若不出现凝集,则样本HCG检测为阳性。

(二) 沉淀反应

可溶性抗原与相应特异性抗体以适当比例结合,反应体系中会出现不透明的沉淀物,这种

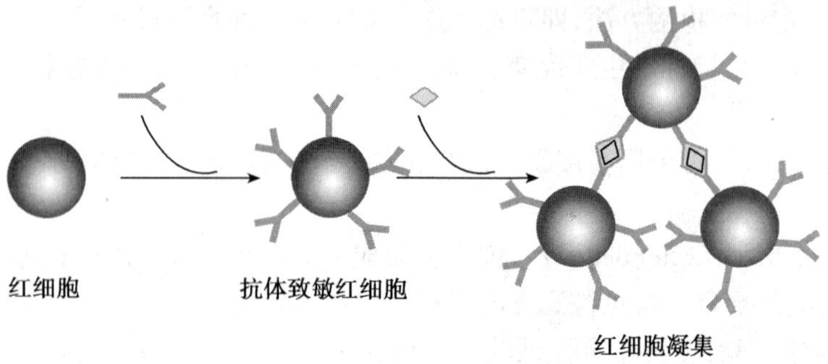

图 24-2 反向间接血凝试验示意图

抗原抗体反应称为沉淀反应。沉淀反应以多糖、类脂、蛋白质等为常见抗原，在不同条件下用于检查抗原或抗体的定性或定量检测。

1. 单向扩散试验 将一定量抗体混匀于琼脂凝胶内，凝胶上打孔并在孔中加入抗原，向四周扩散的抗原与凝胶中的抗体发生反应会形成抗原抗体复合物，当抗原与抗体复合物积累并移动到合适的位置时，呈现白色沉淀环。沉淀环的大小与孔中抗原浓度成正比。若用已知不同浓度的标准抗原作参照(制成标准曲线)，便可检测未知标本中抗原的含量。因此，琼脂单扩散试验适合定性或定量检测，常被用于血清中抗体、补体、白蛋白、蛋白酶等物质的定量测定。虽然本方法易于操作且结果较稳定，但敏感度偏低，且每次定量试验均需做标准样本曲线。

2. 双向扩散试验 将可溶性抗原与抗体放在打孔琼脂凝胶板的相应孔内，使二者在凝胶中自由扩散，在浓度比例合适的相遇处形成可见的白色沉淀线。此方法简便易行，结果稳定可靠，但试验所需时间长，且只能定性，不能定量，适用于普查项目，如血清免疫球蛋白、甲胎蛋白及乙型肝炎表面抗原等检测。

3. 环状沉淀试验 环状沉淀实验是将抗原或抗体溶液加在沉淀管中含有相应抗体或抗原的溶液液面上，当抗原与抗体在溶液交界面处相遇，可形成乳白色环状沉淀物。该试验常被用作抗原的定性检测。

4. 对流免疫电泳 实质上是免疫双扩散与电泳定向加速技术的结合。试验时将抗原加在负极侧，抗体加在正极侧，在偏碱性缓冲液环境和适当直流电场作用下，抗原与抗体相向移动在两加样孔之间可形成沉淀线。该方法是一敏感快速的检测方法，可用于抗原的半定量测定或根据沉淀线的位置、形状对抗原和抗体的相对浓度作出分析。

5. 火箭电泳 将凝胶单扩散的琼脂板置入直流电场，板孔中的抗原因带有负电荷会在含有抗体的离子琼脂中向正极泳动，在比例合适处与抗体发生反应形成前浓后淡的锥形沉淀带，形似火箭，故名火箭电泳。抗原含量越高，所形成的火箭峰端越长。将沉淀峰与用不同浓度已知抗原制成的标准曲线比较，即可得出标本中抗原的含量。火箭电泳灵敏度高，重复性好，操作亦较其他电泳法简便。

6. 免疫电泳 是区带电泳分离和凝胶双扩散结合的免疫检测技术。试验时先通过琼脂凝胶电泳将样品中不同分子量和不同电荷的组分分离成若干区带，然后在与电泳区带平行处挖一小槽，加入相应抗原或抗体，使其与已分离的各抗体或抗原成分在琼脂中作双向免疫扩散。各区带中的抗原与相应抗体在适当位置形成弧形沉淀线。根据沉淀弧的位置、数量和形态，可对样品中所含抗原或抗体的成分进行分析。免疫电泳的主要优点是反应速度快、样品用量少、特异性和分辨率高，可鉴定混合样品中的不同抗原组分。免疫电泳主要应用于复杂抗原或抗体成分的分析、或提取物纯度的鉴定。临床上常用于γ球蛋白缺乏症、肝脏疾病、骨髓瘤、白血病、系统性红斑狼疮等患者血清蛋白成分的分析。

7. 免疫浊度测定　抗原与抗体在液相中反应，所形成的免疫复合物使液相出现浊度，复合物的量与浊度呈正相关。这种浊度可以反射、散射和吸收入射的光线，使入射光衰减。因此可通过测定透射光衰减或散射光强度来检测抗原抗体反应。本方法敏感度高于琼脂单扩散试验5～10倍，批内、批间重复性较好，操作简便快速，1小时可出结果，常用于检测可溶性抗原或抗体含量。

（三）补体参与的反应

1. 血清总补体溶血活性（CH50）测定　抗绵羊红细胞抗体（溶血素）与绵羊红细胞接触后发生特异性结合后可激活补体（经典途径），使绵羊红细胞溶解。其溶血程度在一定范围内与补体量呈正比。在50%溶血（CH50）时，补体量与溶血程度的关系最敏感，近似直线关系，以此作为反应的终点指标，所测补体量较为准确。由于绵羊红细胞与溶血素结合激活补体是经典C1途径，所以此反应反映了总补体的活性。在急性炎症、感染、组织损伤、肿瘤、骨髓瘤等时，常可见补体含量升高，使CH50值偏高；低补体血症多见于与免疫有关的疾病，系病程中免疫应答消耗了补体所致，如：急性肾小球肾炎、系统性红斑狼疮活动期、类风湿性关节炎等。

2. 溶血空斑试验　是一种定量检测特异性抗体生成细胞的试验，即将抗体生成细胞和红细胞混合于凝胶薄层中，抗体生成细胞所释出的抗体与周围红细胞结合，在补体作用下形成溶血空斑，从而进行定量计数。

3. 补体结合试验　可溶性抗原，如蛋白质、多糖、类脂质和病毒等，与相应抗体结合后，抗原抗体复合物可以结合补体，若再加入红细胞及相应抗体（溶血素），即可根据是否出现溶血反应来判定反应系统中是否存在游离的补体，从而判断是否存在相应的抗原或抗体。试验中有5种成分构成的三个系统参与反应：①已知的抗原（或抗体）与待测的抗体（或抗原）构成的反应系统；②补体系统；③致敏绵羊红细胞（SRBC）与相应溶血素构成的指示系统。反应系统与指示系统争夺补体，先加入反应系统给其以优先结合补体的机会。如果反应系统中存在待测的抗体（或抗原）则抗原抗体发生反应后可结合补体；再加入指示系统时，由于反应液中已没有游离的补体而不出现溶血，是为补体结合试验阳性。如果反应系统中不存在待检抗体（或抗原），则在液体中仍有游离的补体存在，当加入指示系统时会出现溶血，是为补体结合试验阴性。本反应敏感性、特异性均较高，但由于参与反应的各种成分之间要求有适当量的关系，试验之前须做一系列预试验来确定补体等的使用量。

4. 补体依赖的细胞毒试验　特异性抗体与其相应靶细胞结合后，在补体作用下可通过经典途径导致靶细胞死亡。通过计数死细胞与总细胞数，可判断细胞死亡率。此试验适用于检测细胞的膜抗原或相应的抗体，如通过检测淋巴细胞表面的HLA抗原或血清中抗HLA抗体供HLA定型和HLA配型，亦可用于已知抗T淋巴细胞血清鉴定T细胞亚群，或用淋巴细胞作抗原，检测抗淋巴细胞自身抗体。

5. 补体成分的定量检测　定量检测补体成分可用单向免疫扩散法、火箭免疫电泳、透射比浊法和散射比浊法等实现。比浊法通过仪器对补体的C3、C4、B因子等单个成分进行测定，检测时将待测血清标本的C3、C4成分适当稀释后与检测用相应抗体结合形成复合物，反应介质中的PEG可使该复合物沉淀，仪器对复合物产生的光散射或透射信号进行自动检测，并换算成所测成分的浓度单位。该类方法具有简单、特异、重复性好的特点，可反映所测补体成分的绝对值，并能进行标准化流程管理和质控，是当前较为常用的检测方法。

(四) 中和试验

特异性抗体可抑制相应抗原物质的活性,抗体使相应抗原的毒性或传染性消失的反应为中和试验。例如抗毒素中和外毒素的毒性,病毒的中和抗体可使病毒失去感染性等。毒性或传染性的检测可通过测定动物半数致死量或对细胞功能的影响等来实现。中和试验具有较高的特异性,对于病原微生物不但可以定属而且可以定型。通过中和试验亦可测定血清抗体效价从而了解体内相应抗体水平的高低。

第二节 免疫标记技术

为了提高抗原抗体检测的灵敏性,将已知的抗体或抗原标记上示踪物质,通过检测标记物,间接测定抗原抗体复合物。常用的标记物有酶、荧光素、放射性核素、胶体金及化学发光物质等。免疫标记技术不但有助于对抗原或抗体进行定性和精确定量测定,而且可结合光镜或电镜技术,观察抗原、抗体或抗原抗体复合物在组织细胞内的定位和分布。免疫标记技术在敏感性、特异性及应用范围等方面远远超过一般免疫血清学方法。

(一) 免疫酶测定法

是一种用酶标记一抗或二抗检测特异性抗原或抗体的方法。常用的有酶联免疫吸附试验(enzyme-linked immunosorbent assay,ELISA)和酶免疫组化技术。

1. ELISA 的基本原理　抗体分子可与酶分子形成既不会改变抗体的免疫学特性,也不影响酶生物学活性的共价结合而被标记;酶标记的抗体可与吸附在固相载体上的抗原发生特异性结合;酶底物被加入后,其所含的供氢体可在酶作用下由还原型变成氧化型,出现颜色反应,依此可判定有无相应的免疫反应。颜色反应的强度与标本中相应抗体或抗原的含量成正比。ELISA 检测仪可对颜色反应进行定量测定,这样就将酶化学反应的敏感性和抗原抗体反应的特异性结合起来,使 ELISA 方法成为一种既特异又敏感的检测手段。常用的 ELISA 法有双抗体夹心法和间接法,前者用于检测大分子抗原,后者用于测定特异抗体。由于 ELISA 检测技术方法简单、特异性强,因此是酶免疫技术中应用最广泛的技术。

(1) 双抗体夹心法:是检测抗原最常用的方法,需要具备针对受检抗原的特异性抗体,用于包被固相载体和制备酶结合物。包被和酶标用的抗体最好分别取自不同种属的动物。若用单克隆抗体,宜选择两个针对不同决定簇的单抗分别用于包被固相载体和制备酶结合物(图 24-3)。双位点夹心法具有很高的特异性,适用于测定二价或二价以上的大分子抗原,但对测定半抗原及小分子单价抗原往往不适用。

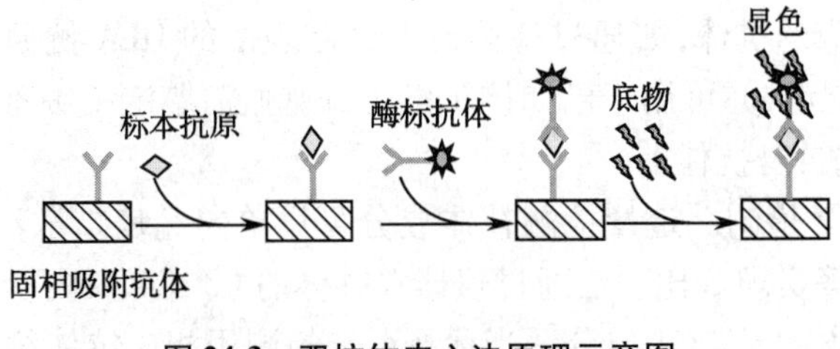

图 24-3　双抗体夹心法原理示意图

(2) 间接 EILSA:间接法是检测抗体常用的方法。其原理为利用酶标记的抗抗体(二抗)来检测与固相抗原结合的受检抗体,故称为间接法(图 24-4)。间接法的优点是只要变换包被抗原就可利用同一酶标二抗检测相应的未知抗体，临床主要用于对病原体抗体的检测而有助于传染病的诊断。间接法的可靠性有赖于抗原和抗体的纯度，尤其是一抗的纯度。来自血浆或组织的抗原可因其含有 Ig 而引起假阳性反应。血清中的 IgG 吸附性很强，可非特异地吸附到固相载体或包被抗原的表面。因此在间接法中，一般会在使用一抗之前用无关蛋白质（例如牛血清蛋白）封闭（blocking）已包被在固相上的抗原以减少抗体的非特异性结合。

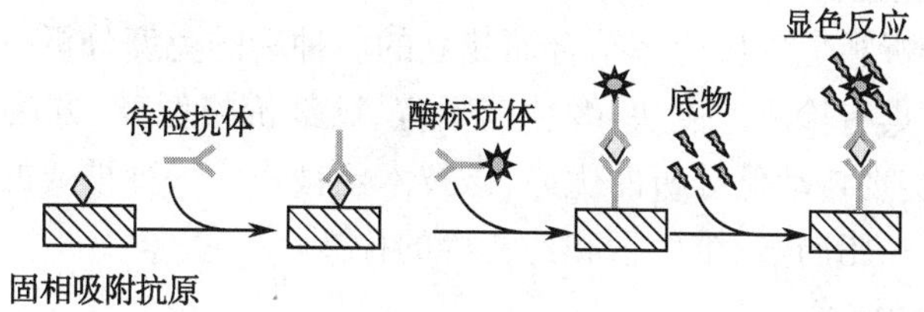

图 24-4　间接法原理示意图

2. 酶免疫组化技术　是用于组织切片或其他组织学标本中抗原或抗体定位检测的技术。其原理与 ELISA 相似，即将抗体用某种酶（如辣根过氧化物酶）或生物素等处理后再与待测抗原反应，借助组织化学方法将抗原抗体反应显色，并通过显微镜和图像分析系统进行清晰观测，从而能够在组织细胞原位确定待检物的种类、分布及相对含量。对组织或细胞中具有抗原或半抗原性的物质，如蛋白质、多肽、氨基酸、多糖、磷脂、受体、酶、激素、核酸及病原体等，只要有相应的特异性抗体，便可用此技术进行检测。

（二）免疫荧光技术

亦称荧光抗体法，是以荧光物质标记的特异性抗体或抗原作为标准试剂，对相应抗原或抗体的定性和定量检测。免疫荧光技术包括荧光抗体染色技术和荧光免疫测定两大类。荧光抗体染色技术是用荧光抗体对细胞、组织切片或其他标本中的抗原或抗体进行定性或定量检测，可在荧光显微镜下直接观察结果，称为荧光免疫显微技术，或是应用流式细胞仪进行分析检测，称为流式荧光免疫技术。荧光免疫测定是抗原抗体反应后，利用特殊仪器测定荧光强度而推算被测物浓度的一类检测方法。该类方法的技术不断得到改进，目前主要有时间分辨荧光免疫测定和荧光偏振免疫测定等。

知识拓展

以常用荧光素作为标记物的荧光免疫测定往往受血清成分、试管、仪器组件等的本底荧光干扰，以及激发光源的杂射光的影响，使灵敏度受到很大限制。时间分辨荧光免疫测定（time resolved fluorescence immunoassay，TRFIA）是一种非同位素免疫分析技术，它用镧系元素标记抗原或抗体，根据镧系元素螯合物的发光特点，用时间分辨技术测量荧光，同时检测波长和时间两个参数进行信号分辨，可有效地排除上述非特异荧光的干扰，极大地提高了分析灵敏度。荧光偏振免疫分析法（fluorescence polarization immunoassay，FPIA）是一种定量免疫分析技术，其基本原理是荧光物质经单一平面的蓝偏振光（485nm）照射后，吸收光能跃入激发态，随后回复至基态，并发出单一平面的偏振荧光（525nm）。偏振荧光的强弱程度与荧光分子的大小呈正相关，与其受激发时转动的速度呈反相关。FPIA 最适宜检测小至中等分子物质，常用于药物、激素的测定。

（三）放射免疫测定法

是将放射性核素分析的灵敏性和抗原抗体反应的特异性结合的测定技术。将同位素的敏感性与抗原抗体结合的特异性结合起来，具有重复性好、准确性高等优点，广泛应用于微量蛋白质、激素和多肽的定量测定，敏感性可达到 pg/ml 水平。常用的放射性核素有^{131}I 和^{125}I 等。由于放射测量存在安全上的弊端，近来有被其他高敏度测量技术（如 TRFIA 等）取代的趋势。

（四）化学发光免疫技术

是将化学发光分析和免疫反应相结合而建立的一种新的免疫分析技术。该方法不仅特异性强、灵敏度高，而且具有检测速度快、线性范围宽、试剂价格低廉、方法安全稳定等特点。此外，由于还具备便于实现自动化分析的优势，该技术已被作为一种重要的非同位素标记免疫分析方法，用于各种蛋白、脂肪酸、维生素和药物等的检测。

（五）免疫胶体金技术

在还原剂的作用下氯金酸（$HAuCl_4$）可聚合成特定大小的金颗粒，形成带负电的疏水胶溶液。该溶液因静电作用而呈稳定的胶体状态，故称胶体金。免疫胶体金技术是用胶体金颗粒标记抗体或抗原，以检测未知抗原或抗体的方法。在碱性条件下，胶体金颗粒表面的负电荷与蛋白质的正电荷基团靠静电引力结合。由于胶体金的电子密度高，颗粒聚集后呈红色。该技术可用于检测多种大分子，如免疫球蛋白、糖蛋白、脂蛋白、激素、植物血凝素等。

（六）蛋白印迹技术（Western blotting）

是将蛋白用十二烷基磺酸钠（SDS）聚丙烯酰胺凝胶电泳（PAGE）按分子量大小分离并转移到固相载体膜上，然后用标记的特异性抗血清或单克隆抗体对其进行定性及定量分析的技术。该技术已被广泛地用于医学研究及临床检测，其鉴定蛋白质的敏感性与具体标记和检测方式有关。

（七）生物芯片技术（Biochip）

生物芯片又称微阵列（microarray），主要是通过微加工和微电子技术在固相载体芯片表面构建微型生物化学分析系统，以实现对核酸、蛋白质以及其他生物组分的快速、准确、高通量检测。生物芯片包括基因芯片和蛋白质芯片等，其中以蛋白质芯片的应用最为广泛。蛋白质芯片的基本原理是将多种蛋白有序地固定于介质载体上制成检测芯片，再将其与荧光素或同位素标记的待测样品作用，将未与芯片蛋白结合的待测样品洗去之后，利用荧光或激光扫描技术检测芯片上各点的荧光强度。信号检测分析通常有直接和间接两种模式。直接检测模式是将待测蛋白用荧光素或同位素标记，结合到芯片的蛋白质就会发出特定的信号，检测时用芯片扫描仪扫描和相应的计算机软件进行数据分析。间接检测模式类似于 ELISA 方法，需用特定荧光物质标记的抗体与芯片作用后将未与芯片上蛋白质结合的抗体洗去，测定芯片上各点的荧光强度。当蛋白质芯片固定于支持介质上的蛋白质为抗原或抗体时，称抗原或抗体芯片。蛋白质芯片技术在抗原抗体检测及肿瘤诊断等医学科研及临床工作中具有广泛的应用价值。

第三节 免疫细胞检测技术

为检测机体的免疫功能，可以通过体外或体内实验对参与免疫应答的不同细胞进行分离、分型及功能等测定。用于上述免疫功能检测的最常用材料是外周血，其次是胸腺、脾脏、淋巴结或其他组织。

一、免疫细胞的分离与分型

体外测定免疫细胞的功能，首先要从不同材料中分离所需细胞。淋巴细胞及其亚群的分离有多种方法，常根据细胞的表面标志、理化性质及功能进行设计和选择。伴随单克隆抗体的应用和免疫学技术的发展，免疫细胞的分离与分型日益精确。目前常用的分离方法主要有：

（一）密度梯度离心法

不同颗粒之间存在沉降系数差时，在一定离心力作用下，颗粒各自以一定速度沉降，在密度梯度不同介质中形成各自区带的方法。血细胞中的不同细胞成分各异，利用此法可将外周血单个核细胞（PBMC）分离。该类方法常用的密度梯度离心介质是葡聚糖-泛影葡胺（Ficoll-Urografin）和二氧化硅胶体（percoll）。

（二）免疫吸附分离法

将已知抗淋巴细胞表面标志的抗体包被聚苯乙烯培养板，加入淋巴细胞悬液，表达相应细胞表面标志的淋巴细胞被贴附在培养板上，可与细胞悬液中其他细胞分开。

（三）免疫磁珠分离法

免疫磁珠法是一种近年来应用较广泛的特异性分离所需淋巴细胞的方法。免疫磁珠法分离细胞基于细胞表面抗原能与连接在磁珠上的特异性单抗相结合，在外加磁场作用下，容器内与磁珠抗体结合的细胞会滞留在磁场中，而无相应表面抗原的细胞由于不能与连有磁珠的特异性单抗结合而被洗掉，因而细胞得以分离。该方法具有特异性好、操作简便、设备要求低等特点，目前已经成为分离造血干细胞、抗原特异性淋巴细胞及肿瘤细胞等的重要工具。

（四）荧光激活细胞分离法（Fluorescence-activated cell sorting，FACS）

FACS 是将荧光标记的抗体与细胞悬液混合使抗体与细胞携带的抗原充分结合，洗去游离抗体后装入样品管内，通过检测仪的高速液流系统使细胞排成单行，逐个流经检测区，在激光束照射下产生荧光和散射光，经光电倍增管接收并转换成脉冲信号，由电脑处理分辨细胞类型。借助光电效应，携带不同荧光的细胞通过电场时可出现不同偏向，因而可被分类收集。利用 FACS 不仅能以每秒数千至数万个细胞的速度高效分离细胞，而且具有较高的分离纯度，是细胞及其亚群分型分离的一种理想工具。

二、免疫细胞功能检测

免疫细胞功能试验包括体内和体外试验。检测内容主要有淋巴细胞分裂增殖、抗体分泌、细胞杀伤活性、细胞吞噬功能、细胞因子及趋化迁移功能等。

（一）体外淋巴细胞增殖试验

淋巴细胞受到特异性抗原或有丝分裂原刺激后发生增殖，可通过形态计数法、放射或荧光标记法、四甲基偶氮唑盐微量酶反应比色法（MTT 比色法）等方法检测。形态计数法结果判断时易受主观因素影响，可重复性较差，而放射标记在使用安全方面较为复杂，故渐被荧光标记法取代。

1. 荧光染料 CFSE（CFDA-SE）法　CFSE 是一种可对活细胞进行荧光标记的新型染料，可以穿透细胞膜，在活细胞内与胞内蛋白共价结合，激发后释放出绿色荧光。CFSE 进入细胞后可定位于细胞膜、细胞质和细胞核，但不影响细胞的增殖能力。在细胞分裂增殖过程中，子代细胞的标记荧光被平均分配，其荧光强度会随着细胞的分裂而逐级递减。根据这一特性，CFSE 可被用于检测细胞增殖、细胞周期及细胞分裂等方面的检测。由于 CFSE 标记的细胞在体内的可观察期限长达数周之久，它亦被用来做活体内检测细胞长期活动的实验。CFSE 法操作简单快速，无放射性同位素的安全隐患，因而成为放射标记法的较佳替代技术被用于细胞增殖等检测。

2. MTT 法 MTT（四甲基偶氮唑蓝）是一种噻唑盐，水溶液为黄橙色。T 细胞发生增殖活化后，其胞内线粒体琥珀酸脱氢酶活性相应升高，将 MTT 还原成不溶于水的蓝紫色产物（甲臜，Formazan），经二甲基亚砜（DMSO）或盐酸—异丙醇溶解后为蓝色溶液，可用酶标测定仪在 490nm 波长处测定 OD 值并根据 OD 值的大小计算反应体系中细胞增殖程度。该法敏感性不及放射标记法，但操作简便，无放射性污染。

（二）B 细胞功能测定

抗体形成细胞通常用溶血空斑试验（参见前述补体结合试验）、酶联免疫斑点试验（enzyme-linked immunospot，ELISPOT）来测定。样本中 IgG、IgA、IgM 等各类 Ig 的含量可通过单向琼脂扩散法、ELISA、速率比浊法等测定。

（三）细胞杀伤活性检测

细胞杀伤活性检测又称细胞毒试验。该技术是检测 CTL、NK 等细胞杀伤靶细胞活性的一种细胞学技术。主要用于肿瘤免疫、移植排斥反应和病毒感染等方面的研究。

1. ^{51}Cr 释放法 $Na_2{}^{51}CrO_4$ 能进入到增殖的细胞内，与细胞质蛋白质牢固地结合。当标记的 ^{51}Cr 细胞受到损伤或死亡之后，即可释放出 ^{51}Cr。^{51}Cr 辐射 γ 射线，通过测定受损伤或死亡靶细胞释放到上清中的 ^{51}Cr，即可计算出 NK 细胞活性。

2. MTT 法 如前所述，活细胞线粒体中的脱氢酶能够还原 MTT 为蓝紫色的不溶于水的甲臜，而且甲臜的生成量在通常情况下与活细胞数成正比。通过 OD 值可推测出活细胞的数目，了解药物抑制或杀伤肿瘤细胞的能力。

3. 补体依赖的细胞毒试验 特异性抗体与其相应靶细胞结合后，在补体作用下可通过经典途径导致靶细胞死亡。通过计数死细胞与总细胞数，可判断细胞死亡率。此试验适用于检测细胞膜抗原或相应的抗体，如通过检测淋巴细胞表面的 HLA 抗原或血清中抗 HLA 抗体进行 HLA 定型和配型、用已知抗 T 淋巴细胞血清鉴定 T 细胞亚群或用淋巴细胞作抗原检测自身抗淋巴细胞抗体等。

（四）吞噬功能测定

1. 硝基蓝四氮唑试验 硝基蓝四氮唑（NBT）是一种水溶性的淡黄色染料。由于吞噬杀伤过程中会产生反应性氧中间物（ROI），如超氧阴离子（O2-）及游离羟基（OH-）等强性氧物质，能使被吞噬进细胞内的 NBT 还原成不溶性蓝黑色甲臜颗粒，沉积于胞浆中，光镜下计数 NBT 阳性细胞，可反映中性粒细胞的杀伤功能。

2. 巨噬细胞吞噬试验 将待测巨噬细胞与某种可被吞噬又易于计数的颗粒性物质（如鸡红细胞）混合温育后，颗粒物质被巨噬细胞吞噬，根据吞噬百分率即可反映巨噬细胞的吞噬能力。

（五）细胞因子检测

1. 生物活性检测法 根据不同的细胞因子具有的不同的生物学活性，可采取相应的测定方法。

2. 免疫学检测法 主要是利用抗原抗体反应和生化显色原理检测，包括①ELISA（双抗体夹心法），适用体液、组织液及细胞培养上清液中细胞因子的检测；②ELISPOT，适用细胞培养条件下的检测；③流式细胞仪法，适用胞内细胞因子检测。

3. 分子生物学方法　根据待测细胞因子的核酸序列特点，可通过 DNA 印记（Southern blot）、原位杂交、RNA 印记（Northern blot）和聚合酶链式反应（PCR）等基因检测技术来定性、定量和定位测定待检分子的基因表达。

（六）趋化功能检测

趋化功能是指白细胞向着化学刺激物做定向移动，这些化学刺激物称为趋化因子。检测趋化功能的常见方法有：

1. 琼脂糖膜板法　将待检测细胞与趋化因子分别置于琼脂糖膜板的不同位置，在趋化因子招引下，待检细胞向趋化因子做定向移动。根据其在琼脂糖膜板下移动的距离，即可判定其趋化功能。

2. 双层多孔趋化小室法　利用特制的上、下两层多孔趋化小室，将待检测细胞与趋化因子分别置于小室的上、下室内，待检细胞在趋化因子作用下向趋化因子所在的小室做定向移动。通过计数迁移的细胞数量，可判断细胞的趋化能力。

（七）活体过敏反应检测

利用动物或人体进行活体免疫功能检测对临床研究与诊断具有重要意义，但往往受到更多的条件限制。较为常用的是过敏反应检测，包括：

1. 豚鼠过敏性反应　变应原初次进入机体后可刺激特异性 B 淋巴细胞产生 IgE 抗体。特异性 IgE 抗体的 Fc 段可与肥大细胞和嗜碱性粒细胞膜上的 FcεR1 结合，使机体处于致敏状态，当相应的变应原再次进入致敏机体时，就可与致敏的肥大细胞和嗜碱性粒细胞上的特异性 IgE 抗体的可变区结合，而触发细胞活化，脱颗粒释放以及新合成并释放生物活性介质。可引起毛细血管扩张和通透性增加，平滑肌收缩，腺体分泌增加及炎症细胞的浸润等。

当用异种蛋白注射动物使之致敏后，当再次用同一种变应原作用于该动物时，就可诱发该动物类似Ⅰ型超敏反应的表现。这与临床上遇到的青霉素或抗毒素注射后引起的过敏相似。

2. 人体结核分枝杆菌素试验　结核分枝杆菌素（OT）或纯化蛋白衍生物（PPD）是结核分枝杆菌的菌体蛋白成分。敏感的受试者体内存在已致敏的 T 细胞，接受注入皮内的 OT 或 PPD 刺激后可引发一系列反应，于注射后 48～72 小时在注射部位的皮肤出现红肿和硬结，据之可判断机体的致敏情况和细胞免疫功能。

由于绝大多数成年人都曾有过结核分枝杆菌隐性感染的历史，故细胞免疫功能正常者 OT 试验一般呈阳性反应。对于急性传染病（麻疹、百日咳等）、麻风、结节病、传染性单核细胞增多症、淋巴肉瘤或细胞免疫功能缺陷等患者，在放射治疗、大剂量化疗或应用激素类药物后，该试验可呈阴性。

PBL：患者，男。出生后即有频发出血，6 个月后反复发生感染，且随年龄而加重；血小板检测呈显著减少；病原体检出嗜血性流感杆菌、肺炎球菌、白念珠菌、卡氏肺孢子虫、疱疹病毒等；1 岁左右发生湿疹，伴发过敏性哮喘及荨麻疹。分析与讨论：患者是否可能患有先天或获得性免疫缺欠，何种可能性较大？应做哪些免疫学检测来协助诊断？

小　结

医学免疫学检验的基础是免疫学原理，其核心对象是免疫细胞和体液免疫成分，其基本方法是定量及活性分析。利用各种理化和分子生物学等相关技术，敏感、特异地分析检测各种生理的和病理的免疫学指标，对疾病诊断、疗效评估和预后判断有重要意义。传统的免疫学检验以血清学和细胞毒性试验为主，通过观察沉淀物的形成、扩散、凝集及溶血现象来分析检测对象中抗原或抗体的存在、含量及免疫细胞功能。近年来随着生物和生命科学的迅猛发展，生物新技术的应用为免疫学快速、准确、高敏度检验提供了新的契机，极大地促进了免疫技术的更新与发展。与此同时，临床免疫检验质量控制问题正日益引起广泛关注。全面可靠的质量控制程序是检验结果准确可靠的重要保证，也是影响临床诊疗的主要因素。鉴于免疫检测涉及范围极为广泛、新技术不断增多、传统技术与创新自动化免疫仪器混杂使用，如何合理选择和规范检测方法与指标，做好实验室内和实验室间的质量控制，是与医学免疫检验技术同样值得重视的课题。

问题与思考

1. 血清 IgE 测定方法有哪些？
2. 类风湿因子检测方法及临床意义是什么？
3. 临床上有哪些皮肤试验，其意义如何？
4. 外斐试验及肥达氏反应的原理及临床意义是什么？

（于　广）

第二十五章

免疫学防治

免疫学理论和技术在预防医学和临床医学中已得到广泛应用，取得了卓著成效。免疫预防是医学史上最为经济和有效的大众健康手段。早在18世纪末，人类就开始通过模拟自然感染过程从而达到预防疾病的目的，在接下来的时间里，大量疫苗的出现使得长期影响人类健康甚至危及生命的许多传染病得到了控制或消灭，改变了人类的疾病谱，延长了人类的寿命。但是这一研究策略在另外一些传染病及非感染性疾病中尚未取得类似成功，目前已经成为疫苗研究的热点。新型疫苗的诞生不但弥补了传统疫苗的不足，同时新的研究理念也赋予新型疫苗更多优势。随着抗体、抗毒素及细胞因子的发现以及应用，被动预防也成为疾病应急预防的手段之一。此外，免疫治疗新方法的兴起也成为临床中治疗疾病的重要手段。

第一节　免 疫 预 防

用免疫的方法预防传染病有着悠久的历史，18世纪末Edward Jenner发现接种牛痘预防天花，第二次世界大战后采用这种方法在全球消灭了天花，是用免疫预防的方法消灭传染病的最好例证。随着卫生状况的改善和计划免疫的实施，免疫预防在预防传染病方面取得了巨大成就。同时，免疫预防（immunoprophylaxis）已扩大到传染病以外的其他领域，疫苗的内涵及应用也得到进一步拓展。

适应性免疫的获得有自然免疫（natural immunization）和人工免疫（artificial immunization）两种方式。自然免疫是指机体感染病原体后建立的免疫，还包括胎儿或新生儿经胎盘或乳汁从母体获得抗体所获得的免疫。人工免疫则是采用人为手段使机体获得适应性免疫，包括人工主动免疫（artificial active immunization）和人工被动免疫（artificial passive immunization）。人工主动免疫与人工被动免疫的比较见表25-1。

表25-1　人工主动免疫和人工被动免疫比较

	人工主动免疫	人工被动免疫
输入物质	疫苗、类毒素（抗原成分）	抗毒素、细胞因子等（免疫效应制剂）
免疫力出现时间	1～4周后生效	立即生效
免疫力维持时间	数月至数年	2～3周
用途	预防疾病	治疗或紧急预防疾病

一、人工主动免疫

人工主动免疫是进行免疫预防的最有效手段，主要通过接种疫苗实现。疫苗(vaccine)是接种后能使机体对特定疾病产生免疫力的生物类制剂。使用疫苗的目的是激发保护性免疫反应以防止感染，而疫苗本身又不会使人体遭受实际感染的危害。

(一) 疫苗的基本要求

1. 安全性 疫苗用于健康人群，特别是儿童，直接关系到接种人群的健康和生命安全，因此必须保证安全。死疫苗要求灭活彻底，并避免无关蛋白和内毒素的污染；活疫苗涉及的微生物要求遗传性状稳定，无回复突变，无致癌性；各种疫苗均应尽可能地减少副作用。

2. 有效性 疫苗应具有很强的免疫原性，接种后能诱导保护性免疫反应，使群体的抗感染能力增强。理想的疫苗应该引起与天然感染相同程度或更好的免疫反应，在疫苗设计中应考虑所产生的保护免疫反应是以体液免疫为主还是细胞免疫为主，或二者兼备；同时要能引起显著的免疫记忆，使保护免疫反应长期维持。例如，口服脊髓灰质炎活疫苗接种以后能诱导体液免疫，产生中和抗体，同时还具有很好的免疫记忆性，初次免疫后半年以上仍能保持高水平的特异性保护免疫反应。在制作细菌多糖类疫苗时，将其与免疫原性较强的蛋白质(如白喉类毒素)共同接种，比单独接种效果显著。模拟自然感染途径接种疫苗引起的保护性免疫反应除了体液免疫应答和细胞免疫应答外，还可在局部引起黏膜免疫应答，抵抗经黏膜入侵的病原体。佐剂与疫苗共同使用，可以调节免疫应答的类型，增强免疫效果。

3. 实用性 疫苗的实用性十分重要。实用性较高的疫苗可以达到较高的覆盖率，更有效地预防疾病。这就要求疫苗保证安全和有效的前提下尽量简化接种程序，如采用口服疫苗、多价疫苗和联合疫苗。同时还要求疫苗易于保存运输，价格低廉，同时接种的方式要容易被不同人群所接受。

(二) 疫苗的种类

随着医学的进步疫苗的发展可以分为三代。第一代传统疫苗，主要包括灭活疫苗、减毒活疫苗和类毒素；第二代疫苗包括利用微生物的天然成分及其产物制成的亚单位疫苗和将能激发保护性免疫应答的成分基因重组而产生的重组蛋白疫苗；第三代疫苗的代表为基因疫苗。

1. 灭活疫苗(inactivated vaccine) 又称死疫苗。是选用免疫原性强的病原体，经人工大量培养后，用理化方法灭活制成的死疫苗。虽然灭活疫苗的安全性较好，但也具有很多缺点。灭活疫苗主要诱导特异性抗体的产生，为维持血清抗体水平，常需多次接种，有时会引起较重的注射局部和全身超敏反应。由于灭活的病原体不能进入宿主细胞内增殖，无法通过内源性抗原提呈诱导 CTL 的产生，很难诱导保护性细胞免疫应答的发生，因此免疫效果有一定局限性。需要注意的是，并不是所有病原体经灭活后均可以成为高效疫苗，一些病原体经灭活后产生的免疫效力低下，无法达到较好的免疫效果，这些低效疫苗大多数将被新型疫苗代替。

2. 减毒活疫苗(live-attenuated vaccine) 是经自然筛选或人工变异的方法获得的毒力高度减弱或基本无毒的活病原体制成的预防制剂，又称活疫苗。如卡介苗是牛型结核分枝杆菌在人工培养基上多次传代后制成的。活疫苗的优势在于接种后在体内具有一定生长繁殖能力，产生的感染效果与天然感染相似，因此免疫效果良好、持久，除诱导保护性体液免疫反应外，还可产生保护性细胞免疫反应，经自然感染途径接种还形成黏膜局部免疫。其不足之处是疫苗在体内存在着突变恢复毒力的危险，在免疫力差的部分个体可引发感染，虽然这种情况在实际中罕见，但也应引起重视。免疫缺陷者和孕妇一般不宜接种活疫苗。同时减毒活疫苗的制作成本较高，保存运输也较复杂。灭活疫苗与减毒活疫苗的比较见表25-2。

表25-2　灭活疫苗与减毒活疫苗比较

	灭活疫苗	减毒活疫苗
制剂特点	死的病原体	减毒或无毒病原体
接种量	较大	较小
接种次数	2～3次	1次
保存及有效期	易保存，有效期长	不易保存，有效期短
免疫效果	体液免疫应答，维持时间短	体液免疫应答和细胞免疫应答，维持时间长

PBL：患者，男，2岁，中午注射乙脑减毒活疫苗，当天晚上开始发高烧，持续9天，退烧后第9天失语、呆滞。入医院治疗，曾用青霉素抗感染，并用泼尼松治疗8周，听力逐渐恢复，已能讲话。医院诊断为乙脑并发失语，怀疑与注射疫苗有关。分析与讨论：乙脑减毒活疫苗是如何引发乙脑的？为了防止减毒活疫苗引起疾病的反生，在接种前后应该注意些什么？

3. 类毒素（toxoid）　是用细菌的外毒素经0.3%～0.4%甲醛处理，使其失去外毒素的毒性，但保留免疫原性而制成。当疾病的病理变化主要由于强力外毒素引起时，类毒素疫苗具有很大的意义，接种后能诱导机体产生抗毒素。

4. 亚单位疫苗（subunit vaccine）　是去除病原体中与激发保护性免疫无关的成分，保留有效免疫原成分制作的疫苗。这些有效免疫原可以通过理化方法裂解病原体获得，例如，从乙肝病毒表面抗原阳性者血浆中提取表面抗原，制备成乙肝亚单位疫苗；也可以利用DNA重组技术制备，例如，将编码乙肝表面抗原的基因在酵母菌中高效表达后，经纯化制备的疫苗，这种通过DNA重组技术制备的亚单位疫苗又称为重组抗原疫苗（recombinant antigen vaccine）。重组抗原疫苗不含活的病原体或病毒核酸，安全有效，成本低廉。

5. 结合疫苗（conjugate vaccine）　是将细菌荚膜多糖连接于其他抗原或类毒素，为细菌荚膜多糖提供了蛋白质载体，使其成为TD抗原，使机体对细菌荚膜多糖能够产生有效的保护性免疫反应的一种疫苗。细菌的荚膜多糖属于TI抗原，不需要T细胞辅助可直接刺激B细胞产生IgM类抗体，对婴幼儿的免疫效果很差。结合疫苗中类毒素提供了T细胞识别表位，可活化T细胞，并在T细胞的辅助下B细胞可以产生IgG类抗体，明显提高了免疫效果。目前已获准使用的结合疫苗有b型流感杆菌疫苗、脑膜炎球菌疫苗和肺炎球菌疫苗等。

6. DNA疫苗（DNA vaccine）　又称核酸疫苗。是将编码病原体有效免疫原的基因与细菌质粒构建成重组体，经肌内注射等途径进人机体，重组质粒可转染宿主细胞，使其表达病原体抗原，并诱导有效保护性免疫反应。它与活疫苗的关键不同之处是编码抗原的DNA不会在人或动物体内复制。DNA疫苗只能用于表达蛋白质抗原，不能表达多糖抗原和脂类抗原。DNA疫苗的优越性在于，一是可诱导细胞免疫应答，二是可以克服亚单位疫苗容易发生蛋白质错误折叠和糖基化不完全的问题，三是稳定性好，四是成本低，五是容易构建多价疫苗。DNA疫苗也存在随机插入基因组或激活自身免疫性疾病等潜在危险或者不良反应。除感染性疾病外，肿瘤的DNA疫苗也在研制中。

7. 重组载体疫苗（recombinant vector vaccine）　是将编码病原体有效免疫原的基因插入无害的微生物载体（减毒的病毒或细菌）基因组中，接种后在体内大量表达所需的抗原。其优势在于组合了减毒活疫苗强有力的免疫原性和亚单位疫苗的准确度，可在体内诱导保护性细胞免疫应答反应。如果将多种病原体的有关基因或细胞因子基因插入载体，则可制作表达多种保护性抗原的多价疫苗或增强免疫应答反应。目前使用最广的载体是痘苗病毒，已用于甲肝、乙肝、麻疹、单纯疱疹、肿瘤等多种疫苗的研究中。

（三）新型疫苗的发展

因不同的需求，人们设计多种新型疫苗。可食用疫苗（edible vaccine）是用转基因方法，将编码有效免疫原的基因导入可食用植物如马铃薯、香蕉、番茄的细胞中，免疫原即可在植物的可食用部分稳定地表达和积累，通过摄食而启动保护性免疫反应。可有效启动黏膜免疫反应，对于黏膜感染性疾病有很好的发展前景。黏膜疫苗（mucosal vaccine）是可通过黏膜途径接种的疫苗，这类疫苗不仅诱导黏膜局部免疫，还诱导全身免疫。合成肽疫苗（syntheticpeptide vaccine）是根据有效免疫原的氨基酸序列，设计和合成的免疫原性多肽。其特点是成分更加简单，质量容易控制。其缺点是免疫原性低，需要特殊的设计、接种方式和佐剂。透皮疫苗（transdermal vaccine）是将抗原和佐剂接种于完整皮肤表面，通过表皮的抗原提呈细胞识别、加工抗原并将其提呈给 T 细胞，从而引发局部或全身的保护性体液免疫和细胞免疫反应。治疗性疫苗（therapeutic vaccine）是兼具治疗和预防功能的新型疫苗，主要应用于慢性感染、肿瘤、自身免疫病、移植排斥等患者。

初次免疫-加强免疫策略（prime-booststrategy）是接种疫苗后，采用相同类型或不同类型但来自同一抗原的疫苗再次或多次接种，进行加强免疫的方法，这种方法可以使机体持续保持对这种抗原的保护性免疫应答反应，例如卡介苗初次免疫-加强免疫策略中，初次接种 BCG 后，再次接种 BCG、亚单位疫苗、DNA 疫苗或重组载体疫苗来加强免疫。新型疫苗的发展，不仅依赖于新型疫苗设计策略和种类，还依赖于佐剂的发展和创新。第一代的减毒活疫苗和灭活疫苗由于具有很好的免疫原性而无需佐剂辅助就可产生有效的保护性免疫反应，而亚单位疫苗、DNA 疫苗、合成肽疫苗等新型疫苗免疫原性有限，需要辅以相应的佐剂才能产生有效的保护性免疫反应。佐剂可以减少疫苗中抗原的用量和接种次数，还可以延长免疫应答和改变免疫应答的类型，提高疫苗在新生儿、老年人以及其他免疫功能低下人群中的功效。

（四）疫苗的应用

疫苗已经不再是单纯预防疾病使用的制剂，随着医学的发展，疫苗已经从单纯的预防传染病扩展到许多非传染病领域，通过疫苗可以人为有目的地调节人体适应性免疫应答的功能，这使得疫苗在临床应用中具有光明前景。

1. 抗感染及计划免疫　计划免疫（planed immunization）是根据某些特定传染病的疫情监测和人群免疫状况分析，在人群中按照规定有计划地进行免疫接种，提高人群对传染病的免疫水平，最终达到控制乃至消灭相应传染病的重要措施。

我国儿童计划免疫的常用疫苗有：卡介苗、乙型肝炎疫苗、三价脊髓灰质炎疫苗、百白破疫苗和麻疹活疫苗。2007 年国家扩大了计划免疫免费提供的疫苗种类，在原有基础上，增加 8 种疫苗（表 25-3），包括甲型肝炎疫苗、流脑多糖疫苗、乙脑疫苗、风疹疫苗、钩体病疫苗、腮腺炎疫苗、流行性出血热疫苗和炭疽疫苗。在全国各地严格按照规定有计划地进行计划免疫工作下，传染病的发病率大幅度下降。

在未来的发展中抗感染仍旧是疫苗应用的主要任务。许多对人类生命造成威胁的传染病仍旧缺乏有效的疫苗进行预防，例如疟疾、结核等，随着引起感染的病原体的变异导致一些新型病原体的出现，这些新型病原体可以引起新的传染病对人类生命造成威胁，亟须有效的疫苗进行预防，可见疫苗在传染病的控制方面依然任重而道远。

表 25-3　我国计划免疫程序表

疫苗名称	第一次	第二次	第三次	加强	预防疾病
儿童免疫规划疫苗					
卡介苗(BCG)	出生				肺结核
乙肝疫苗(HEPB)	出生	1 月龄	6 月龄		乙型肝炎
脊髓灰质炎疫苗(PV)	2 月龄	3 月龄	4 月龄	4 周岁	脊髓灰质炎
百白破疫苗(DPT)	3 月龄	4 月龄	5 月龄	18～24 月龄	百日咳、白喉、破伤风
白破疫苗(DT)	6 周岁				百日咳、破伤风
麻风疫苗(MR)	8 月龄				麻疹、风疹
麻腮风疫苗(MMR)	18～24 月龄				麻疹、流行性腮腺炎、风疹
乙脑减毒活疫苗(JEI)	8 月龄	2 周岁			流行性乙型脑炎
流脑 A 群疫苗(MenA)	6～18 月龄(1、2 次间隔 3 个月)				流行性脑脊膜炎
流脑 A+C 群疫苗(MenA+C)	3 周岁	6 周岁			流行性脑脊膜炎
甲肝减毒活疫苗(HepAI)	18 月龄				甲型肝炎
重点人群接种疫苗					
出血热双价纯化疫苗					出血热
炭疽减毒活疫苗					炭疽
钩体灭活疫苗					钩体病

2. 抗肿瘤　目前已经明确知道一些病原微生物的感染与肿瘤的发生相关,预防这些病原微生物的感染就可以有效地预防肿瘤,疫苗成为有效的预防工具。例如,EB 病毒疫苗可以预防鼻咽癌。在治疗肿瘤的过程中,通过接种疫苗也可以达到提高机体肿瘤免疫应答反应或直接杀伤肿瘤细胞的目的,这些治疗性疫苗包括肿瘤抗原疫苗和肿瘤抗原荷载的树突状细胞疫苗等。

3. 计划生育　避孕疫苗有很高的要求,即要求效果能够持续一段适当时期,也不能干扰月经造成过多经血和自身免疫性疾病。例如,用女性体内的人促绒毛膜性腺激素(HCG)β 亚单位与破伤风类毒素连接制成结合疫苗免疫人体,产生的抗 HCG 抗体抑制 HCG 的功能而终止妊娠,而且停止注射疫苗后短期内妊娠功能可恢复。

二、人工被动免疫

人工被动免疫是给人体注射具有免疫效应的制剂,使机体被动获得对某些抗原的适应性免疫应答,随着输入的免疫效应制剂在体内代谢,这种适应性免疫应答就会减弱直至消失,因此通过这种方法获得免疫力维持的时间较短,主要用以治疗或紧急预防疾病。

(一) 抗毒素

是临床中常用的人工被动免疫制剂,是采用细菌外毒素或类毒素免疫动物后,取其血清分离纯化后制备的免疫血清,能够与细菌外毒素结合中和其毒性。抗毒素的本质为抗外毒素的多克隆抗体,由于这种抗体来源于动物,对人而言是异种蛋白,使用不当可引起超敏反应的发生。常用的有破伤风抗毒素、白喉抗毒素等。

(二) 人免疫球蛋白制剂

是从正常人血浆或健康产妇胎盘中分离制成的人免疫球蛋白浓缩剂。由于不同地区及人群的免疫状况不同,制备的人免疫球蛋白制剂所含抗体的种类和效价有所差别。预防甲型肝炎、丙型肝炎、麻疹等疾病主要采用肌内注射,治疗免疫缺陷病主要采用静脉注射。

(三) 细胞因子

细胞因子具免疫调节功能,采用细胞因子制剂输入机体,可提高机体免疫应答的水平,用于肿瘤、感染、自身免疫性疾病的治疗。

第二节 免疫治疗

免疫治疗(immunotherapy)是指利用免疫学原理,针对机体低下或亢进的免疫功能,人为地干预或调整机体的免疫功能,达到治疗目的的措施。根据对机体免疫应答的影响,可分为免疫增强和免疫抑制;根据治疗特异性,可分为特异性免疫治疗和非特异性免疫治疗;根据治疗所用制剂的特点,可分为主动免疫治疗和被动免疫治疗。随着生物技术的发展,免疫治疗的概念也得到了更新,多种重组细胞因子或免疫细胞已能被制备并投入临床使用。免疫治疗的基本策略是从分子、细胞和整体水平干预或调整机体的免疫功能。

一、细胞治疗

细胞治疗指将自体或异体的免疫细胞或肿瘤细胞经体外活化后回输机体,以激活或增强机体的特异性免疫应答。

(一) 细胞疫苗

1. 肿瘤细胞疫苗 是目前研究最多、使用时间最长的肿瘤瘤苗。是用自体或同种肿瘤细胞经射线、抗代谢药物等理化方法处理,使其失去分裂增殖能力,保留其免疫原性,将其接种机体可产生特异性免疫应答。目前研究主要聚焦于基因修饰瘤苗、人工合成肿瘤多肽疫苗等研究。

2. 基因修饰的瘤苗 通过基因修饰方法改变肿瘤细胞遗传性状,降低致瘤性,增强免疫原性。例如,体外通过载体将编码 HLA 分子、共刺激分子(如 CD80/CD86)、细胞因子(如 IL-2、IFN-γ、GM-CSF)的基因转染肿瘤细胞,肿瘤细胞将表达这些免疫分子,将这种瘤苗注入体内可增强抗肿瘤的免疫应答反应。

3. 树突状细胞疫苗 体外使用肿瘤提取物或肿瘤抗原多肽等刺激树突状细胞,或用携带肿瘤相关抗原基因的病毒载体转染树突状细胞,再回输给患者,可通过提高树突状细胞提呈肿瘤抗原的能力来激活体内特异性抗肿瘤免疫应答。

(二) 过继免疫细胞治疗

将自体或异体的免疫效应细胞经体外扩增、活化后重新输入人体,直接杀伤肿瘤或激发机体抗肿瘤免疫效应,称为过继免疫细胞治疗。例如,肿瘤浸润淋巴细胞(tumor infiltrating lymphocyte,TIL)是从实体肿瘤组织中分离出的淋巴细胞,经体外 IL-2 诱导培养后具有直接杀伤肿瘤细胞的能力,与 IL-2 联合治疗某些晚期肿瘤,有一定疗效。细胞因子诱导的杀伤细胞(cytokine-induced killer,CIK)是从肿瘤患者外周血分离单个核细胞,经抗 CD3 单克隆抗体、IL-2、IFN-γ、TNF-α 等细胞因子诱导分化获得的具有 $CD3^+CD56^+$ 的杀伤细胞,再同输给患者,对白血病和实体肿瘤有一定疗效。

（三）干细胞移植

免疫细胞都来源于造血干细胞，体内造血干细胞的分化依赖于骨髓和胸腺的微环境。因此，干细胞在基础研究领域和临床应用中具有重要的理论和实践意义。造血干细胞的移植是在自体造血或免疫功能极度低下的情况下，移植自体或异体造血干细胞，来恢复自体造血和免疫功能的目的。干细胞移植已经成为癌症、造血系统疾病、自身免疫病等的重要治疗手段。移植所用的干细胞来自于 HLA 型别相同的供者，也可进行自体干细胞移植。

二、分子治疗

分子治疗指输入免疫分子制剂，以调节机体的免疫应答，例如使用抗体、细胞因子以及微生物制剂等。

（一）分子疫苗

肿瘤抗原疫苗和微生物抗原疫苗等治疗性疫苗都属于分子疫苗。肿瘤相关抗原多肽通过抗原提呈细胞能激活特异性 T 细胞，诱导特异性 CTL 的抗瘤效应；乙型肝炎多肽疫苗同样可诱导抗病毒感染的特异性细胞免疫应答。

（二）抗体

1. 多克隆抗体　用抗原免疫动物或人体获得的血清中提取出的免疫球蛋白制剂，包括以下两类：

（1）抗感染的免疫血清：抗毒素是能够中和细菌外毒素的动物源性多克隆抗体，接种人体可用于治疗和紧急预防外毒素所致疾病；人免疫球蛋白是人源性多克隆抗体，包含有健康人血清中抗多种病原体的抗体，可用于预防麻疹、病毒性肝炎等。

（2）抗淋巴细胞丙种球蛋白：用人 T 细胞免疫动物制备免疫血清，再从免疫血清中分离纯化抗人 T 淋巴细胞多克隆抗体，将其注入人体可激活补体的使 T 细胞溶解破坏。该制剂主要用于抗移植排斥反应和自身免疫性疾病的治疗。

2. 单克隆抗体（单抗）　因单克隆抗体具有良好的特异性靶向效应，其在临床中的使用价值很早就别人们重视。自从 1986 年美国批准第一个用于临床的抗 CD3 鼠单抗进入市场以来，目前已经有多个治疗性单抗被 FDA 批准在临床中用于治疗肿瘤、自身免疫性疾病、感染性疾病等（表 25-4）。在生物学技术水平的飞速发展下，对完全鼠源抗体的人源化改造成为可行，基因工程抗体的诞生使得治疗性抗体的发展前景光明。

表 25-4　美国 FDA 已批准生产和临床使用的单克隆抗体（截至 2012 年）

治疗性抗体名称（括号内为商品名）	适应证
肿瘤	
抗 CD20（Rituxan，Zevalin，Bexxar，Arzerra）	非霍奇金淋巴瘤
抗 Her2/CD340（Herceptin，Pertuzumab）	转移性乳腺癌
抗 CD33（Mylotarg）	急性髓样细胞白血病
抗 CD52（Campath）	B 细胞白血病、T 细胞白血病和 T 细胞淋巴瘤
抗 EGFR（Erbitux，Vectibix）	专一性结肠直肠癌和头颈部肿瘤
抗 RANKL（Prolia/Xgeva）	预防已经转移并损害骨质的肿瘤患者的骨骼相关事件

续表

治疗性抗体名称(括号内为商品名)	适应证
急性移植排斥反应	
抗 CD3(OrthocloneOKT3)	肾移植后急性排斥反应
抗 CD25(Zanapax,Simulect)	肾移植后急性排斥反应
自身免疫病和过敏性疾病	
抗 TNF-α(Remicade,Humira,Simponi)	Crohn 病、类风湿关节炎、银屑病性关节炎、溃疡性结肠炎、强直性脊椎炎
抗 IgE(Xolair)	持续性哮喘
抗 CD11a(Raptiva)	斑块性银屑病
抗 α4 整合素(Tysabri)	多发性硬化症
抗 VEGF(Lucentis)	年龄相关性黄斑病变
抗 $CD45RO^+$(Amevive)	银屑病及其他自身免疫紊乱疾病
抗 TNF(Cimzia)	类风湿关节炎
抗 IL-1β(Ilaris)	自身炎症性疾病
抗 IL-12/IL-23(Stelara)	中度至严重的斑块性银屑病成年患者
人源型抗 C5(Soliris)	阵发性睡眠性血红蛋白血尿症
其他	
抗 gpⅡb/Ⅲa(ReoPro)	预防冠状动脉血管成形术中发生血栓
抗呼吸道合胞病毒(Synagis)	预防儿童在高危期呼吸道合胞病毒感染
抗 IgG1(OncoScint)	检测结直肠腺癌和卵巢上皮细胞癌、诊断乳腺癌、小细胞肺癌、胰腺癌、胃癌和食管癌
抗 PSMA(ProstaScint)	评估疑有复发的前列腺癌患者、用于患者的分期
抗 CEA(CEA-Scan)	检测原发性、转移性结直肠癌、乳腺癌淋巴转移
抗肌凝蛋白单株(Myoscint)	心肌梗死引起的胸痛定位、心肌梗死和心肌炎的造影
抗 SCLC 抗体片段-NR-LU-10-Fab(Verluma)	诊断常规方法检查常无效的小细胞肺癌
抗 CD15(NeutroSpec)	用于阑尾炎疑似患者的鉴别诊断
抗炭疽杆菌外毒素(Raxibacumab)	吸入性炭疽病

(1) 抗细胞表面分子的单抗:这类抗体与表达该分子细胞结合后,能在补体的参与下使靶细胞溶解。如抗 CD3 抗体可清除骨髓中的成熟 T 细胞,防止移植物抗宿主反应的反生;抗 CD20 单抗可选择性破坏 B 细胞淋巴瘤细胞,用于治疗 B 细胞淋巴瘤。

(2) 抗细胞因子的单抗:IL-1 和 TNF-α 是重要的促炎介质,与类风湿关节炎等炎性疾病的发生和发展有关。使用抗 IL-1 或抗 TNF-α 单抗中和相应细胞因子的活性,可减轻炎症反应。目前抗 TNF-α 单抗已经用于临床类风湿关节炎和 Crohn 病的治疗。

(3) 抗体靶向治疗:利用肿瘤特异性单抗的高度特异性,将放射性核素、化疗药以及毒素等细胞毒性物质与其连接,输入体内可将细胞毒性物质靶向携带至肿瘤病灶局部杀伤肿瘤细胞，而对正常细胞的损伤较轻。

（三）细胞因子

细胞因子具有广泛的生物学功能，补充外源性细胞因子或阻断内源性细胞因子的病理作用是临床中常用的治疗方法。

1. 细胞因子治疗　是应用重组细胞因子补充体内细胞因子的相对或绝对缺乏，恢复免疫功能，达到治疗疾病的目的方法。例如用 G-CSF 和 GM-CSF 用于治疗各种粒细胞低下，应用 EPO 治疗肾性贫血等。

2. 细胞因子及其受体的拮抗疗法　是通过阻断细胞因子与其受体的结合及其信号转导，抑制细胞因子的病理作用，来治疗疾病的方法。例如重组可溶型Ⅰ型 TNF 受体（rsTNFRI）治疗类风湿关节炎和感染性休克。

三、生物应答调节剂和免疫抑制剂

（一）生物应答调节剂

生物应答调节剂（biological response modifier，BRM）是指可以非特异性增强免疫功能的制剂，对于恢复机体免疫功能异常，尤其是免疫功能低下者具有促进作用。免疫调节剂的使用在免疫治疗中占有重要地位，目前已广泛用于感染、肿瘤、免疫缺陷病和自身免疫性疾病的治疗中。包括单克隆抗体、微生物及其产物、细胞因子、人工合成分子等，某些化学合成药物和中药制剂也是具有生物应答调节剂的作用（25-5）。

表 25-5　常见的生物应答调节剂

类型	举　例
微生物制剂	卡介苗、短小棒状杆菌、丙酸杆菌、金黄色葡萄球菌肠毒素超抗原
细胞因子	IFN-α、IFN-β、IFN-γ、IL-2
合成物质	聚肌胞苷酸、吡喃共聚物、嘧啶
化学药物	左旋咪唑、西咪替丁
激素	胸腺肽、胸腺生成素
中药制剂	黄芪多糖、人参多糖、灵芝多糖

（二）免疫抑制剂

免疫抑制剂能抑制机体的免疫功能的生物制剂或非生物制剂。这些制剂大多具有骨髓抑制、肾毒性等毒副作用，但在可接受剂量范围内可产生明显作用，长期或不当使用可导致严重感染。常用于防止移植排斥反应的发生和自身免疫病的治疗（表 25-6）。

表 25-6　常见的免疫抑制剂

类型	举　例
真菌代谢产物	环孢素、他克莫司（FK-506）、麦考酚酸酯、西罗莫司
抗肿瘤药物	环磷酰胺、硫唑嘌呤
激素	糖皮质激素
单克隆抗体	抗 T 细胞及其亚群单抗、抗 MHC 单抗
中药制剂	雷公藤多苷、川芎

小　结

人工获得特异性免疫应答的方式包括:人工主动免疫和人工被动免疫。疫苗是人工主动免疫常用制剂,安全、有效、实用的疫苗可以诱导保护性免疫反应,新型疫苗的发展使人工主动免疫的应用前景更光明。人工被动免疫利用输入免疫效应制剂,被动提高保护性免疫反应,用于治疗和紧急预防疾病。免疫治疗是人为干预或调整机体免疫功能,来达到治疗目的的措施,包括细胞治疗、分子治疗,以及生物应答调节剂和免疫抑制剂的使用几个方面。

问题与思考

1. 试述疫苗的种类和新型疫苗的发展方向。
2. 简述疫苗在预防和治疗疾病中应用情况。
3. 免疫治疗的基本策略是从哪几个方面干预或调节免疫功能的？具体措施有哪些？

（刁　骋）

参考文献

[1] 曹雪涛. 医学免疫学. 3 版. 北京:人民卫生出版社,2013.
[2] 何维. 医学免疫学. 2 版. 北京:人民卫生出版社,2010.
[3] 龚非力. 医学免疫学. 3 版. 北京:科学出版社,2009.
[4] 吕昌龙,李殿俊,李一. 医学免疫学. 7 版. 北京:高等教育出版社,2012.
[5] 潘兴瑜. 剖析免疫学. 北京:现代教育出版社,2010.
[6] 孙万邦. 医学免疫学. 北京:高等教育出版社,2013.
[7] 余平. 实验免疫学. 长沙:湖南科技出版社,2011.
[8] 李伟毅,鲍春德. 免疫系统. 上海:上海交通大学出版社,2010.
[9] 周光炎. 免疫学原理. 上海:上海科学技术出版社,2007.
[10] Abbas AK. Cellular and Molecular Immunology,7th ed. Philadelphia:W B. Saunders,2012.
[11] Janeway CA. Immunobiology,7th ed. New York:Garland Science Publishing,2008.
[12] Kindt TJ. Kuby Immunology,6th ed. New York:W. H. Freeman & Company,2006.
[13] Paul,WE. Fundamental Immunology,6th ed. Philadelphia:Lippincott Williams&Wilins,2008.
[14] Murphu K. Immunobiology,7th ed. NewYork:Garland Science,2008.
[15] Male D. Immunology,7th ed. London:Mosby,2006.
[16] Luttmann W. Immunology(The experimenter Series)Elsevier Inc,2006.

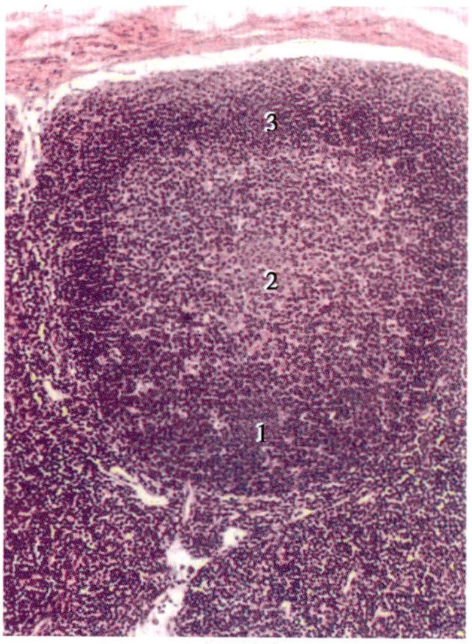

图 2-1　淋巴小结光镜图

1. 暗区　2. 明区　3. 小结帽

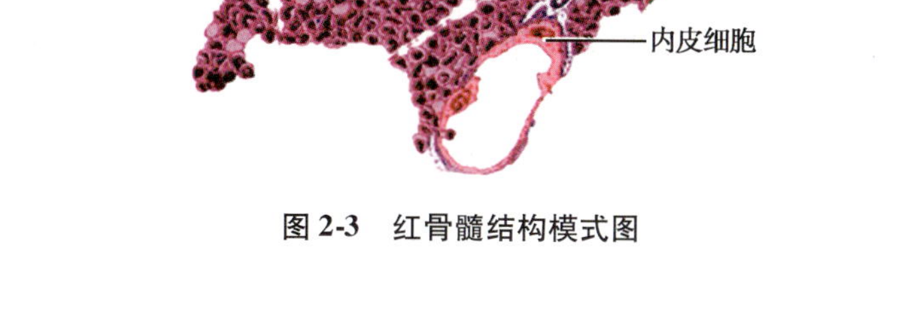

图 2-3　红骨髓结构模式图

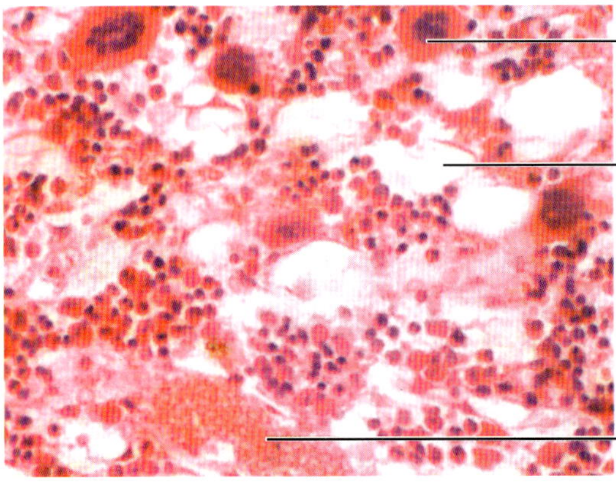

图 2-4　红骨髓光镜图

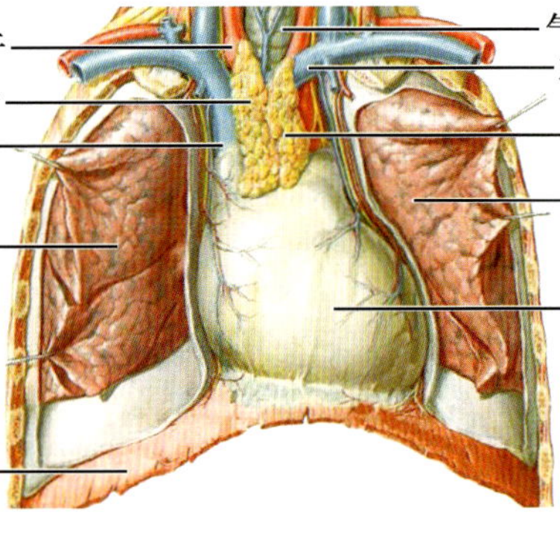

图 2-6　胸腺的位置和形态

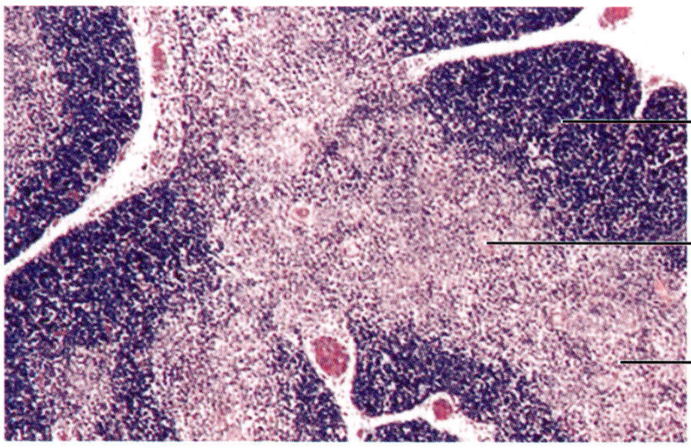

图 2-7　胸腺光镜图(低倍)

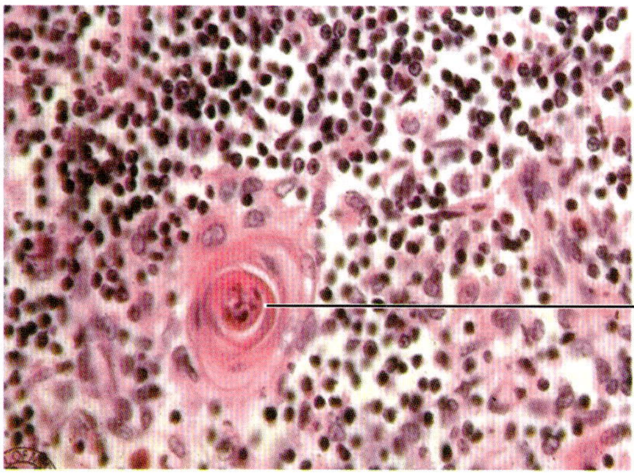

图 2-8　胸腺光镜图(高倍)

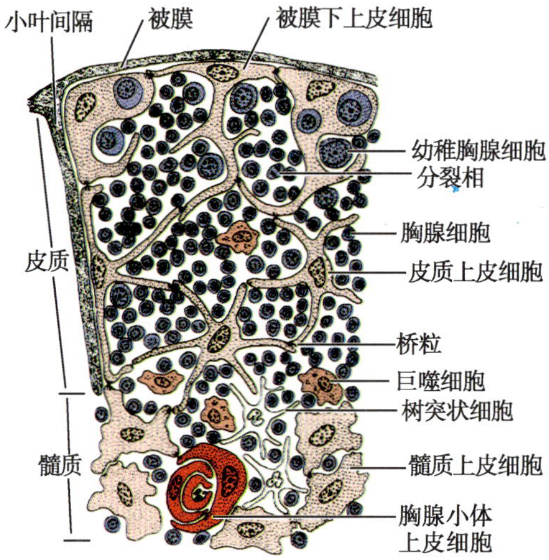

图 2-9 胸腺内细胞分布示意图

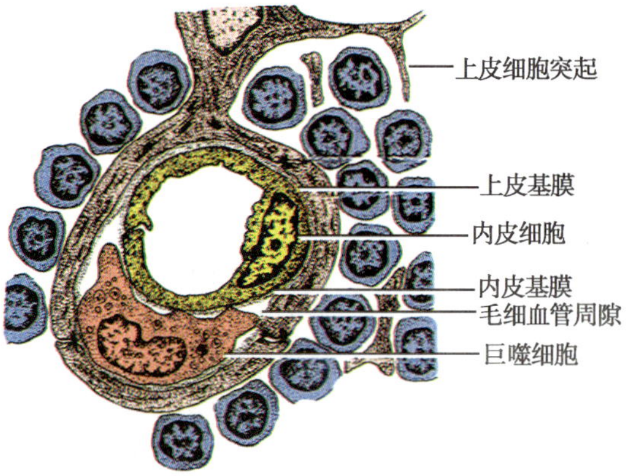

图 2-10 血液-胸腺屏障模式图

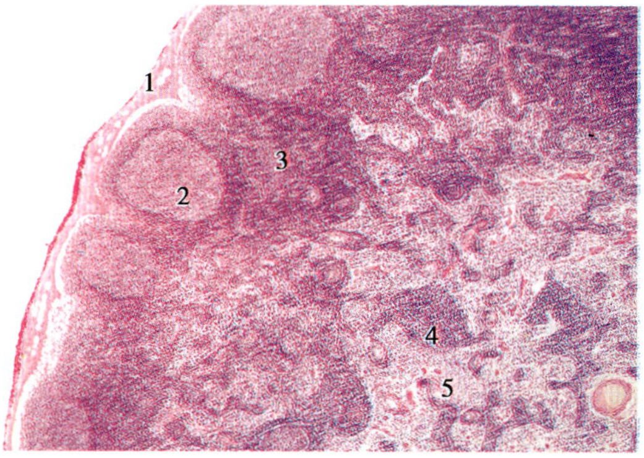

图 2-11 淋巴结光镜图

1. 被膜 2. 淋巴小结 3. 副皮质区 4. 髓索 5. 髓窦

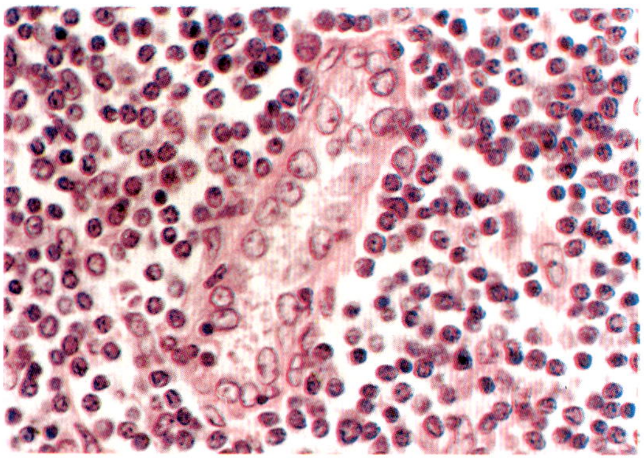

图 2-12 高内皮微静脉光镜图

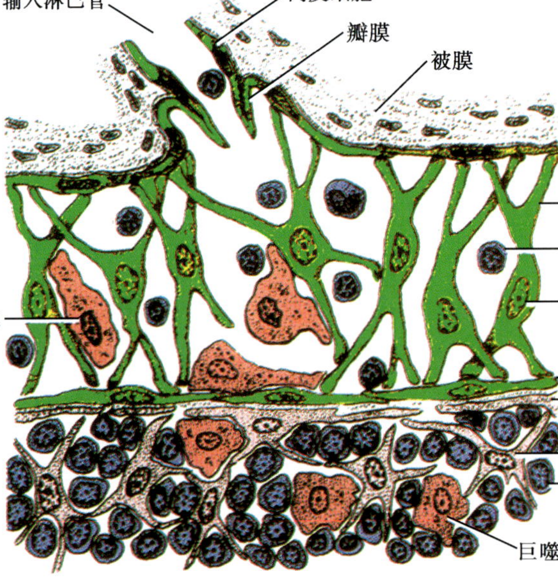

图 2-13　被膜下窦模式图

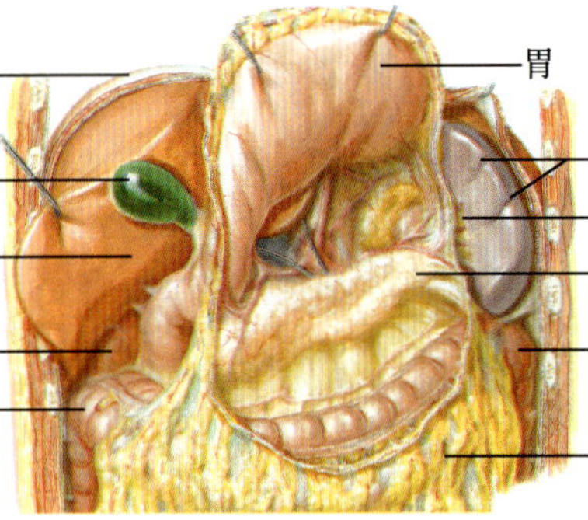

图 2-14　脾的位置和形态

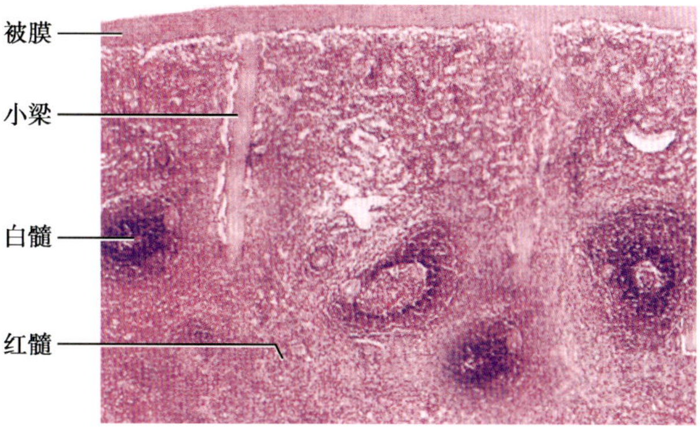

图 2-15　脾光镜图

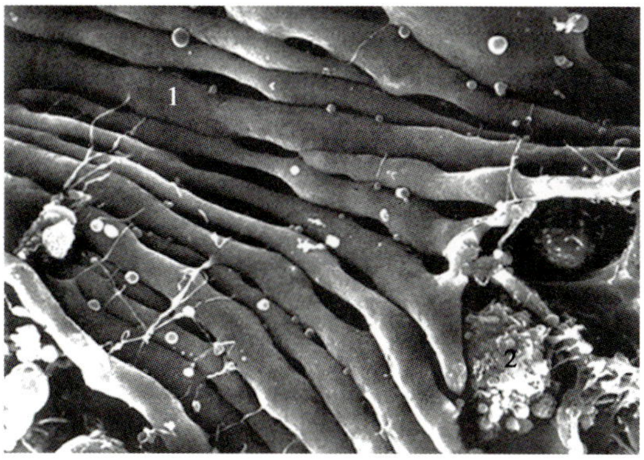

图 2-16　脾血窦扫描电镜图
1. 内皮细胞　2. 巨噬细胞(Fujita T&Tanaka K 图)

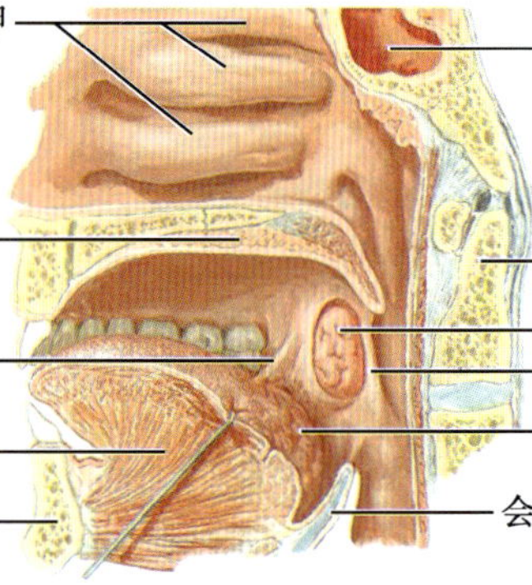

图 2-17　腭扁桃体的位置和形态

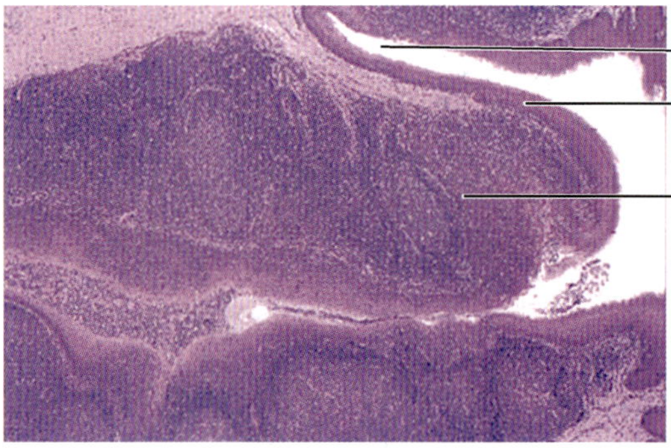

图 2-18　腭扁桃体光镜图